国家卫生和计划生育委员会"十三五"规划教材

全国高等学校教材

供 麻 醉 学 专 业 用

危重病医学 第4版

Critical Care Medicine

U0292382

主　审　曾因明

主　编　邓小明　李文志

副主编　袁世荧　赵国庆　缪长虹

编　委　(以姓氏笔画为序)

于泳浩（天津医科大学总医院）　　　　赵国庆（吉林大学中日联谊医院）

万　勇（川北医学院附属医院）　　　　思永玉（昆明医科大学第二附属医院）

王东信（北京大学第一医院）　　　　　袁世荧（华中科技大学同济医学院

邓小明（第二军医大学长海医院）　　　　　　　附属协和医院）

朱科明（第二军医大学长海医院）　　　原大江（山西医科大学第二医院）

刘克玄（南方医科大学南方医院）　　　皋　源（上海交通大学医学院附属

刘敬臣（广西医科大学第一附属医院）　　　　　仁济医院）

李文志（哈尔滨医科大学附属第二医院）徐咏梅（哈尔滨医科大学附属第二医院）

张　蕊（潍坊医学院）　　　　　　　　徐道妙（中南大学湘雅医院）

陈仲清（南方医科大学南方医院）　　　曾因明（徐州医科大学附属医院）

金胜威（温州医科大学附属第二医院）　缪长虹（复旦大学附属肿瘤医院）

赵文静（徐州医科大学附属医院）

编写秘书　余喜亚（第二军医大学长海医院）

人民卫生出版社

图书在版编目（CIP）数据

危重病医学/邓小明,李文志主编.—4版.—北京:
人民卫生出版社,2016

全国高等学校麻醉学专业第四轮规划教材

ISBN 978-7-117-22634-9

Ⅰ.①危… Ⅱ.①邓…②李… Ⅲ.①险症-诊疗-
高等学校-教材 Ⅳ.①R459.7

中国版本图书馆 CIP 数据核字(2016)第 094483 号

| 人卫社官网 | www.pmph.com | 出版物查询,在线购书 |
| 人卫医学网 | www.ipmph.com | 医学考试辅导,医学数据库服务,医学教育资源,大众健康资讯 |

危重病医学
第 4 版

主　　编：邓小明　李文志

出版发行：人民卫生出版社（中继线 010-59780011）

地　　址：北京市朝阳区潘家园南里 19 号

邮　　编：100021

E - mail：pmph @ pmph.com

购书热线：010-59787592　010-59787584　010-65264830

印　　刷：三河市宏达印刷有限公司

经　　销：新华书店

开　　本：850×1168　1/16　　印张：25

字　　数：672 千字

版　　次：2000 年 6 月第 1 版　　2016 年 6 月第 4 版
　　　　　2024 年 11 月第 4 版第 14 次印刷（总第 31 次印刷）

标准书号：ISBN 978-7-117-22634-9/R·22635

定　　价：60.00 元

打击盗版举报电话：010-59787491　E-mail：WQ @ pmph.com
（凡属印装质量问题请与本社市场营销中心联系退换）

全国高等学校麻醉学专业第四轮规划教材修订说明

全国高等学校麻醉学专业规划教材，是国家教育部《面向 21 世纪麻醉学专业课程体系和教学内容改革研究》课题的重要组成部分，2000 年、2005 年和 2011 年分别出版了第一轮、第二轮和第三轮，为我国麻醉学的发展作出了重要贡献。为适应我国高等医学教育改革的发展和需要，在广泛听取前三版教材编写及使用意见的基础上，2015 年 4 月，全国高等学校麻醉学专业第四届教材编审委员会成立，讨论并确立本科麻醉学专业本轮教材种类及编委遴选条件等。全国一大批优秀的中青年专家、学者、教授继承和发扬了老一辈的光荣传统，以严谨治学的科学态度和无私奉献的敬业精神，积极参与本套教材的修订与编写工作，并紧密结合专业培养目标、高等医学教育教学改革的需要，借鉴国内外医学教育的经验和成果，不断创新编写思路和编写模式，不断完善表达形式和内容，不断追求提升编写水平和质量，努力实现将每一部教材打造成精品的追求，以达到为专业人才的培养贡献力量的目的。

第四轮教材的修订和编写特点如下：

1. 在广泛听取全国读者的意见，深入调研教师与学生的反映与建议基础上，总结并汲取前三轮教材的编写经验和成果，进行了大量的修改和完善。在充分体现科学性、权威性的基础上，科学整合课程，实现整体优化，淡化学科意识，注重系统科学。全体编委互相学习，取长补短，通盘考虑教材在全国范围的代表性和适用性。

2. 依然坚持教材编写"三基、五性、三特定"的原则。

3. 内容的深度和广度严格控制在教学大纲要求的范畴，精练文字，压缩字数，力求更适合广大学校的教学要求，减轻学生的负担。

4. 为适应数字化和立体化教学的实际需求，本套规划教材除全部配有网络增值服务外，还同步启动编写了具有大量多媒体素材的规划数字教材，以及与理论教材配套的《学习指导与习题集》，形成共 7 部 21 种教材及配套教材的完整体系，以更多样化的表现形式，帮助教师和学生更好地学习麻醉学专业知识。

本套规划教材将于 2016 年 6 月全部出版发行，规划数字教材将于 2016 年 9 月陆续出版发行。希望全国广大院校在使用过程中，能够多提宝贵意见，反馈使用信息，以逐步修改和完善教材内容，提高教材质量，为第五轮教材的修订工作建言献策。

为适应高等医学教育事业信息化、数字化步伐，进一步满足院校教育改革需求和新时期麻醉学专业人才培养需要，全国高等学校麻醉学专业第四届教材编审委员会和人民卫生出版社在充分调研论证的基础上，在全国高等学校麻醉学专业第四轮规划教材建设同时启动首套麻醉学专业规划数字教材建设。全套教材共 7 种，以第四轮规划教材为蓝本，借助互联网技术，依托人卫数字平台，整合富媒体资源和教学应用，打造麻醉学专业数字教材，构建我国麻醉学专业全媒体教材体系。

本套数字教材于 2015 年 7 月 31 日召开了主编人会，会议确定了在充分发挥纸质教材优势的基础上，利用新媒体手段高质量打造首套麻醉学专业数字教材。全部纸质教材编写团队均参与数字教材编写，并适当补充懂技术、有资源的专家加入编写队伍，组成数字教材编写团队。2015 年年底前，全套教材均召开了编写会，确定了数字教材的编写重点与方向，各教材主编认真把握教材规划，全体编委高度重视数字教材建设，确保数字教材编写的质量。

本套数字教材具有以下特点：

1. 坚持"三基、五性、三特定"的编写原则，发挥数字教材优势，服务于教育部培养目标和国家卫生计生委用人需求，并紧密结合麻醉学专业教学需要与特点，借鉴国内外医学教育的经验特点，创新编写思路及表达形式，力求为学生基础知识掌握与临床操作能力培养创造条件。

2. 创新媒体形式，融合图片、视频、动画、音频等多种富媒体形式，使教材完成从纸质向全媒体转变。全新的数字教材支持个人电脑、平板电脑、手机等多种终端，在满足一般的阅读学习需求外，还可实现检索、测评、云笔记、班级管理等功能。

3. 数字教材可不断地优化及更新。数字教材具有数字产品的优势，支持内容的更新发布和平台功能的优化升级，期望紧跟时代的发展，为广大读者提供更加优质的服务及用户体验。

全国高等学校麻醉学专业规划数字教材在编写出版的过程中得到了广大医学院校专家及教师的鼎力支持，在此表示由衷的感谢！希望全国广大院校和读者在使用过程中及时反馈宝贵的使用体验及建议，并分享教学或学习中的应用情况，以便于我们进一步更新完善教材内容和服务模式。

国家级医学数字教材

国家卫生和计划生育委员会"十三五"规划数字教材

全国高等学校本科麻醉学专业规划数字教材

危重病医学

Critical Care Medicine

主　审　曾因明

主　编　李文志　袁世荧　邓小明

副主编　赵国庆　缪长虹　刘克玄　于泳浩　张　蕊　思永玉

编　委　（以姓氏笔画为序）

于泳浩（天津医科大学总医院）

万　勇（川北医学院附属医院）

万小健（第二军医大学长海医院）

马浩南（天津医科大学泰达临床医院）

王东信（北京大学第一医院）

毛仲炫（广西医科大学第一附属医院）

卞金俊（第二军医大学长海医院）

邓小明（第二军医大学长海医院）

朱科明（第二军医大学长海医院）

刘克玄（南方医科大学南方医院）

刘敬臣（广西医科大学第一附属医院）

许平波（复旦大学附属肿瘤医院）

李　偲（南方医科大学南方医院）

李文志（哈尔滨医科大学附属第二医院）

李龙云（吉林大学中日联谊医院）

李海波（哈尔滨医科大学附属第二医院）

何征宇（上海交通大学医学院附属
　　　　仁济医院）

张　蕊（潍坊医学院）

张成明（潍坊医学院）

陈仲清（南方医科大学南方医院）

范俊柏（山西医科大学第二医院）

尚　游（华中科技大学同济医学院附属
　　　　协和医院）

金胜威（温州医科大学附属第二医院）

孟　雷（徐州医科大学附属医院）

赵文静（徐州医科大学附属医院）

赵双平（中南大学湘雅医院）

赵国庆（吉林大学中日联谊医院）

思永玉（昆明医科大学第二附属医院）

袁世荧（华中科技大学同济医学院
　　　　附属协和医院）

原大江（山西医科大学第二医院）

皋　源（上海交通大学医学院附属
　　　　仁济医院）

徐咏梅（哈尔滨医科大学附属第二医院）

徐道妙（中南大学湘雅医院）

席宏杰（哈尔滨医科大学附属第二医院）

陶建平（昆明医科大学第二附属医院）

葛　颖（川北医学院附属医院）

程碧环（温州医科大学附属第二医院）

傅卫军（南方医科大学南方医院）

缪长虹（复旦大学附属肿瘤医院）

穆东亮（北京大学第一医院）

编写秘书　张　兵（哈尔滨医科大学附属第二医院）

规划教材目录

序号	书名	主编			副主编		
1	麻醉解剖学(第4版)	张励才			曹焕军	马坚妹	
2	麻醉生理学(第4版)	罗自强	闵苏		曹红	刘菊英	张阳
3	麻醉药理学(第4版)	喻田	王国林		俞卫锋	杨宝学	张野
4	麻醉设备学(第4版)	连庆泉			贾晋太	朱涛	王晓斌
5	临床麻醉学(第4版)	郭曲练	姚尚龙		衡新华	王英伟	高鸿
6	危重病医学(第4版)	邓小明	李文志		袁世荧	赵国庆	缪长虹
7	疼痛诊疗学(第4版)	郭政	王国年		熊源长	曹君利	蒋宗滨

规划数字教材目录

序号	书名	主编			副主编			
1	麻醉解剖学	张励才	曹焕军		马坚妹	宋焱峰	赵志英	马宇
2	麻醉生理学	罗自强	闵苏		曹红	刘菊英	张阳	汪萌芽
					顾尔伟	张良清		
3	麻醉药理学	王国林	喻田		李军	张马忠	董海龙	
4	麻醉设备学	连庆泉	李恩有		贾晋太	朱涛	王晓斌	赵仁宏
					阮肖晖			
5	临床麻醉学	郭曲练	姚尚龙	于布为	王英伟	高鸿	郑宏	赵晶
					戚思华			
6	危重病医学	李文志	袁世荧	邓小明	赵国庆	缪长虹	刘克玄	于泳浩
					张蕊	思永玉		
7	疼痛诊疗学	郭政	傅志俭		熊源长	曹君利	蒋宗滨	冯艺

学习指导与习题集目录

序号	书名	主编			副主编			
1	麻醉解剖学学习指导与习题集(第3版)	张励才			赵小贞	王红军		
2	麻醉生理学学习指导与习题集	闵苏	张阳	罗自强	曹红	刘菊英	王凤斌	
3	麻醉药理学学习指导与习题集	喻田	王国林		俞卫锋	杨宝学	张野	
4	麻醉设备学学习指导与习题集	连庆泉	李恩有		贾晋太	朱涛	王晓斌	
					赵仁宏	阮肖晖		
5	临床麻醉学学习指导与习题集	郭曲练	姚尚龙	刘金东	郑宏	李金宝	戚思华	
6	危重病医学学习指导与习题集	李文志	朱科明	于泳浩	刘敬臣	思永玉	徐道妙	
7	疼痛诊疗学学习指导与习题集	王国年	曹君利	郭政	杨建新	王祥瑞	袁红斌	

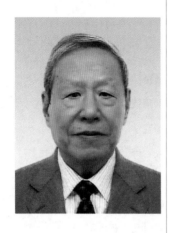

曾因明

　　男,1935 年 11 月出生于江苏省江阴市。现任徐州医科大学终身教授、麻醉学院名誉院长、江苏省麻醉医学研究所所长,兼任江苏省麻醉科医疗质量控制中心主任、中华医学会《国际麻醉学与复苏杂志》总编、中国医师协会及中国高教学会医学教育委员会特邀顾问等职务。

　　从事临床麻醉医学工作已 56 年,1983 年、1987 年分别破格晋升为副教授、教授;1989 年被评为江苏省优秀研究生导师;1990 年被国务院学位委员会评为博士生导师;1993 年获全国优秀教师称号;1993 年及 1998 年两次被江苏省教委授予"优秀学科带头人"称号;1997 年获国家级教学成果一等奖,在人民大会堂颁奖并受到党和国家领导人接见;2006 年被评为江苏省优秀医学重点学科带头人。2009 年荣获"第三届中国医师协会麻醉学医师终身成就奖"和中华医学会麻醉学分会突出贡献奖。2011 年获江苏省高等教学成果特等奖;2012 年获国家发明专利 2 项;2014 年获国家级教学成果二等奖。2014 年担任《米勒麻醉学》(第 8 版)主译(待出版),《现代麻醉学》(第 4 版)主审;2015 年担任《2015 麻醉学新进展》主编,启动《现代麻醉学科管理学》编写工作并担任主编。

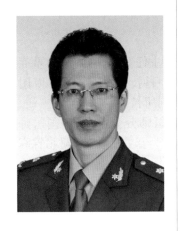

邓小明

男,1963 年 1 月出生于江西吉安,医学博士,现任第二军医大学长海医院麻醉科、麻醉学教研室主任、教授、主任医师、博士生导师,任中国高等教育学会医学教育专业委员会常委兼麻醉学教育学组组长、中华医学会麻醉学分会副主任委员、上海市麻醉学专科委员会主任委员、全军医学计量科学技术委员会手术与麻醉设备质量安全控制专业委员会主任委员、第四届全国麻醉学教材编审委员会主任委员、全军麻醉学与复苏专业委员会副主任委员、国家卫生专业技术资格考试麻醉学专家委员会副主任委员、《中华麻醉学杂志》和《国际麻醉学与复苏杂志》副总编辑等。熟练掌握危重病患者的围术期处理,在严重创伤与感染患者的救治与管理中具有丰富的临床经验,在脓毒症的基础与临床研究中颇有建树。获多项国家自然科学基金及上海市与军队医疗重点项目等,并获得军队医疗成果二等奖两项。

从事麻醉学医教研工作 31 年,主编或主译著作或教材 20 余部,包括《现代麻醉学》(第 4 版)、《米勒麻醉学》(第 6、7、8 版)、《危重病医学》以及《麻醉学新进展》系列等。发表 SCI 收录论文 50 余篇。获得总后勤部"育才奖"银奖、上海市"曙光学者"以及上海市医学领军人才与上海市领军人才。培养毕业博士生 45 名、硕士生 56 名。

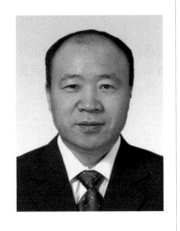

李文志

男,1960 年 11 月生于黑龙江省。医学博士,教授、博士生导师。现任哈尔滨医科大学麻醉学系主任,哈尔滨医科大学附属第二医院副院长,麻醉学教研室主任,麻醉科、重症医学科主任,黑龙江省"龙江学者"特聘教授、卫生部有突出贡献中青年专家、享受国务院政府特殊津贴。现任全国高等医学教育学会麻醉学教育学组副组长,黑龙江省医学会麻醉学分会主任委员,黑龙江省麻醉科医疗质量控制中心主任,《中华麻醉学杂志》《临床麻醉学杂志》常务编委,《国际麻醉学与复苏杂志》副总编辑,民盟黑龙江省委副主委,全国政协委员。

从事麻醉学临床、教学工作至今 31 年,获得黑龙江省优秀教师、省优秀研究生指导教师、省教学名师称号。主编、主讲的"危重病医学"课程为国家级精品课程、国家资源共享课程等,培养毕业博士研究生 34 名,硕士研究生 58 名。主要从事围术期多器官功能保护的研究,近年来在国际国内专业杂志上发表论文 242 篇,SCI 收录 48 篇,出版著作 22 部,主编 10 部,主持国家自然科学基金面上项目 4 项。以第一完成人身份获教育部科技进步二等奖 1 项、黑龙江省科技进步二等奖 3 项、三等奖 1 项。

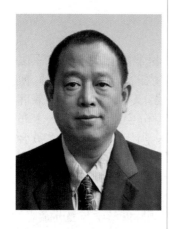

袁世荧

男,1963年10月生于湖北。教授、主任医师,麻醉学和重症医学专业硕士和博士生导师。现任华中科技大学同济医学院附属协和医院麻醉与危重病医学研究所副所长、重症医学科主任、麻醉科副主任。中国医师协会麻醉学医师分会常委,中国医师协会重症医学分会委员、湖北省重症医学会主任委员、湖北省麻醉学会常委,湖北省麻醉质控中心副主任兼办公室主任。《国际麻醉学与复苏杂志》常务编委、《临床外科学杂志》和《临床急诊学杂志》编委,《临床麻醉学杂志》和《中华麻醉学杂志》通信编委。

从事教学和临床工作30年,承担和参与省部级、国家级科研项目多项,第一或通讯作者发表文章60余篇。

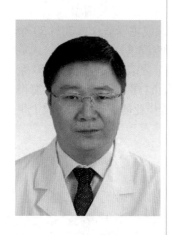

赵国庆

男,1965年出生于吉林省九台市。现任吉林大学中日联谊医院院长、博士生导师、中华医学会麻醉学分会委员、中国医师协会麻醉学分会常委、中国医师定期考核麻醉专业委员会委员、中国高等医学教育学会第五届麻醉学教育研究会理事,吉林省医学会麻醉分会主任委员、吉林省麻醉质量控制中心主任、吉林省医师协会常务理事、吉林省康复医学会会长、长春市麻醉学会主任委员。

从事教学26年。第一或通讯作者文章:SCI收录13篇,EI收录6篇,中华系列8篇,核心43篇,论著6部,承担课题12项,经费近200万元。曾获"全国卫生系统先进工作者"等称号。

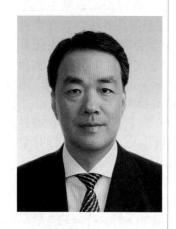

缪长虹

男,1966年出生于江苏。主任医师、教授、博士生导师。现任复旦大学附属肿瘤医院麻醉科、ICU主任,中国心胸血管麻醉学会副会长,中国心胸血管麻醉学会胸科麻醉分会候任主任委员,中国抗癌协会麻醉与镇痛专业委员会副主委,中国研究型医院学会麻醉学分会副主任委员,上海市医学会麻醉学分会候任主任委员,中国高等教育学会麻醉学教育研究会常务理事,中国医师协会麻醉学医师分会常委等。

已培养31名硕士研究生、七年制学生毕业,9名博士研究生毕业,近3年发表SCI收录论文30余篇。作为课题负责人先后承担国家级课题4项,上海市科委课题3项,上海市卫生计生委重点学科建设项目1项及973子课题1项。

危重病医学是一门较新的医学学科,是麻醉学专业本科教学的重要主干课程之一。目前,在我国医学本科生教学中仅有麻醉学专业设有"危重病医学"专业课程。本教材内容主要包括:与危重病医学诊疗相关的临床共性问题,如创伤后应激反应,水、电解质与酸碱失衡的诊治等;危重病医学常规及高级监测方法和技术;危重病诊疗的基本技术;重要系统脏器功能障碍及相关高危综合征;心肺脑复苏等。在内容的编写上,侧重于围术期危重病的监测、诊断和治疗。

本教材在《危重病医学》(第3版)的基础上,广泛听取教师和学生意见后进行了修订。本教材的执笔者均为具有丰富临床经验的专家,各章节经专家互审和反复修改后定稿。本书篇幅不大,简明扼要,专业概念和定义力求清楚准确,并能反映最新进展。

危重病医学的发展日新月异,在液体治疗、监测方法、机械通气、血糖管理、输血等多方面均涌现出新的临床证据,急性呼吸窘迫综合征、脓毒症的最新定义及相关指南不断更新。根据2015年底美国心脏协会(AHA)的心肺复苏指南更新的内容,我们对"心肺脑复苏"这一章节的内容在本书出版前予以了紧急修订。尽管如此,本教材仍无法囊括现代危重病医学的所有内容。作为医学本科生教育阶段的教材,本书尽可能不包括目前仍存争议的学术观点或内容。在教材使用过程中,教师可根据实际情况引导学生,结合领域内最新进展,广泛阅读相关文献材料,拓展学生思路,更新专业知识。

尤值一提的是,此次还启动了规划数字教材的编写,在纸质教材的全部内容基础上,增加了图片、音频、微视频、动画等富媒体资源,在注重教材功能性和服务性的基础上,以更多样化的表现形式,帮助教师和学生更好地使用教材。

一些参加上一版编写工作的编者,由于工作、健康和年龄等原因,未参加本版修订工作,对于他们在前几版编写工作中所奠定的基础,谨在此表示衷心的感谢。对关心、指导和支持本版修订工作的教育部高教司以及各医学院校的领导,表示诚挚的谢意。对本版教材中的不当和错误之处,敬请本书的使用者和同道提出宝贵意见。

感谢本书编者以及第二军医大学长海医院余喜亚医师等工作人员的无私奉献与大力协助,正是他们长期严谨细致的辛勤工作,才使该教材更趋于圆满。

邓小明　李文志

2016 年 5 月

目录

目录

目录

20

目录

目录

目录

长期以来,危重病患者的诊疗和管理分属于不同临床专科独自进行。自第二次世界大战期间休克治疗室(shock unit)的提出和建立,尤其是 20 世纪 50 年代初欧洲斯堪的纳维亚半岛和美国南卡罗来纳州发生多发性神经炎大流行时对患者集中管理,使医学界认识到危重患者集中诊治既节省人力、物力和医疗资源,又能显著改善对该类患者的专业诊疗和护理水平。随后,各大医学中心及医院逐渐建立重症加强医疗病房(intensive care unit,ICU)。20 世纪 60 年代末,一门综合运用现代医学最新监测和治疗手段,从整体出发对危重急症患者进行救治的临床学科——危重病医学(critical care medicine)在欧美诞生。对危重病的研究,特别是对其发病机制及诊治的研究随之深入和提高。总之,危重病医学是医学专业中的一门新兴的、富有挑战性的临床学科,愈发受到社会及医学界的普遍关注与重视。

第一节 麻醉学与危重病医学

一、麻醉学与危重病医学

近代麻醉学的发展大致经历了三个阶段:①麻醉:以消除疼痛为目的,以麻醉技术、方法的研究与临床实践为主要工作内容,奠定了近代临床麻醉的方法学基础;②临床麻醉学:其基本任务是为手术提供无痛、肌肉松弛、无不愉快记忆、合理调控应激反应以及其他必要条件(如低温或控制性降压等),以保障患者术中安全,减少并发症,从而有利于术后顺利康复,为外科学中的分支专科,属临床医学中的三级学科;③麻醉学或麻醉与危重医学(anesthesiology,anesthesia and critical care):是一门研究临床麻醉、生命复苏、重症监测治疗以及疼痛诊疗的科学,成为独立的、与内外科并立的学科,属临床医学中的二级学科。作为二级学科的重要标志,麻醉学既有麻醉工作领域的拓展,又涉及危重病诊治和疼痛诊疗。当今的临床麻醉,其工作重点也已转移到对患者生命功能的监测、维护、支持与调控,麻醉医师实际上已成为围术期内科医师,是保障患者围术期脏器功能稳定和生命安全的关键所在,完全具备管理危重病的能力。因此,危重病医学已成为现代麻醉学的重要内涵之一。当今世界已有较多国家将麻醉科更名为麻醉与复苏科(department of anesthesiology and resuscitation)或麻醉与危重医学科(department of anesthesia and critical care),也正反映了这一趋势。

危重病医学的萌芽、形成与发展始终都有麻醉医师的参与和贡献。1958 年,美国建立了历史上第一个由麻醉科领导的具有现代规模的ICU。掌握危重病医学的基本知识、基本理论与基本技能,已成为麻醉医师知识结构和实际能力的重要组成部分,否则难以胜任现代麻醉科的工作。

二、课程特点及学习要求

作为一门多个传统学科交叉整合的学科,危重病医学所服务的对象是医院内最危重的患者。危重患者可来自不同专科,无论患者原发疾病如何复杂多变,当其病程进入危重期后,常表现出许多相似的特点,反映出共同的规律或病程,也可称为共同通路(common path),主要表现为一个以上的脏器或系统功能障碍或衰竭。因此,危重病医学既要求医师具有广泛的知识面,又需具备敏锐的临床观察和判断能力,快速准确的临床治疗能力。在祛除病因的基础上,对器官功能予以支持,以使功能障碍或衰竭的脏器或系统得以恢复,成为危重患者诊治过程中具有特征性的重要工作内容。

本教材冠以《危重病医学》,其内容无法涵盖危重病医学的所有领域和内容,而是以危重病的监测、诊疗为基础,论述危重病时机体系统功能变化,叙述多种危重急症的病程特点和治疗策略。本教材由下列基本内容组成:

1. 危重病诊疗的共同临床基础,以水电解质、酸碱、渗透平衡失常等诊治为基本内容。

2. 危重病患者的临床监测技术与处理,涵盖血气、呼吸、血流动力学、心电图、体温、脑功能、出凝血及内分泌功能监测等。

3. 危重病患者的主要治疗技术和手段,包括氧疗、机械通气、输血、心脏除颤/复律、营养支持、镇静/镇痛及感染控制等内容。

4. 主要危重急症的病理生理学机制与处理策略,包括重要脏器功能的失常或衰竭,如呼吸、循环系统及肝、脑、肾等器官,以及休克、多器官功能障碍综合征等。

5. 心肺脑复苏技术。

在学习过程中,除需掌握本课程的基本要求外,还应注意与相关课程的纵横联系,以达到融会贯通的目的。此外,危重病医学的发展日新月异,其在临床监测与诊疗中不断涌现新的临床证据,这就要求学生应保持开放思维,不断学习并追踪领域内最新进展。

第二节 危重病医学的任务与发展

危重病医学是临床医学中最复杂多变的学科,合格的危重病医师应当做到以下几方面:不断充实自身的临床理论知识,临床技能游刃有余且充满自信;危重病患者病情发展变化快,有时需在疾病出现明显临床症状前即开始干预,这要求在临床工作中勇于提出假设并检验之;因危重病患者的特殊性,同时由于医疗治疗手段的两面性,应审慎权衡各种治疗措施的利弊,切不可滥用治疗措施,以免造成对患者的损害。

一、几个基本概念

在本书学习过程中,有必要对危重病医学、急诊医学、灾害医学等基本概念进行简要区分。

危重病医学(critical care medicine,CCM)是一门研究危重急症发生、发展规律及其诊治的学科,其治疗既突出紧急性,又以有创干预等高级治疗手段为主。危重病医学具有多学科交叉渗透的特点。狭义的危重病医学所服务的对象主要是急性危重症患者,包括因各种疾病或创伤等引起的机体内环境严重失衡,单或多个器官、系统功能障碍或衰竭,广义的危重病医学则包括一切随时可能危及生命的疾病或综合征。

急诊医学(emergency medicine,EM)涉及的范围很广,是一门新兴的综合性临床学科,主要包括急救医学、危重病医学、复苏学、灾难医学和急诊医疗体系管理学等,包括因灾害、意外事故所致的创伤、中毒以及突发的各种急症。因患者生命安全面临威胁,故要求医疗体系的各环节能作出迅速有效的反应,采取积极有效的救治措施。急诊医学的学科覆盖面宽,几乎涉及所有的临床学科,其主要工作是院前急救及院内诊疗措施。1979 年国际上正式承认急诊医学为独立的医学学科,成为医学领域的第 23 门专业学科,我国于 1983 年正式承认急诊医学这一独立学科。

急诊医学不仅仅是急救医学,后者主要指现场急救或初步急救(first aid),包括在厂矿、农村、家庭、交通事故现场甚至是游泳池等出事地点,对患者进行初步处理及生命支持。急救医学涉及现场急救、医疗救护运输及通信、调度、指挥等重要环节,直至医院急诊室。急诊医学则要求应建立较完善的急诊医疗体系,由院前急救、医院急诊室及ICU三部分组成,彼此间既有联系又各有分工。急诊医疗体系还应统筹区域内急救医疗资源,如建立区域内急救中心、医疗救护中心等,既可保证急救医疗资源的平衡配置,又能提高救治效率,争取时间并方便患者。

灾害医学(disaster medicine,DM)一词最早出现于第二次世界大战期间,主要用于战争灾害和核武器受害者的救治,后来延伸至自然灾害引起的医学问题。自然灾害虽是一种自然现象,但与人类的生存与发展息息相关,如洪水、地震、风暴、火灾、爆炸及海啸等,具有突发性、区域性等特点。从广义上看,灾害也被称为"突发公共事件",包括自然灾害、事故灾难、突发公共卫生事件和突发社会安全事件四大类。因此,灾害医学是指在各类自然灾害和人为事故所造成的灾害性损伤条件下,实施紧急医学救治、疾病防治和卫生保障的跨学科协作活动,涉及医学的多个学科,如急诊医学、流行病学、康复医学和心理医学等,涉及组织协调、通信、交通、医疗救护、卫生防疫和后勤保障等多项任务。

二、危重病医学的特点及发展

危重病医学需要整合多学科的理念与理论,为患者提供最佳的加强医疗服务。作为一门知识面较广、发展迅速的新兴学科,从先进国家的情况来看,受过充分训练的专业医师需要具有扎实的病理生理学、内科学、外科学、麻醉学等多学科的基本知识和临床实践基础。

危重患者主要来源于下述三个渠道:①由发生危重急症的现场直接或经紧急抢救后送抵医院;②到急诊科就诊的危重患者;③住院患者中的危重人群。临床上对危重病患者的病情严重程度及预后作出适时、科学并且客观的评价与预测,有助于指导治疗并对医师的治疗决策十分重要。1974年,美国危重病医学会提出"治疗干预评分系统"(therapeutic intervention scoring system,TISS),并陆续进行了相应修改完善。TISS主要通过治疗措施间接反映病情,其缺陷是不够准确。

1981年,美国乔治·华盛顿大学医学中心麻醉科Knaus WA等提出了"急性生理功能和慢性健康状况评估"(Acute Physiology and Chronic Health Evaluation,APACHE),并于1985年、1991年修改后形成APACHE Ⅱ、APACHE Ⅲ。该评估体系包括急性生理评分、慢性健康状况和年龄评分。以APACHE Ⅱ为例,共包括12项生理指标,其评估内容以病情及器官功能为基础,可评估疾病严重程度及预后,并对病情的动态变化进行判断。

APACHE Ⅱ评分是ICU决定患者是否收治和转出的一个重要标准。在进入ICU 24小时内,APACHE Ⅱ≥15分患者数量占同期ICU收治患者总数的比例,被认为是反映ICU患者病情危重程度的重要标准,也是2015年版卫计委ICU质量控制指标之一。具体介绍可参见本书第三十三章。

近年来,循证医学的兴起促使医学模式逐渐发生转变,也促进了现代危重病医学的进步。大量设计严谨的多中心随机研究正在为危重病诊治策略提供依据。随着这些依据被广泛地接受、认同和普及,在此基础上建立起来的医疗"指南"将对临床医疗行为进行规范,成为医务人员日常工作的准则。危重病医学正是基于这样的证据而取得了近年来的学科进展,在液体治疗、通气支持、输血管理、营养支持等多方面涌现出不断更新的临床证据,脓毒症、心肺复苏术等多项新指南也不断更新。上述证据和指南正改变着多年的医疗常规,这种从证据到"指南",再从"指南"到临床的过程,既促进了危重病医学的发展,也促进了医学的整体发展。

随着医疗信息化水平的跃进发展,远程干预(tele-ICU)和大数据(big data)在危重病医学中兴起并逐渐活跃。危重病患者的出现不分时间和地域,其临床救治通常紧急却重要,远程干预可在一定程度上优化关键医疗资源配置,对危重患者的救治起到促进作用。不过,鉴于使用远程干预技术的昂贵费用、关于其有效性的相互矛盾的证据,该技术的进一步应用尚需更多研究。大数据具有数据容量大、数据种类多、产生和更新速度快、科学或商业价值大等特点。危重患者所采用的监测手段多样,产生的医学监测信息满足大数据的基本特点,深入挖掘并建立危重患者大数据库,将有助于相关危重急症的疾病谱的全新认识,助推相应临床研究的实施,通过整合多学科合作,从而提升危重病医学的整体水平,改善危重患者的生存率和生活质量。

(邓小明)

创伤后机体反应(posttraumatic general body response),亦称创伤后应激反应(posttraumatic stress response),是指机体受到创伤后所出现的以神经内分泌系统反应为主、多个系统参与的全身性非特异性适应反应。适度的应激反应有利于提高机体对创伤的适应能力、维持内环境稳定。但是,应激反应一旦过于强烈和(或)持久,超过机体负荷的限度,可导致内环境平衡失调,对机体造成损害,引起严重的并发症,使病情加重,甚至死亡。因此,创伤后机体反应对机体既有防御和保护作用,又有损害作用。

第一节 病理生理学改变

创伤后机体反应不仅是由组织损伤本身所致,往往是多个因素(如感染、疼痛、失血、休克、缺氧、酸中毒、低温、恐惧等)同时或先后通过多种途径引起以蓝斑-交感-肾上腺髓质和下丘脑-垂体-肾上腺皮质轴兴奋为主的神经内分泌反应,还引起明显的体液、细胞水平的反应,同时机体的代谢和器官功能也会出现相应的变化(图2-1)。

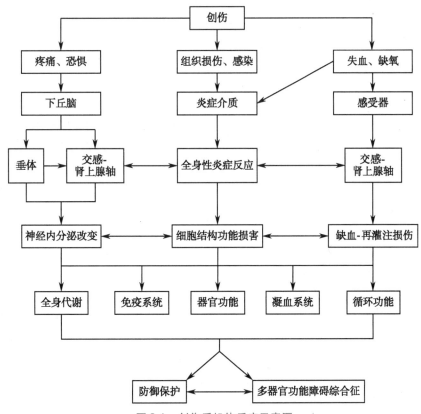

图 2-1 创伤后机体反应示意图

一、神经内分泌反应

（一）蓝斑-交感-肾上腺髓质系统兴奋

机体受伤后，由于恐惧、疼痛、损伤、失血和低血容量使交感神经兴奋，交感神经纤维末梢去甲肾上腺素释放增多，同时使肾上腺髓质分泌（以肾上腺素为主）迅速增加，导致血中儿茶酚胺浓度大幅度上升，引发一系列的生理效应：①心率增快，心肌收缩力增强，外周阻力增加，从而提高心排血量和血压；②皮肤、腹腔内脏和肾的血管收缩，而脑血管口径无明显变化，冠状血管及骨骼肌血管扩张，体内血液再分布以保证心、脑和骨骼肌的血液供应；③呼吸增快，潮气量增大，支气管扩张，改善肺泡通气，氧供增加；④促进糖原和脂肪分解，血糖、血浆游离脂肪酸浓度升高，给组织细胞提供更多的能量物质；上述作用促使机体紧急动员，有利于应付各种变化了的环境。但强烈的交感-肾上腺系统兴奋也引起明显的能量消耗和组织分解，导致血管痉挛和促进血小板聚集，引发某些部位组织缺血和致死性心律失常等。

（二）下丘脑-垂体-肾上腺皮质系统激活

机体创伤后，恐惧、疼痛、低血容量、低血压和组织损伤等因素通过传入神经投射到下丘脑，刺激下丘脑分泌大量的促肾上腺皮质激素释放激素（corticotropin-releasing hormone，CRH），增加腺垂体促肾上腺皮质激素（adrenocorticotropic hormone，ACTH）分泌，加速肾上腺糖皮质激素的合成释放。糖皮质激素的大量分泌，是提高机体在恶劣条件下生存能力的重要因素，其机制可能与如下因素有关：①促进蛋白质、脂肪分解，增强糖异生，升高血糖，以保证重要器官（如心、脑）的能量供应；②改善心血管系统功能；③降低毛细血管的通透性，有利于维持血容量；④稳定溶酶体膜，防止或减轻组织损伤；⑤抑制中性粒细胞的活化，抑制炎症介质和细胞因子的生成，具有抗炎症、抑制免疫的作用。

（三）其他神经内分泌变化

1. **胰高血糖素和胰岛素**　创伤后交感神经兴奋，作用于胰岛的 A 细胞使胰高血糖素分泌增多，作用于胰岛的 B 细胞抑制胰岛素的分泌，从而促进糖原分解和糖异生，使血糖明显升高。有助于满足机体在应激时对能量的需求。胰高血糖素、儿茶酚胺、皮质醇三者对提高血糖水平具有协同作用。严重创伤患者对胰岛素的反应性降低，出现胰岛素抵抗，其意义在于减少胰岛素依赖组织（如骨骼肌）对糖的利用，以保证创伤组织和胰岛素非依赖组织（如脑、外周神经）能获得充分的葡萄糖。

2. **抗利尿激素和醛固酮**　创伤、疼痛和手术等应激原可引起抗利尿激素（antidiuretic hormone，ADH）的分泌增多。肾素-血管紧张素-醛固酮系统也被激活，血浆中醛固酮增多。ADH和醛固酮作用于肾的远曲小管和集合管，促进水的重吸收，使尿量减少，有利于维持血容量。此外，ADH 是强效血管收缩剂，对维持血压有一定的作用。

3. **β-内啡肽**　β-内啡肽（indorphin）主要在腺垂体合成，创伤、休克和感染等应激时 β-内啡肽分泌增加。β-内啡肽在应激反应调控中发挥重要作用：①反馈抑制交感-肾上腺髓质系统，减少儿茶酚胺的分泌；②抑制垂体的活性，减少 ACTH 和糖皮质激素的分泌，避免过度应激反应对机体的损害；③有很强的镇痛作用，可减轻创伤患者的疼痛及由此诱发的其他不良应激反应。

创伤后还可引起其他多种神经内分泌的变化，其中降低的有促甲状腺激素释放激素、促甲状腺激素、甲状腺素、黄体生成素等，增高的如生长激素、催乳素等。

二、免疫系统的反应与炎症

免疫反应是应激反应的重要组成部分。感染、创伤可直接导致免疫反应。由于损伤组织、异物和感染等因素激活了补体系统、免疫细胞和其他基质细胞如血管内皮细胞,引发了局部组织的修复、局部和全身的防御反应,主要表现为炎症反应。在此过程中产生的细胞因子和其他代谢产物,虽可增强机体的抵抗力,促进组织的修复,但是失控或过度激活的防御反应所释放的大量细胞因子等炎症介质,可引起强烈的全身性炎症反应,临床上称之为全身炎症反应综合征(systemic inflammatory response syndrome,SIRS),SIRS 可进一步发展为多器官功能障碍综合征(multiple organ dysfunction syndrome,MODS)。同时,严重创伤还通过复杂的途径,抑制机体免疫功能,使机体容易发生继发性感染和脓毒症(sepsis),这是创伤后期(创伤后数天至数周)死亡的主要原因之一。

(一) 非特异性防御反应与炎症

1. 非特异性防御反应 创伤后机体通过如下途径产生非特异性防御反应。

(1) 激活补体系统:创伤后损伤组织或病原微生物等异物通过替代途径或经典途径激活补体系统后,一方面,通过产生细胞裂解和促进吞噬作用来抵抗微生物的侵入;另一方面,在激活过程中产生的活性补体片段具有炎症介质的作用,引起血管扩张,毛细血管通透性增加,平滑肌收缩。

(2) 激活磷脂酶 A_2:创伤后由于组织缺血和再灌注损伤释放的自由基,激活细胞膜的磷脂酶 A_2,细胞膜磷脂在磷脂酶 A_2 的作用下,生成前列腺素(prostaglandin,PG)、白三烯(leukotriene,LT)和血小板激活因子(platelet activating factor,PAF)等炎症介质。中性粒细胞在上述趋化因子作用下,聚集于病灶区,并黏附于血管内皮细胞。中性粒细胞与血管内皮细胞相互作用,释放出氧自由基、花生四烯酸代谢产物(血栓素、白三烯等)、蛋白酶(如弹性蛋白酶、胶原酶等)和溶酶体酶类等,引起微血栓形成、血管通透性增加和水肿。

(3) 激活单核-吞噬细胞:创伤后单核-吞噬细胞被激活后,除产生和中性粒细胞相同的炎症介质外,更重要的是还产生了肿瘤坏死因子(tumor necrosis factor,TNF)、白细胞介素-1(interleukin-1,IL-1)、白细胞介素-6(IL-6)、IL-8、干扰素(interferon,INF)、集落刺激因子等细胞因子,其中以 TNF 的作用最为重要。这些细胞因子以自分泌(autocrine)和旁分泌(paracrine)的形式作用于自身细胞和邻近细胞而发挥其生物学效应。细胞因子既有免疫调节及抗炎作用,又有致炎作用。这些因子的适量生长对机体有益,包括杀菌、增强免疫活性、促进创面愈合、动员代谢底物、清除受损组织和异物;如果产生过多则可引起过度的全身炎症反应,损伤机体的组织细胞,降低免疫功能。

上述几种作用结合起来,使损伤局部组织出现血浆渗出和细胞浸润等急性炎症反应,若有少量炎症介质释放入血则可引起全身炎症反应。局部炎症反应和适度的全身炎症反应,是机体非特异性防御反应的主要表现,具有抗损伤和抗感染的作用。

2. 机体对炎症反应的调控 创伤后机体除产生炎症介质外,还可释放抗炎介质如 IL-10,产生抗炎反应。适量的抗炎介质释放有助于控制炎症,恢复内环境稳定;抗炎介质过量释放则引起免疫功能降低以及对感染的易感性增高,这一现象被称为代偿性抗炎反应综合征(compensatory anti-inflammatory response syndrome,CARS)。因此,体内炎症反应和抗炎反应是对立统一的,如两者保持平衡,则内环境的稳定得以维持,不会引起器官功能损害,如炎症反应占优势时,即表现为 SIRS 或免疫亢进,使机体对外来打击的反应过于强烈,导致自身细胞的损伤;而抗炎反应占优势时,则表现为 CARS。

(二) 特异性防御反应

如果创伤合并感染或继发感染时,病原菌及其毒素还激活了由淋巴细胞介导的免疫应答,在此不作详述。

应激时的神经内分泌反应与免疫系统有密切关系。中枢免疫器官、外周免疫器官和免疫细胞都受神经和内分泌系统的支配。神经内分泌系统可通过神经纤维、神经递质和激素调节免疫系统的功能。在免疫细胞如巨噬细胞和 T 淋巴细胞、B 淋巴细胞中发现有肾上腺素受体和糖皮质激素受体等多种神经内分泌激素受体的表达,因此应激时神经内分泌的改变可通过相应受体调节免疫系统的功能。但强烈持续的应激常造成免疫功能抑制。糖皮质激素和儿茶酚胺对免疫系统的主要效应都是抑制。所以持续应激会抑制免疫功能,甚至发生功能障碍。反之,免疫系统也可通过产生的多种神经内分泌激素和细胞因子,改变神经内分泌系统的活动。如免疫细胞可释放多种神经内分泌激素,如 ACTH、β-内啡肽和生长激素等,在局部或全身发挥作用;TNF 可促使星形胶质细胞表达脑啡肽,并促进下丘脑分泌 CRH,从而使 ACTH 和糖皮质激素分泌增加;IL-1 可直接作用于中枢,使代谢增强、体温升高、食欲减退。

三、细胞体液反应

(一) 热休克蛋白

1. 概念 热休克蛋白(heat shock protein,HSP)是机体在应激时细胞合成增加或新合成的一组高度保守的蛋白质,属非分泌型蛋白质,在细胞内发挥保护作用。最初是从经受热应激(从 25℃移到 30℃环境)30 分钟后的果蝇唾液腺中发现的,故称热休克蛋白。后来发现许多对机体有害的应激因素如创伤、缺血缺氧、感染等都可以诱导 HSP 的产生,所以又称为应激蛋白(stress protein,SP)。

2. 主要功能

(1) 分子伴侣作用:HSP 能够帮助新生蛋白质折叠、移位、维持和受损蛋白质修复、移除和降解。由于其本身不是蛋白质代谢的产物或底物,但始终伴随着蛋白质代谢的许多重要步骤,因此被形象地称为"分子伴侣"。

(2) 细胞保护:HSP 通过激活蛋白激酶 C 和生成超氧化物歧化酶等增强细胞对损害的耐受能力。具有协同免疫、抗炎、抗氧化和抗凋亡作用。

(二) 急性期反应蛋白

1. 概念 创伤、感染、烧伤和大手术等可诱发机体产生快速防御反应,如体温升高,血糖升高,分解代谢增强,负氮平衡及血浆中的某些蛋白质浓度迅速变化等。这种反应称为急性期反应(acute phase response,APR),急性期反应蛋白(acute phase protein,APP)是指急性期反应中体内血浆浓度迅速增高的蛋白质的总称。创伤后数小时,在 TNF-α、IL-1 等炎症介质的刺激下,肝大量合成和释放 APP。APP 主要有:C 反应蛋白、血清淀粉样蛋白 A、α_1-酸性糖蛋白、α_1-抗糜蛋白酶、纤维蛋白原、铜蓝蛋白和补体 C3 等,少数 APP 反而减少,如白蛋白、前白蛋白、运铁蛋白等。

2. 主要功能

(1) 抑制蛋白酶活性:创伤时体内蛋白分解酶增多,导致组织过度损伤。APP 中的蛋白酶抑制剂在血浆中含量迅速增加,抑制蛋白水解酶的作用,保护组织。

(2) 抗感染、抗损伤:在炎症、创伤时,血浆中 C 反应蛋白、血清淀粉样蛋白 A 和补体等在血浆中的浓度迅速升高,具有快速非特异地清除异物和坏死组织的作用,其中 C 反应蛋白的作用最明显。因为 C 反应蛋白的血浆含量与炎症、组织损伤的程度呈正相关,临床上常测定 C 反应蛋白来判断炎症与疾病的活动性。

(3) 结合与运输功能:铜蓝蛋白、结合珠蛋白和血红素结合蛋白等可与相应物质结合,避免过多的铜离子、血红素等对机体的危害,并可调节它们在体内的代谢和生理功能。

（4）抑制自由基的产生:铜蓝蛋白的增加可加强 SOD 活性,促进自由基清除。

四、应激时机体的代谢和功能变化

（一）物质代谢的变化

代谢的改变是在应激激素、细胞因子(TNF、IL-1、IL-6 等)及交感神经系统的共同作用下而发生的。主要表现为能量物质分解增多,合成减少,机体处于高代谢状态(图 2-2)。

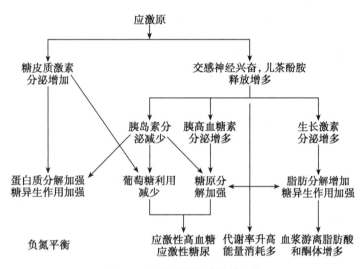

图 2-2　应激时的物质代谢变化

1. **高代谢率**　创伤或大手术后机体能量需求明显高于正常水平,表现为高代谢状态。高代谢的程度通常与创伤的严重程度有关。如择期大手术的患者,术后代谢率可增加 15% ~ 20%,长骨骨折患者代谢率升高 15% ~25%,严重创伤患者基础代谢率可增加 1 ~2 倍或以上。炎症介质和应激反应所分泌的大量糖皮质激素、胰高血糖素、儿茶酚胺等共同作用,导致机体处于高代谢状态。其主要表现为:高氧耗量,氧耗与氧输送依赖,通气量增加,基础代谢率明显升高,且不能通过减少活动而降低代谢率。创伤合并感染因创面修复、体温升高等因素需要较高的能量供应,但患者的消耗大于实际需要。创伤患者在高代谢状态下所产生的大量能源,为机体应付紧急情况提供充足的能量,但是,持续性高代谢使蛋白质和脂肪消耗过多,导致患者消瘦,机体免疫力和组织修复能力降低。

2. **糖、脂肪、蛋白质的代谢**　创伤后由于儿茶酚胺、胰高血糖素、糖皮质激素、生长激素等分泌增加,血浆胰岛素浓度下降,以及细胞因子的作用,引起糖、脂肪、蛋白质代谢改变:

（1）糖代谢:糖原分解、糖异生明显增强,血糖升高,外周组织对糖的利用率下降。严重创伤患者输注葡萄糖不能阻止糖异生,输注过多则会产生有害的作用。增加外源性胰岛素可以改善糖的利用。

（2）脂肪代谢:创伤后脂肪的动员、分解加强,成为体内主要能源,血浆游离脂肪酸、酮体有不同程度的增高。临床上输入脂肪乳剂不但能提供能量,还能提供必需脂肪酸,并且与葡萄糖同样具有"节氮效应"。

（3）蛋白质代谢:轻度创伤时蛋白质的分解率变化不大,但合成率下降。中至重度创伤时,蛋白质的合成和分解率都明显加快,而分解率增加更明显,尿氮排出量增多,呈负氮平衡。创伤后骨骼肌、胃肠肌等组织蛋白分解释放出氨基酸,这些氨基酸一部分用于创伤组织的修复,一部分分解或氧化产热供给能量需要,其余进入肝,进行糖异生。此外,创伤时 APP 及应激蛋白合成增加,也消耗氨基酸。

(二) 循环系统的变化

创伤的早期,即使有效循环血容量减少,机体仍可通过交感-肾上腺素能反应,使心率加快、心肌收缩力增强以及血管收缩来维持心排血量和血压。机体还可以通过部分血管收缩或动静脉短路的开放,使血流非均衡性再分配,这将减少部分组织或器官(例如皮肤、胃肠及肾等)血流,以保证重要器官(如心、脑)的血液灌注。当创伤合并大出血,不能及时补充血容量,加之交感神经持续兴奋引起微血管舒缩功能失调,液体转移到组织间隙,导致前负荷降低,心排血量减少,严重者可导致休克。肾上腺皮质功能衰竭、垂体或甲状腺功能减退,以及长期使用 β 肾上腺素能阻滞剂的患者等,机体对创伤的应激反应相对减弱或抑制,易发生休克甚至死亡。

当机体恢复有效循环血量后,可出现心率加快、心排血量增加、血压升高等为特征的高动力循环状态。其高动力循环状态的强度和持续时间,一般与休克、创伤的严重性和手术的大小呈正相关。但高动力状态持续时间越长,则预后越差。随着病情的好转,循环状态恢复正常,提示机体进入恢复阶段,创伤的应激反应亦逐渐减弱。

创伤后交感神经兴奋和血浆儿茶酚胺浓度升高对心血管是有益的代偿性反应。但当超过一定的限度时,则可引起心肌损害和心律失常:①儿茶酚胺增加心肌耗氧量,使心肌发生功能性缺氧;②心肌细胞的钙内流增加,形成钙超载,导致心肌生物电活动和收缩功能发生改变;③儿茶酚胺的氧化产物对心肌的损伤;④儿茶酚胺自氧化过程产生的氧自由基损害心肌膜;⑤交感神经兴奋引起的冠状动脉痉挛,以及儿茶酚胺诱发血小板聚积,导致心肌缺血和缺血再灌注损伤;⑥交感神经兴奋降低室颤阈值,易于发生心律失常,甚至心室纤颤。

高血压增加心脏的后负荷,对已有缺血性心脏病或心肌病患者极为不利。此外,交感神经兴奋使肾血管持续收缩,可导致急性肾小管坏死,发生急性肾衰竭。

(三) 呼吸系统的改变

创伤后由于儿茶酚胺分泌增多,使支气管扩张,潮气量增大,呼吸频率加快,改善肺泡通气,从而提高机体的氧输送。创伤后如果发生全身炎症反应综合征,可导致急性呼吸窘迫综合征。

(四) 消化系统的改变

创伤应激时最重要的消化系统的病理变化是应激性溃疡(stress ulcer),它是指机体在遭受严重应激如严重创伤、大手术等情况下,出现胃、十二指肠黏膜的急性病变,主要表现为胃、十二指肠黏膜的糜烂、浅溃疡、渗血等。严重时可穿孔和大出血。严重创伤时发病率高达75% ~ 100%。应激性溃疡的发生可能与以下因素有关:①创伤时交感-肾上腺髓质系统兴奋,胃肠血管收缩,血流量减少,胃肠黏膜缺血,造成胃肠黏膜的损害;②由于糖皮质激素、β-内啡肽分泌增多,黏膜缺血使黏膜内生性前列腺素及上皮生长因子产生减少,以及酸中毒引起黏膜屏障作用减弱,导致黏膜发生糜烂、溃疡、出血。应激性溃疡若无出血或穿孔等并发症,在原发病得到控制后,通常于数天内完全愈合,不留瘢痕。

黏膜屏障作用减弱还可引起肠道细菌移位和肠源性感染,从而引发全身感染或脓毒症,是发生 MODS 的重要基础。胃肠血流不足还会引起胃肠蠕动抑制、淤滞,甚至发生胃扩张、呕吐、肠鸣音减弱等表现。胃肠血管收缩还可使门静脉血流减少。一旦出现肝功能障碍,则提示病情危重。

（五） 血液系统的改变

急性损伤性应激时,外周血中白细胞增多,核左移,血小板计数增多,黏附力增强,纤维蛋白原和凝血因子 V、Ⅷ 浓度升高;血液表现出非特异性抗感染能力和凝血能力增强。血液黏度增高,红细胞沉降率增快;骨髓检查可见髓系和巨核细胞系增生。血液系统的功能变化有利于机体抗感染、抗损伤、减少失血,提高应激适应能力;但同时血液凝固性的升高也有促进血栓、弥散性血管内凝血发生的不利影响。

（六） 泌尿系统的改变

创伤或手术早期,交感-肾上腺髓质的兴奋使肾血管收缩,肾小球滤过率降低;肾素-血管紧张素-醛固酮系统的激活也引起肾血管收缩;ADH 的分泌增多更促进水的重吸收,加上血容量不足等,导致尿量减少,尿比重升高。然而,创伤后的高血糖症、大量晶体溶液的输入、低温以及高渗性药物(如造影剂、甘露醇等)的使用,均可使尿量增多。早期潜在的少尿型或多尿型肾衰竭,使尿量的变化更为复杂。因此,创伤后尿量可以减少、正常或增多,此时的尿量不能准确反映血容量。

（七） 中枢神经系统的改变

中枢神经系统(central nervous system,CNS)是应激反应的调控中心。与应激最密切相关的 CNS 包括:边缘系统的皮质、杏仁体、海马、下丘脑和脑干蓝斑等结构。丧失意识的动物、全麻下和昏迷患者对应激的反应性降低,这说明大脑的认知功能在应激反应中具有一定意义。严重创伤和重大手术不但可以引起躯体的功能、代谢变化,还可能引起心理性反应,可表现为创伤后抑郁和创伤后应激障碍(posttraumatic stress disorder,PTSD)。创伤后抑郁临床表现为:自尊丧失;严重的悲观情绪;插入性偏执妄想;睡眠方式的改变;烦躁与孤独;有自杀倾向。PTSD 是指在经历重大创伤后个体出现反复体验当时的情景、回避行为、情感麻木和高度警觉的状态。PTSD 患者除有精神障碍外,还常伴有躯体症状,如心绞痛、高血压、心律失常、呼吸困难、功能性消化不良和自主神经功能失调等。创伤后 PTSD 的发病率为 15% ~ 30%。创伤后PTSD 的发病机制尚未完全明确,可能与 5-羟色胺能和去甲肾上腺素能系统的调节障碍及心理社会方面的因素有关。

第二节 创伤后机体反应的调控

一般情况下,创伤后机体反应的程度与创伤的程度呈正相关。但创伤过于严重时,由于机体的高度复杂性,机体往往不能作出适度的反应,而出现应激低下或应激过度,统称为应激紊乱。机体一旦出现应激紊乱,则会导致严重的继发性损害,甚至危及生命。因此,对于严重创伤的患者应采取积极的措施来调控机体的应激反应,以提高创伤患者的存活率。

一、降低机体反应的措施

（一） 预防或消除应激原

严重创伤或大手术后机体反应往往是多个应激原(诸如损伤、疼痛、大出血、脱水、情绪紧张、继发性感染等)同时或先后起作用,因此,采取有效的镇痛、及时补充血容量、心理治疗、防治感染等措施,对减轻机体反应具有重要作用。为减轻手术疼痛以及手术本身所致的应激反应,麻醉必须具有一定的深度和(或)良好的镇痛。

已知大剂量的阿片类药物(如芬太尼)能降低心血管手术的内分泌反应,同时又能维持稳定的血流动力学,其作用机制是除了中枢性镇痛外,还通过下丘脑阿片受体的介导和传入神经冲动在脊髓背束受到抑制而起作用。又如硬膜外阻滞的平面 T_6 以上可通过抑制损伤处外周神经信息的传入和交感神经活动的传出,减轻或消除腹部手术术中及术后儿茶酚胺、皮质醇、醛固酮、生长激素和血糖浓度的升高,但不能抑制损伤组织释放的炎症介质所引起的机体反应。术后充分镇痛可减轻神经内分泌的改变,改善负氮平衡。

创伤后或手术前后的不良心理反应(如恐惧或情绪抑郁)可加重应激反应或降低机体的防御功能,从而加重病情,因此,伤后或术前术后心理治疗不容忽视。

(二) 调控免疫与炎症反应

1. **免疫疗法** 机体免疫功能抑制时,可采取如下措施提高机体的免疫功能:①充分补充营养,减少蛋白质的消耗;②选用左旋咪唑、胸腺激素或 IL-2 等免疫增强剂。

2. **抗炎疗法** 拮抗应激激素的功能、减轻能量消耗和内脏缺血等继发性反应是控制严重创伤后 SIRS 发生的重要环节。当机体出现严重的 SIRS 时,使用血液净化、透析等技术减少血液中的应激激素、炎症介质和内毒素等,可有效降低全身性反应强度和减轻 SIRS 的损害作用。

(三) 预防或治疗应激性损伤

由于持久和强烈的应激反应可造成器官功能的损害,因此,必须及时采取有效措施防治应激性损伤。

1. **应激性心律失常和心肌损害的防治** 如果应激原(如大出血、脱水、疼痛等)已消除或得到有效治疗后,患者仍存在心动过速、高血压,可采取如下防治措施:①应用 α、β 肾上腺素受体阻断剂,降低心肌耗氧量,阻止脂质过氧化反应;②应用钙通道阻滞剂,减少钙离子内流,防止心律失常和冠状动脉收缩;③应用抗氧化剂或超氧化物歧化酶以消除氧自由基。

2. **防治应激性胃黏膜病变** 严重创伤及重大手术后,如应激反应强烈,可发生应激性胃黏膜病变,严重者可发展为应激性溃疡、上消化道大出血及穿孔。一旦发生上消化道出血,患者死亡率增高,因此,应积极采取下列预防措施:①使用 H_2 受体拮抗剂,抑制胃酸分泌;②使用硫糖铝,保护胃黏膜,促进胃黏膜的增生和愈合;③质子泵抑制剂,如奥美拉唑;④防治胆汁反流和控制胃肠道出血。

(四) 其他措施

包括防治肺损伤,保证充分氧供;保护肾功能,必要时适当使用利尿药;维持水、电解质与酸碱平衡;控制体温,减少氧与营养物质的消耗。

二、增强机体反应的措施

当患者原有神经内分泌系统发生疾患而使应激反应部分衰竭时,创伤后应激反应可减弱,甚至使机体迅速衰竭,导致严重不良后果。因此,遇到下列情况应采取措施以提高机体应激反应能力:①肾上腺皮质功能不全;②垂体功能不全;③甲状腺功能减退;④面积广泛而创伤大的手术等。

提高应激反应能力的方法有:①适当使用糖皮质激素或增强心血管功能的药物;②避免或减少使用削弱应激反应的药物,如吗啡、巴比妥类药、氯丙嗪、α 或 β 肾上腺素受体阻断剂;③支持器官功能或调整代谢等。

(徐咏梅)

水与电解质平衡是细胞正常代谢、维持脏器功能乃至人体生命所必需的条件,也是药物在患者体内充分发挥作用,使患者恢复健康的基础。当这种平衡因疾病、创伤、感染等因素或不正确的治疗措施而遭到破坏,超过了机体调节的限度,便可发生水与电解质平衡失常。这种失常不等于疾病的本身,而是疾病引起的病理生理改变。当发展到一定程度,水与电解质平衡失常可以成为威胁生命的主要原因。因此,维持患者的水、电解质平衡,掌握水、电解质平衡失常的诊断与处理,对提高医疗质量,特别是救治危重患者十分重要。围术期水、电解质平衡失常的诊治,除要掌握水、电解质平衡的一般知识外,还必须考虑到麻醉和手术对水、电解质平衡影响的特殊性。

第一节 麻醉手术对水、电解质平衡的影响

一、体液治疗的基础知识

围术期体液治疗是维持循环稳定的重要环节。成年男性平均身体所含的总体液量为体重的 60% ,女性为 50% ,身体总体液由细胞内液(intracellular fluid,ICF)和细胞外液(extracellular fluid,ECF)组成。细胞外液则由组织间液和血浆溶液组成(表 3-1)。

表 3-1 体液的分布(70kg 的健康男性成人)

	占身体重量(%)	体液容量(L)
总体液量	60	42
细胞内液	40	28
细胞外液	20	14
组织间液	15	10.5
血浆溶液	5	3.5

细胞内液由于细胞膜的保护作用而使其容量和成分得以保持恒定。细胞膜上的 Na^+-K^+-ATP 泵可调节细胞内外电解质浓度差异。细胞内以钾离子为主,钾离子是细胞内液渗透压(285mOsm/kg)的主要成分。在缺血或缺氧状况下,会影响细胞膜上的 Na^+-K^+-ATP 泵,导致进行性细胞肿胀。细胞外液的主要功能是维持细胞营养和为电解质提供载体。维持正常细胞外液容量,特别重要的是维持有效循环血容量。细胞外液以钠离子为主,钠是形成细胞外液渗透压的主要物质(270mOsm/kg H_2O)(表 3-2)。白蛋白是维持细胞外液胶体渗透压的主要物质(18 ~ 22mOsm/kg H_2O)。

表 3-2　不同部位主要的电解质含量

	分子量	细胞内液（mmol/L）	组织间液（mmol/L）	血浆（mmol/L）
Na^+	23.0	10	142	145
K^+	39.1	140	4	4
Ca^{2+}	40	<0.001	2.4	2.5
Mg^{2+}	24.3	25	1	1
Cl^-	35.5	4	110	105
P^{2-}	31.0	37.5	1	1
HCO_3^-	61.0	10	28	24
总蛋白（g/L）		160	20	70
白蛋白（g/L）			10	40

常用输液剂

麻醉期间液体治疗所用的溶液有晶体溶液和胶体溶液。晶体溶液是含有小分子量物质和离子（盐），可包含葡萄糖或不包含葡萄糖，其溶质小于 1nm，分子排列有序，光束通过时不出现折射现象。

胶体则是含有大分子量物质，如蛋白、羟乙基淀粉等，其溶质为 1~100nm，光束通过时可出现折射现象。胶体溶液维持血浆胶体渗透压，并且保留在血管内。临床常用晶体和胶体成分见表 3-3。

（1）晶体溶液：临床治疗可根据临床症状和治疗需要选择相应晶体溶液（见表 3-3）。常用晶体溶液根据其特点可分为 3 种。

表 3-3　常用晶体溶液的成分

溶液	渗透压（mOsm/L）	Na^+	Cl^+	K^+	Ca^{2+}	Mg^{2+}	葡萄糖（g/L）	乳酸（mmol/L）	HCO_3^-（mmol/L）
				（mmol/L）					
5% 葡萄糖（D5W）	低渗（253）						50		
生理盐水（NS）	等渗（308）	154	154						
5% 葡萄糖盐溶液（D5NS）	高渗（586）	154	154	50					
5% 葡萄糖 0.23% 盐溶液（D51/4NS）	等渗（355）	38.5	38.5				50		
5% 葡萄糖 0.45% 盐溶液（D51/2NS）	高渗（432）	77	77				50		
乳酸钠林格液（LR）	等渗（273）	130	109	4	1.5			28	
5% 葡萄糖乳酸钠林格液（D5LR）	高渗（525）	130	109	4	1.5		50	28	
0.45% 盐溶液（1/2NS）	低渗（154）	77	77						
3% 盐溶液（3% NS）	高渗（1026）	513	513						
5% 盐溶液（5% NS）	高渗（1710）	855	855						

1）维持性液体输注：主要供应机体不显性失水，如呼吸、出汗及尿、便失水，其中基本不含或仅含少量 Na^+ 盐。补充的液体多为低盐溶液或不含 Na^+ 的葡萄糖液（如 5% 葡萄糖液、0.45% 氯化钠溶液）。5% 葡萄糖溶液（D5W）适用补充纯水分丢失或限制补盐患者的液体维持。某些溶液中葡萄糖可在初阶段维持一定张力，也可以提供一定能量。

2）补充性液体输注：主要用于补充机体丢失或从细胞外液转移至第三间隙成为非功能性细胞外液，如胃肠减压、瘘管引流、胸/腹水等。患者同时丢失水分和电解质，或合并电解质缺乏。麻醉期间最常用等渗性溶液，补充的液体为其电解质成分近似于细胞外液的等张晶体液（如平衡液、生理盐水等）。乳酸钠林格液渗透压略偏低，在肝脏代谢转化为碳酸氢根，提供 Na^+ 为 130mmol/L。乳酸钠林格液是目前液体治疗最常使用和使用量最大的晶体溶液；生理盐水最适用于低氯性代谢性碱中毒和稀释浓缩红细胞。临床上若大量使用生理盐水会导致高氯血症，当血氯浓度增加，导致碳酸氢盐减少。

3）治疗性液体输注：主要用于各种治疗与急救，如治疗水中毒（5% 氯化钠液），纠正低钾血症（10% 氯化钾溶液），治疗严重酸中毒和抗休克（4.2% 碳酸氢钠溶液），以及纠正代谢性合并呼吸性酸中毒状态（3.6% 三羟甲氨甲烷-THAM）等。3%～7.5% 盐溶液主要治疗严重低钠患者和低血容量休克患者。输注速度应缓慢，快速输入会导致溶血。晶体溶液在血管内半衰期为 20～30 分钟，扩容效果不如胶体溶液。

（2）胶体溶液：胶体溶液是大分子量物质，产生的渗透压使溶液主要保留在血管内。胶体溶液在血管内的半衰期为 3～6 小时。目前胶体溶液适用于：①患者血容量严重不足（如失血性休克）的补充治疗；②麻醉期间增加血容量的液体治疗；③严重低蛋白血症或大量蛋白丢失的（如烧伤）补充治疗。许多胶体溶液将胶体物质溶解于生理盐水，也有导致高氯血症的可能。常用的人工合成胶体是羟乙基淀粉与明胶类。前者属改良后天然多糖类，主要排泄途径是通过肾脏。

二、麻醉对水、电解质平衡的影响

麻醉对水、电解质平衡的影响远小于手术创伤。虽然麻醉药可影响血容量，但是这种影响并不显著，均不会导致水、电解质平衡失常。然而，麻醉药可影响血管壁张力而使血管床容积与血容量之间的平衡失调，可能对血流动力学产生显著影响。麻醉药还可通过影响内分泌系统，对水、电解质平衡产生间接效应，导致体液容量与分布的变化。椎管内麻醉因阻滞交感神经，血管床容积增加可致有效循环血容量不足。为预防麻醉引起的血压下降，常需输入大量液体。但在麻醉恢复时，由于血管张力恢复可导致液体超负荷。麻醉中呼吸管理也能引起体液的变化，如高碳酸血症时细胞外液容量增加，低碳酸血症时细胞外液容量可减少。间歇正压通气时血浆容量可减少，尤其持续正压通气时更明显。

三、手术创伤对水、电解质平衡的影响

与麻醉相比，手术创伤对水、电解质平衡的影响更为显著。

创伤恢复期 ECF 增加，并随创伤程度的加重或伴有感染而更明显。肌肉中 Na^+、Cl^- 水平可进行性增高，与此同时肌肉中 K^+、Mg^{2+} 水平却进行性下降。创伤后 ECF 的增加与创伤后细胞膜通透性的改变有关，创伤常引起细胞膜通透性增加，导致细胞膜离子交换的特性发生改变，使原先不透膜的物质透过细胞膜进入 ECF，引起 ECF 增加，与此同时，创伤时常需输入较多的液体和 Na^+，也是导致 ECF 增加的原因之一。ECF 增加是创伤后患者体重增加的主要原因，而体重增加对机体造成的影响与患者术前身体状况有关，对年轻、重要脏器功能良好的患者，一般可耐受 10%～20% 的体重增加。对老年患者及（或）心肺储备能力下降的患者，其耐

受能力明显下降。手术创伤可使大量功能性细胞外液进入新形成的急性分隔性水肿间隙（acute sequestered edema space），此间隙又称第三间隙。当大量的功能性细胞外液转移成为非功能性细胞外液时，可导致功能性细胞外液减少，功能性细胞外液减少致有效循环血容量减少，可直接影响血流动力学的稳定。潴留的液体可存在于创伤局部的组织间隙、肠管内腔、胸腹腔以及受伤失去功能的细胞等处，其成分与 ECF 相近，因此需用成分接近细胞外液的液体如乳酸钠林格液补充。在创伤 48 小时后，第三间隙的体液可被重吸收，此时尿量也增加，因而补液量要视尿量的多少适当调整。

除手术创伤直接作用外，神经内分泌因素也明显影响术中体液平衡。疼痛、血压下降等刺激通过下丘脑自主神经中枢，导致抗利尿激素、醛固酮、皮质醇等分泌增加，使机体有水钠潴留倾向。此外，这些因素也能促进胰岛素的分泌。在胰岛素的作用下，K^+ 可进入细胞内。当刺激持续时间更长时，机体对蛋白质合成尤其血浆蛋白的合成受抑制，使血浆容量减少，结果组织间液增加，有时可出现水肿，在全麻下因活动受限，水肿更易出现；另一方面，麻醉手术期间机体水、电解质代谢仍继续进行。当开腹、开胸手术时，从其浆膜面蒸发丢失水分，疼痛、体温升高等引起出汗均可导致体液大量丢失，从而产生体液负平衡。在手术过程中，失血也是导致体液丢失的重要因素。因此，在麻醉手术后恢复期，ECF 改变是复杂的。既有增加的因素，同时也有减少的因素，要根据术前患者的状态，麻醉、手术期间病情改变与治疗措施等综合分析考虑麻醉手术后体液平衡的维持。

随着对体液平衡及其失常认识的提高以及对水、电解质临床监测水平的提高，现已能较全面地认识细胞外液中水、电解质和机体总电解质的变化规律，并且认为术后早期应用等渗盐溶液，但应根据病情及监测结果全面判断，适量补充以防止不足与过量。当摄入钠减少或肾外丢钠过多时，肾可减少钠的排泄，甚至减少到每天仅排钠 1mmol，但是在肾功能障碍时，肾保留钠的功能就会减弱甚至消失，导致排钠增加。钾的摄取量为每日 70～100mmol，体内钾 98% 存在于细胞内液，血浆钾浓度的降低常反映机体总钾的缺失或钾分布失常，但血浆钾浓度正常并不能排除机体总钾不足。酸碱平衡的改变常可明显改变血钾的水平，如碱血症可以明显降低血钾水平，特别是在缺钾的情况下更是如此；而酸血症则可增高血钾的水平。此外，麻醉期间尿量、血液稀释、感染等均能影响钾的平衡。在摄钾减少时，肾脏不能立即减少钾的排出。

泌尿外科经尿道前列腺切除术（transurethral resection of prostate，TURP）常引起 TURP 综合征，即冲洗液快速吸收入血而致血管内容量负荷过重，出现低钠血症，表现为低血压，心动过缓，CVP 升高以及癫痫样发作。术中、术后及时行电解质检查可基本明确诊断。体外循环手术因血液稀释，体温反跳式升高致血管扩张，出汗增多，以及利尿等也可致血容量相对不足。长期接受利尿治疗的高血压患者，常存在一定程度血管收缩并伴有缺钠。这类患者若出现脱水，常需较多的补液，限制输液的量常会导致严重脱水、低血压甚至肾衰竭。此外，这些患者还因常存在低钾血症而需要补钾。

第二节　围术期液体治疗

一、围术期体液量平衡失常的诊治

（一）体液补充量的分析判断

欲对围术期患者的体液补充量作出正确判断或估计，首先应对患者术前和术中的体液平衡情况进行全面分析并作出正确判断。围术期体液量的评估应当包括术前、术中和术后三个阶段。其中术中体液治疗较术前、术后具有特殊性。麻醉手术期间患者体液的改变，主要包括五方面：

①麻醉与手术前禁食或非正常体液丢失后的液体缺失量；②围术期患者的生理需要量；③麻醉所致血管扩张造成的相对容量不足；④围术期体液在体内再分布；⑤手术或手术后失血。

1. 麻醉与手术前禁食或非正常体液丢失后的液体缺失量　麻醉手术前患者，经过禁食和禁饮而存在一定程度体液的缺失。此缺失量可根据术前禁食的时间来估算。人体术前禁食后液体缺失量可按每天生理需要量的4-2-1法则进行估计（表3-4）。这部分液体宜以平衡液或等渗的晶体液补充。

表3-4　人体每日生理需要量

体重	液体量（ml/h）	输入速度〔ml/（kg·h）〕
≤10kg	40	4
10~20kg	20	增加2
≥21kg	7	再增加1

部分患者在麻醉与手术前存在非正常体液丢失，如肠梗阻患者或需要肠道准备的患者。要注意是否有隐性失液、过度通气、发热、出汗等（表3-5）。这些均属于术前液体丢失量，应在麻醉前或麻醉开始初期给予补充，并应采用丢失体液成分的液体。

表3-5　每日机体消耗的体液

	正常活动 正常体温状况（ml）	正常活动 体温升高状况（ml）	剧烈活动状况（ml）
尿量	1400	1200	500
出汗量	100	1400	5000
粪便	100	100	100
不显性丢失	700	600	1000
总量	2300	3300	6600

2. 围术期患者的生理需要量　成人每日正常基础生理消耗量见表3-5。麻醉与手术期间或术后可根据时间按4-2-1法则估算出患者的生理需要量。

3. 麻醉所致血管扩张造成的相对容量不足　麻醉方法和（或）麻醉药物可引起血管扩张和（或）轻度心肌抑制，如硬膜外麻醉后因阻滞交感神经而导致血管扩张，可导致有效血量相对不足。因此，在麻醉实施前或麻醉作用开始时，增加或加快输液以代偿血管扩张，避免或减少前负荷的降低，防止血压下降。一般建议这部分液体宜以胶体如羟乙基淀粉等来补充，为5~7ml/kg。

4. 围术期液体在体内再分布　围术期液体丢失量因手术种类与时间使创面液体蒸发以及血管内液体转移不同而有所增减（表3-6）。蒸发导致体液丢失，胸膜或腹膜浆膜面暴露可使大量体液蒸发，尤其在室温高、相对湿度低及手术显露面积大时。成人腹腔脏器表面积可超过$2m^2$，其蒸发量可超过正常皮肤隐性失水量，相当于每小时0.8~1.2ml/kg。

表3-6　不同手术创伤的体液再分布和蒸发失液

组织创伤程度	额外体液需要量〔ml/（kg·h）〕
小手术创伤	0~2
中手术创伤（胆囊切除术）	2~4
大手术创伤（肠道切除术）	4~8

麻醉与手术期间以及术后早期部分液体可由血管内转移入第三间隙,使第三间隙潴留大量液体,结果可导致血管容量明显减少。这部分液体属非功能性细胞外液,其潴留量与手术部位有关,以上腹部手术为显著,可达 10~15ml/kg,而颅脑手术则很少。烧伤、严重创伤以及腹膜炎常引起大量体液渗出浆膜表面(形成腹水等)或进入肠腔内。限制液体输入并不能预防这种体液再分布。低氧可加重第三间隙液体的潴留。

5. 手术或手术后失血 手术或手术后失血是围术期患者体液变化的重要原因之一。监测手术期间出血状况并估计出血量,是麻醉医师最重要的工作任务之一。

(二) 围术期液体治疗

针对上述体液变化特点,应实施针对性的液体治疗,才能达到较为有效的治疗效果。

1. 麻醉与手术期间的液体治疗

(1) 麻醉与手术前丢失量和手术期间的生理需要量:这部分液体量应从禁食时间开始计算,直至手术结束时。宜以晶体溶液补充,一般在第 1 小时补充总量的 50%,随后 2 小时各补充 25%。

(2) 麻醉所致血管扩张的液体补充量:一般认为全身麻醉或椎管内麻醉所致血管扩张的液体补充量为 5~7ml/kg,并以胶体液补充为宜。

(3) 术中体液再分布量的补充:体液再分布需要量应视手术创伤大小而定,其补充量见表 3-6。这部分液体可考虑选择晶体溶液,并根据监测结果调节 Na^+、K^+、Mg^{2+}、Ca^{2+}、HCO_3^- 的输入量。

(4) 麻醉手术期间失血的补充:失血的补充主要考虑三方面:①红细胞丢失及其处理;②凝血因子和血小板丢失及其处理;③血容量减少及其处理。人体对失血有一定代偿能力,当红细胞下降到一定程度则需要给予补充,详见相关章节。不同年龄平均血容量见表 3-7。

表 3-7 不同年龄平均血容量

新生儿:		成人:	
早产儿	95ml/kg	男性	75ml/kg
足月儿	85ml/kg	女性	65ml/kg
小儿:	80ml/kg		

2. 术后所需要的体液量

(1) 生理需要量:麻醉后不能进食的患者,需根据 4-2-1 法则补充生理需要量。

(2) 术后额外丢失量:外科患者手术后可因呕吐,胃肠减压,引流,瘘管,伤口及引流管等继续丢失体液。细胞外液转移到创伤或感染的部位时,可造成功能性细胞外液的减少,均应予以补充。此外,还应注意患者在麻醉手术后有无发热、过度通气等增加体液丢失的因素。当患者发热时,体温每增加 1℃需水量增加约 2ml/kg。正常情况下隐性失水 24 小时内约为 10ml/kg,当患者出汗时,微汗可使失水增至 11~17ml/kg,大汗则>35ml/kg。当室温在 29℃以上时,患者每天需水量应增加 500ml。患者脱水程度可参照表 3-8 来估计。

(三) 体液治疗的实施

综合上述情况,对围术期患者体液需要量已有初步估计,可按估计量制订输液计划。在制订输液计划时,应了解各种液体的特点。围术期患者液体量的补充一般应区别以下几种情况。

表 3-8 脱水程度的估计

脱水程度	症状	体征	实验室检查	缺水量(占体重)
轻度	口渴	眼球稍凹陷	尿少,比重高	2%～3%
中度	口渴	皮肤干燥	尿更少,比重高	4%～6%
	乏力	眼球凹陷	Hct、BUN 升高	
		直立性低血压		
重度	精神症状	皮肤干燥显著	少尿或无尿	8% 以上
	烦躁或	眼球凹陷明显	血 Hct、BUN 升高	
	嗜睡	血压下降或发生	动脉血 BE、pH 下降	
		休克		

1. 有效循环血容量基本充足 对这种患者若不能进食,则需补充其基础需要量和额外丢失量,应结合其电解质平衡情况选择适当的晶体液或补充适当的电解质。

2. 有效循环血容量不足

(1) 体液总容量无明显不足、但有效循环血容量不足属于体液分布异常,对这类患者主要应补充血容量,且以胶体液为主。晶体液主要用于补充基础需要量和额外丢失量。在选择胶体液时,首先应结合患者全身情况,尤其是根据 Hb 和 Hct 决定是否输血。当出血量超过血容量的 1/3 或 Hct 低于 20% 时应输血。

(2) 当体液总容量不足,有效循环血容量也明显不足时,首先要纠正有效循环血容量的不足,此时首先应决定其要否输血,然后决定输液。在补充血容量的同时,还需补充欠缺的细胞外液和细胞内液。液体补充应兼顾胶体液和晶体液,可按 1:2 的比例补给。补液成分应注意其电解质平衡情况。

决定输液的量和成分,掌握输液速度甚为重要。输液速度取决于:①体液缺失的程度,特别是有效血容量和 ECF 缺失的程度;②输入液体的种类;③患者具体病情,特别是心、肺和肾功能;④监测结果。

二、围术期电解质平衡失常的诊治

(一) 低钠血症

低钠血症(hyponatremia)是指血清钠浓度低于 135mmol/L。

1. 分类 根据其血浆渗透浓度的改变和细胞外液容量的多少将低钠血症作如下分类:低渗性低钠血症、等渗性低钠血症和高渗性低钠血症;低渗性低钠血症又可分为:细胞外液容量减少性低钠血症、细胞外液容量正常性低钠血症和细胞外液容量增多性低钠血症。

2. 病因及病理生理 低钠血症一般为低渗性,但当脂质和蛋白在血浆中浓度增高时血浆渗透浓度可正常;当尿毒症、高血糖和静脉输注甘露醇等药液时,血浆渗透浓度可升高。

低渗性低钠血症有 3 种情况。

(1) 伴有细胞外液容量减少的低钠血症称为缺钠性低钠血症,又称低渗性脱水(hypotonic dehydration):其特征是失钠大于失水,血浆渗透浓度降低,其病因如表 3-9 所示。如果细胞外液的低渗状态得不到及时纠正,则水分可从细胞外液移向渗透压相对较高的细胞内液,从而使细胞外液容量进一步减少,低血容量进一步加重。这类患者常因低血容量而易发生休克。患者往往有静脉塌陷,动脉血压降低,脉搏细速,四肢厥冷,尿量减少及氮质血症等表现,而细胞间液减少则表现为皮肤弹性丧失,眼窝和婴儿囟门内陷。

表3-9　伴细胞外液容量减少的低钠血症的病因

肾外丢失尿钠<20mmol/L	肾性丢失尿钠>20mmol/L
胃肠道丢失	利尿过度
呕吐、腹泻	渗透性利尿
瘘、多汗	原发性肾上腺皮质功能不全
第三间隙	耗钠性肾病
烧伤、腹膜炎、肌肉损伤、肠腔积液	肾近曲小管性酸中毒

脑耗盐综合征(cerebral salt wasting syndrome,CSWS):指在颅内病变进程中,因下丘脑疾病或受累使钠盐经肾脏途径丢失而以高尿钠、低钠血症、低血容量为临床表现的综合征。引起CSWS的中枢神经系统疾病主要有蛛网膜下腔出血(SAH)、结核性或癌性脑膜炎、头部创伤、神经胶质瘤及儿科中枢神经系统疾病等,多在上述疾病起病后10天内出现。其诊断标准是:①存在中枢神经系统疾病;②低钠血症(<130mmol/L);③尿钠排出增加(>20mmol/L或>80mmol/24h);④血浆渗透压<270mmol/L,尿渗透压/血渗透压>1;⑤尿量>1800ml/d;⑥低血容量;⑦全身脱水表现(皮肤干燥、眼窝下陷及血压下降等)。CSWS大多呈一过性,多在3~4周后逐渐恢复。应根据患者低钠血症的严重程度给予静脉和(或)口服补盐治疗。

(2)伴有细胞外液容量正常的低钠血症:伴有细胞外液容量正常的低钠血症病因包括皮质醇水平低下如垂体功能低下或激素治疗突然中断,甲状腺功能减退,抗利尿激素(ADH)分泌过多等。这类患者在利钠(尿钠浓度>20mmol/L)的同时又有水分被保留,因而发生低钠血症而细胞外液容量正常。因尿Na^+浓度升高,尿渗透浓度高于血浆渗透浓度。由于所潴留水大部分分布于细胞内液,临床上无明显水肿,在一定程度内也并不引起显著的血容量变化。实验室检查可见血浆渗透压、血钠浓度及血浆蛋白浓度均下降。

(3)伴有细胞外液容量增多的低钠血症:伴有细胞外液容量增多的低钠血症病因除心力衰竭、肝硬化、肾病综合征外,麻醉手术中还见于经尿道前列腺电切术引起的TURP综合征及术中、术后用大量5%葡萄糖液补充血容量等,这种低钠血症又称为稀释性低钠血症(dilutional hyponatremia)。由于水潴留于组织间并转移至细胞内,严重时可出现颅内压增高及中枢系统的症状及体征,并有组织水肿。

3. **治疗**　当低钠血症伴有细胞外容量减少时,应补充等渗盐溶液。纠正低钠血症所需的钠量:

$$Na^+(mmol)=(140-实测[Na^+]mmol)×体重(kg)×0.6$$
$$1gNaCl含有17mmol Na^+$$

在首个8小时内补充上述计算量的1/2,若症状存在,则在1~3天内补充剩余的1/2量。需要指出的是,按公式计算的补钠量仅为参考值,在治疗过程中应经常监测血钠值,根据患者病情不断调整治疗方案。

对正常容量性低钠血症患者,主要问题是ICF的水过多,同时ECF的Na^+缺乏。治疗包括限制水摄入以及保钠排水。一般可给含钠等渗液治疗,并根据病情应用利尿药。

对高容量性低钠血症患者,主要问题是Na^+和水过多。治疗的目的是减少过剩的Na^+和水。临床治疗包括三项措施:①停止Na^+和水的摄入;②应用袢利尿药增加尿钠和水的排出,

以使血 Na^+ 浓度上升;③补充钾的丢失。

严重低钠血症(血钠浓度 110~115mmol/L)或有严重的神经系统症状者,应紧急处理,尽快将血钠浓度提高到 120~125mmol/L,并监测神经系统症状及体征的变化。使用高渗盐水有发生高血容量及肺水肿的潜在危险,血流动力学监测有助于发现及预防肺水肿。输入呋塞米(速尿)可产生低渗尿,故在输注 3% 氯化钠的同时输入呋塞米(1mg/kg)可以提高血钠浓度及减少肺水肿的危险。应当指出,针对不同病因进行治疗是水、电解质平衡失常的治疗原则,在任何情况下都应当遵循。

(二) 高钠血症

1. 病因及病理生理　当血[Na^+]>145mmol/L 即为高钠血症(hypernatremia)。高钠血症可分为 3 类:①伴细胞外液容量减少的高钠血症,又称高渗性脱水,其特征是低渗液的丢失,如发热、气管造口、机械通气气道水分丢失、糖尿病、渗透性利尿等引起水钠丢失导致的高钠血症。②细胞外液容量正常的高钠血症,即所谓“纯水”丢失型。因仅有水的丢失而无钠丢失,血浆处于高渗状态,虽失水细胞外液可无明显的改变,如肾性尿崩症等。③伴细胞外液增多的高钠血症,如术中过多输注碳酸氢钠等引起高钠血症。临床上以第一种最为常见。

临床特征有皮肤黏膜干燥、口渴、少尿及发热等,严重时可出现低血压。口渴是早期突出症状,是细胞内脱水的重要标志。尿钠浓度通常较高,甚至高于 300mmol/L。当有脑细胞脱水时,可有激动、震颤、动作笨拙、腱反射亢进、肌张力增高、惊厥等表现,也可表现为意识障碍、木僵、昏睡和昏迷。

根据病史,结合症状体征及实验检查进行诊断,但必须考虑到 3 种类型高渗血症的鉴别及其相互关系;此时血清钠和血浆渗透浓度、尿渗透浓度测定有助于诊断。

2. 治疗　对上述 3 种类型的高钠血症,其治疗原则不尽相同。

对高钠伴有细胞外液量不足的患者,治疗时首先要补充血容量,开始治疗时可输入等张生理盐水,严重时可给予血浆或其他容量扩张剂。一旦循环衰竭纠正、组织灌注充足后,再给予低张盐水。补液量可按血钠值估算:

需水量(L)= 体重(kg)×0.6×(1−140/实测[Na^+]),对中、重度脱水患者应在开始的 4~8 小时内补充计算量的 1/3~1/2,剩余的 1/2~2/3 在 24~48 小时内继续补充,完全纠正高钠血症,一般需 2 天或更长的时间,同时还应迅速控制病因。

当高钠血症无明显细胞外液容量不足者,应补充低渗液和水分,以纠正其高渗状态。液体可用 0.45% 氯化钠溶液或 5% 葡萄糖。随着血清钠下降,当尿比重降低时可适当补充电解质。

对高钠伴有细胞外液量增多的患者,可用呋塞米等利尿,但这种利尿药排水作用强于排钠,因此应及时补水或低渗液以免加重高渗状态,治疗目的是排出过多的钠和水分,但应注意血钠下降不宜过快,必要时可进行血液透析。

(三) 低钾血症

血清[K^+]<3.5mmol/L 称低钾血症(hypokalemia)。血清钾在 3.0~3.4mmol/L 为轻度、在 2.5~2.9mmol/L 为中度、<2.5mmol/L 为重度低钾血症。

1. 病因及病理生理　低钾血症的常见病因有:①钾摄入不足及(或)丢失过多,此种低钾血症常伴有总体钾不足,即缺钾综合征(kalium deficient syndrome)。常见于长期禁食、胃肠吸引或肠梗阻患者,还见于醛固酮增多症及服用利尿药而未及时补充钾盐者。②钾在体内分布异常,如术中过多输注碳酸氢钠可致严重碱中毒和低血钾,胰岛素治疗及低钾性周期性麻痹,β_2 受体兴奋等。麻醉中应用羟丁酸钠,围术期应用抗生素如羧苄西林、多黏菌素 B 等也可导致低血钾。

严重低钾患者可有肌无力、腹胀、肠麻痹、反射迟钝或消失，甚至出现松弛性瘫痪等症状，尿排钾减少。低血钾时心电图 U 波增高、ST 段下移、Q-T 间期延长，T 波低平、双相或倒置。由于心肌兴奋性增高，可出现各种类型心律失常，严重时可出现室颤或心脏停搏于收缩期。

2. 治疗 低钾血症的处理若只凭血钾下降及其下降程度予以补钾是不可靠的。由于血液中钾的浓度与机体缺钾程度不完全一致，且血液中钾浓度并不能真正反映细胞内钾离子的情况，故补钾不应以血钾作为计算依据，必须根据发生低钾的原因、临床症状及实验室检查予以全面考虑。由于血钾浓度的骤变可严重影响心血管系统和呼吸肌的功能，所以钾的补充应缓慢和持续地进行。

静脉滴注氯化钾时，应注意浓度和速度。浓度不应超过 40 ~ 60mmol/L，速度不宜超过 10 ~ 20mmol/h。一般估计成人每输入 40mmol 钾可提高血钾 1mmol/L。在补钾过程中应经常测定血钾和尿钾，调整补钾方案。因钾离子进入细胞内比较缓慢，完全纠正缺钾需 4 天以上。当尿钾含量与输入钾的含量接近相等时，才说明细胞内的缺钾已完全纠正，但临床病例除特殊情况需彻底纠正低钾外，一般病例无此必要。此外，补钾时应注意：①补钾过程中应每 2 ~ 4 小时监测血钾一次，不能单纯依靠心电图来判断血钾浓度变化。血钾达到 3.5mmol/L 则应停止或改为缓慢补钾。②对有任何心脏阻滞或任何程度肾功能减退，给钾速度应减半，每小时控制在 5 ~ 10mmol，尿量如在每小时 30 ~ 40ml 或以上，补钾是安全的。③酸中毒合并低钾，应在纠正酸中毒前补足钾。④若大剂量钾盐仍不能纠正低钾，应考虑同时存在低镁血症或碱中毒并予以纠正。⑤低钙血症与低钾血症同时存在时，低钙症状不明显，补钾后会出现手足搐搦或痉挛应补充钙剂。⑥当患者能进食时，应尽早将静脉补给改为口服补给。⑦补钾时应减少钠摄入，因高钠血症时尿排钠增加，钾也随之排出增加。

（四）高钾血症

血清[K^+]>5.5mmol/L 即为高钾血症(hyperkalemia)。

1. 病因及病理生理 常见的病因有：①钾再分布导致高钾血症，如酸中毒、胰岛素缺乏、蛋白质分解代谢增加；严重挤压伤和烧伤患者细胞内钾离子逸出，脊髓病变或上、下神经元病变引起截瘫或严重感染，均极易使细胞内钾离子逸出，虽血钾升高不明显，但一旦出现促发因素，血钾可急剧升高，如该类患者麻醉中应用琥珀酰胆碱，可使血钾急剧升高，一般在注药后 3 ~ 5 分钟，可使血钾再升高 4mmol/L 以上，以致心搏骤停；②总体钾过多，因摄入过多及(或)排钾减少，如慢性肾衰竭，使用保钾利尿药等。

高钾血症患者的主要表现在心脏和神经肌肉系统，心电图可见 T 波高尖、Q-T 间期延长、QRS 综合波增宽，P 波低平或消失。神经肌肉系统症状主要是乏力、反应迟钝、下肢腱反射减弱或消失，甚至软瘫，消化道症状主要有恶心、呕吐与腹痛等。

2. 治疗 高血钾患者的治疗以祛除病因为主，并停止钾的摄入。当血钾过高(>6mmol/L)心电图有改变时，需采用紧急治疗措施：①拮抗钾的生理作用：静脉注射用 5% 氯化钙或 10% 葡萄糖酸钙 10 ~ 20ml，必要时可重复；钙剂在数分钟内可发挥作用，但持续时间仅为 30 分钟。静脉滴注 5% 碳酸氢钠 100 ~ 200ml，30 分钟开始起效，作用持续数小时，此法对代谢性酸中毒合并高血钾患者更有效。②促进钾向细胞内转移：常用 25% ~ 50% 葡萄糖溶液 50 ~ 100ml 加胰岛素 10U 静滴，30 分钟输完，可迅速降低血钾；滴注 10 分钟血钾开始下降，持续 2 ~ 4 小时。高渗盐水具有对抗高血钾血症的毒性作用，对伴有低钠性脱水患者效果较好，可使细胞外液增加而降低 K^+ 浓度。③排钾利尿药可促进钾排出，对肾衰竭患者可用血液净化疗法。

（五）低镁血症

血清镁浓度<0.75mmol/L 时即可诊断为低镁血症（hypomagnesemia）。但低镁血症并不等于镁缺乏症。当 24 小时镁排泄量低于 1.5mmol/L，则诊断为镁缺乏症。

1. 病因及病理生理　低镁血症的常见病因有：①镁摄入不足，如营养不良、长期禁食、有持续镁丢失而补镁不足；②镁排出过多，如腹泻、持续胃肠引流、大量利尿、醛固酮增多症等，应用胰岛素治疗还可使细胞外镁转入细胞内。

低镁血症患者可有神经肌肉兴奋性增强，表现为小束肌纤维收缩、震颤和手足搐搦，患者易激动或焦虑。缺镁时心肌兴奋性和自律性增高，易发生心律失常，如心动过速等，并可诱发心力衰竭或加重洋地黄中毒。

2. 治疗　低镁血症治疗时应注意肾脏的保镁功能较差，在缺镁状态下补充镁仍有 50% 可从尿中排泄，因此补镁量要大于估计丢失量的 2 倍左右。补镁治疗要使体内镁缓慢恢复正常，一般至少需要治疗 4~5 天或以上且同时应注意纠正低钙和低钾血症。肾功能损害时补镁应慎重，补镁量要小，并及时监测血镁浓度，以防发生镁中毒的危险。镁的补充可通过饮食或口服途径，当口服不能耐受或不能吸收时可用肌注，一般缺镁可肌注 20%~50% 的硫酸镁 2g，每 4 小时一次，共 5 天。若属重度缺镁，出现严重手足搐搦，痉挛发作或室性心律失常等，则需给予静脉输注。可用 50% 硫酸镁 4~8ml 溶于 5% 葡萄糖液 100~150ml，10~15 分钟静脉滴入。应注意的是因镁剂注射过快可引起血压迅速下降、肌肉麻痹、呼吸衰竭甚至心搏骤停，故 25%~50% 硫酸镁禁忌直接静脉注射，一旦发生这种情况可用钙剂拮抗。

（六）高镁血症

血清镁浓度>1.25mmol/L 时即可诊断为高镁血症（hypermagnesemia）。

1. 病因及病理生理　高镁血症的主要病因是摄入过多或排出减少，如急、慢性肾衰竭，甲状腺功能减退及醛固酮分泌减少等，围术期较常见的是治疗妊娠高血压综合征时硫酸镁用量过多所致，此类患者在剖宫产时应注意监测血镁，有时血清镁可高达 3.5~5mmol/L。

轻度高镁血症易被忽视，通常血镁浓度>2mmol/L 时，才会出现镁过量的症状和体征，其主要临床表现是由于镁离子对神经肌肉系统和心血管系统的影响。镁能抑制神经-肌肉接头处的兴奋传递，高浓度镁有箭毒样作用，故高镁血症患者可发生显著肌无力甚至弛缓性麻痹；镁能抑制中枢神经系统的突触传递，抑制中枢神经系统的功能活动；高镁血症可以引起腱反射减弱或消失，有的患者还可以发生嗜睡或昏迷；高浓度镁能抑制房室和心室内传导，并降低心肌兴奋性，故可引起传导阻滞和心动过缓，心电图上可见 P-R 间期延长和 QRS 综合波增宽；镁对平滑肌亦有抑制作用；高镁血症时血管平滑肌的抑制可使小动脉、微动脉等扩张，从而导致外周阻力降低，动脉血压下降；对内脏平滑肌的抑制可引起嗳气、呕吐、便秘、尿潴留等症状。

2. 治疗　一旦确定诊断，应立即停止镁制剂的摄入并治疗其原发病因。对肾功能正常者可给予利尿药，以促进尿镁的排泄。对血清镁>2.5mmol/L 伴有症状的患者和>4mmol/L 的所有患者，应积极进行治疗。以 10% 葡萄糖酸钙 10~20ml 或 10% 氯化钙 5~10ml 缓慢静脉注射，30 秒左右可见症状有暂时性改善，但作用时间短暂。注射后 2 分钟仍未见效者可重复应用，对治疗效果不佳的严重高镁血症，需用腹膜透析或血液透析。

第三节　体液治疗的监测

体液需要量可通过临床判断及各种有关公式予以计算，但这只是粗略的估计，难以适合个体的需要。因此，体液治疗期间的临床监测十分重要，是提供输液量是否适当的生理学指标，可以动态观察以便在临床治疗中不断调整治疗方案。目前临床上尚无准确监测血容量的直接方法,因此需对手术患者进行综合监测及评估,以作出正确的判断。

1. 无创循环监测指标

(1)心率(HR):麻醉手术期间患者心率突然或逐渐加快,可能是低血容量的早期表现,但需与手术刺激、麻醉偏浅、血管活性药物作用和心脏功能异常等其他原因进行鉴别;感染性休克患者治疗后,尽管血压还未完全恢复正常,但若心率已下降至接近正常且肢体温暖者,表示患者有效循环血容量满意,休克已趋向好转。

(2)无创血压(NIBP):血压监测通常采用无创袖带血压,一般维持术中收缩压>90mmHg或平均动脉血压(MAP)>60mmHg。麻醉手术后患者血压下降常与血容量有关,将患者术前血压与术后血压相比较,对判断患者体液容量有重要帮助。当血压降到80mmHg以下时,提示血容量减少30%以上。在麻醉恢复期因疼痛等刺激可导致血压升高、心率增快,从而掩盖血容量不足,使用镇痛或镇静药后,在患者安静的同时,血压可明显下降,必须注意预防。如患者动脉血压降幅超过基础血压1/3以上,脉搏小于20mmHg,且有组织灌注不足的表现,即可诊断为休克;血压回升、脉压增大则是循环血容量满意、休克好转的征象。常用脉率/收缩压(mmHg)计算休克指数,指数<0.5多表示无休克,>1.0时提示有效循环血容量明显减少,存在休克。

(3)尿量、颈静脉充盈度、四肢皮肤色泽和温度:尿量是反映肾脏灌注和微循环灌注状况的有效指标,术中尿量应维持在1.0ml/(kg·h)以上,但是麻醉手术期间抗利尿激素分泌增加而影响尿量,故尿量并不能及时反映血容量的变化。当肾脏功能、内分泌功能异常,脱水时常出现少尿[成人1.0ml/(kg·h)以下]。多尿可出现于渗透性利尿(如糖尿病)、垂体性尿崩症。颈静脉充盈度、四肢皮肤色泽和温度也是术中判断血容量的有效指标。

(4)体重:体重是反映体内外水平衡状态的良好指标。在常规治疗时,体重增加常提示输液过多,或是出现并发症。体重下降,除非因病情需要(如利尿),常需大量补充液体。应当强调的是手术或创伤早期因输液可引起不同程度的体重增加,这与创伤的严重程度和患者术前的状态有关。择期手术患者,如全髋置换术和回肠切除术,常有3%~5%的体重增加,而严重创伤后有10%~15%的体重增加。一般认为,手术或创伤患者早期体重不可避免地增加,此时输液量主要应以血压、CVP和尿量为指导。从损伤后第3~6天,常出现尿量增加。若手术和创伤后第10天仍不能恢复原先的体重,常提示有严重并发症的发生。

(5)收缩压波形随呼吸的变化:对于行控制性机械通气的患者,其动脉收缩压随呼吸变化能灵敏地反映低血容量存在与否及预测容量负荷时左心室的反应。此法是将动脉的收缩压变化(systolic pressure variation,SPV)部分,即一次机械通气时收缩压最大值与最小值的差值,作为反映前负荷变化的敏感指标。机械通气时胸膜腔内压的增加可使左心室舒张末容积暂时增加、后负荷减小、右室容积减小,使早期的每搏量增加、动脉压升高。随后,由于右室充盈减少,又出现心脏每搏量和动脉压的减小。以呼气末7~12秒呼吸暂停时动脉收缩压为标准,根据上述理论,机械通气时可将SPV分为dUp(delta up)和dDown(delta down)。dUp是收缩压最高值与呼气末收缩压之差。在正压呼气末、吸气开始时,胸膜腔内压和左室舒张末容积增加,动脉压上升,使左室前负荷增加,导致心脏输出提高,可供测定呼气时的左心室排血量;而dDown是呼气末收缩压与收缩压最低值之差,正压吸气时,右心室充盈减少,动脉压也相应降低,可供测定机械通气引起的静脉回流减少量。普通麻醉深度下dUp的正常值为2~4mmHg、dDown的正常值为8~10mmHg。

(6)脉氧波随呼吸的变化:脉搏血氧饱和度仪的指脉波(脉氧波)是无创监测,它与动脉压波形类似,也可根据呼吸暂停时的信号高度,将脉氧波形变化(SPVplet)分成上升幅度dUpplet和下降幅度dDownplet两部分,其大小用呼吸暂停时信号高度的百分比来表示。研究结果显示,脉氧波与动脉压波形变化直接相关,表明 SPVplet 和 dDownplet 也是估测血容量及前负荷改变的敏感指标。在正压通气时,脉氧波监测也能有效地估测急性血容量减少。对于使用机械通气的患者来说,最简单实用的方法,就是观察脉搏氧饱和度的波形是否随呼吸周期变化而出现的波动,有波动即意味着有效循环血容量不足,应及时予以补充。

(7)超声心动图:超声心动图如经食管超声心动图(TEE)已逐步成为术中常用的监测项目,可有效评估心脏充盈的程度和血容量。

(8)阻抗法监测循环血容量:阻抗法是根据心动周期胸部电阻抗的变化,通过微处理器计算出 CO、每搏量、心率、胸腔液体指数、心室射血时间、射血速率指数等参数,并以诺模图的形式反映血容量正常与否。除了可以判断心脏功能和计算血流动力学指标外,还可用来指导输血、补液和心血管治疗。

2. 有创血流动力学监测指标

(1)中心静脉压(CVP):CVP 是术中判断与心血管功能相匹配的有效血容量常用监测指标,当患者无三尖瓣病变时,可反映右心室舒张末期压力,间接评价右心室前负荷。在反映全身血容量及心功能方面比动脉压要早。正常值为 6～12mmHg;小于 6mmHg,提示血容量不足或心房充盈欠佳;超过 16mmHg,提示右心功能不良或血容量超负荷。重症患者和复杂手术中应建立连续 CVP 监测,重视 CVP 动态变化,必要时可行液体负荷试验。

(2)有创动脉血压(IABP):有创动脉血压是可靠的循环监测指标。连续动脉血压波型与呼吸运动相关变化可有效指导输液,若动脉血压与呼吸运动相关的压力变化>13%,或收缩压下降 5mmHg,则高度提示血容量不足。

(3)肺动脉楔压(PAWP):PAWP 是反映左心功能和左心容量的有效指标。PAWP 升高是左心室功能失调的表现之一;PAWP 反映左心室充盈和排空情况,正常值为 6～12mmHg。当 PAWP>18mmHg 时,常提示血容量超负荷和左心室功能衰竭,而 PAWP<6mmHg 时,则提示血容量不足。重症患者需要置入 Swan-Ganz 导管,及时、连续地监测肺动脉楔压变化,正确判断左心充盈和排空情况。

(4)心室舒张末期容量(EDV):为目前临床判断心脏容量的有效指标,EDV = 每搏量(SV)/射血分数(EF),左心 EDV 测定采用超声心动图,右心 EDV 测定采用漂浮导管。肺动脉漂浮导管还可间断或连续监测心排血量(CO)。

(5)每搏量变异度(SVV):心脏每搏量随胸腔压力变化的幅度可作为预测循环系统对输液治疗反应的一项有效指标。SVV 持续监测可准确地指导液体复苏,维持最佳前负荷,防止由于有效循环血容量不足导致的低灌注,改善液体管理,是一种简便、有效的实时监测手段。一般采用 FloTrac 技术来监测。

3. 相关实验室检测指标

(1)动脉血气、电解质、血糖及血乳酸:在循环血容量和组织灌注不足时需及时进行动脉血气监测。pH 对于维持细胞生存的内环境稳定具有重要意义,二氧化碳分压(PCO_2)是反映呼吸性酸碱平衡的重要指标,标准碳酸氢盐(SB)和实际碳酸氢盐(AB)是反映代谢性酸碱平衡的指标,两者的差值可反映呼吸对[HCO_3^-]的影响程度。碱缺失测定可估计休克的深度,它也是一种间接测定乳酸性酸中毒的方法,可以反映死亡率、器官衰竭和复苏的反应。BD 与 BL密切相关,但在老年患者 BD 缺乏特异性,它反映任何原因的代谢性酸中毒,包括肾小管性酸中毒和糖尿病酮症酸中毒。电解质、血糖和肾功能指标如尿素氮(Bun)、肌酐(Cr)等的变化也需进行及时的监测。血乳酸监测是评估全身以及内脏组织灌注的有效指标,对麻醉手术患者的液体治疗具有重要指导作用。

(2)血红蛋白(Hb)和血细胞比容(Hct):术中出血量较多或液体转移量较大时,应监测血红蛋白含量和(或)Hct。

（3）止血功能：大量输血输液以及术野广泛渗血时，均应及时监测止血功能。止血功能监测，包括血小板计数、凝血酶原时间（PT）、活化部分凝血活酶时间（aPTT）、国际标准化比值（INR），有条件时可应用血栓弹性描记图（TEG）和 Sonoclot 凝血、血小板功能分析。

4. 机体氧合状况的监测

（1）氧供（DO_2）和氧耗（VO_2）：心血管系统最重要的功能是向组织供氧。感染性休克时氧供给（DO_2）和氧消耗（VO_2）的变化及其相互关系十分重要。DO_2 是指机体组织所能获得的氧量，VO_2 是指组织所消耗的氧量，氧摄取率（ERO_2）是指组织摄取氧的能力。通过以下公式可计算出 DO_2、VO_2 以及 ERO_2。

$$DO_2 = 1.34 \times SaO_2 \times [Hb] \times CI \times 10$$
$$VO_2 = (CaO_2 - CvO_2) \times CI \times 10$$
$$ERO_2 = (CaO_2 - CvO_2) / CaO_2$$
$$CaO_2 = 1.34 \times SaO_2 \times [Hb] + 0.003 \times PaO_2$$
$$CvO_2 = 1.34 \times SvO_2 \times [Hb] + 0.003 \times PvO_2$$

其中，SaO_2 是动脉血氧饱和度，CI 是心指数，CaO_2 是动脉血氧含量，SvO_2 是混合静脉血氧饱和度，CvO_2 是混合静脉血氧含量。正常值：CI 为 $2.8 \sim 3.6 L/(min \cdot m^2)$；$DO_2$ 为 $520 \sim 720 ml/(min \cdot m^2)$；$VO_2$ 为 $110 \sim 140 ml/(min \cdot m^2)$；$ERO_2$ 为 $22\% \sim 30\%$。

（2）混合静脉血氧饱和度：理论上 S_vO_2 可反映氧供程度和氧耗情况，其反映低血容量和输液复苏的价值较 MAP 为佳。常作为评估休克复苏的最有效指标，也用于判断复苏的终点。

（3）胃黏膜 pH：通过特制的胃管，定期采样胃黏膜释放的 CO_2，推测胃内和血清碳酸氢钠浓度是等当量的，可按 Henderson-Hasselbalch 公式计算出胃黏膜 pH，后者反映内脏灌注情况。

（赵文静　曾因明）

酸碱平衡是机体体液稳态的重要组成部分。自三电极（pH、PO_2、PCO_2）系统仪器在医学上使用以来，临床医师已能通过血气分析快速获得血内酸碱分析的多项数据（表4-1）。本章仅以实用而简单的方式讨论有关基本理论和提出解决常见酸碱失衡的临床问题。

表4-1　酸碱平衡测定指标的符号、名称及其单位

符号	名称	单位
Hb	血红蛋白	g/dl
[H^+]	氢离子浓度	mmol/L
pH	氢离子浓度负对数	无单位
pHNR	无呼吸影响的 pH（理论值）	无单位
PCO_2	二氧化碳分压	kPa（mmHg）
AB	实际碳酸氢盐	mmol/L
SB	标准碳酸氢盐	mmol/L
BB	缓冲碱	mmol/L
BBP	血浆缓冲碱	mmol/L
BBb	全血缓冲碱	mmol/L
BEp	血浆碱超	mmol/L
BE	全血碱超	mmol/L
BE_s	细胞外液碱剩余（SBE，即标准 BE）	mmol/L
BD	碱缺（即 −BE）	mmol/L
AG	阴离子间隙	mmol/L
$\Delta AG–\Delta CO_2$	碳酸氢盐间隙	mmol/L
Strong Ion Difference（SID）	强离子差	mmol/L
A_{TOT}	弱离子或弱酸总浓度	mmol/L

注：[　]表示浓度

第一节　酸碱平衡的基本理论

一、酸与碱的概念

1923 年，Brønsted 和 Lowry 提出的广义酸碱理论为：凡能释放 H^+ 的物质称为酸（H^+ 的供

体),凡能接受 H^+ 的物质则称为碱(H^+ 的受体)。因此,一种酸相应地伴有一种碱,酸的强弱取决于释放 H^+ 的多少,而碱的强弱取决于与 H^+ 结合的程度;酸在水溶液中释放 H^+ 的多少取决于各种酸的性质,用解离常数 K 表示。K 值愈大,能解离出的 H^+ 愈多,即为强酸;反之则为弱酸。既然酸与碱的定义是以能否释放出或结合 H^+ 来区分,故体液的酸碱平衡实质上就是体液 $[H^+]$ 平衡。

二、酸碱平衡的理论

酸碱平衡系统由呼吸和代谢两部分组成。机体新陈代谢可产生两种酸,即呼吸酸(H_2CO_3)和代谢酸。呼吸酸(H_2CO_3)来自 CO_2,又可分解成 CO_2 和 H_2O,因 CO_2 可由肺排出,故又称为挥发性酸。代谢酸一般来自氨基酸、脂肪和糖类的中间代谢产物,如乳酸等有机酸。磷酸及硫酸等无机酸均由肾脏排出。由此可见,酸碱平衡与机体的呼吸、代谢状态以及肺、肾功能有着直接的联系。

(一) Henderson-Hasselbalch 方程式

碳酸(H_2CO_3)和碳酸氢盐($BHCO_3$)是体液中最重要的缓冲对(buffer pair)。根据 Henderson-Hasselbalch 方程式(以下称 H-H 公式):$pH = pK + \log\{[HCO_3^-]/(\alpha \cdot PCO_2)\}$。式中 pK 是常数,相当于溶质 50% 解离时的 pH;α 是 CO_2 溶解系数,为 0.0301。在正常情况下,动脉血液中 $[HCO_3^-]$ 为 24mmol/L,而 $PaCO_2$ 为 40mmHg,$\alpha \cdot PCO_2$ 为 $40 \times 0.03 = 1.2$mmol/L。因此,$pH = pK + \log(24/1.2) = 6.1 + \log(20/1) = 6.1 + 1.3 = 7.4$。

H-H 公式反映了血液 pH 取决于血液中 $[HCO_3^-]$ 与 PCO_2 的比值。不论 $[HCO_3^-]$ 或 PCO_2 发生什么变化,只要其比值保持 20/1 不变,pH 亦将保持 7.40 不变。这可解释为什么临床上有的患者存在代谢性酸中毒(或碱中毒)或呼吸性酸中毒(或碱中毒)时,pH 仍可维持在正常范围。

酸碱平衡包括两个组成部分,酸碱失衡亦由两部分组成,即代谢性酸碱失衡和呼吸性酸碱失衡。H-H 公式中分子部分 $[HCO_3^-]$ 反映代谢性酸碱平衡及其失常的情况,称之为代谢分量,其调节主要通过肾脏;该公式中分母部分 PCO_2 反映呼吸性酸碱平衡及其失常的情况,称之为呼吸分量,其调节主要通过肺脏。生理学上,pH 受到代谢和呼吸因素共同影响,即与肾和肺的功能密切相关。因此,H-H 公式又称为肺-肾相关公式,或代谢分量-呼吸分量相关公式。代谢性酸碱失衡由 $[HCO_3^-]$ 发生原发性变化而引起,呼吸性酸碱失衡是由 PCO_2 发生原发性变化而引起的。

在 H-H 公式中,pH、HCO_3^-、PCO_2 三量相关,此公式又称三量相关公式。只要测出其中两个数值,就可依据该公式计算出第三个数值。现代血液酸碱分析已可提供很多参数,但是实际上直接测得的参数仅两项,即 pH 与 PCO_2,其他参数均以 H-H 公式为基础计算所得。

(二) Steward 理论

根据 Steward 理论,决定 H^+ 浓度有三个主要因素:PCO_2、弱酸总浓度(total concentration of weak acids,A_{TOT})和强离子差(strong ion difference,SID)。强离子指在生理 pH 范围下仍保持解离状态的离子,包括钠、钾、钙和镁等阳离子以及氯、乳酸根和酮体等阴离子。强离子差是指强阳离子和强阴离子之差,通常为 40～44mEq/L。$SID = ([Na^+] + [K^+] + [Ca^{2+}] + [Mg^{2+}]) - ([Cl^-] + [A^-])$ 是酸碱调节的独立机制。H^+ 浓度随 SID 的升高而降低,如大量输入生理盐水,使血浆 Cl^- 增加,则 SID 降低,导致 H^+ 浓度上升而致酸中毒。用碳酸氢钠治疗可增加 Na^+ 浓度,使 SID 趋于正常,从而纠正酸中毒。任何原因使 SID 下降可导致酸中毒,使 SID 升高可导致碱中毒。弱酸是部分解离的化合物,其解离程度是由主要的环境稳定和 pH 决定的。这组弱酸缓冲液中占优势的分子是白蛋白和磷酸盐。细胞外液除了含有强离子和弱酸,还含有 CO_2。细胞外液中的 CO_2 浓度取决于组织细胞的生成和肺泡通气。对机体总 CO_2 升高的生理代偿通过经尿排出的氯离子增加,HCO_3^- 重吸收增加,使机体 SID 增加。

所有酸碱失衡均可用 PCO_2、SID 和 A_{TOT} 来解释。有 6 种原发性酸碱失衡:①$PaCO_2$ 升高所致的酸中毒;②SID 下降所致的酸中毒(包括氯离子增加、自由水过多和乳酸根等未测阴离子增加);③A_{TOT} 增加所致的酸中毒(高磷酸血症);④伴有 $PaCO_2$ 下降的碱中毒;⑤SID 增加所致的碱中毒(低氯血症/自由水缺乏);⑥A_{TOT} 下降所致的碱中毒(低磷酸血症、低蛋白血症)。

Stewart 方法的价值在于用简单的模式解释了酸碱失衡,促使人们对所有影响因素都纳入进行分析,通过独立的机制强调强离子的代谢,考虑到了人血白蛋白浓度、自由水等问题,这是传统分析方法未涉及的。但是也有学者认为 Stewart 传统的理论体系和传统分析方法其实是殊途同归。

三、酸碱平衡的调节

机体具有完善的酸碱平衡调节机制,因此正常人体血液 pH 相当恒定,即动脉血 pH = 7.40,其波动范围甚小,为 7.35 ~ 7.45。人体对酸碱平衡的调节主要有 3 种方式,即缓冲、代偿和纠正。离子转移仅影响 H^+ 分布,对细胞外液 pH 的影响较小,但不属于调节的范畴。通过离子转移可使[H^+]发生改变。当细胞外液[H^+]增加时,H^+ 可向细胞内转移,细胞内液中 K^+ 和 Na^+ 相应移出,故酸血症常伴有高钾血症,碱血症常伴有低钾血症。当原发[K^+]改变时,则 K^+ 亦可与 H^+、Na^+ 交换。离子转移并不能使体内 H^+ 数量发生变化,仅是细胞外液[H^+]改变,其结果可减少细胞外液 pH 波动,亦影响到血钾浓度。除 H^+ 外,HCO_3^- 也可发生转移。

(一) 缓冲

缓冲作用从本质上说是一种化学反应:

强酸缓冲弱酸

$$HCl + NaHCO_3 \longrightarrow NaCl + H_2CO_3$$

强碱缓冲弱碱

$$NaOH + H_2CO_3 \longrightarrow H_2O + NaHCO_3$$

其特点是作用发生快,但对机体酸碱平衡的调节作用须以脏器功能正常作为基础,否则其作用非常有限。缓冲作用由缓冲对来完成,每个缓冲对由一弱酸与其弱酸盐组成。人体细胞外液缓冲对由两类五对组成。

1. 开放性缓冲对　碳酸-碳酸氢钠缓冲对。

2. 非开放性缓冲对

(1) 磷酸二氢钠-磷酸氢二钠缓冲对

(2) 血浆蛋白酸-血浆蛋白根缓冲对

(3) 还原血红蛋白酸-还原血红蛋白根缓冲对

(4) 氧合血红蛋白酸-氧合血红蛋白根缓冲对

五种缓冲对中,以碳酸-碳酸氢钠缓冲对所起的作用最大。它含量较大,在整个细胞外液和细胞内液中起作用。H^+ 与 HCO_3^- 结合成 H_2CO_3，H_2CO_3 极不稳定，易分解成 CO_2 与 H_2O，CO_2 经呼吸排出体外。代谢性酸中毒时呼吸代偿性增强、通气量增加使 CO_2 排出增多，$PaCO_2$ 降低以保持 $[HCO_3^-]/PaCO_2$ 的比值稳定于 20/1。

磷酸二氢钠-磷酸氢二钠缓冲对在细胞外液中含量不多，作用不大，但在肾脏超滤液排出 H^+ 过程中起重要作用。血浆蛋白缓冲对对 $[H^+]$ 的调节作用是通过运输 CO_2 来完成的。因蛋白质解离度比碳酸解离度更低，对碳酸起缓冲作用以抵消碳酸产生 H^+ 的影响。新形成的 $NaHCO_3$ 也具有缓冲作用。因此，血浆蛋白缓冲对对呼吸性酸碱失衡更有价值。还原血红蛋白和氧合血红蛋白亦是在运输 CO_2 过程中起缓冲作用。血浆中的 CO_2 大部分在红细胞内转化成 HCO_3^- 和 H^+，HCO_3^- 转移出红细胞，而 Cl^- 进入红细胞内以保持电中性。此外，溶解在血浆中的 CO_2 以及与血浆蛋白、血红蛋白结合形成氨基甲酸酯的 CO_2 也由呼吸排出（若呼吸功能正常）。若呼吸功能不能充分调节，就大大降低了碳酸-碳酸氢钠缓冲对的缓冲效应。此时血红蛋白缓冲对起主要作用，尤其是还原血红蛋白。若呼吸功能障碍不能被解除，CO_2 不能排出，结果使血浆蛋白缓冲对、还原血红蛋白和氧合血红蛋白这三对缓冲对的缓冲潜力耗竭，$PaCO_2$ 就会不断增高，$[HCO_3^-]/[H_2CO_3]$ 就会发生变化。

（二）代偿

代偿系指 $[HCO_3^-]/PaCO_2$ 中一个分量发生改变时，由另一个分量继发性变化而使两者比值接近 20/1。代偿有两种形式，即代谢分量代偿呼吸分量（简称肾代偿肺）和呼吸分量代偿代谢分量（简称肺代偿肾），称为肺肾间相互代偿规律。肺代偿性调节是通过增加或减少 CO_2 排出实现，肾代偿性调节是通过排出 H^+ 和回收 HCO_3^- 或保留 H^+ 和排出 HCO_3^- 来实现的。代偿是机体维持酸碱平衡的重要调节机制，有以下特点。

1. **"肺快肾慢"** 快与慢是指代偿作用产生、达到最大代偿程度和消除的速率。肺代偿起始于代谢分量变化后 30~60 分钟，在数小时内即可达高峰；肾代偿则始于呼吸分量变化后 8~24 小时，在 5~7 天方能达到最大代偿程度。肾代偿消退亦慢，需在呼吸分量纠正后 48~72 小时。充分认识"肺快肾慢"这一特点，对临床病情判断与治疗十分重要。

2. **代偿作用有限** 这是代偿的极限概念。所谓肾代偿肺的极限，系指单纯性呼吸性酸中毒的患者，当 $PaCO_2$ 超过 60mmHg 并继续升高时，肾代偿也无法使血液中 $[HCO_3^-]$ 超过 40mmol/L；即 $HCO_3^- \leqslant 40mmol/L$ 或 $BE \leqslant 15mmol/L$ 是肾代偿极限。此时患者 $PaCO_2$ 若进一步增加（>60mmHg），pH 就会随着 $PaCO_2$ 上升而下降。

3. **代偿是机体的一种生理性反应** 代偿是一种继发性改变，以原发分量改变为动力，只能使 pH 移向正常方向（接近 7.40）而不可能移向相反方向，即代偿不会"过度"。代偿"过度"和代偿"不足"都应考虑复合性酸碱失衡。

4. **代偿以重要脏器功能为基础，代偿是有规律可循、可预测的** 在临床实践中，正确理解代偿的速率和限度等概念，掌握其特点，分析其发生发展过程是诊断和治疗酸碱失衡的必备条件。代偿改变应与原发性失调在程度上相匹配，如 0.6 法（$[HCO_3^-]/PaCO_2 = 0.6$）。

（三）纠正

纠正系指 $[HCO_3^-]/PaCO_2$ 中一个分量改变由其对应器官进行调节。纠正作用对 $[HCO_3^-]/PaCO_2$ 比值接近 20/1 十分重要。纠正包括通过肺调节 $PaCO_2$ 和通过肾脏调节 $[HCO_3^-]$。若机体产生 CO_2 增多，CO_2 对延髓呼吸中枢化学感受器作用，呼吸运动加快、增强，通气量增加，CO_2 排出增加；反之亦然。这就是肺对 $PaCO_2$ 的纠正作用。肾脏对 H^+ 排出及对 HCO_3^- 保留，或对 HCO_3^- 排出而对 H^+ 保留，是肾脏对酸碱平衡纠正作用的基本形式。

第二节 酸碱失衡的判定

一、酸碱失衡的分类及命名

酸碱失衡可分为单纯性和复合性两大类。下面以 pH、BE、$[HCO_3^-]$ 和 $PaCO_2$ 为主要指标,列表如表4-2所示。

表4-2 酸碱失衡的分类

分类			名称	代谢性参数	呼吸性参数	pH
单纯性			代谢性酸中毒	下降	下降(代偿)	下降、正常、偏酸
			代谢性碱中毒	上升	上升(代偿)	上升、正常、偏碱
			呼吸性酸中毒	上升(代偿)	上升	上升、正常、偏碱
			呼吸性碱中毒	下降(代偿)	下降	下降、正常、偏酸
复合性酸碱失衡	二重酸碱失衡	相加性	代谢性酸中毒+呼吸性酸中毒	下降	上升	下降
			代谢性碱中毒+呼吸性碱中毒	上升	下降	上升
			代谢性酸中毒+代谢性酸中毒	下降、AG增加	下降	下降
		对消性	代谢性酸中毒+呼吸性碱中毒	下降	下降	下降、上升或正常
			代谢性碱中毒+呼吸性酸中毒	上升	上升	下降、上升或正常
			代谢性酸中毒+代谢性碱中毒	上升或下降、AG增加	下降、上升或正常	下降、上升或正常
	三重酸碱失衡		代谢性酸中毒+代谢性碱中毒+呼吸性酸中毒	下降或上升、AG增加	上升	下降、上升或正常
			代谢性酸中毒+代谢性碱中毒+呼吸性碱中毒	下降或上升、AG增加	下降	下降、上升或正常
			代谢性酸中毒+代谢性酸中毒+呼吸性酸中毒	上升、AG增加	上升	下降
			代谢性酸中毒+代谢性酸中毒+呼吸性碱中毒	上升、AG增加	下降	下降、上升或正常

酸血症和碱血症是依据血浆中氢离子浓度,即以 pH 为诊断标准。当 pH<7.35 时为酸血症;当 pH>7.45 时为碱血症。酸中毒是引起酸在体内潴留、可导致酸血症的病理生理过程,而碱中毒则是引起碱在体内潴留、可引起碱血症的病理生理过程。这可以理解为 H-H 公式中由原发病因所致的分子或分母的变化。在临床实践中,原发性疾病总是会引起继发性改变,故pH 总是呼吸和代谢两个分量变化的综合结果,临床上很常见 pH 正常而存在酸中毒或碱中毒的情况。呼吸性酸碱失衡是由原发于呼吸因素改变而导致的过度通气或通气不足,可引起 $PaCO_2$ 改变,从而影响血液酸碱失衡的过程。代谢性酸碱失衡是因原发性固定酸或固定碱增加或丢失而引发$[HCO_3^-]$改变的过程。

二、酸碱失衡的诊断和判定方法

诊断酸碱失衡应了解病史、病程(时间及治疗情况),并对实验室指标进行综合分析。正确而全面的诊断总是这三者的综合。在血液酸碱测定中,临床医师所能获得的指标很多(表4-3),但是在酸碱失衡的诊断中最重要的是四项,即 pH、$PaCO_2$、BE 或 $[HCO_3^-]$ 和 AG,分析这四项指标对诊断极为重要。

(一)诊断标准

酸血症 pH<7.35,碱血症 pH>7.45

代谢性酸中毒 BE<-3mmol/L,AG>15mmol/L

代谢性碱中毒 BE>3mmol/L

呼吸性酸中毒 $PaCO_2$>45mmHg

呼吸性碱中毒 $PaCO_2$<35mmHg

表 4-3 常用单纯性酸碱失衡的预计代偿公式

原发失衡	原发变化	代偿反应	预计代偿公式	代偿时限	代偿极限
代谢性酸中毒	$[HCO_3^-]\downarrow$	$PaCO_2\downarrow$	$PaCO_2=1.5\times[HCO_3^-]+8\pm2$ 或 $\Delta PaCO_2=SBE$	12~24h	10mmHg
代谢性碱中毒	$[HCO_3^-]\uparrow$	$PaCO_2\uparrow$	$\Delta PaCO_2=0.9\times\Delta[HCO_3^-]\pm5$ 或 $\Delta PaCO_2=0.6SBE$	12~24h	55mmHg
慢性呼吸性酸中毒	$PaCO_2\uparrow$	$[HCO_3^-]\uparrow$	$\Delta[HCO_3^-]=0.35\times\Delta PaCO_2\pm5.58$ 或 $SBE=0.4\times\Delta PaCO_2$	3~5d	42~45mmol/L
慢性呼吸性碱中毒	$PaCO_2\downarrow$	$[HCO_3^-]\downarrow$	$\Delta[HCO_3^-]=0.5\times\Delta PaCO_2\pm2.5$ 或 $SBE=0.4\times PaCO_2$	3~5d	12~15mmol/L
急性呼吸性酸中毒	$PaCO_2\uparrow$	$[HCO_3^-]\uparrow$	代偿引起 $[HCO_3^-]$ 升高 3~4mmol/L	数分钟	30mmol/L
急性呼吸性碱中毒	$PaCO_2\downarrow$	$[HCO_3^-]\downarrow$	$\Delta[HCO_3^-]=0.2\times\Delta PaCO_2\pm2.5$	数分钟	18mmol/L

注:有 Δ 者为变化值,无 Δ 者表示为绝对值;

代偿极限是指单纯性酸碱失衡代偿所能达到的最小值或最大值;

代偿时限是指体内达到最大代偿反应所需的时间

(二)分析方法

可对 pH、BE($[HCO_3^-]$)、$PaCO_2$ 和 AG 四项指标的数值进行如下分析判断。酸碱失衡的诊断程序如下:

第一步:根据 pH 可诊断酸血症或碱血症。

pH<7.35 为酸血症;pH>7.45 为碱血症

第二步:粗略估计。

注意代谢分量与呼吸分量的变化关系:当 BE 或 HCO_3^- 与 $PaCO_2$ 呈反向变化时,应诊断为复合性酸碱失衡(相加性二重复合性)。如 BE 或 HCO_3^- 下降、$PaCO_2$ 升高为代谢性酸中毒合并呼吸性酸中毒;BE 或 $[HCO_3^-]$ 升高、$PaCO_2$ 下降,则为代谢性碱中毒合并呼吸性碱中毒。当 BE 与 $PaCO_2$ 呈同向变化时,则可能是:①单纯性酸碱失衡,两者关系属原发改变和继发代偿性改变的关系;②二重复合性酸碱失衡(对消性二重复合性);③三重复合性酸碱失衡。

第三步:确定是否为单纯性酸碱失衡。

(1)根据 pH 倾向性推测单纯性酸碱失衡的原发改变:pH 倾向性指在正常范围内的 pH

改变总是与代谢或呼吸分量改变方向一致,偏酸或偏碱。在单纯性酸碱失衡中,如 pH 变化与一个指标[BE(或[HCO₃⁻])与 PaCO₂]的变化方向一致,则相一致的分量常为原发过程,而另一个分量可能为继发性代偿改变。

（2）根据单纯性酸碱失衡代偿反应的速率、幅度和极限:若 pH 改变与一分量变化方向一致,则另一分量的数值超越了代偿速率与幅度,亦应认为有第二种酸碱失衡的存在,即属于复合性酸碱失衡。在代谢性酸碱失衡的病例中,检查 $PaCO_2$ 以证实呼吸性酸碱失衡的存在。若 $PaCO_2$ 大于预计值,即可确定伴有呼吸性酸中毒;若 $PaCO_2$ 小于预计值,即提示有呼吸性碱中毒并存。在呼吸性酸碱紊乱的病例中,若[HCO_3^-]较预计值高,即考虑伴有代谢性碱中毒;若[HCO_3^-]较预期值低,即考虑伴有代谢性酸中毒。在急性呼吸性酸中毒,[HCO_3^-]仅轻度增加;在慢性呼吸性酸碱失衡时,[HCO_3^-]的改变幅度较大。

（3）在原发性呼吸障碍时,pH 和 $PaCO_2$ 改变方向相反;在原发代谢障碍时,pH 和 $PaCO_2$ 改变方向相同(表 4-4)。

表 4-4　酸碱失衡时 pH 和 $PaCO_2$ 的变化

酸中毒	呼吸性	pH↓	PaCO₂↑
酸中毒	代谢性	pH↓	PaCO₂↓
碱中毒	呼吸性	pH↑	PaCO₂↓
碱中毒	代谢性	pH↑	PaCO₂↑

（4）根据 0.6 法则粗略估计:[HCO_3^-]⁻=0.6×$PaCO_2$ 判断酸碱失衡的原发因素。

因机体对酸碱失衡的代偿性变化总是跟不上原发性变化,故原发性指标实测值偏离正常值较代偿因素为远。

$$PaCO_2 \times 0.6 = [HCO_3^-]（pH=7.4 时成立）$$

a. $PaCO_2$↑、[HCO_3^-]↑　较大的一侧为原发指标
b. $PaCO_2$↓、[HCO_3^-]↓　较小的一侧为原发指标
c. $PaCO_2$↑、[HCO_3^-]↓　呼吸性酸中毒+代谢性酸中毒
d. $PaCO_2$↓、[HCO_3^-]↑　呼吸性碱中毒+代谢性碱中毒
单纯性呼吸酸中毒:实测[HCO_3^-]<0.6×$PaCO_2$,反之为呼吸性酸中毒+代谢性碱中毒
单纯性呼吸性碱中毒:实测[HCO_3^-]>0.6×$PaCO_2$,反之为呼吸性碱中毒+代谢性酸中毒
单纯性代谢酸中毒:实测[HCO_3^-]<0.6×$PaCO_2$,反之为代谢性酸中毒+呼吸性碱中毒
单纯性代谢碱中毒:实测[HCO_3^-]>0.6×$PaCO_2$,反之为代谢性碱中毒+呼吸性酸中毒

（5）根据 4567 法则确定单纯性酸碱失衡(表 4-5)

表 4-5　根据 4567 法则确定单纯性酸碱失衡

类型	原发性	继发性	代偿极限
慢性呼吸性酸中毒	PCO₂↑Δ10mmHg	[HCO₃⁻]↑Δ4mmol/L	[HCO₃⁻]↑>45mmol/L
慢性呼吸性碱中毒	PCO₂↓Δ10mmHg	[HCO₃⁻]↓Δ5mmol/L	[HCO₃⁻]↓<15mmol/L
慢性代谢性酸中毒	[HCO₃⁻]↓Δ10mmol/L	PCO₂↓Δ6mmHg	PCO₂↓<10mmHg
慢性代谢性碱中毒	[HCO₃⁻]↑Δ10mmol/L	PCO₂↑Δ7mmHg	PCO₂↑>50mmHg

注:Δ 表示净增加或净降低

第四步:若为呼吸性酸碱失衡,应首先明确是急性还是慢性。

急性过程:$\Delta 10mmHg\ PaCO_2 = \Delta 0.08\ pH$

慢性过程:$\Delta 10mmHg\ PaCO_2 = \Delta 0.03\ pH$

急性呼吸性酸中毒:$pH\downarrow = 0.08\times(\Delta 10mmHg\ PaCO_2/10)$

慢性呼吸性酸中毒:$pH\downarrow = 0.03\times(\Delta 10mmHg\ PaCO_2/10)$

急性呼吸性碱中毒:$pH\uparrow = 0.08\times(\Delta 10mmHg\ PaCO_2/10)$

慢性呼吸性碱中毒:$pH\uparrow = 0.03\times(\Delta 10mmHg\ PaCO_2/10)$

注:Δ 表示净增加或净降低

第五步:若为代谢性酸中毒,确定有无 AG 增高。

计算阴离子间隙:$AG = [Na^+] - ([Cl^-]+[HCO_3^-]) = (12\pm2)mmol/L$

根据 AG 将代谢性酸中毒分为两类:高 AG 正常血氯性代谢性酸中毒;高血氯正常 AG 代谢性酸中毒。

正常的 AG 约为 12mmol/L。对于低白蛋白血症患者,AG 正常值低于 12mmol/L。低白蛋白血症患者血浆白蛋白浓度每下降 10g/L,AG"正常值"下降约 2.5mmol/L(如血浆白蛋白 20g/dl,AG 约为 7mmol/L)。若 AG 增加,在以下情况下应计算渗透间隙:AG 升高不能用明显的原因(酮症酸中毒、乳酸性酸中毒和肾衰竭等)解释,则怀疑中毒。正常 OSM 间隙应<10mOsm/L。

$$\Diamond OSM\ 间隙 = 测定\ OSM - (2\times[Na^+] - 血糖/18 - BUN/2.8)$$

第六步:若 AG$\uparrow$,应计算碳酸氢盐间隙,确定有无其他代谢性酸碱失衡存在(三重酸碱失衡)。

计算碳酸氢盐间隙值,并观察碳酸氢盐间隙增加值与[HCO_3^-]下降值是否为 1:1。比较 AG 增加的幅度与[HCO_3^-]下降的幅度。AG 增加 5mmol/L 可诊断有代谢性酸中毒。在单纯性高 AG 型代谢性酸中毒,AG 增加数量应等于血浆[HCO_3^-]下降数量。若 AG 增加幅度明显小于[HCO_3^-]下降幅度,可推测两个因素导致患者[HCO_3^-]下降,即 AG 增高型代谢性酸中毒和另一个正常 AG 型代谢性酸中毒共存,应诊断为 AG 增高型代谢性酸中毒合并 AG 正常型代谢性酸中毒。若血浆 AG 增高幅度超过[HCO_3^-]下降幅度,则可推测另有 HCO_3^- 来源,即伴有代谢性碱中毒,应诊断为代谢性酸中毒合并代谢性碱中毒。

第七步:注意三种酸碱失衡的存在。

在诊断代谢性酸碱紊乱的过程中,应当明确代偿性 PaCO_2 变化的预期值;如果 PaCO_2 明显低于预期值,说明患者同时存在呼吸性碱中毒;如果 PaCO_2 明显高于预期值,说明患者同时存在呼吸性酸中毒。

(三) 注意事项

(1)将临床表现和实验室检查结果与酸碱失衡结合起来分析。

(2)诊断复合性酸碱失衡的注意事项。

1)对实验室检查结果正确分析的前提是要资料正确。有两种方法可检查实验室是否错误。第一种方法就是计算血浆 AG。如 AG 非常低或者为负值,则至少有一种电解质的值是错误的,除非患者有多发性骨髓瘤或低蛋白血症。第二种估计实验室结果的方法是将[H^+]、[HCO_3^-]和 PaCO_2 代入 H-H 公式。如果其误差>10%,三个参数中至少有一个是不正确的;如果差别太大足以改变诊断,这个试验就应当重复并证实错误的存在。

2)在呼吸性酸碱平衡紊乱,应当根据临床表现对急性和慢性(大于 3~4 天)酸碱失衡加以区别,因为两者存在不同程度的生理代偿。

3）通过各种酸碱诊断图诊断。

第三节　常见酸碱失衡的诊治

一、代谢性酸中毒

【特点】

代谢性酸中毒是临床上最常见的酸碱失衡。酸性物质 H^+ 的积聚或生成过多,碱性物质 HCO_3^- 产生减少或丢失过多,均可引起代谢性酸中毒。H^+ 产生增多主要发生在组织血流减少(如休克)、缺氧及代谢障碍时;H^+ 排出受阻则见于肾功能障碍或衰竭。代谢性酸中毒亦可发生在 HCO_3^- 丢失过多时如肠瘘、肠液丢失过多以及急性腹泻时。根据病因,临床上可分为 AG 增高型代谢性酸中毒和 AG 正常型代谢性酸中毒。AG 增高型代谢性酸中毒是指除了含氯以外的任何固定酸的血浆浓度增多时的代谢性酸中毒。其特点是 AG 增多,血氯正常。AG 正常型代谢性酸中毒是指 HCO_3^- 浓度降低,而同时伴有 Cl^- 浓度代偿性升高时,又称为高氯性代谢性酸中毒。其特点是 AG 正常,血氯升高。代谢性酸中毒一旦发生,机体会很快出现代偿,表现为患者呼吸兴奋,通气量增加,$PaCO_2$ 下降可减轻 pH 下降幅度。患者 AB、SB 均下降,但 AB<SB。

【治疗】

（一）紧急措施

在血气分析结果出来前,保证充分的通气功能和循环功能是要努力追求的目标。

（二）避免对生命的威胁

确定 H^+ 产生速率非常重要,终止 H^+ 产生的最有效措施是增加氧供。在 H^+ 产生速率很快的情况下终止 H^+ 产生至关重要。缺氧时 L-乳酸产生速率可达 72mmol/(L·h);在糖尿病酮症酸中毒和甲醇过量的患者,H^+ 产生速率非常低。代谢性酸中毒的原因对患者是种严重威胁,特异性治疗是最重要的治疗;降低静脉血 PCO_2 以减少 H^+ 与蛋白质结合,保证一定程度的过度通气,增加重要脏器的血流量,在相加性复合性酸中毒(如心搏骤停患者)是最有效的。增加内源性 HCO_3^- 产生是用于高 AG 型代谢性酸中毒患者的一项治疗措施,其意义在于增加循环中有机阴离子的代谢。某些类型的酸中毒与低钾血症有关,用 $NaHCO_3$ 前或使用期间须补充 K^+ 以避免严重心律失常。

（三）对酸负荷的治疗

轻度代谢性酸中毒常可随脱水的纠正而好转,一般给予适量平衡液。如病情较重,则需用碱性药物治疗。对于 AG 增高型代谢性酸中毒,原发病的治疗最重要,碱性药物的使用要更加慎重。对于 AG 正常型代谢性酸中毒,碱性药物的补充是必要的。使用碱性药物的指征是:pH<7.15～7.20,[HCO_3^-]<10mmol/L。

$NaHCO_3$ 的补充量(mmol)=(27-HCO_3^- 实测值)×体重(kg)×0.2

5% $NaHCO_3$ 1ml=0.6mmol

碳酸氢钠作用快,是常用药物。每 1g 碳酸氢钠中含 HCO_3^- 约为 12mmol。经上述计算先用 1/2～2/3 量,用药 1 小时后再行酸碱测定,然后再计算后酌情补充。代谢性酸中毒常伴有 Na^+ 和水的丢失及热量消耗,血[K^+]可能偏高,但体内钾总量仍可能缺少,应分析情况,予以纠正。

【乳酸性酸中毒】

乳酸性酸中毒（lactic acidosis,LA）是指血液乳酸浓度升高（>5mmol/L），同时伴有酸血症（血 pH<7.35）。而血液乳酸浓度>2mmol/L 时，称为高乳酸血症。乳酸性酸中毒并非一种疾病，而是机体一系列代谢紊乱的结果。重症患者一旦发生乳酸性酸中毒则病死率较高。血液乳酸水平可以作为一个指标评估休克严重程度，对血乳酸水平的监测可以早期及时发现休克，而连续监测血乳酸水平可以指导休克的治疗并评估预后。

作为 AG 增高型的代谢性酸中毒，乳酸性酸中毒治疗的关键在于积极治疗原发病。首要的是尽快识别和处理病因，并针对病因采取有效的治疗和支持。因此明确各种休克的原因最重要。对低血容量性休克应该积极止血、纠正低血容量状态，恢复全身氧供；对于心源性休克，应该积极进行心肌再灌注治疗，解除梗阻，恢复有效的组织氧供；对于感染性休克，应该积极处理感染灶，早期使用广谱抗生素，积极液体复苏，恢复组织氧供。而对于癫痫持续状态患者，快速使用抗癫痫药物，及时终止癫痫持续状态是最首要的治疗；糖尿病急性并发症时，及时使用胰岛素，液体复苏以及针对诱因的治疗，及时恢复组织对血糖的摄取利用，是纠正乳酸性酸中毒优先采取的措施；对于正在使用肾上腺素的重症患者，如果可以，更换为去甲肾上腺素可能会减少乳酸产生，对改善乳酸性酸中毒有帮助；而其他药物过量，如糖尿病患者过量服用二甲双胍或其他药物，积极通过血液净化的方式纠正中毒，也能防止酸中毒进一步加重；而恶性肿瘤患者，只有原发病得以纠正，才能改善乳酸性酸中毒的症状。碳酸氢盐用于乳酸性酸中毒的治疗是有争议的，仅在 pH 小于 7.15～7.20 时才考虑使用。血液净化作为一种治疗措施，首要目标并不是清除血乳酸，更多的是通过血液净化治疗维持酸碱等内环境稳定或者针对原发病的治疗或者清除过量的能导致乳酸性酸中毒的药物。

二、代谢性碱中毒

【特点】

代谢性碱中毒可发生于 H^+ 丢失过多时，如呕吐。H^+ 丢失，其效应相当于等当量 OH^- 增加，因此 HCO_3^- 及 BE 均增加。代谢性碱中毒亦可见于 HCO_3^- 增多时，如口服碳酸氢钠过多、大量输入 ACD 血液后等，体内缓冲碱增多（HCO_3^-、BE 均增加）。作为代偿，$PaCO_2$ 理应升高，但因肺脏此代偿作用弱，故发生代谢性碱中毒时 pH 常随[HCO_3^-]增加而升高。患者 AB、SB 增加，AB 略大于 SB。

【治疗】

原发疾病的治疗是首要任务。在代谢性碱中毒的治疗中，电解质的纠正尤其重要。

对于细胞外液容量减少的患者需补充 Na^+ 和 Cl^-。Cl^- 与代谢性碱中毒有关。当阴离子总量无明显改变时，Cl^- 减少往往由 HCO_3^- 增加所补偿，而补充 Cl^- 则是使[HCO_3^-]下降的前提。KCl 溶液仅能补充 K^+，而补充 Cl^- 还需生理盐水。当细胞外液容量恢复时，[HCO_3^-]将因稀释而稍有下降；若 ECF 过多，就可出现碳酸氢根尿。若给予 NaCl，即使在 K^+ 缺乏尚未完全纠正时细胞外液中[HCO_3^-]就可下降。此时，细胞内大量钾缺乏和细胞内酸中毒易被忽视。补充 NaCl 仅仅是对患者的部分治疗，因为单纯补充 NaCl 并不能逆转同时出现的细胞内酸中毒和钾缺乏。在很多情况下，缺 K^+ 与代谢性碱中毒密切相关。缺 K^+ 既可是代谢性碱中毒原发诱因，又可以是代谢性碱中毒持续存在的原因，而碱血症又可促进 K^+ 排出，因此代谢性碱中毒治疗时要补充足够的 K^+。但应在患者尿量超过 40ml/h 才可开始补钾。

若代谢性碱中毒是因有效循环血容量减少伴有细胞外液容量扩张（如有充血性心力衰竭患者正在使用利尿药），患者需要用氯化钾治疗，不应再补充 Na^+。应同时纠正 HCO_3^- 增多并注意肾功能。若患者有肾衰竭和严重碱血症,应给予含有 H^+ 的 HCl 和 NH_4Cl 治疗。10% 盐酸精氨酸为 950mmol/L,内含 Cl^- 475mmol,滴注不宜太快,应监测尿氯,一旦尿 Cl^- 出现,提示补 Cl^- 恰到好处。有镁缺乏的患者应当及时纠正。

代谢性碱中毒较重时,可发生手足抽搐、脑血流减少和呼吸抑制。此外,由于 P_{50} 下降,可致细胞缺氧,应补充 NH_4Cl,一般补充 NH_4Cl 2~3mmol/kg,能提高 $[Cl^-]$ 约 10mmol/L,可配成 0.8% 溶液静脉滴注。补充 KCl 在多数情况下仍属必需。即使是因服用碱性药物过多而造成代谢性碱中毒,虽然此时血 $[Cl^-]$ 可正常,血 $[Na^+]$ 增加,但 K^+ 排出仍多,故必须补充 K^+,而 Cl^- 则不必积极补给。

三、呼吸性酸中毒

【特点】

呼吸性酸中毒的主要原因是肺泡有效通气量不足,此时体内 CO_2 蓄积,$PaCO_2$ 升高。每增加 1mmol/L CO_2,即可增加 1mmol 的 HCO_3^-(AB),同时减少 1mmol 的 Buf^-。在呼吸性酸中毒时,Buf^- 减少首先是 Pr^-、Hb^- 和 HbO_2^- 减少。当 Pr^-、Hb^- 和 HbO_2^- 潜力耗尽,H_2CO_3 将随 CO_2 蓄积而升高,从而致 $[HCO_3^-]$ 与 $PaCO_2$ 比值改变而降低 pH。因此,Buf^- 减少,AB 升高,SB 及 BE 无明显改变,而 AB>SB。作为代偿,当 $PaCO_2$ 升高时,H^+ 以 HPO_4^{2-} 和 NH_4^+ 的形式经肾脏被排出,HCO_3^- 则被重吸收,体内 $[HCO_3^-]$ 增加。急性 H_2CO_3 增加时 HCO_3^- 无显著改变。pH 常随 $PaCO_2$ 增加而相应下降。当 $PaCO_2$ 慢性增加时,$[HCO_3^-]$ 增加,pH 下降幅度反可减少,此时 SB 升高,BE 增加,但 AB 仍大于 SB。

麻醉期间呼吸性酸中毒一般为急性,对人体生理功能产生广泛的影响,主要包括:①急性呼吸性酸中毒时因肾脏未及时代偿,pH 一般均随 $PaCO_2$ 升高而下降。$PaCO_2$ 每增加 10mmHg,pH 下降 0.08 单位。②$PaCO_2$ 急性增高可致脑血管显著扩张。$PaCO_2$ 在 20~100mmHg 范围内,$PaCO_2$ 每升高或降低 1mmHg,脑血流量相应增加或减少 4%~7%,或 2~3ml/100g 脑组织。因此,当 $PaCO_2$ 达到 70mmHg 时,脑血流量增加 1 倍,$PaCO_2$ 150mmHg 时,脑血管极度扩张,其容积达正常的 240%。脑血流量增加,颅内压亦随之升高。$PaCO_2$ 升高时,脑血管自身调节作用减弱,而低氧血症可加重 $PaCO_2$ 血管扩张作用。当脑组织受损时,$PaCO_2$ 升高可引起"窃血综合征"。③$PaCO_2$ 升高可刺激肾上腺素能神经释放去甲肾上腺素,肾上腺髓质释放儿茶酚胺,垂体-肾上腺系统兴奋,血中皮质类固醇增加。④在心血管方面表现为心率增快,心肌收缩力增强,心排血量增加。当 $PaCO_2$ 从 40mmHg 升至 60mmHg 时,心脏指数增加 1 倍。$PaCO_2$ 升高时,心、脑等和皮肤血管扩张,骨骼肌和肺血管收缩,导致或加重肺动脉高压。⑤通过中枢化学感受器兴奋呼吸,但是该作用在麻醉期间常不显现出来。

【治疗】

在呼吸性酸中毒的治疗中改善通气占主要地位,液体治疗仅是一种辅助。保持气道通畅,根据病情需要行经口或经鼻气管内插管或气管造口,进行人工通气。对呼吸性酸中毒患者盲目补充碱性药物将增加治疗复杂性,严重时甚至可危及生命。慢性呼吸性酸中毒患者在进行通气治疗时,要警惕由呼吸性酸中毒肾代偿后遗的代谢性碱中毒及因此而造成的碱血症和低钾血症。通气调节应使血液 pH 不超过 7.45~7.50。因肾脏代偿终止需要时间,而排出 HCO_3^- 需有足够的 Cl^-,应适当地补充 Cl^- 和 K^+。

麻醉期间以急性呼吸性酸中毒为多见。若 $PaCO_2$ 较高且持续升高达一定时间,当 $PaCO_2$ 快速下降时可发生二氧化碳排出综合征,表现为血压下降、心动过缓、心律失常,甚至心搏骤停。其原因有:①$PaCO_2$ 升高时应激反应突然消失;②骨骼肌等血管扩张,加之过度通气时胸膜腔内压增高,使回心血量减少;③CO_2 突然排出可使冠状血管和脑血管收缩,致心脏和脑供血不足。处理方法是对 $PaCO_2$ 升高患者,人工通气的量要适当控制,逐步增加;此外,要注意补充血容量,必要时可使用血管活性药物。

四、呼吸性碱中毒

【特点】

呼吸性碱中毒起因于过度通气,此时体内 CO_2 排出增多,$PaCO_2$ 下降,体内 HCO_3^- 减少（AB）。CO_2 每减少 1mmol,HCO_3^- 可减少 1mmol,Buf^- 同时增加 1mmol,AB 下降,AB<SB。慢性呼吸性碱中毒时肾代偿作用有限,pH 随 $PaCO_2$ 下降而上升。当［HCO_3^-］无改变时,$PaCO_2$ 每下降 10mmHg,pH 可升高 0.08。麻醉期间可常见过度通气引起的 CO_2 排出过多。现已证实,呼吸性碱中毒可在短期内使脑血管收缩,脑血流减少,颅内压相应下降;当 $PaCO_2$ 快速下降到 20mmHg 时,脑血流降至正常的 60%;当 $PaCO_2$ 低于 15~20mmHg 时,脑血流减少可引起脑组织缺氧。$PaCO_2$ 下降可使氧解离曲线左移,P_{50} 下降,影响氧从血红蛋白向组织释放;可使心排血量减少,心脏、脑和皮肤血管收缩,肌肉血管则扩张;可对中枢和外周化学感受器刺激减弱而致呼吸抑制,在应用全麻和镇静镇痛药患者更为明显,不但会出现过度通气后的低通气阶段,且需有较高 $PaCO_2$ 方能刺激呼吸恢复。

【治疗】

此型失衡 $PaCO_2$ 降低,HCO_3^- 正常或降低,pH 升高。单纯性呼吸性碱中毒的治疗以病因为主。如适当降低人工呼吸器通气量,或加大无效腔以使患者重复吸入无效腔空气,或吸入 O_2 及 CO_2 混合气体,亦可应用镇静药以减少通气量,停用呼吸兴奋剂,纠正细胞外液容量不足,减轻疼痛,治疗感染与发热。当合并有低氧血症时,应积极而合理地纠正缺氧等。若碱血症程度严重,pH>7.55,有发生室性心律失常、抽搐等严重致命性并发症的危险,可使用肌肉松弛药,并应用人工通气调节 $PaCO_2$,使 pH 下降。当病情延续至数日,则应注意补充 K^+。对严重碱中毒者尚可考虑补充 HCl 和其他氯化物,因血［Cl^-］升高可促进肾脏排出 HCO_3^-,以利于纠正碱中毒。

事实上,在急性疾病的早期,单纯的酸碱失衡有合适的诊断手段和方法,随着疾病进程的不断演变,患者常出现复合的酸碱失衡,这给临床医师诊断和治疗带来了巨大的挑战,这需要我们在综合分析患者的酸碱失衡状态和血浆的离子状态,使用更进一步的知识来分析和解读患者的临床表现和血气指标,这样才能综合的分析,提出更合理的诊断和治疗。

(万勇 曾因明)

第五章 | 血液气体监测

氧气从吸入气转运到细胞线粒体代谢大致可分为四个过程,即气体-动脉-组织细胞-静脉,而二氧化碳则经历上述过程的逆过程。通过血气监测,包括动脉血气监测和混合静脉血气监测,可以了解氧与二氧化碳的代谢全过程,了解包括外呼吸、血液运输和内呼吸在内的气体代谢各个环节,从而指导围术期患者和其他危重患者的监测和治疗。

第一节 血气监测参数及临床意义

血气监测时应用的参数较多,现将常用参数的符号、名称、正常值列于表 5-1。

表 5-1 血气监测常用的符号、名称和正常值

符 号	名 称	正 常 值
CO_2	血氧含量	20ml/dl
CaO_2	动脉血氧含量	200ml/L
CvO_2	混合静脉血氧含量	150ml/L
$Ca\text{-}vO_2$	动静脉氧含量差	50ml/L
VO_2	氧耗	$110 \sim 180ml/(min \cdot m^2)$
VCO_2	二氧化碳产生量	$3 \sim 4ml/(kg \cdot min)$
DO_2	氧供	$520 \sim 720ml/(min \cdot m^2)$
SaO_2	动脉血氧饱和度	$96\% \sim 100\%$
SvO_2	混合静脉血氧饱和度	$70\% \sim 80\%$
pHa	动脉血酸碱度	$7.35 \sim 7.45$
PaO_2	动脉血氧分压	$80 \sim 100mmHg$
PvO_2	混合静脉血氧分压	40mmHg
$Pa\text{-}vO_2$	动静脉血氧分压差	50mmHg
P_AO_2	肺泡气氧分压	$100 \sim 120mmHg$
P_{50}	血氧饱和度为50%时的氧分压	26.6mmHg
$A\text{-}aDO_2$	肺泡动脉血氧分压差	$5 \sim 15mmHg(FiO_2 21\%)$ $<150mmHg(FiO_2 100\%)$
$T\text{-}CO_2$	二氧化碳总量	动脉血 490ml/L 静脉血 530ml/L
$PaCO_2$	动脉血二氧化碳分压	40mmHg
P_ACO_2	肺泡气二氧化碳分压	40mmHg
P_VCO_2	混合静脉血二氧化碳分压	45mmHg

续表

符 号	名 称	正常值
$PtcO_2$	经皮氧分压	70~90mmHg
$PtcCO_2$	经皮二氧化碳分压	40~65mmHg
SpO_2	脉搏血氧饱和度	92%~97%
$P_{ET}CO_2$	呼气末二氧化碳分压	35~40mmHg
$A\text{-}aDO_2/PaO_2$	呼吸指数	<0.15
PaO_2/FiO_2	氧合指数	430~560mmHg
Qs/Qt	分流率	<5%
V_D/V_T	无效腔率	25%~30%
ERO_2	氧摄取率	22%~30%

一、血氧分压(PO_2)

血氧分压系指溶解在血浆中氧所产生的压力。在吸入空气的情况下,以溶解状态存在于血液中的氧是很少的,每100ml血液中仅能溶解氧约0.3ml,而绝大部分氧以与血红蛋白相结合的形式存在并运输的。

1. 动脉血氧分压(PaO_2) 正常人PaO_2为80~100mmHg,并随年龄的增长而呈进行性的下降(表5-2),其关系也可用以下公式表示,即:$PaO_2(mmHg)=102-0.33\times$年龄(岁),但随着年龄增长,$PaO_2$一般不低于70mmHg。氧在血液中溶解量的多少与氧分压呈正比关系,血液中溶解的氧随着氧分压的升高而增多。

表5-2 各年龄组动脉血氧分压的正常值

年龄	平均数(mmHg)	范围(mmHg)	年龄	平均数(mmHg)	范围(mmHg)
20~29	94	84~104	50~59	84	74~94
30~39	91	80~100	60~69	81	71~90
40~49	88	78~96			

动脉血氧分压反映机体的氧合状态。血氧分压与组织供氧情况有直接关系,即氧向组织中释放并不直接取决于血氧饱和度的高低,而取决于PaO_2的高低。因为氧从毛细血管向组织方向弥散的动力是动脉血氧分压与组织氧分压差($Pa\text{-}tO_2$)。当$PaO_2<20mmHg$时,组织就失去了从血液中摄取氧的能力。

2. 经皮氧分压($PtcO_2$) 经患者完整皮肤表面检测氧分压,用于反映动脉血氧分压变化的方法,称为无创经皮氧分压监测。增加局部皮肤温度可使其皮肤毛细血管的血流量增加,气体经皮肤角质层弥散速率升高,以电极测定皮肤表面的氧分压可反映PaO_2,其优点是不必采血即可连续无创性监测氧分压。健康成年人的$PtcO_2$与PaO_2相关性良好,$PtcO_2$一般比PaO_2低10mmHg。婴幼儿皮肤菲薄,透过性好,$PtcO_2$与PaO_2更接近。$PtcO_2$在局部血流充足的情况下与动脉血氧分压数值密切相关。而当局部血流减少,如局部血管收缩、心排血量下降,以及低血容量时$PtcO_2$将失去与动脉血气的相关性,而主要反映流量的变化,因此,$PtcO_2$也被用作循环功能和组织灌流量监测。

3. 混合静脉血氧分压(PvO_2) 即肺动脉血的血氧分压,它也是反映全身氧供与氧耗平衡的综合指标。可通过肺动脉导管从肺动脉抽取混合静脉血样测定 PvO_2。测量时应注意将肺动脉导管球囊放气，并缓慢抽取，以免抽到远端已氧合的动脉血而掺杂入混合静脉血中，干扰 PvO_2 的测定。PvO_2 正常值是 $37 \sim 42mmHg$，平均值为 $40mmHg$ 左右，低于 $35mmHg$ 即可认为存在组织低氧。

二、血氧饱和度（SO_2）

血氧饱和度系指血红蛋白被氧结合的程度，以百分比表示，指血液标本中血红蛋白实际结合的氧量与最大结合氧量的百分比，即血红蛋白的氧含量与氧容量之比乘以 100%。即：

$$血氧饱和度（SaO_2）= Hb\ 氧含量/Hb\ 氧容量\times100\%$$

可见血氧饱和度与血红蛋白的多少无关，而与血红蛋白和氧的结合能力（或称亲和力）有关。前已提及，氧与血红蛋白的结合与氧分压直接有关，也受到温度、二氧化碳分压、$[H^+]$、红细胞内有机磷酸盐及其代谢产物形成的脂含量多少有关。此外，与血红蛋白的功能状态亦有关，如碳氧血红蛋白、变性血红蛋白就不具有这种与氧结合的能力。

1. 动脉血氧饱和度（SaO_2） 通过采集动脉血由血气分析仪测定而得，也可由脉搏血氧饱和度仪（pulse oximeter）测得，称为脉搏血氧饱和度（SpO_2），后者已广泛应用于临床。临床上常以 SpO_2 来间接反映 SaO_2 的变化。正常值为 $92\% \sim 99\%$。SpO_2 反映氧向组织转运涉及的各环节的综合作用，包括机体对氧的摄取、肺组织与血液的气体交换及氧由循环系统向组织的传递。由于氧解离曲线的特点，PaO_2 在 $60 \sim 110mmHg$ 变化时，血氧饱和度是 $91\% \sim 99\%$ 变化不明显。当低氧血症 $PaO_2<60mmHg$ 时，氧离曲线处于陡直位，PaO_2 的轻微下降即可导致 SpO_2 急剧降低。因此，SpO_2 对监测低氧血症有重要价值，临床上以 $SpO_2<90\%$ 为低氧危险界限。监测 SpO_2 可对出现低氧血症作出预警，早期诊断和纠正某些设备故障和人为失误，从而提高麻醉和手术的安全性。SpO_2 测量值可受光电、指甲油、皮肤颜色及碳氧血红蛋白和高铁血红蛋白的干扰，在低血压、低血氧、低体温时测量准确性下降，临床应用中应注意鉴别。

2. 混合静脉血氧饱和度（SvO_2） SvO_2 可经右心导管自肺动脉内取血直接测得，亦可用光导纤维心导管监测系统持续监测。SvO_2 正常值为 $70\% \sim 80\%$。SvO_2 是反映由心排血量、动脉血氧饱和度、血红蛋白量决定的氧供与氧耗之间平衡关系的指标，氧供减少或氧耗增加都将导致 SvO_2 下降。麻醉手术中一段时间内如无意外，动脉血氧饱和度、血红蛋白量和全身氧耗相对恒定，这时 SvO_2 的变化主要反映心排血量的改变。

三、二氧化碳分压（PCO_2）

1. 动脉血二氧化碳分压（$PaCO_2$） $PaCO_2$ 是血液中物理溶解的二氧化碳分子所产生的压力，可采动脉血或由血管内电极连续测定。由于 $PaCO_2$ 是肺通气功能与 CO_2 产生量平衡的结果。通常在 CO_2 产生量不变的情况下，$PaCO_2$ 是反映通气功能和酸碱平衡状态的重要指标。正常值为 $35 \sim 45mmHg$，$PaCO_2>45mmHg$ 见于：①二氧化碳生成增加，如高热、寒颤、输入碳酸氢钠等；②中枢性或外周性呼吸抑制导致肺泡通气不足，如术后全麻药残余作用、椎管内麻醉平面过高时；③手术需要行二氧化碳气腹导致呼吸障碍、二氧化碳吸收入血。机械通气时也可由于通气量设置过低、无效腔量过大或钠石灰失效、呼出活瓣失灵导致重复吸入使 $PaCO_2$ 增高。$PaCO_2<35mmHg$ 常见于过度通气、低体温、机体代谢率降低和二氧化碳生成减少等。

2. 经皮二氧化碳分压（$PtcCO_2$） $PtcCO_2$ 是指将电极直接放置于皮肤上连续测定二氧化碳分压，测定方法同 $PtcO_2$。监测电极加热至超过正常体温，皮肤血管可发生主动性扩张。

当 CO_2 通过皮肤和电极膜向电解质液内弥散时,产生 pH 变化,然后将 pH 转化为相应的 $PtcCO_2$ 值,并以数字的形式连续显示出来。$PtcCO_2$ 一般较 $PaCO_2$ 高 5～20mmHg,血流动力学改变对其影响较 $PtcO_2$ 为轻,在成人和婴幼儿中与 $PaCO_2$ 相关性显著,可反映 $PaCO_2$ 的变化趋势。

3. 呼气末二氧化碳分压（$P_{ET}CO_2$） 呼气末 CO_2 分压或浓度（$P_{ET}CO_2$ 或 $F_{ET}CO_2$）是重要的生命体征之一,不仅可以监测通气,而且也可反映循环和肺血流情况。美国麻醉医师协会已规定 $P_{ET}CO_2$ 为麻醉期间的基本监测项目。近年来已有多种 CO_2 测定法在临床上推广应用,包括红外线分析仪、质谱仪分析仪、拉曼散射分析仪、声光分光镜和化学 CO_2 指示剂等。

由于 CO_2 的弥散力很强,肺泡和动脉血 CO_2 能在极短的时间内达到完全平衡。因此,对正常人而言,$P_{ET}CO_2 \approx P_ACO_2 \approx PaCO_2$,可根据 $P_{ET}CO_2$ 调整患者的分钟通气量。

$P_{ET}CO_2$ 增高见于:①在波形不变的情况下,$P_{ET}CO_2$ 逐渐升高可能与分钟通气量不足、二氧化碳产量增加或腹腔镜检查时行二氧化碳气腹 CO_2 吸收有关;②如同时伴有基线抬高提示有二氧化碳重复吸入,见于麻醉呼吸环路中活瓣失灵、CO_2 吸收剂耗竭,在应用麦氏系统时表示新鲜气流量不足;③$P_{ET}CO_2$ 突然增高而基线为零可能是由于静脉注射碳酸氢钠或松解肢体止血带引起。

$P_{ET}CO_2$ 降低见于:①突然降低为零,见于呼吸环路断开、气管导管脱出或误入食管、采样管阻塞等气道相关事件;②$P_{ET}CO_2$ 呈指数形式降低,见于短时间内循环血容量快速减少致血压下降、肺栓塞及心搏骤停等;③突然降低但不为零,可由气管导管扭折、通气回路部分脱连接引起。麻醉中还可根据 CO_2 波形图判断患者自主呼吸恢复情况和肌肉松弛剂残留作用。

4. 二氧化碳总量（T-CO_2） T-CO_2 是指存在于血浆中一切形式的二氧化碳量的总和。当血液 pH 为 7.40、$PaCO_2$ 为 40mmHg、血液温度为 37℃ 时,二氧化碳总量 25.4mmol/L。T-CO_2 组成应包括:$[HCO_3^-]$、[蛋白质氨基甲酸酯]、$[CO_3^{2-}]$ 和 $[H_2CO_3]$,是判断代谢性酸碱平衡的参考指标。

四、气体交换效率指标

1. 肺泡气-动脉血氧分压差（A-aDO_2） A-aDO_2 指肺泡气和动脉血之间的氧分压差值,是判断血液从肺泡摄取氧的能力,反映肺换气的指标,而当通气功能不全造成低氧血症及 $PaCO_2$ 升高时,A-aDO_2 无明显变化（表5-4）。该值不能直接测量,须先测定 PaO_2 和 $PaCO_2$ 后按下式计算:

$$A\text{-}aDO_2 = P_AO_2 - PaO_2$$

$$P_AO_2 = PiO_2 - PaCO_2/R$$

$$PiO_2 = (PB-47) \times FiO_2 = (760-47) \times 20.96\% = 150mmHg$$

$$P_AO_2 = PiO_2 - PaCO_2/R = 150-50 = 100mmHg$$

$$A\text{-}aDO_2 = P_AO_2 - PaO_2 = 100-100 = 0$$

式中,PB 为大气压,FiO_2 为吸入氧浓度,47 为 37℃ 时饱和水蒸气压,R 为呼吸商（一般为 0.8）。目前有些血气分析仪根据测定上述指标自动显示 A-aDO_2。正常人吸空气时 A-aDO_2 不超过 10mmHg,FiO_2 为 1.0 时为 25～75mmHg。A-aDO_2 随年龄增长而上升的预计值可按下式计算:A-a$DO_2 = 0.21 \times$（年龄+2.5）。

但是实际 P_AO_2 较计算值略低,因为正常肺内有小量右向左分流,一般不超过心排血量的 2%～3%,加上小量未得到充分氧合的静脉血回到左心室,造成动脉血中的静脉血掺杂。此外,温度对水蒸气分压的影响亦颇大。而以 0.8 为呼吸商亦是一个粗略的数值,因为呼吸商应视代谢情况而定。由于上述各种因素的影响,正常 A-aDO$_2$ 一般为 6mmHg,最高不应超过 15mmHg,并随年龄的增长而增加,70 岁以上可增至 30mmHg,严重呼吸功能不全可因肺血右向左分流,以及肺通气/血流比例失调等原因而使之增至 60mmHg。

2. 氧合指数(PaO$_2$/FiO$_2$) PaO$_2$/FiO$_2$ 主要根据 FiO$_2$ 和动脉血气分析计算。该值计算方便,动态观察可了解病情变化和对治疗的反应。正常值范围 430~560mmHg。当 FiO$_2$ 变化时,PaO$_2$/FiO$_2$ 反映氧气交换状况。肺弥散功能正常时,随 FiO$_2$ 增加 PaO$_2$ 也相应升高,否则提示肺弥散功能障碍或不同程度的肺内分流。如 PaO$_2$/FiO$_2$ 为 400~500mmHg,提示肺氧交换效率正常;≤300mmHg 提示肺的氧弥散功能受损。

3. 呼吸指数(A-aDO$_2$/PaO$_2$) 该指数利用 PaO$_2$ 和 A-aDO$_2$ 作为肺氧合能力的指标,具有下列特点:①即使 FiO$_2$ 不同,仍有参考价值;②呼吸指数的变化与肺功能状态呈现明显的相关性,呼吸指数越大,说明肺功能越差,呼吸指数的动态观测对预后的判断有价值;③利用呼吸指数列线图可以大致预计出该患者在不同 FiO$_2$ 条件下的 PaO$_2$ 值(图 5-1),因而可供麻醉期间掌握给氧量时参考。正常值<0.15,呼吸指数参照范围为 0.1~0.37。呼吸指数>1 表明氧合功能明显减退,>2 常需机械通气。呼吸衰竭者在一般氧治疗情况下,如 PaO$_2$ 仍低于 60mmHg,亦即呼吸指数(RI = A-aDO$_2$/PaO$_2$)仍超过 2 时,必须插管。呼吸指数和肺泡-动脉血氧分压差是判断肺源性心脏病呼吸衰竭程度、病情监测及预后的重要指标。

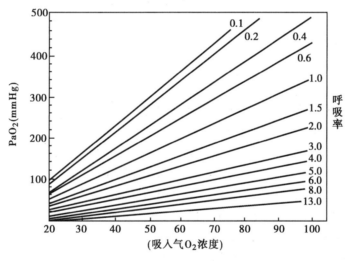

图 5-1 呼吸指数列线图

4. 分流率(Qs/Qt) Qs/Qt 指每分钟从右心排出的血中未经肺内氧合直接进入左心的血流量占心排血量的比率。监测 Qs/Qt 可经 Swan-Ganz 导管抽取混合静脉血按下式计算:

$$Qs/Qt = (CcO_2 - CaO_2)/(CcO_2 - CvO_2)$$

式中,CcO$_2$ 为肺泡毛细血管末端血氧含量;CaO$_2$ 为动脉血氧含量;CvO$_2$ 为混合静脉血氧含量。CcO$_2$ 可由下式计算:

$$CcO_2 = 1.39 \times Hb \times SaO_2 + 0.0031 \times PAO_2$$

吸入纯氧可消除低通气/血流比对 Qs/Qt 的影响,所得值更准确。正常人存在少量混合静脉血不经肺循环直接进入体循环而形成解剖分流,以及由于血液流经肺组织而未进行气体交换的肺内分流,约占心排血量的 5%。如 Qs/Qt>10% 说明有异常分流,Qs/Qt>30% 即使吸入高浓度氧也难以改善低氧血症,因此对于顽固性低氧血症患者监测分流可协助诊断。

简便测定 Qs/Qt 的方法是在吸纯氧 20 分钟后做血气监测：

$$Qs/Qt = A\text{-}aDO_2 \times 0.0031 / (A\text{-}aDO_2 \times 0.0031 + 5)$$

式中,5 代表正常情况下动脉与混合静脉血氧含量差,轻度呼吸衰竭+4.2,重度呼吸衰竭+3.5。

5. 无效腔率（V_D/V_T）　生理无效腔由解剖无效腔和肺泡无效腔组成。正常解剖无效腔约 150ml,肺泡无效腔极小,可忽略不计。健康人在静息状态下,生理无效腔占潮气量的 25%～30%,即无效腔率,通常用 V_D/V_T 表示。$V_D/V_T = (PaCO_2 - PetCO_2)/PaCO_2$。$V_D/V_T$ 增大见于：①休克、低血容量、控制性降压、肺梗死、机械通气时气道压力过高所致的肺泡血流灌注下降；②慢性阻塞性肺病使肺泡和毛细血管床广泛破坏；③术中侧卧位使通气和血流分布不均,特别是开胸后。V_D/V_T 增大直接影响通气效率,如不增加通气量将导致 $PaCO_2$ 升高。如患者原无慢性肺疾患,V_D/V_T 值的持续升高往往提示预后不良。

五、反映气体血液运输和组织呼吸的指标

1. 氧含量（CO_2）　氧在血液中的存在形式有两种,一种是溶解在血浆中的氧（PaO_2）,另一种是与血红蛋白结合的氧（HbO_2）,所以氧含量 $CO_2 = PaO_2 \times 0.00315 + 1.38 \times Hb \times SaO_2\%$。血液中的氧含量主要取决于血红蛋白浓度和血氧饱和度,其正常值约为 200ml/L。

2. 氧供（或称为氧运输,oxygen delivery 或 oxygen transport,DO_2）　氧供是机体通过循环系统在单位时间内向外周组织提供的氧的量,也就是动脉血单位时间内运送氧的速率。其数值为心脏指数与动脉血氧含量的乘积,即 $DO_2 = CI \times CaO_2 \times 10ml/(min \cdot m^2)$,即 $CaO_2 = 1.38 \times Hb \times SaO_2 + PaO_2 \times 0.00315$。从这个公式中可以看出,决定向组织供氧量多少的因素有三类：循环因素、呼吸因素和血液因素。正常值为 520～720ml/(min·m^2)。

3. 氧耗（oxygen consumption,oxygen uptake,VO_2）　氧耗是指单位时间全身组织消耗氧的总量,它决定于机体组织的功能代谢状态。正常值为 110～180ml/(min·m^2)。正常生理状态下,DO_2 与 VO_2 相互匹配维持组织氧供需平衡。通常用反向 Fick 公式：$VO_2 = (CaO_2 - CvO_2) \times CI \times 10ml/(min \cdot m^2)$ 计算。也可用代谢监测仪测定,根据公式 $VO_2 = VE(FiO_2 - FeO_2)$ 计算,两种方法有一定差别。其正常值为 110～160ml/(min·m^2)

氧耗的测定主要有以下两种方法：①反向 Fick 法：根据 Fick 原理,氧由器官摄取或释放的总量等于到达该器官的血流量与动、静脉血氧含量差的乘积,可用下式表示：$VO_2 = CI \times (CaO_2 - CvO_2)$。②直接法：其测定的基本原理是单位时间内吸入气中的氧含量与呼出气中的氧含量之差即为氧耗,可表示为：$VO_2 = (FiO_2 \times Vi) - (FeO_2 \times Ve)$,其中 FiO_2、FeO_2 分别为吸入气和呼出气的氧浓度,Vi、Ve 为每分吸入气量和每分呼出气量。

4. 氧摄取率（oxygen extraction ratio,ERO_2）　氧摄取率是指全身组织氧的利用率,它反映组织从血液中摄取氧的能力。正常值为 22%～30%,其计算公式为：$ERO_2 = VO_2/DO_2 \times 100\%$ 或 $ERO_2 = (CaO_2 - CvO_2)/CaO_2 \times 100\%$。

5. P_{50}　血红蛋白氧饱和度为 50% 时的氧分压称为 P_{50},是反映氧释放功能、Hb 与 O_2 亲和力的常用指标,正常情况下为 3.52kPa(26.6mmHg)。由于 P_{50} 位于氧离曲线的陡直部位（图 5-2）,因此它的变化可反映氧离曲线位移方向。若 P_{50} 减小,则氧离曲线左移,说明氧与血红蛋白亲和力增加,氧就不易从血红蛋白释放,此时血氧饱和度虽正常,组织细胞仍有缺氧的可能；若 P_{50} 增大,则氧离曲线右移,说明氧与血红蛋白亲和力降低,氧易从血红蛋白中释放,虽然此时血氧饱和度偏低,组织细胞仍可能无明显缺氧。

6. 动-静脉血氧分压差（$Pa\text{-}vO_2$）　作为向组织摄取氧能力的重要的指标。当 $Pa\text{-}vO_2$

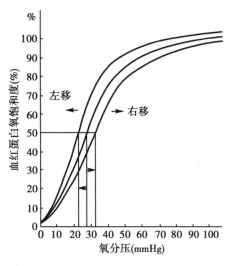

图 5-2　P_{50} 及其移位

减少时,说明组织从血流中摄取的氧减少。当 VO_2 明显增加时,可发生因氧耗过多而导致的缺氧,此时可伴 $Pa-vO_2$ 值增加,而 PaO_2 可在正常范围之内。由于 PaO_2 下降造成缺氧时,应当注意,当 PaO_2 下降到一定程度时组织细胞的 VO_2 就可随之减少。

第二节　血气监测与呼吸生理

呼吸的全过程包括以下三个环节:①外呼吸(或称肺呼吸),空气被吸入肺,肺泡内气体与肺毛细血管血液中气体进行交换,氧进入血液循环,二氧化碳进入肺泡并随呼吸排出到体外;②氧与二氧化碳在血液中的运输;③内呼吸(或组织呼吸),系指气体在血液与组织细胞间的交换,氧从血液中进入组织细胞,而二氧化碳则进入到血液中。本节仅就呼吸生理与血气监测之间的关系加以介绍,这是血气监测临床应用的基础。

一、血气监测与外呼吸

1. 肺通气功能与血气监测　外呼吸的主要环节包括肺的通气功能,图 5-3 显示了通气、换气功能与血气监测的联系。图 5-3 中 V_T 代表潮气量,V_D 代表无效腔量或称为死腔量,f 代表呼吸频率,每分钟肺泡通气量(V_A)=(V_T-V_D)×f。根据 V_A=(VCO_2×100)/CO_2% 这一公式可以看到,肺泡通气量与体内 CO_2 的生成量(VCO_2)成正比,而与单位时间内呼出气中 CO_2 浓度成反比。由于 PCO_2 等于 CO_2 浓度乘以常数(K),即 $PCO_2=FCO_2×K$,因此,上式可改写成:

$$V_A=VCO_2/PCO_2×K$$

在一般情况下,肺泡气中的 CO_2 分压(P_ACO_2)与动脉血中 CO_2 分压($PaCO_2$)是相等的。因此,在 VCO_2 不变或变化较小的情况下,$PaCO_2$ 反映着肺的通气功能状态(图 5-4)。此外,肺通气与肺泡气氧分压(P_AO_2)也有一定的关系。当通气不足时,P_AO_2 随 V_A 的减少而下降,但在过度通气时,尽管 V_A 明显增加,而 P_AO_2 并不能有相应的升高,其曲线相对比较平坦(见图 5-4)。因此,在麻醉中保证供氧,首先要注意通气量,并在此基础上给氧。

2. 肺换气功能与血气监测　肺的换气功能指的是肺泡膜两侧气体的交换。在正常状态下,单位时间内气体弥散量(Vgas)取决于弥散面积(A)、肺胞膜的厚度(T)以及气体在肺泡膜

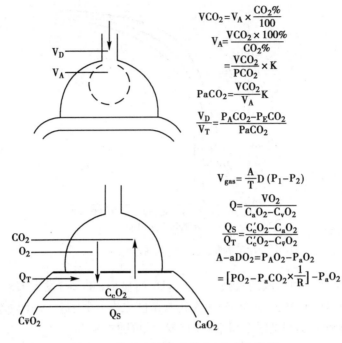

$$VCO_2 = V_A \times \frac{CO_2\%}{100}$$

$$V_A = \frac{VCO_2 \times 100\%}{CO_2\%}$$

$$= \frac{VCO_2}{PCO_2} \times K$$

$$PaCO_2 = \frac{VCO_2}{V_A} K$$

$$\frac{V_D}{V_T} = \frac{P_ACO_2 - P_ECO_2}{PaCO_2}$$

$$V_{gas} = \frac{A}{T} D (P_1 - P_2)$$

$$Q = \frac{VO_2}{C_aO_2 - C_vO_2}$$

$$\frac{Q_S}{Q_T} = \frac{C_c'O_2 - C_aO_2}{C_c'O_2 - C_{\bar{v}}O_2}$$

$$A\text{-}aDO_2 = P_AO_2 - P_aO_2$$

$$= \left[PO_2 - P_aCO_2 \times \frac{1}{R}\right] - P_aO_2$$

图 5-3　外呼吸(通气与换气)与血气监测

两侧的分压差。因为各种气体的理化性质不同,其弥散力亦各有差异。例如 CO_2 的弥散力要比 O_2 大 20 倍左右,因此即使肺泡气与静脉血中的 CO_2 分压差仅 6mmHg,CO_2 仍能很充分地弥散到肺泡中去,所以在一般情况下,$PaCO_2$ 等于 P_ACO_2。

肺换气功能障碍的主要原因包括肺泡膜病变或肺的通气/血流比例失调,其结果是造成 PaO_2 明显下降。因此,低氧血症常是肺换气功能障碍的主要早期征象,与此同时,肺泡-动脉血氧分压差($A\text{-}aDO_2$)增大,Qs/Qt 比值亦增大。

$A\text{-}aDO_2$ 是反映肺换气功能的重要指标,也是鉴别通气和换气功能衰竭的重要依据,关于 $A\text{-}aDO_2$ 的计算,在前面已有介绍。应当指出,肺泡气氧分压(P_AO_2)对 $A\text{-}aDO_2$ 的影响是很明显的,$A\text{-}aDO_2$ 随 P_AO_2 的上升而增加(图 5-5)。除了给氧以外,过度通气时 $A\text{-}aDO_2$ 可略有增加。

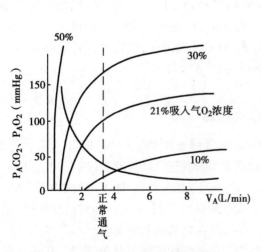

图 5-4　V_A 与 $PaCO_2$ 和 PaO_2 的关系

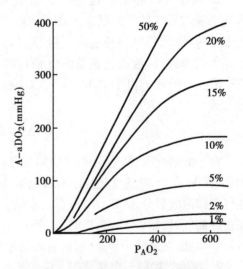

图 5-5　P_AO_2 与 $A\text{-}aDO_2$ 的关系

Q_S/Q_T 比值在排除不正常的动静脉交通、心脏水平右向左分流,或是肺内原因(如肺内肿瘤或血管瘤)等情况下,也是诊断换气功能衰竭的重要指标。Qs/Qt 反映肺内分流的百分比,即分流率,在正常情况下不超过 3% ~ 5%。Qs/Qt =(CcO$_2$ – CaO$_2$)/(CcO$_2$ – CvO$_2$),式中 CcO$_2$ 指的是肺毛细血管末段血液中的氧含量,CaO$_2$ 是动脉血中的氧含量,CvO$_2$ 是混合静脉血中的氧含量。在吸入氧浓度为 100% 的情况下,生理性解剖分流及通气/血流失衡对 PaO$_2$ 将不发生影响,此时 Q_S/Q_T 纯由异常分流所致。Q_S/Q_T 也可通过下式进行计算:

$$Q_S/Q_T =(A\text{-}aDO_2)\times 0.003\ 15/[(A\text{-}aDO_2)\times 0.003\ 15+(CaO_2 - CvO_2)]$$

式中,0.003 15 是氧在 37℃ 时的溶解系数。

应用 Fick 原理可以计算心排血量(Q)。Q 指的是每分钟通过肺的血流量。由于单位时间内机体的氧耗(VO$_2$)与血流通过肺时摄取的氧量是相等的。因此可以利用混合静脉血动脉血的氧含量差来计算心排血量,即 Q = VO$_2$/(CaO$_2$ – CvO$_2$)。在这里 CvO$_2$ 指的是肺动脉处抽来的混合静脉血,CaO$_2$ 可用肱动脉和桡动脉血测得,VO$_2$ 则可通过收集呼出气体并测定其中的氧浓度而得。

当组织氧供不足或发生氧利用障碍,引起组织细胞出现代谢、功能甚至形态结构的异常变化,这一病理过程称为低氧(hypoxia)。根据低氧的原因及病理生理的变化可将低氧分为以下 4 种类型:①低张性低氧(hypotonic hypoxia);②血液性低氧(hemic hypoxia);③循环性低氧(circulatory hypoxia);④组织性低氧(histogenous hypoxia)。不同类型的低氧有不同的血气分析特点,因此根据血气监测结果可以鉴别不同类型的缺氧(表 5-3)。

表 5-3 各种低氧的血氧变化

低氧类型	动脉血氧分压	动脉血氧饱和度	血氧容量	动脉血氧含量	动-静脉氧含量差
低张性低氧	↓	↓	N	↓	↓或N
血液性低氧	N	N	↓或N	↓或N	↓
循环性低氧	N	N	N	N	↑
组织性低氧	N	N	N	N	↓

注:↓降低;↑升高;N 正常

动脉血氧分压(PaO$_2$)低于同龄人下限时称为低氧血症(hypoxemia)。其特点是 PaO$_2$ 降低,CaO$_2$ 减少。常见的原因有:①吸入氧分压过低:如高原、高空,或手术麻醉时麻醉机呼吸回路接头脱开、氧化亚氮吸入浓度过大等。②肺泡通气不足:各种阻塞性或限制性呼吸系统疾病、麻醉药或镇静药抑制呼吸、气管导管或支气管导管扭曲打折或被分泌物阻塞、严重肺纤维化、胸廓畸形、气胸或胸腔积液以及手术体位使肺及胸壁顺应性下降等均可引起肺通气功能障碍,导致肺泡通气不足。③弥散功能障碍:肺不张、肺切除等可使参与换气的肺泡膜面积减少;发生肺水肿或肺纤维化时,肺泡膜厚度增加,弥散距离增宽,弥散速度减慢。④肺泡通气与血流比值失调:支气管哮喘、慢性支气管炎、COPD、肺栓塞、肺水肿、肺纤维化或 ARDS 等都可由于病变轻重程度及分布的不均匀,使各部分肺的通气和血流比值不一,导致通气与血流比值失调。⑤右向左分流:见于先天性心脏病,如室间隔缺损伴肺动脉高压时出现右向左分流,或支气管麻醉单肺通气时等情况。通过血气监测可鉴别低氧血症的原因(表 5-4)。

低氧的临床表现是非特异性的,与基础疾病的轻重、发生低氧的缓急、患者的活动水平和代谢状况及其对低氧的耐受性和代偿能力密切相关。低张性低氧可根据 PaO$_2$ 及 SaO$_2$ 来划分低氧血症的严重程度:轻度:无发绀,PaO$_2$ >50mmHg,SaO$_2$ >80%;中度:有发绀,PaO$_2$ 在 30 ~ 50mmHg,SaO$_2$ 在 60% ~ 80%;重度:显著发绀,PaO$_2$ <30mmHg,SaO$_2$ <60%。而其他三种类型

的低氧虽然无明显低氧血症,PaO₂ 处正常范围,但仍存在组织低氧;同时,临床上所见的低氧常为混合性低氧。因此,还必须通过氧输送及氧耗相关指标的测定协助诊断及治疗。

表 5-4　低氧血症的原因分析

	血气变化		A-aDO₂	
	PaO₂	PaCO₂	吸空气	吸纯氧
吸入氧分压过低	降低	正常	正常	正常
肺泡通气不足	降低	增高	正常	正常
通气/血流比值降低	正常或降低	正常	增加	正常
肺内右向左分流	降低	降低或正常	增加	增加
弥散障碍	降低	正常或增加	增加	正常
解剖右向左分流	降低	降低或正常	增加	增加

二、血气监测与气体运输

图 5-6 反映了氧和二氧化碳运输与血气监测的联系。

1. 氧含量　如前所述,血液中的氧含量主要取决于血红蛋白的克数(g/L)和血氧饱和度(SaO₂)。PO₂×0.00315 代表着溶解在血浆中的氧量,其量甚微。虽然 PaO₂ 在氧运输中所占比重极小,但是在组织利用氧方面,PaO₂ 的作用是很重要的,因为氧从毛细血管内向组织中弥

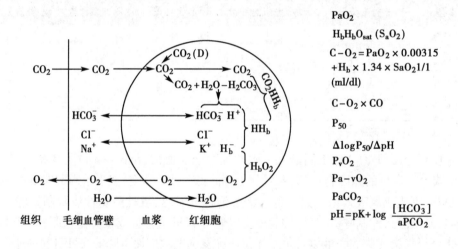

PaO_2

$H_bH_bO_{sat}$ (SaO_2)

$C-O_2 = PaO_2 \times 0.00315 + H_b \times 1.34 \times SaO_2 1/1$ (ml/dl)

$C-O_2 \times CO$

P_{50}

$\Delta \log P_{50}/\Delta pH$

P_vO_2

$Pa-vO_2$

$PaCO_2$

$pH = pK + \log \dfrac{[HCO_3^-]}{aPCO_2}$

组织　毛细血管壁　血浆　红细胞

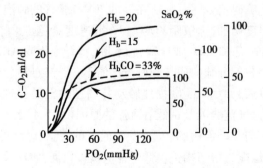

图 5-6　氧和二氧化碳运输与血气监测的联系

上图:O₂ 和 CO₂ 运输与血气监测;下图:PaO₂、Hb、SaO₂ 与 CO₂ 的关系

散的动力取决于这两部分氧的分压差。此外,血红蛋白与氧结合的程度也与 PaO_2 直接相关,其相关的情况可从氧离曲线上得到解释。

2. 氧供　呼吸功能与循环功能是密切联系的。只有充分的氧合而无良好的血流,氧的运输和供应仍难以完成。因此,计算出单位时间内流动血液向组织提供的氧量非常必要。影响氧供功能的因素主要有氧容量、动脉血氧含量、血红蛋白(tHb)、氧合血红蛋白(O_2Hb)等。其中,氧容量(oxygen capacity,CO_2max)为 100ml 血液中 Hb 所能结合的最大氧量,即 $CO_2max = 1.38×Hb$,正常值约为 20ml/dl;而动脉血氧含量(CaO_2)由血红蛋白、动脉血氧饱和度和氧分压共同决定。氧供正常值为 $520\sim720$ml/(min·m²)。氧供反映了循环系统的运输功能,同时也受肺通气及肺换气功能的影响,CI、Hb、SaO_2 中的任何一个发生变化均会影响氧供。

三、血气监测与组织呼吸

图 5-6 也反映了组织呼吸与血气监测的关系。

1. P_{50}　pH 降低或 PCO_2 升高,Hb 与 O_2 的亲和力下降,P_{50} 增大,氧解离曲线右移,促进 O_2Hb 解离向组织释放氧。同样,温度升高时,氧解离曲线右移,也可促进氧的释放。输大量库存血时,红细胞内 2,3-二磷酸甘油酸(2,3-DPG)含量下降,氧解离曲线左移,P_{50} 减小,Hb 与 O_2 亲和力增加而不易解离,氧释放减少。pH 降低或 PCO_2 升高,Hb 与 O_2 的亲和力下降,P_{50} 增大,氧解离曲线右移,促进 O_2Hb 解离,向组织释放氧。同样,温度升高时,氧解离曲线右移,也可促进氧的释放。输大量库存血时,2,3-DPG 含量下降,氧解离曲线左移,P_{50} 减小,Hb 与 O_2 亲和力增加而不易解离,氧释放减少。

2. PvO_2、SvO_2 与 $Pa\text{-}vO_2$　上腔静脉主要回流人体上部的血液,如头颈、上肢及部分胸腔脏器;而下腔静脉则回流人体下部的血液,如腹腔、盆腔及下肢等。由于人体各器官组织的代谢状态及氧耗量各不相同,因此上腔静脉血与下腔静脉血的血氧饱和度不同,两者汇入右心房、经右心室到达肺动脉时已充分混合,称为混合静脉血。$Pa\text{-}vO_2$ 较 PvO_2 更能反映全身氧供与氧耗的平衡情况。$Pa\text{-}vO_2$ 的大小可反映组织对氧的利用情况:如该值较小,反映组织摄氧能力障碍;相反,如该值增大,则说明组织摄氧能力增加。当 $Pa\text{-}vO_2$ 减少时,说明组织从血流中摄取的氧减少。临床上影响氧耗(VO_2)的因素很多,例如体温每升高 1℃,VO_2 约增加 10%,当 VO_2 明显增加时,可发生因氧耗过多而导致的缺氧,此时可伴 $Pa\text{-}vO_2$ 值增加,而 PaO_2 却可在正常范围之内。由于 PaO_2 下降造成低氧时,当 PaO_2 下降到一定程度时组织细胞的 VO_2 就可随之减少。若以 PaO_2 为缺氧诊断标准,当 PaO_2 下降到临床上认为可以导致低氧的水平时,事实上早已存在细胞低氧性损害。临床常计算 PaO_2 与 PvO_2 差值:①两者同时降低,其差值不变,提示肺氧合功能障碍,导致降低 PaO_2。②PvO_2 明显降低,导致两者差值明显增高,提示心功能不全,循环灌注不良,因而组织由血流中摄取氧增加。③两者同时下降而差值明显增高(PvO_2 下降更明显),提示肺氧合功能减低的同时,可能有循环功能不全。对于机械通气采用 PEEP 治疗的患者,如 PEEP 应用不当,心排血量下降时,可出现这种情况。④PvO_2 明显增高,两者差值明显降低,应考虑组织细胞摄氧能力下降或不能利用氧,见于重症休克、氰化物中毒及细胞水肿等。

SvO_2 是反映由心排血量、动脉血氧饱和度、血红蛋白量决定的氧供与氧耗之间平衡关系的指标;氧供减少或氧耗增加都将导致 SvO_2 下降。麻醉手术中一段时间内如无意外,动脉血氧饱和度、血红蛋白量和全身氧耗相对恒定,此时 SvO_2 的变化主要反映心排血量的改变。当发生缺氧时机体的代偿机制主要有两方面,第一是增加 CO,第二是从毛细血管中摄取更多的氧。正常时 SaO_2 为 97%,动、静脉血氧饱和度差为 22%,而心功能有很大的代偿潜力。正常人在活动时可以通过增加 CO 来增加氧供,同时组织摄取氧量也有所增加,所以运动时 SvO_2 可以下降至 31%,动、静脉血氧饱和度差可以从 22% 增加到 66%。连续监测 SvO_2 的主要意义:①连续反映 CO 的变化;②反映全身氧供和氧耗之间的平衡;③确定输血指征:$SvO_2 < 50\%$。

$SvO_2 > 65\%$ 为氧贮备适当,SvO_2 50% ~ 60% 为氧贮备有限,SvO_2 35% ~ 50% 为氧贮备不足。

混合静脉血氧饱和度(SvO_2)及混合静脉血氧分压(PvO_2)变化的常见原因,见表 5-5。

表 5-5　混合静脉血氧饱和度(SvO_2)及混合静脉血氧分压(PvO_2)变化的常见原因

SvO_2 (%)	PvO_2 (mmHg)	氧供	氧耗	常　见　原　因
>80	>44	↑	↓	心排血量增加,左向右分流 吸入氧浓度增加,高压氧,测量错误,脓毒血症 低温,全麻,使用肌肉松弛药,甲状腺功能减退
60 ~ 80	31 ~ 44	N	N	心排血量正常,SaO_2 正常,机体代谢状态正常
<60	<31	↓	↑	贫血,低血容量,心源性休克,低氧血症 右向左分流,通气/血流比值失调 发热,抽搐,寒战,疼痛,体力劳动,甲状腺功能亢进

注:↓降低;↑升高;N 正常

3. 氧需求(oxygen demand)　氧需求是指机体组织维持有氧代谢所需氧的总量。由于测量氧需求应在组织水平进行,所以临床上难以施行。在正常情况下,氧需求取决于不同个体和所处的不同状态,是通过氧耗(VO_2)而反映出来的。在 DO_2 充足且外周组织可以有效利用氧的情况下,VO_2 就等于氧需求。此时的特点是进一步增加 DO_2,VO_2 也仍维持稳定。如果 DO_2 不能满足机体氧需求,组织低氧,VO_2 就小于氧需求。此时 VO_2 仅表示实际氧利用而不能反映真正氧需求。

细胞代谢率决定整体氧耗。以下因素可使氧耗增高:①温度:体温每增高 1℃,耗氧量增加 10% ~ 15%;②感染或全身炎症反应综合征;③烧伤、创伤或手术;④交感兴奋、疼痛、寒战或癫痫发作等,例如寒战可使机体耗氧量增加 100%;⑤β_2 受体激动剂、苯丙胺和三环类抗抑郁药等;⑥护理(吸痰、叩背等)、理疗;⑦高代谢状态或摄入高糖饮食等。应用镇静药、止痛药和肌肉松弛药等可降低细胞代谢率,使机体氧耗降低。

4. 氧摄取率(ERO_2)　是在毛细血管处组织细胞从动脉血中摄取氧的百分比,可用公式 $ERO_2 = VO_2/DO_2$ 计算。正常值为 22% ~ 32%。正常情况下组织可以通过改变氧摄取率而保持 VO_2 处在稳定状态。当氧需求超过氧耗时,就会发生无氧代谢。氧需求随机体各组织代谢速度改变而变化,在正常生理状态和病理生理状态下也各不相同。机体可调节呼吸系统、循环系统及微循环系统等以满足机体代谢的需要。若氧摄取率低于 22%,表明存在氧摄取缺陷,可能是由于心排血量过多、血流灌注异常分布等;若氧摄取率大于 30%,表明氧需求增加,输送到组织的氧不能满足细胞代谢的需要。

氧代谢状况主要由氧供和氧耗两个参数来表示。正常情况下两者紧密配合以维持细胞能量平衡。从微循环中摄取氧量是一个固定点,它通过调节氧摄取率与氧供的改变相匹配而维持。在严重疾病时这种调节氧摄取率的能力受损,这可能成为致死性疾病的一个特征。正常时机体对循环血流量减少的代偿反应是增加 ERO_2,增加到足以维持 VO_2 在正常范围内。心脏指数的降低可以通过增加($SaO_2 - SvO_2$)差,即 ERO_2 增加而平衡,VO_2 保持不变,SvO_2 从 73% 降到 37%,ERO_2 也可从 22% 增加到 70% 以上。SvO_2 与 ERO_2 的分离就是 SvO_2 监测的基础。

第三节　血气监测的临床应用

加强呼吸管理、维持呼吸功能是保证围术期患者安全的重要措施之一。围术期多种因素均会影响患者内环境,血气分析是目前最常用和可靠的评估呼吸和循环功能的检查手段。随着麻醉医学的发展,已有呼吸和循环功能障碍需要进行呼吸和循环功能支持的手术麻醉患者也逐渐增多,人工通气在临床广泛应用,通过调节通气模式与通气参数等,可使呼吸状态更符合生理状态与各种特殊要求。在对呼吸功能衰竭患者进行诊断、监测、预后判断并指导治疗等方面,围术期血气监测已成为常用的监测方法。

一、麻醉前应用

麻醉前对患者进行血液气体监测,有助于判断病情,评估患者的呼吸循环功能和机体内环境平衡状态,了解患者对于手术麻醉的耐受能力,为制订麻醉方案提供依据。$PaCO_2$、$PtcCO_2$ 或 $PetCO_2$ 升高或降低提示患者肺泡通气量异常。$PetCO_2$ 结合 $PaCO_2$,用 $Pa\text{-}etCO_2$ 梯度可间接判断肺泡无效腔量大小,$Pa\text{-}etCO_2$ 增大,肺泡无效腔增大,反之亦然。当有上述病理因素存在时,均可使 $Pa\text{-}etCO_2$ 增大,因此 $PetCO_2$ 不仅可用来判断患者通气量异常与否,而且结合血流动力学指标可对患者心肺功能作出合理估价。高碳酸血症患者($PaCO_2>45mmHg$)术后呼吸系统并发症和死亡的危险性增加,手术需谨慎,术前血气分析对于肺功能不全患者术中和术后的处理都有显著的指导意义,应列为常规检查。造成 PaO_2、SpO_2、$PtcO_2$ 异常的因素很多,除了肺通气功能外,肺泡膜弥散功能障碍、肺内分流、心脏水平右向左分流及心排血量减少等,均可使 PaO_2 下降。pH 异常则应分辨是呼吸分量($PaCO_2$)变化所致,还是由代谢分量(HCO_3^-)变化所致,或是代谢与呼吸两个分量共同变化的结果。上述测定如能再结合呼吸动力力学检查、通气效率测定、计算 Q_S/Q_T、V_D/V_T、$A\text{-}aDO_2$ 等以及血流动力学状态检查等,则对病情更加准确和全面的判断。

二、麻醉手术中应用

1. **椎管内神经阻滞对呼吸功能的影响**　椎管内神经阻滞可能因呼吸肌阻滞导致通气功能下降,从而使 $PaCO_2$、$PetCO_2$ 升高和 PaO_2、SpO_2 下降。有三个重要因素决定着椎管内神经阻滞对呼吸的影响:①椎管内神经阻滞的部位与范围;②局部麻醉药物的浓度和剂量;③患者情况。老年患者、血容量不足、恶病质、术前即有呼吸功能障碍者,椎管内神经阻滞后易发生通气功能障碍,或致使原有呼吸功能障碍加重。

2. **创伤患者血气值变化应予重视**　因创伤性休克、微循环障碍、肺毛细血管内微血栓形成、肺淤血、肺水肿、气胸、血胸等而出现肺换气功能障碍时,氧分压下降是常见结果,二氧化碳分压可因代偿性通气增加而下降。增加 FiO_2 仍不能提高 PaO_2,或 $A\text{-}aDO_2$ 有明显增加时,应考虑创伤后呼吸窘迫综合征。对此类患者,麻醉选择与处理、人工通气应用及术后继续监测与积极治疗,将有助于降低围术期并发症的发生率和病死率。

3. **患有慢性肺部疾病的患者**　行剖胸手术或非肺部手术时,不仅术前要行血气分析,以决定手术时机和判断麻醉及手术期间的危险性。术中亦应进行血气监测。麻醉医师要熟知麻醉、体位、开胸、单侧肺通气等对呼吸生理的影响,还应采取措施保证患者在整个麻醉期维持 PaO_2 和 $PaCO_2$ 水平满意。当 $PaCO_2$ 正常而 PaO_2 仍偏低时,应增加吸入氧浓度。手术结束后凡不符合拔管条件者,应继续保留气管内导管,并行机械通气和氧疗。

4. 心脏病患者进行心脏手术或非心脏手术时,其呼吸功能的改变,按照肺血流的情况可分为3种类型:①肺血流增多型:如房间隔和室间隔缺损等。此类患者虽然肺血流增加,但在循环代偿健全的情况下,氧合效果以及二氧化碳的排出均可无障碍。但在循环代偿不全的情况下,可伴有 PaO_2 下降,一般经提高吸入氧浓度即可克服。只有并发严重肺动脉高压和右向左分流时,才表现为顽固的低氧血症。②肺淤血型:例如二尖瓣或主动脉瓣狭窄等。此类患者的肺换气功能受累较早,可有不同程度的 PaO_2 下降。③肺血流减少型:例如肺动脉瓣狭窄和法洛四联症等。此类患者常有心脏水平右向左分流,PaO_2 降低和 Qs/Qt 增加常很明显。在畸形矫正后,当肺内血流突然增加,肺通气不能相应增加与之匹配、肺循环不能适应时,可出现严重、顽固低氧血症。

5. **颅脑外科手术可通过降低 $PaCO_2$ 以达到降低颅内压的目的** 一般可通过增加机械通气量来降低 $PaCO_2$,使 $PaCO_2$ 保持在 30mmHg 左右。但应指出,$PaCO_2$ 过度降低对脑正常代谢的维持是有害的。此外,低水平 $PaCO_2$ 如果持续时间较长,其减少脑血流、降低颅内压的效应将减弱。所以连续动态 $PetCO_2$ 或 $PtcCO_2$ 监测在脑外科手术中更具优越性,利用 $PetCO_2$ 或 $PtcCO_2$ 监测可随意调节患者通气量大小,根据病情或手术需要,将血中二氧化碳分压调至满意水平,防止由于 $PtcCO_2$ 过高或过低引起的颅内压增高或脑缺血。

6. **人工通气监测** 全身麻醉很普遍地应用人工通气,血气监测结果有助于对通气模式的选择,而潮气量、通气压力、呼吸频率以及吸呼比等通气参数的调控也有赖于血气结果。人工通气后连续动态监测 SpO_2、$PtcO_2$、$PetCO_2$、$PtcCO_2$ 并结合动脉血气监测,可将呼吸参数调至合理水平。连续动态 $PetCO_2$、$PtcCO_2$ 监测对以下情况可作出及时判断:①麻醉机和呼吸机机械故障:呼气活瓣失灵或钠石灰失效时,$PetCO_2$、$PtcCO_2$ 升高;误吸 CO_2 气体时 $PetCO_2$、$PtcCO_2$ 急剧升高;麻醉机或呼吸机衔接脱落,$PetCO_2$ 立即降至零;②当气管导管因痰或其他因素致部分梗阻时 $PetCO_2$、$PtcCO_2$ 增高,同时伴气道内压增高、压力波形高尖、平台降低;③监测 $PetCO_2$ 可正确及时判定双腔导管位置。

7. **麻醉恢复与麻醉诱导同样重要** 在麻醉恢复过程中,拔除气管导管是最重要的环节之一。尽管拔管指征是多方面的,但最重要、最具决定意义的指征是血气分析结果。拔管必须具备以下条件:①患者清醒;②自主呼吸恢复且胸腹式呼吸,运动良好,两肺呼吸音清晰;③反射恢复,咳嗽反射活跃;④血流动力学稳定;⑤无严重心律失常;⑥血气分析:自主呼吸吸入空气下:$PaO_2>70mmHg$,$PaCO_2<45mmHg$,pH 7.30 ~ 7.50。

8. 动脉血气分析是判断呼吸衰竭最客观指标,根据动脉血气分析可以将呼吸衰竭分为Ⅰ型和Ⅱ型。Ⅰ型呼吸衰竭标准为海平面平静呼吸空气的条件下 $PaCO_2$ 正常或下降,$PaO_2<60mmHg$。Ⅱ型呼吸衰竭标准为海平面平静呼吸空气的条件下 $PaCO_2>50mmHg$,$PaO_2<60mmHg$。吸 O_2 条件下,若 $PaCO_2>50mmHg$,不管 PaO_2 多高,均可诊断为吸氧条件下Ⅱ型呼吸衰竭;若 $PaCO_2$ 正常或下降时,需计算氧合指数(PaO_2/FiO_2)$<300mmHg$,可提示为Ⅰ型呼吸衰竭。

三、麻醉恢复室及加强医疗病房中的应用

从血气监测角度来看,在麻醉恢复室(RR)和重症加强医疗病房(ICU)中的应用大致可分为以下几方面。

(一)麻醉恢复期

麻醉后短期内出现血气异常的原因如下。

1. **麻醉药物的残余作用** 包括各种麻醉药、镇痛药、镇静药与肌松药等,主要表现形式为

呼吸抑制和呼吸道不通畅(如舌下坠),以致 $PaCO_2$ 上升和 PaO_2 下降。

2. **麻醉中呼吸道分泌物增多**　拔管前气道清除不够充分,或因阿托品等药物及术前禁食、脱水而致呼吸道分泌物黏稠、排出困难,或由于长期吸入干燥气体等原因,导致小气道闭塞,肺萎陷。功能残气量减少,其结果致 PaO_2 下降,$A-aDO_2$ 增大。误吸、尤其是吸入胃液而致 ARDS。

3. **术中过度通气的影响**　手术患者在术中施行过度通气,当恢复自主呼吸后 1~2 小时,可出现过度通气后低氧血症。其原因是虽然自主呼吸已经恢复,但是由于体内 CO_2 量减少,$PaCO_2$ 仍保持在低于正常水平,通气不足的状态在短时间内可持续存在。通气不足是轻度的,PaO_2 下降亦是轻微的,但若患者伴有肺弥散功能障碍,PaO_2 下降可很显著。当术中过度通气持续到 3 小时以上,中枢化学感受器即可适应这种低水平 $PaCO_2$,一旦自主呼吸恢复后,中枢化学感受器需要重新建立其反应性。

4. **手术的影响**　术后发生低氧血症与手术部位有密切的关系。非剖腹手术麻醉后虽可出现 PaO_2 降低,但数小时后即开始恢复,24 小时后即可恢复术前值。剖腹手术的 PaO_2 在术后 3 天左右一直处于低值,部分病例完全恢复到术前值,需要 2 周左右的时间,硬膜外麻醉病例亦不例外,只是 PaO_2 降低在术后发生较全麻略迟(2~3 小时),其余均与全麻相似。除 PaO_2 降低外,$A-aDO_2$ 亦增大,其原因主要与肺通气/血流比值异常及肺内分流增加有关,而 FRC 减少,CV 增加,CV 大于 FRC 则是造成肺内分流的主要原因。FRC 减少的原因并未完全阐明,但与术后腹胀、创口疼痛等因素有明显关系。

在正常情况下,PaO_2 随着年龄的增长而下降,在术后这种情况更加明显。因此,老年患者术后低氧血症不但较易发生,而且相对比较严重。此外,术前患者的情况,特别是有无肺部疾病亦至为重要。

5. **酸碱平衡**　酸碱失衡是各种重危急症的严重并发症之一。正确认识与及时处理酸碱失衡,对于提高重危患者的救治成功率,改善其预后有重要意义。比较常见的情况是术中过度通气致 $PaCO_2$ 下降,形成呼吸性碱中毒、碱血症,此时钾离子向细胞内转移并排出增多。输入库存血以及胃管抽吸则可进一步导致代谢性碱中毒的产生。代谢性碱中毒的存在无疑可加重呼吸抑制,使呼吸功能恢复延缓。因此,术后对代谢性碱中毒的纠正亦不应忽视。

6. **在新生儿监护中的应用**　新生儿窒息是新生儿分娩时缺氧缺血所致的机体内部血液气体与酸碱平衡紊乱的综合征,目前发病率仍较高,窒息后缺氧缺血可造成多器官损伤及多系统功能障碍,严重威胁新生儿的生命乃至影响将来的生活质量,成为围生儿病死的首位原因。历年来新生儿出生状况由 Apgar 评分表述,但 Apgar 评分受主观因素影响较大,故单纯用 Apgar 评分评价窒息、预测窒息并发症存在一定的缺陷。已证实新生儿出生后 Apgar 评分与脐动脉血 pH 密切相关,Apgar 评分愈低,脐动脉血 pH 愈低,脏器损伤的发生率也愈高。尤其是 pH<7.00 时,其值越低,窒息程度越重,造成脏器损伤越重,脏器损伤的发生率也愈高。其可能机制为:在窒息状态下,脐动脉血 pH 越低,胎儿酸中毒程度越重,酸碱调节失衡呈失代偿状态,表明缺氧时间已久,并直接造成心肌损害,影响心肌收缩力,使心排血量急剧减少而导致全身脏器缺血性损伤,病情较重。

(二) 术后肺并发症

因麻醉、手术对肺功能的影响,如术后一段时间内(主要为开胸及上腹部手术)患者可出现低肺容量综合征,表现为功能残气量、潮气量、肺活量下降,可造成低氧血症、通气不足及通气/血流比例失调,也是引起和促进术后肺不张、肺部感染的主要原因之一。老年、肿瘤、心脏手术患者肺栓塞也是常见并发症之一。对这些并发症的防治,连续动态监测 SpO_2、$PtcO_2$、

$PetCO_2$ 以及动脉血气监测是重要的监测手段和疗效判断指标。

（三）术后重症监测治疗

在 ICU 中,下列病例比较多见:心内直视手术后,胸腺摘除手术后,胸部严重创伤,多发性严重创伤等各种重大手术,或在术中发生严重并发症或意外者。因此,各种原因的呼吸衰竭、心力衰竭,休克、低心排血量综合征、昏迷以及术中心肺复苏成功的病例需后续处理等危重病症时有发生。对于这些病例的诊断及病情变化的分析、判断和治疗,SpO_2、$PtcO_2$、$PetCO_2$ 以及 PaO_2、$PaCO_2$ 应是常规的基本监测项目之一,一般至少每日 1~2 次;危重患者应连续、定量监测。

（张蕊　曾因明）

危重患者监测呼吸功能的主要目的有：①对患者的呼吸功能状态作出评价；②对呼吸功能障碍的类型和严重程度作出诊断；③掌握高危患者呼吸功能的动态变化，便于病情估计和调整治疗方案；④对呼吸治疗的有效性作出合理的评价等。机械通气是危重患者呼吸治疗的重要手段。床旁实施呼吸功能监测，对指导呼吸机使用尤为重要。呼吸功能有肺呼吸功能和组织呼吸功能之分，本章着重介绍肺呼吸功能的监测。

第一节　肺功能监测

一、通气功能监测

（一）静态肺容量

在呼吸运动过程中，根据肺与胸廓扩张和回缩的程度，肺内容纳气量产生的相应改变，分为彼此互不重叠的四种基础容量和由两个或两个以上基础容量组成的四种叠加容量。其相互关系见图 6-1。这八种容量为静态肺容量，是肺呼吸功能监测的最基本项目。

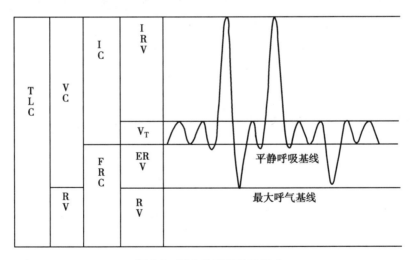

图 6-1　静态肺容量及其组成

1. **潮气量**（tidal volume，V_T）　V_T 指在平静呼吸时，一次吸入或呼出的气量。V_T 约 25% 来自胸式呼吸，75% 来自腹式呼吸。正常值为 8～12ml/kg，男性略大于女性。它反映人体静息状态下的通气功能。机械通气时，呼吸机可设定和测定。吸气与呼气 V_T 的差值可反映呼吸管道的漏气情况。

2. **补吸气量**（inspiratory reserve volume，IRV）　IRV 指在平静吸气后，用力做最大深

吸气所能吸入的气量,或称吸气储备量。正常成年男性为2100ml,女性为1400ml。它反映肺和胸廓的弹性和吸气肌的力量。

3. 补呼气量(expiratory reserve volume,ERV) ERV指在平静呼气后,用力做最大呼气所能呼出的气量。正常成年男性为900ml,女性为560ml。它反映肺和胸廓的弹性和呼气肌的力量。

4. 残气量(residual volume,RV) RV亦称余气量,指最大呼气后,肺内残留的全部气量。正常范围为1.5~2L。RV起着缓冲肺泡内气体分压,防止呼吸过程中小气道闭塞的作用。增高见于肺组织弹性减退、末梢支气管狭窄或其他任何原因引起的呼气受阻以及胸廓畸形等。减少则见于各种原因引起的胸肺弹性回缩力增加,如:①心源性或非心源性肺水肿、肺间质纤维化、间质性肺炎等;②胸腔积液、腹水、膈神经麻痹和其他胸廓限制性疾病如脊柱侧弯、胸廓成形术、过度肥胖等。然而,需要注意的是RV在有限制性疾病时比其他肺容量更接近正常;在小气道疾病时,由于气道闭合过早而使RV升高,但FRC和$FEV_{1.0}$(见下文)可保持正常。

5. 深吸气量(inspiratory capacity,IC) IC指在平静呼气之后,最大吸气所能吸入的气量,亦即V_T+IRV。正常成年男性为2.6L,女性为2L。IC与吸气肌的力量大小、肺弹性和气道通畅情况有关,是最大通气量的主要动力来源。

6. 功能残气量(functional residual capacity,FRC) FRC指平静呼气后肺内所残留的气量,即ERV+RV。正常成年男性为2300ml,女性为1600ml。FRC在呼吸气体交换过程中,缓冲肺泡气体分压的变化,减少通气间歇时对肺泡内气体交换的影响,FRC减少说明肺泡缩小和塌陷。

7. 肺活量(vital capacity,VC) VC指最大吸气之后缓慢呼出的最大气量(呼气肺活量)或最大缓慢呼气后用力吸入的最大气量(吸气肺活量)。正常成年男性为3.5L,女性为2.4L。VC为最常用的测定项目之一。它反映肺每次通气的最大能力,即反映肺、胸廓最大扩张和收缩的呼吸幅度。它受呼吸肌力量强弱、肺组织和胸廓弹性及气道通畅程度的影响。VC减少见于任何使呼吸幅度受限的疾病,如胸廓活动受限,肺组织损害,膈肌活动受限等。临床常用实测VC/预计VC(%)判断限制性通气功能障碍的程度(表6-1)。由于VC在测定时没有时间因素的限制,所以不能反映肺组织弹性降低(如肺气肿)或气道狭窄(如哮喘)等疾病所致的通气功能不全。

表6-1 不同肺疾患时肺容量变化

肺容量	限制性疾患	阻塞性疾患	神经肌肉性疾患
VC	↓	N或↓	↓
FRC	↓	↑	N
RV	↓	↑	↑或N
TLC	↓	N或↓	↓或N
RV/TLC	↓	↑	不等

注:↓减低;↑增高;N正常

8. 肺总量(total lung capacity,TLC) TLC最大吸气后存留于肺部的全部气量。正常成年男性为5.0L,女性为3.5L。TLC增加见于呼吸肌锻炼后,呼吸肌肌力增强者;肺气肿、支气管哮喘等慢性阻塞性肺疾病患者。TLC减少见于呼吸肌肌力减弱、胸廓畸形、肺切除术后、肺纤维化、肺水神、气胸和胸腔积液等限制性疾患。

另外用RV/TLC还可评价肺气肿的严重程度。RV/TLC在20%~25%为正常;35%~45%为轻度肺气肿;46%~55%为中度肺气肿;>56%为重度肺气肿。

虽然静态肺容量只代表一定阶段内通气量的变化,不能反映肺通气的动态改变,但在限制性疾患时呈特征性的全面下降(表6-1,图6-2)。

(二) 动态肺容量

动态肺容量为单位时间内进出肺的气体量,主要反映气道的状态。

1. 分钟通气量(minute ventilation,MV) MV指在静息状态下每分钟呼出或吸入的气量。它是 V_T 与RR(每分钟呼吸频率)的乘积。MV正常值为6~8L/min,它是肺通气功能最常用的测定项目之一。成人MV>10~12L/min常提示通气过度;MV<3~4L/min则表示通气不足。MV也是呼吸机设置和监测的主要参数。

2. 每分钟肺泡通气量(alveolar ventilation,V_A) V_A指在静息状态下每分钟吸入气量中能达到肺泡进行气体交换的有效通气量。通过潮气量减去生理无效腔量(V_D)再乘每分钟呼吸频率计算出,即 $V_A=(V_T-V_D)\times RR$。V_A 正常值为4.2L/min,它反映肺真正的气体交换量。

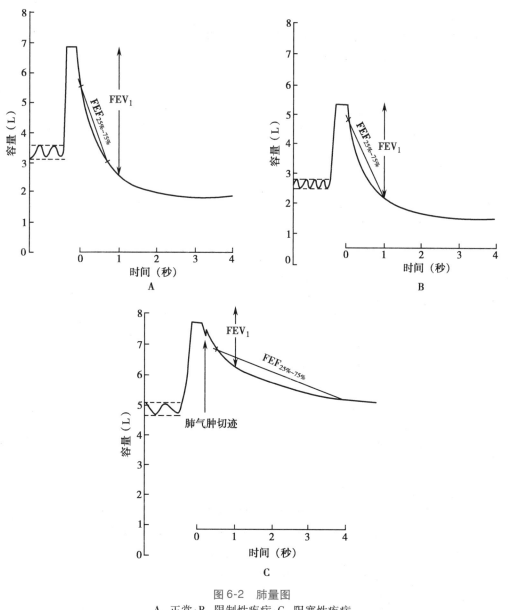

图6-2 肺量图
A. 正常;B. 限制性疾病;C. 阻塞性疾病

3. 用力肺活量（forced vital capacity，FVC）　为深吸气（吸气至 TLC 位）后用最快速度、最大用力呼气所能呼出的全部气量,亦称用力呼气量（FEV）。$FEV_{1.0}$、$FEV_{2.0}$、$FEV_{3.0}$ 分别指最大吸气至 TLC 位后,1 秒钟内、2 秒钟内、3 秒钟内快速呼出的气体量。它们既是容积测定,也是单位时间内平均流量的测定。临床常用 $FEV_{1.0}$、$FEV_{2.0}$、$FEV_{3.0}$ 占 FVC 的百分比来表示,如正常 $FEV_{1.0}$% 为 83%,$FEV_{2.0}$% 为 96%,$FEV_{3.0}$% 为 99%。FVC 主要用来判断较大气道的阻塞性病变。

4. 最大呼气中段流量（maximal midexpiratory flow，MMEF 或 $FEF_{25\%\sim75\%}$）　MMEF 是由 FVC 曲线上计算获得用力呼出肺活量 25%~75% 平均流量。应用肺功能监测仪记录肺量图（FVC 曲线）,将 FVC 曲线分为四等份,计算 FVC 曲线 25% 和 75% 交界线的斜率（图 6-2A）。正常成年男性为 3.36L/s,女性为 2.28L/s。MMEF 主要取决于 FVC 非用力依赖部分,即呼气流量随用力达到一定限度后,尽管继续用力,但流量不变,与用力（呼吸强度）无关。因此它的改变主要受小气道直径的影响,流量下降反映小气道的阻塞（图 6-2B,C）。它比 $FEV_{1.0}$ 及 MVV 在识别气道阻塞方面更为敏感,可早期检出阻塞性通气功能障碍,因此是反映小气道通畅程度的指标。

5. 最大呼气流量-容积曲线（MEFV 曲线或 F-V 曲线）　指受试者在最大用力呼气过程中,将其呼出的气体容积及相应的呼气流量描记成的一条曲线（图 6-3）。

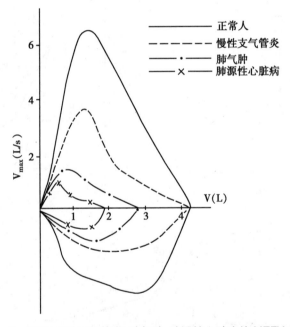

图 6-3　正常、慢性支气管炎、肺气肿、肺源性心脏病的 MEFV 曲线

最大呼气流量-容积曲线主要反映在用力呼气过程中胸膜腔内压、肺弹性回缩力、气道阻力对呼气流量的影响。MEFV 曲线目前主要用于对小气道阻塞性病变的监测。实测值/预计值<80% 为异常,在不同肺部疾病时也有其特征性表现。

6. 最大通气量（maximal voluntary ventilation，MVV）　MVV 指单位时间内患者尽力所能吸入或呼出的最大气量。正常成年男性 MVV 为 104L/min,女性为 82.5L/min。MVV 与有关神经肌肉系统、肺组织弹性、胸廓和气道等功能或状态有关。MVV 下降多见于气道阻塞性疾病、胸廓病变、胸膜病变、肺实质病变和呼吸肌麻痹或肌力减弱、肥胖等。由于 MVV 的下降往往与气道阻塞程度成正比,故可用来评价通气功能损害的严重程度。

7. 流速-容积环　流速-容积环指在用力吸入和呼出肺活量过程中,连续记录流速和容积的变化而绘成的环。它将流速、容积和压力的复杂动态关系分割成简单的二维关系。环的形状反映了肺容积和整个呼吸周期气道的状态。用肺功能监测仪连续描记用力呼吸过程中容量和流速的动态变化。

在限制性和阻塞性病变时可见典型改变(图6-4),特别有助于发现喉和气管病变,可区别固定阻塞(气道狭窄)和上气道可变阻塞(气道软化、声带麻痹)。

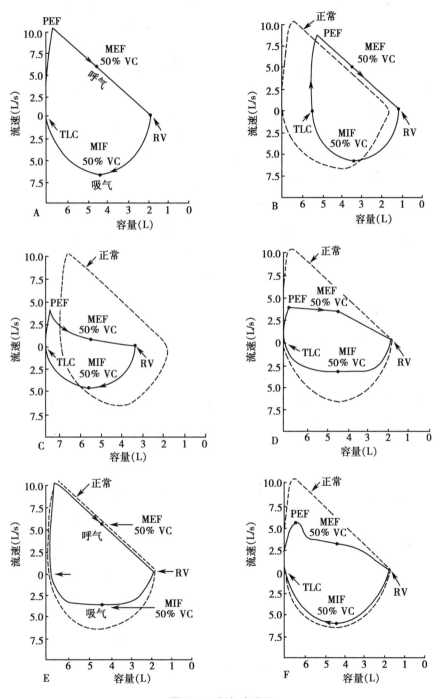

图 6-4 流速-容积环

A. 正常;B. 限制性疾病(如结节病);C. 慢性阻塞性肺疾病(如哮喘);D. 上气道固定梗阻(如气管狭窄);E. 可变性胸外阻塞(如声带麻痹);F. 可变性胸内梗阻(如气管软化)

（三）小气道功能监测

小气道是指吸气状态下内径≤2mm的细支气管。虽然小气道占总气道阻力的10%，但总表面积很大，该部位发生疾病的种类较多。因此，小气道功能的监测有其特殊的临床意义，常见的小气道功能监测有以下几种。

1. 闭合容积（closing volume，CV）和闭合容量（closing capacity，CC） CV是指从肺总量位一次呼气过程中肺底部小气道开始闭合时所能继续呼出的气量。CC是CV与RV之和，即肺低垂部位小气道开始闭合时的总肺容量。

一般用CV/VC%或CC/TLC%表示，正常CV/VC%为（12.7±0.5）%，CC/TLC%为（37.8±1.0）%。增高见于小气道病变（如早期阻塞性肺病：间质性肉芽肿、早期肺气肿、哮喘缓解期、早期尘肺等）或肺弹性障碍（如肺纤维化）时。CC和CV监测是一项监测小气道疾患简单敏感的肺功能试验，对于小气道疾患早期诊断和疗效评价具有一定实用价值。

2. 其他 如动态顺应性的频率依赖性（frequency dependence of dynamic compliance，FDC），见后述。$FEF_{25\%\sim75\%}$、MEFV曲线，见前述。

（四）无效腔率（dead space fraction，V_D/V_T）

指生理无效腔量（V_D）占潮气量（V_T）的百分比。用呼吸功能监测仪直接测定，也可根据Bohr公式计算，即$V_D/V_T=(PaCO_2-P_{ET}CO_2)/PaCO_2$。

正常值为0.2~0.35。反映通气的效率，用于评价无效腔对患者通气功能的影响，寻找无效腔增加的原因。

（五）动脉血二氧化碳分压（$PaCO_2$）

$PaCO_2$反映肺通气功能，临床常用于评价患者通气量，指导机械通气（参见第五章）。

（六）呼气末二氧化碳分压（end-tidal CO_2 gas tension，$P_{ET}CO_2$）

1. 概念 呼气末二氧化碳监测包括呼气末二氧化碳分压和呼气二氧化碳波形及其趋势图，属无创性监测方法。$P_{ET}CO_2$指患者呼气终末部分气体中的二氧化碳分压。呼气二氧化碳波形图是呼吸周期中测得的二氧化碳分压的变化曲线图（图6-5），现已成为临床常见的监测方法。

2. 监测方法 最为常用的有红外线旁气流测定法和主气流测定法等。

3. 意义 在无明显心肺疾病的患者，$P_{ET}CO_2$的高低常与$PaCO_2$数值相近，可反映肺通气功能状态和计算二氧化碳的产生量。另外也可反映循环功能、肺血流情况、气管导管的位置、人工气道的状态，并可及时发现呼吸机故障、指导呼吸机参数的调整和撤机等。

二、换气功能监测

肺换气功能受通气/血流比例（VA/QC）、肺内分流、生理无效腔、弥散功能等影响，因此其功能监测包括诸多方面，常用的有以下几种。

（一）一氧化碳弥散量（DLco）

1. 概念 DLco指一氧化碳在肺泡毛细血管膜两侧的分压差为1mmHg时，单位时间（1min）内通过肺泡毛细血管膜的量（ml），即DLco=Vco/（PACO-PcCO），其中Vco为肺CO摄取速率，PACO为肺泡CO分压，PcCO为肺泡毛细血管CO分压。

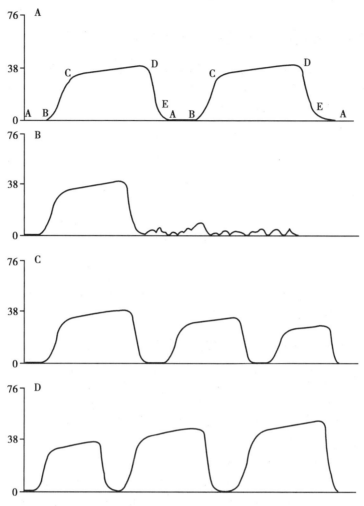

图 6-5　几种常见的呼气末二氧化碳分压图形

A. CO_2 正常波形图；B. CO_2 突降为零（如导管脱离、气道完全堵塞）；
C. CO_2 逐渐降低（如过度通气）；D. CO_2 逐渐升高（如气道漏气、通气
不足）

2. 监测方法　可用肺功能监测仪测定，有 3 种方法，即单次呼吸法、恒定状态法和重复呼吸法。

3. 意义　DLco 正常值为 26.5～32.9ml/（min·mmHg）。DLco 反映气体通过肺泡毛细血管界面的能力。它决定于肺泡毛细血管膜的面积和肺毛细血管容积。在以血红蛋白水平校正后，弥散量小于预计值的 80%，即提示弥散缺陷。肺泡-毛细血管膜破坏（如肺气肿、间质性肺炎或纤维化过程）时，DLco 降低。但 DLco 降低多表明病肺中有 VA/QC 失调，而并非都见于肺泡-毛细血管膜的增厚。DLco 增高见于肺循环血量增加，如左向右分流的先天性心血管疾病、轻度（间质性）充血性心力衰竭（因为通常灌注较差的肺尖血流量增加），红细胞增多症，运动时等。另外，如以弥散量与肺泡通气量之比（DLco/VA）则更为科学。因为弥散量可因肺容积减少（肺切除、某些肺泡阻塞性病变）而减低，例如肺气肿患者的特点是弥散量降低，而肺泡通气量正常或增高，DLco/VA 降低；弥散性浸润性肺病时，弥散量和肺泡通气量都降低，而 DLco/VA 正常或接近正常。

（二）肺泡动脉氧分压差［alveolar-arterial differences for O_2，A-aDO$_2$ 或 P（A-a）O$_2$］

P（A-a）O$_2$ 反映肺内气体交换效率，其值受 VA/QC、肺弥散功能和动静脉分流的影响（参

见第五章）。

（三）肺内分流量（QS）和分流率（shunt fraction，Qs/Qt）

1. **概念**　指每分钟右心排血量中未经肺内氧合而直接进入左心的血流量；Qs/Qt 是指分流量和心排血量（QT）的比率。

2. **监测方法**　可通过测定肺泡毛细血管末端氧含量（CcO_2）、动脉血氧含量（CaO_2）和混合静脉血氧含量（CO_2）或 $A-aDO_2$ 代入公式计算。

$$（CcO_2-CaO_2）/（CcO_2-CvO_2）或（A-aDO_2×0.0031）/（A-aDO_2×0.0031+CcO_2-CaO_2）$$

3. **意义**　正常值为 3%～8%。Qs/Qt 增加见于以下情况：①肺弥散功能障碍，如 ARDS、肺水肿等；②肺内通气/血流比例失调，例如肺炎、肺不张等；③右向左分流的先天性心脏病等。

（四）动脉氧分压（PaO_2）与氧合指数（PaO_2/FiO_2）

这是常用的评价肺氧合和换气功能的指标，因 PaO_2/FiO_2 在 FiO_2 变化时能反映肺内氧气的交换状况，故其意义更大。PaO_2/FiO_2 正常>300mmHg，PaO_2/FiO_2 降低提示有肺换气功能障碍，如 PaO_2/FiO_2≤300mmHg 是急性呼吸窘迫综合征（ARDS）的诊断标准之一。

（五）脉搏血氧饱和度（pulse oxygen saturation，SpO_2）

1. **概念**　SpO_2 是用脉搏血氧饱和度仪经皮测得的动脉血氧饱和度值。它是临床常用的评价氧合功能的指标，是临床麻醉和 ICU 常规监测项目之一。

2. **监测方法**　利用氧合血红蛋白和还原血红蛋白吸收光谱的不同而设计的脉搏血氧饱和度仪测定。血氧饱和度仪随着动脉搏动吸收光量，故当低温（<35℃）、低血压（<50mmHg）或应用血管收缩药使脉搏搏动减弱时，可影响测定的正确性。另外，当搏动性血液中存在与氧合血红蛋白和还原血红蛋白可吸收光一致的物质如亚甲蓝、MetHb、COHb 时，也影响其结果的准确性。此外，不同测定部位、外部光源干扰等也影响其结果。因此临床应用时应注意排除干扰因素的影响。

3. **意义**　脉搏血氧饱和度监测能及时发现低氧血症，指导机械通气模式和吸入氧浓度的调整。正常 SpO_2>94%；若 SpO_2<90% 常提示有低氧血症。

第二节　呼吸运动监测

一、一般性观察

呼吸运动的变化反映了呼吸中枢功能、呼吸肌功能、胸廓的完整性、肺功能、循环功能的好坏。呼吸运动的一般性观察在临床上不仅简单方便，而且直观、综合性强，有时比其他呼吸功能监测更为可靠、实用。主要包括以下三方面：

（一）呼吸频率（respiratory rate，RR）

1. **概念**　RR 指每分钟的呼吸次数。它反映患者通气功能及呼吸中枢的兴奋性，是呼吸功能监测最简单的基本监测项目。

2. **监测方法**　可用简单的目测计数或精密仪器的测定。

3. **意义**　正常成人为 10～18 次/分，小儿随着年龄减小而增快，8 岁为 18 次/分，1 岁为 25 次/分，新生儿为 40 次/分左右。如成人 RR<6 次/分或>35 次/分均提示呼吸功能障碍。

（二）呼吸的幅度、节律和呼吸周期比率

1. **概念**　呼吸幅度指呼吸运动时患者胸腹部的起伏大小。呼吸节律指呼吸的规律性，呼吸周期比例指呼吸周期中吸气时间与呼气时间之比（吸呼比）。

2. **监测方法**　可通过直接目测或观察全麻下麻醉机（非控制呼吸时）气囊的活动情况了解，精确的吸呼比需用呼吸功能监测仪测定。

3. **意义**　呼吸运动时胸腹部的起伏幅度，可以大致反映通气量（潮气量）的大小。观察呼吸节律的变化，可以发现异常呼吸类型，提示病变部位。如狭窄型呼吸（伴有喘鸣和呼气延长的呼吸状态）多属慢性阻塞性肺病所致；窘迫型呼吸或浅快型呼吸（呼吸频率快、潮气量小而无气道狭窄和阻塞，呈呼吸急促表现）多见于肺、胸廓限制性通气障碍、急性呼吸窘迫综合征、心脏疾病和其他心肺以外疾病（如贫血）；异常型呼吸，如 Kussmaul 呼吸、Biot 呼吸、潮式呼吸（Cheyne-Stokes respiration）等，多在病情危重时出现。吸呼比正常为 $1:(1\sim1.5)$，吸呼比的变化反映肺的通气换气功能。

（三）胸腹式呼吸活动的观察

1. **概念**　胸式呼吸是指以胸廓运动为主的呼吸，腹式呼吸是指以膈肌运动为主的呼吸。一般男性及儿童以腹式呼吸为主。女性以胸式呼吸为主，但实际上两种呼吸方式很少单独存在或截然分开。

2. **监测方法**　用目测法，主要观察胸腹式呼吸是否同步、胸式呼吸时左右胸部是否同时起伏、有无异常呼吸体征等。

3. **意义**　胸式呼吸不对称常提示一侧气胸、血胸、肺不张等。胸式呼吸增强，常因腹部病变限制膈肌活动而引起，如腹痛、大量腹水、腹膜炎、肝或脾极度肿大等。胸式呼吸减弱或消失，可能为两侧胸部皆有疾患或高位截瘫，也可见于肌松药作用残余。胸腹式呼吸不同步常提示有肋间肌麻痹，吸气"三凹征"提示上呼吸道梗阻，呼气性呼吸困难提示下呼吸道梗阻。

二、呼吸肌功能监测

（一）最大吸气压（maximal inspiratory pressure，MIP）和最大呼气压（maximal expiratory pressure，MEP）

1. **概念**　MIP 和 MEP 是患者分别从 RV 和 TLC 位做最大吸气和呼气所测得的压力，它们分别是反映全部吸气肌和呼气肌强度的指标。MIP 的正常值，男性：$(130\pm32)\,cmH_2O$；女性：$(98\pm25)\,cmH_2O$。MEP 的正常值，男性：$(230\pm47)\,cmH_2O$；女性：$(165\pm29)\,cmH_2O$。

2. **监测设备与方法**　一般采用床旁呼吸功能监护仪或多功能呼吸机内置的特殊监测配件来监测 MIP 和 MEP。

3. **意义**　主要是对吸气肌或呼气肌功能作出评价。压力降低见于神经肌肉病，当 MIP<预计值的 30% 时易出现呼吸衰竭。MIP 可作为判断能否脱离机械通气的参考指标。MEP 的监测可评价患者咳嗽、排痰能力，如 $MEP=100cmH_2O$ 常表示咳嗽有效。

（二）最大跨膈压（Pdi_{max}）

1. **概念**　跨膈压（Pdi）为吸气相腹内压与胸膜腔内压的差值。最大跨膈压是指在功能残气位、气流阻断状态下，以最大努力吸气所产生的 Pdi 最大值。Pdi_{max} 是反映膈肌最大吸气力量的指标。

2. **监测方法**　应用双气囊胃管(远端气囊插至胃腔内测定胃内压代表腹内压,近端气囊置于食管下 1/3 处测定食管内压代表胸膜腔内压),连接压力换能器测定。通常取其吸气末的数值,以计算两者的差值。

3. **意义**　Pdi_{max} 正常值为 $90 \sim 215cmH_2O$,用于评价膈肌收缩功能,指导机械通气的撤机。Pdi、Pdi_{max} 下降提示膈肌疲劳,见于重度慢性阻塞性肺疾患及神经肌肉疾病。

三、呼吸力学监测

(一) 气道阻力(airway resistance,RAW)

1. **概念**　RAW 指气体流经呼吸道时气体分子间及气体与气道内壁间发生摩擦所造成的阻力,RAW=推动气体的压力(ΔP)/气体流速(V)。RAW 以单位时间流量所需的压力差表示。气道阻力的大小主要由气体本身的性质、气体流动方式及气道口径和长度来决定,在临床上气道口径的变化和气体流动方式起主要作用。机械通气时,气道阻力包括患者呼吸道阻力和气管导管、呼吸机管道阻力总和。

2. **监测方法**　用床旁呼吸功能监测仪或呼吸机测定。

3. **意义**　RAW 直接反映气道的阻塞情况。RAW 增加可见于气道分泌物增多、气管黏膜水肿(如哮喘、支气管炎、肺水肿)、支气管痉挛、气道异物和气管内肿瘤等。还见于人工气道或呼吸机管道障碍,如气管插管过深、气管导管套囊疝出至导管尖端、人工气道内形成痰痂和呼吸机管道内积水等。RAW 监测的临床意义在于评价气道病变的程度,指导机械通气的撤机和呼吸治疗,评价支气管扩张药物的疗效等。

(二) 肺顺应性(lung compliance,CL)

1. **概念**　CL 指单位跨肺压改变时所引起的肺容量变化,即 CL=肺容量的改变(ΔV)/跨肺压(Ptp)。跨肺压=肺泡压(Palv)−胸膜腔内压(Ppl)。肺顺应性又分为静态肺顺应性(static compliance,Cst)和动态肺顺应性(dynamic compliance,Cdyn)。Cst 是指在呼吸周期中,气流暂时阻断时所测得的肺顺应性,它相当于肺组织的弹性。Cdyn 则是指在呼吸周期中,气流未阻断时测得的肺顺应性,它反映肺组织弹性,并受气道阻力的影响。

2. **测定方法**　可用床旁呼吸功能监测仪或呼吸机监测。

3. **意义**　正常 Cdyn 为 $0.147 \sim 0.343L/cmH_2O$,Cst 为 $0.167 \sim 0.245L/cmH_2O$。Cdyn/Cst >0.75,即使在呼吸频率增加时,几乎也不出现明显改变,主要用于:①评价肺组织的弹性。Cst 减少,常见于肺实质损害、肺表面活性物质减少和肺容积降低,如急性呼吸窘迫综合征(ARDS)、肺不张、弥散性肺间质纤维化、肺水肿、肺炎等限制性肺疾患者;还见于肺外疾患,如胸膜增厚,脊髓灰质炎,胸廓成形术后,心脏疾患如二尖瓣狭窄、心房(室)间隔缺损等。Cst 增加,多见于肺气肿、肢端肥大症。②检测小气道疾患。在小气道疾患时,随呼吸频率增加,Cdyn 可明显减少(称动态顺应性的频率依赖性,FDC)。FDC 是检测小气道疾患最敏感的指标之一。③指导机械通气模式的调整和 PEEP 的应用。

(三) 压力-容量环(P-V 环)

1. **概念**　P-V 环是指受试者做平静呼吸或接受机械通气,用肺功能测定仪描绘的一次呼吸周期潮气量与相应气道压力(如气管隆突压力、胸腔内压、食管内压)相互关系的曲线环(图6-6)。因其表示呼吸肌运动产生的力以克服肺弹性阻力(肺顺应性)和非弹性阻力(气道阻力和组织黏性)而使肺泡膨胀的压力-容量关系,故也称为肺顺应性环。P-V 环反映呼吸肌克服阻力维持通气量所做的功(呼吸功)。

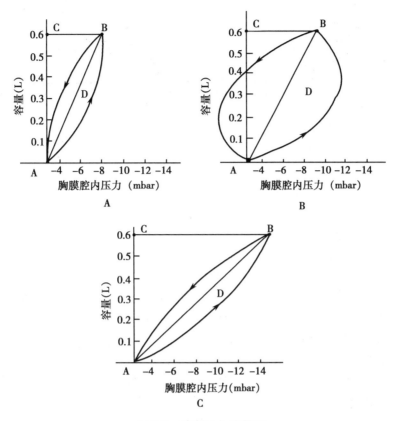

图 6-6　动态压力-容量环
A. 正常平静呼吸；B. 阻塞性通气障碍；C. 限制性通气障碍

　　P-V 环吸气支有低位和高位转折点。低位转折点是 P-V 环吸气支的低肺容积处出现的一个转折点，表示肺泡开始开放时对应的压力和容积。高位转折点是 P-V 环吸气支在接近肺总容积时出现的转折点，提示部分肺泡和（或）胸壁过度膨胀。ARDS 患者易出现高位转折点。

　　2. 监测方法　围术期多采用旁气流（SSS）技术作连续气道监测（CAM）或多功能呼吸机测定。

　　3. 意义

　　（1）根据 P-V 环的形状可以对某些疾病状态作出判断（见图 6-6）。

　　（2）机械通气时，在重症肺部疾病患者，如 ARDS 患者，监测 P-V 环意义重大。P-V 环吸气支低位转折点对选择最佳呼气末正压有重要意义。目前认为最佳 PEEP 为高于低位转折点 $2 \sim 3cmH_2O$。P-V 环吸气支高位转折点对应的容积可作为潮气量的高限。ARDS 患者易出现高位转折点。为避免肺损伤，应将潮气量设置在高位转折点以下。

　　（3）利用 P-V 环可计算呼吸功。呼吸功能不全患者，特别是机械通气患者，监测呼吸功具有重要意义。但是，利用 P-V 环计算呼吸功有其局限性：①无容积改变时 P-V 环就计算不出呼吸功，如气道明显阻塞、高水平内源性呼气末正压时；②压力测量部位不同影响呼吸功计算。

（四）流速-容量环（F-V 环）

　　显示呼吸时流速和容量的动态关系见图 6-7。呼吸功能监测仪或多功能呼吸机可监测。其意义有：①监测呼吸道回路有否漏气，若呼吸道回路有漏气，则流速-容量环不能闭合，呈开放状，或面积缩小；②自主呼吸时，波形出现锯齿提示有分泌物；③判断支气管扩张药的治疗效果，呼气流速波形变化可反映气道阻力变化，从而判断用药后支气管扩张的程度；④监测内源性 PEEP，如果气流阻力过大，流速过慢，致使呼气不充分，可发生内源性 PEEP，阻力环上表现

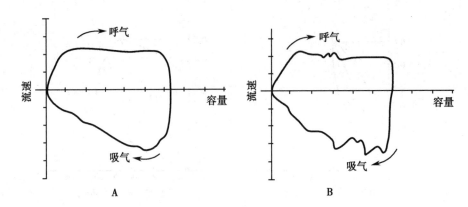

图 6-7 流速-容量环
A. 正常;B. 气道有分泌物

为持续的呼气气流,环不能闭合。

（五） 呼吸功(work of breathing,WOB)监测

1. **概念** 呼吸功是指呼吸肌克服阻力(气道阻力、肺及胸廓的弹性回缩力和组织阻力)维持通气量所做的功。正常 WOB 为 0.4 ~ 0.6J/L,占全身氧耗的 1% ~ 2%。气道阻力增加、肺及胸廓顺应性降低时可增加数十倍。

患者呼吸做功(WOBp),即患者呼吸肌收缩将一定量气体送入肺内所做的功。可利用患者自主呼吸或机械辅助通气时所测得 P-V 环计算。呼吸机做功(WOBV),即呼吸机输送潮气量至患者肺内所做的功。可利用机械通气时所测得的 P-V 环计算。图 6-6 中 ABC 三角形面积表示呼吸时消耗于弹性阻力的功;而半圆形 D 的面积表示呼吸时消耗于非弹性阻力的功。呼吸功(WOB)的增加提示肺弹性和非弹性阻力的增加。

2. **监测方法** 多功能呼吸机监测。

3. **意义** 呼吸功能不全,特别是机械通气患者,监测 WOB 有以下意义:①可以选择和评价呼吸支持模式,调整机械通气的支持水平,为压力支持通气(PSV)的应用提供客观的定量指标。为使患者呼吸肌得到完全休息,可以用较高的压力支持,使 WOBp 为零;如患者需要呼吸锻炼,可逐步减少 PSV 水平,使 WOBp 逐渐增加至正常水平,而不增加患者的呼吸肌负荷。②指导呼吸机撤离,如 WOBp<0.75J/L 撤机多能成功,WOBp>0.75J/L 可导致呼吸肌疲劳。③定量判断呼吸困难的程度。WOBp 为 0.85 ~ 1.15/L 时提示典型的呼吸肌运动负荷增加;WOBp>1.25J/L 为严重呼吸肌疲劳的高负荷状态。④评价气管插管、呼吸机和其他治疗对呼吸功的影响。⑤寻找 WOB 增加的原因,便于迅速纠正。WOB 增加可见于气道阻力增加、胸肺顺应性减退、呼吸机的触发水平调节不当、患者和呼吸机对抗、通气方式选择不当、存在内源性 PEEP 等。

第三节 临床应用

呼吸功能监测的临床应用范围较大,本节主要涉及围术期和呼吸治疗中的应用。

一、围术期的应用

（一） 围术期呼吸功能监测的原则

呼吸功能监测项目繁多,因此合理选择监测指标和方法十分重要,总的原则是根据具体病情、监测目的、结合医院的条件。

1. 根据呼吸功能监测目的的选择项目 不同的呼吸功能监测项目反映呼吸功能的不同方面，因此临床应根据监测的目的选择相应的项目（表6-2）。

2. 根据不同的呼吸疾病选择呼吸功能监测项目 不同呼吸疾病的呼吸功能有其特有的改变，因此当疾病已确诊，需要进一步明确疾病的严重程度时，应选择相应的呼吸功能监测项目。如何选择可参见表6-3。

表6-2 呼吸功能检查目的与项目选择

检 查 目 的	项 目
原发性肺疾病、肺血管疾病、胸壁疾病的肺功能障碍、呼吸困难原因鉴别	ABG、F-V 曲线、呼吸动力检查
呼吸功能损害程度的评价	肺量图 ABG、运动试验
手术前评价	肺量图 ABG、FRC
神经肌肉疾病的肺功能障碍	ABG、肺量图、呼吸动力检查
小气道功能障碍的诊断	CV、F-V 曲线、ABG、FDC
指导人工通气、氧疗	ABG、MIP、肺量图
哮喘疗法制订和动态变化	F-V 曲线、肺量图、ABG
睡眠呼吸异常	ABG、通气量、PSG

注:ABG:动脉血气分析;PSG:多导睡眠图

表6-3 主要呼吸疾病的肺功能检查项目

疾 病 分 类	检 查 项 目
阻塞性肺疾病	
慢性支气管炎、肺气肿、哮喘、小气道病变	肺量图、F-V 曲线、RV%、RV、Cst、$\Delta N_{2\%}$、呼吸动力、DLco、ABG、CV、BHRT*
限制性肺疾病	
肺泡炎、间质性肺纤维化、肉芽肿性肺疾病	肺量图、F-V 曲线、Cst、FRC、DLco、ABG、MIP
限制性胸壁疾病	
肥胖、膈肌麻痹、脊柱后凸、强直性脊柱炎、神经肌肉疾病、胸膜病变、胸廓成形术	肺量图、RV、CL、Ccw、ABG、Pdi
肺血管疾病	
原发性肺动脉高压、肺水肿、肺血管炎	V_D/V_T、DLco、肺量图、ABG、Cst、S/T
中枢性通气调节异常疾病	
中枢性肺泡低通气综合征、睡眠呼吸暂停综合征（中枢性）、脑炎、脑血管病	CO_2 反应曲线、低 O_2 反应曲线、PSG、P0.1、ABG

注:* BHRT:气道高敏反应试验

3. 呼吸功能的监测必须与其他临床病情资料相结合 在临床上仅凭呼吸功能的监测结果常常不能对呼吸功能的状态作出正确的评价，其主要原因是呼吸功能监测不仅有技术误差，而且患者的呼吸功能易受各种因素（如患者的合作程度、患者的个体差异、药物、手术等）的影响，再者病情随时会发生变化，尤其是危重患者和手术后患者，故监测结果只能反映患者受检查当时的功能状态。因此，呼吸功能的监测结果应与临床其他病情资料一起综合考虑。只有这样，才能对患者的呼吸功能作出合理正确的评价。

（二）对肺功能状态作出综合评价

1. 对肺功能不全的严重程度作出分级 在临床上除呼吸系统疾病外，其他系统的疾病也会影响到肺的功能，甚至引起肺功能衰竭，综合判断肺的功能状态对病情判断及决定治疗方案具有重要意义。应用呼吸功能监测指标可以对肺功能状态作出客观评价，见表6-4。

表6-4 肺功能不全的分级

指标	基本正常	轻度减退	中度减退	重度减退	呼吸衰竭
VC（实/预%）	>81	80~70	70~51	50~21	<20
MVV（实/预%）	>81	80~70	70~51	50~21	<20
$FEV_1\%FVC$	>75	75~61	60~41	<40	<40
SaO_2（%）	>94	>94	93~90	89~82	<82
PaO_2（mmHg）	>87	>87	87~75	74~60	<60
$PaCO_2$（mmHg）	<45	<45	<45	>45	>45

2. 对肺功能不全的病因学作出鉴别诊断 在临床上通过呼吸功能监测能揭示某些疾病特征性的肺功能变化（表6-5），有利于疾病的诊断、鉴别诊断和治疗。

表6-5 某些疾病的典型肺功能改变

指标	限制性疾病	阻塞性气道疾病		神经肌肉疾病	肥胖症
		一般性[‡]	中枢性，固定性[§]		
VC/FVC	↓	N 或 ↓	N	N 或 ↓	N 或 ↓
TLC	↓[*]	↑	N	N	↓
RV/FRC	↓/↓[*]	↑/↑[*]	N/N	N/N	N/↓[*]
$FEV_1\%FVC$	N 或 ↑	↓[*]	↓	N	N
FEF	↓	↓	↓	N	N
MVV	N	↓[*]	↓	↓[*]	N
MEF50%FVC	N 或 ↓	↓	↓[*]	N	N
MIF 50%FVC	N	N	↓[*]	N	N
MIP，MEP	N	N	N	↓[*]	N
通气分布	±异常	异常[*]	N[*]	N	N
DLco	↓[*]	↓（肺气肿） N（支气管炎）	N	N	N 或 ↓

注：N=正常；↓=下降；↑=增加；[*]明显；[‡]如慢性阻塞性肺疾病；[§]如气管狭窄

3. 对限制性和阻塞性疾病的综合判断 在临床上最为常见的肺通气功能障碍是限制性和阻塞性通气功能障碍。利用呼吸功能监测指标可详细说明其严重程度和典型表现（表6-6）。

（三）患者对麻醉手术耐受性的评价

研究表明麻醉（全身麻醉、中高位椎管内麻醉）、上腹部和胸部手术对患者呼吸功能有明显影响。术前肺功能检查有利于对患者的手术麻醉耐受性、术后并发症的发生率作出估计。

如 MVV 可作为胸部手术危险性的指标。一般认为 MVV 占预计值的 70% 以上,手术无禁忌;50% ~69% 应该考虑术后肺部并发症可能增加;30% ~49% 应尽量非手术治疗或避免手术;<30% 者禁忌手术。如伴有 RV/TLC>50% 或 PaCO₂>45mmHg,一般认为应禁忌肺叶切除术。

表6-6　不同严重程度的限制性和阻塞性疾病时肺功能的典型改变

指标	正常	限制性疾病			
		轻	中	重	极重
VC(% 预计值)	>80	60 ~ 80	50 ~ 60	35 ~ 50	<35
FEV₁% FVC	>75	>75	>75	>75	>75
MVV(% 预计值)	>80	>80	>80	60 ~ 80	<60
RV(% 预计值)	80 ~ 120	80 ~ 120	70 ~ 80	60 ~ 70	<60
DLco	N	↓ E	↓ R	↓	↓↓
PaO₂(mmHg)	N	N	↓ E	↓	↓↓
PaCO₂(mmHg)	N	N	↓	↓	± ↑
呼吸困难程度	O	+	++	+++	++++
		慢性阻塞性肺疾病			
VC(% 预计值)	>80	>80	>80	↓	↓↓
FEV₁% FVC	>75	60 ~ 75	40 ~ 60	<40	<40
MVV(% 预计值)	>80	65 ~ 80	45 ~ 65	30 ~ 45	<30
RV(% 预计值)	80 ~ 120	120 ~ 150	150 ~ 175	>200	>200
DLco	N	N	N	↓	↓↓
PaO₂	N	↓ E	↓	↓	↓↓
PaCO₂	N	N	↓	↑ E	↑ R
呼吸困难程度	O	+	++	+++	++++

注:N=正常;R=休息;E=运动;↓=下降;↑=增加

(四) 研究麻醉手术对患者呼吸功能的影响

通过床旁呼吸功能监测仪可对麻醉手术过程中的呼吸功能状态作出连续动态监测,以了解不同麻醉方法、不同手术体位、不同的手术方式等对呼吸功能的影响程度,为呼吸功能不全作出早期诊断和治疗,并指导麻醉手术方案的改进,有利于提高围术期患者的安全性。

二、呼吸治疗中的应用

(一) 指导机械通气的实施

机械通气是对肺呼吸功能进行支持的一种重要手段,但也有一定的副作用。何时应用、选用何种通气模式、何时停用,有赖于对病情,尤其是呼吸功能的正确评价。现代呼吸机大多带有呼吸功能监测模块,可对机械通气过程进行连续动态监测,对机械通气具有指导作用。

1. 指导呼吸机的使用与撤离　当患者发生呼吸功能不全时,通过呼吸功能的监测,对呼吸功能不全的严重程度作出客观评价,据此很容易确定何时需要呼吸支持。另外通过对机械通气患者呼吸功能的监测可对脱机成功的可能性作出评价。如 MIP<30cmH$_2$O,撤机常难成功。有关机械通气的呼吸功能的有关标准见表6-7。在这里需要注意的是应用呼吸功能指标时应重视其动态变化过程及综合其他指标,并参考临床其他病情资料和考虑患者的个体差异。

2. 指导通气模式的选择 如患者有自主呼吸,其 V$_T$ 已达正常水平,但 RR 慢,V 不足,这时应选用同步间歇指令通气(SIMV)的模式。相反,患者有自主呼吸,其 RR 正常,但 V$_T$ 低于正常水平,应选用辅助通气(AMV)(参见第十五章)。再如根据机械通气期间压力容量环(P-V 环)的监测,可合理选择呼吸机的 PEEP 和 V$_T$ 的水平,有利于解除内源性 PEEP,提高通气效果,减轻气压伤或容量伤。

表 6-7　机械通气时呼吸功能的有关标准

呼吸功能参数	使用标准	停用标准	呼吸功能参数	使用标准	停用标准
呼吸肌力量			**通气效率**		
PNP(cmH$_2$O)	<20	>20	V$_D$/V$_T$	>0.6	<0.6
MIP(cmH$_2$O)	<25	>25	PaCO$_2$(mmHg)		
通气力学			急性呼吸衰竭	>55	<50
RR(次/分)	<5 或>35	8~30	慢性呼吸衰竭	>70	<60
V$_T$(ml/kg)	<5	>5	**氧合作用**		
IC(ml/kg)	-	>10	PaO$_2$(mmHg)空气	<50	>80
VC(ml/kg)	<15	>15	PaO$_2$/FiO$_2$(mmHg)	<200	>200
FVC(ml/kg)	<15	>15(不适用于 COPD)	P(A-a)O$_2$(mmHg)	>350	<350
FEV$_1$(ml/kg)	<10	>10(不适用于 COPD)	$\dot{Q}_S$/$\dot{Q}_T$	-	<15%~20%
Cst(ml/cmH$_2$O)	-	>30			
MVV(L/min)	-	>20(>2×VE)			

3. 评价机械通气对肺功能的影响 应用床旁呼吸功能监护仪能对不同呼吸机、不同通气模式对呼吸功能的影响作出评价,有利于临床医师选择合理的呼吸机或通气模式,提高呼吸支持的效果,减低相关并发症的发生率。

(二) ICU 呼吸支持治疗中常用的监测项目

1. 潮气量 在 ICU 需要机械通气呼吸支持的患者中,潮气量是最常用的呼吸监测项目。在呼吸机的容量控制模式下,如果呼出气容积与设定潮气量出现较大偏差,则提示呼吸回路有漏气,可导致吸入气流量剧增或吸入气峰压超过设定值而可能造成气压伤;压力控制模式下,潮气量用来调节设定气道压力,任何呼出气量的变化则提示肺或胸壁的顺应性改变,以及气道阻力的改变。自主呼吸状态下,潮气量的监测可用来识别睡眠呼吸暂停或其他非正常呼吸方式(如潮式呼吸)。潮气量监测也是对神经肌肉功能障碍患者、脊髓损伤患者,以及预期撤机患者的常用呼吸监测项目。

2. 最大吸气压(maximum inspiratory pressure,MIP)**和最大呼气压**(maximum expiratory pressure,MEP) MIP(正常值:-80~-100cmH$_2$O)和 MEP(正常值:120~150cmH$_2$O)是反映呼吸肌强度的指标,多用来评估神经-肌肉功能障碍患者的呼吸功能受损状况。MIP、MEP 和肺活量(vital capacity,VC)等还是预测高碳酸酸血症的常用指标,一般认为,MIP 和MEP 下降70%、VC 下降55%,则预示患者将出现高碳酸血症。MIP 和 MEP 也是评估患者是否可以脱离通气支持的较好指标。

3. 胸膜腔内压 [intrathoracic(intraesophageal) pressure] 胸膜腔内压是由放置在

食管下 1/3 处的注水球囊作为压力感受器,连接测压装置测得。胸膜腔内压数值通常指示肺或胸壁的顺应性,同时也用来标示内源性 PEEP。胸膜腔内压的另外一个用途是对在呼吸运动中肺动脉压或肺动脉楔压大幅波动时的校正。

4. 呼吸系统顺应性(compliance of the respiratory system,CRS)　单位压力改变时所引起单位容量的改变,是一切具有弹性的物体的共同属性。CRS 包括肺顺应性(lung compliance,CL,如前述)和胸壁顺应性(compliance of chest wall,CCW)。CCW 系胸腔与大气压力差所引起肺容量的改变,它与 CRS、CL 之间的关系可用如下公式表示:$1/CRS = 1/CL + 1/CCW$。正常肺顺应性约 $200ml/cmH_2O$。肺顺应性下降意味着呼吸做功将会增加,同时提示撤机困难。对加用 PEEP 的患者,理论上,PEEP 将使患者的肺顺应性增加,但实际上因为胸壁顺应性的影响可能并非如此。临床上常常忽视对胸壁顺应性的监测,而在某些情况下,胸壁顺应性的下降可能是导致患者呼吸衰竭的原因,比如胸壁烧伤患者行切痂术以提高其胸壁顺应性,是改善其呼吸功能的主要因素。

5. 呼吸功(work of breathing)　参见本章第二节呼吸运动监测。

(原大江)

血流动力学监测(hemodynamic monitoring)是反映心脏、血管、血流和组织的氧供、氧耗等方面的功能指标,为手术患者和重症患者监测与治疗提供数字化的依据。一般可将血流动力学监测分为无创伤性和有创伤性两大类:无创伤性血流动力学监测(noninvasive hemodynamic monitoring)是指应用对机体没有机械损害的方法而获得各种心血管功能参数,使用安全方便,患者易于接受;创伤性血流动力学监测(invasive hemodynamic monitoring)是指经体表插入各种导管或探头到心腔或血管腔内,而直接测定心血管功能参数的监测方法。该方法能够获得较为全面的血流动力学参数,有利于深入和全面地了解病情,尤其适用于危重患者的诊治,其缺点为对机体有一定的伤害性,甚至引起并发症。

临床上实施的监测方法应根据患者的病情与治疗的需要,心血管功能正常的患者在实施一般中小手术时,可采用无创性血流动力学监测,危重患者或预计有大出血的手术患者,需实施创伤性血流动力学监测,如中心静脉压的测定。

影响血流动力学指标因素诸多,任何一种监测方法所得到的数值都需动态判断。如听诊法测血压时,听诊器放置的部位、袖带的宽度、放气的速度等都可影响血压数值;测定中心静脉压时,呼吸方式、呼吸机的通气模式、血管活性药物的使用等对中心静脉压数值可产生影响。因此,单一指标的数值有时并不能准确反映血流动力学状态,须重视血流动力学参数的综合评估。在实施综合评估时,应注意以下三点:①分析数值的连续性变化;②结合症状、体征综合判断;③多项指标数值综合评估某一种功能状态。

第一节　动脉血压监测

动脉血压(arterial blood pressure,ABP)即血压,指血管内的血液对单位面积血管壁的侧压力,可以反映心排血量和外周血管总阻力,同时与血容量、血管壁弹性、血液黏滞度等因素有关,是衡量循环功能的重要指标之一。它与组织器官的灌注、心脏的氧供需平衡及微循环等关系密切。正常人的血压与性别、年龄、体位、运动和精神状态等因素有关。血压的监测方法可分为无创性测量法和有创性测量法。

一、无创血压测量法

(一) 监测方法

根据袖套充气方式的不同,分为人工手动测压法和电子自动测压法两大类。

1. 人工手动测压法　是经典的血压测量方法,即袖套测压法。该法所用的设备简单,费用低,便于携带。缺点是费时费力、不能连续监测、不能自动报警、束缚监测者的其他医疗行为。

(1) 摆动显示法(oscillatory method):用弹簧血压表测压,袖套充气使弹簧血压表指针上升,放气时指针逐步下降到刚开始摆动时,即为收缩压(SBP),而指针摆动不明显时为舒张压。

（2）听诊法(auscultatory method):将已充气的血压计袖套放气,通过听诊器在其远端所听到的声音称为柯氏音(Korotkoff sound)。测定血压时,充气的袖套开始放气后,首次听到响亮柯氏音时的压力,即为收缩压;柯氏音降调(音调变低)时的压力为舒张压。

（3）触诊法(palpate method):将袖套充气至动脉搏动消失,再缓慢放气,当搏动再次出现时的压力值为收缩压,继续放气后出现水冲样搏动,后突然转为正常搏动,此转折点约为舒张压。

2. 电子自动测压法

（1）自动间断测压法:又称自动无创性测压法(automated noninvasive blood pressure, ANIBP 或 NIBP)。主要是采用振荡技术(oscillometry)测定血压,即充气泵可定时地使袖套自动充气和排气。能够自动定时显示收缩压、舒张压、平均动脉压和脉率。

NIBP 的优点是:①无创伤性,重复性好;②操作简单,易于掌握;③适用范围广泛,包括各年龄的患者和拟行各种大小手术的患者;④自动化的血压监测,能够按需要定时测压,省时省力;⑤能够自动检出袖套的大小,确定充气量;⑥血压超出设定的上限或下限时能够自动报警。

（2）自动连续测压法:与动脉穿刺直接测压相比,操作简便无创伤性,其最大的优点就是瞬时反映血压的变化。目前主要有 4 种方法,包括指容积脉搏波法(Penaz 技术)、动脉张力测量法(arterial tonometry)、动脉波推迟检出法(pulse wave delay detection)和多普勒法(Doppler)。

（二）影响因素

1. 袖套使用不当是导致测压出现误差的最常见原因。如果袖套太窄或包裹太松则压力读数偏高,太宽则读数偏低。袖套的宽度应为上臂周径的 1/2,成人的袖套一般为 12~14cm,小儿袖套宽度应覆盖上臂长度 2/3,婴儿只宜使用 2.5cm 的袖套。

2. 听诊间歇是指柯氏音首次出现到再次出现之间的无音阶段。听诊间歇的压力范围在 10~40mmHg,故常误以听诊间歇以下的柯氏音为血压的读数,导致读数偏低。常见于一些心血管疾病的患者(高血压、主动脉瓣狭窄、动脉硬化性心脏病等)。

3. 肥胖患者袖套充气后的部分压力用于压迫较厚的脂肪组织,常导致读数较实际值高。

4. 血压计应定期校对,误差不可超过 ±3mmHg。

（三）并发症

虽然无创血压监测相对安全,临床应用中也应注意合理地正确使用。应避免肢体活动和压迫袖套而引起的血压测不出,避免测压过于频繁、测压时间太久和间隔太短而引起的肢体缺血、麻木等并发症。

二、有创血压测量法

有创血压测量法是一种经动脉穿刺置管后直接测量血压的方法,能够反映每一个心动周期的血压变化情况。早期的水银或弹簧血压计直接测压只能测出平均动脉压,而目前应用的压力换能器可直接显示收缩压、舒张压和平均动脉压,并可根据动脉压波形初步判断心脏功能。

（一）适应证

1. 各类危重患者和复杂的大手术及有大出血的手术。

2. 体外循环心内直视手术。

3. 需行控制性降温或控制性降压的手术。

4. 严重低血压、休克等需反复测量血压的患者。

5. 需反复采取动脉血样作血气分析的患者。

6. 需要用血管扩张药或血管收缩药治疗的患者。

7. 呼吸心搏骤停后复苏的患者。

（二）周围动脉置管途径

1. 桡动脉为首选途径,因桡动脉位置表浅并相对固定,穿刺易于成功且便于管理。在桡动脉穿刺前一般需行 Allen 试验,以判断尺动脉循环是否良好,是否会因桡动脉插管后的阻塞或栓塞而影响手部的血流灌注。Allen 试验的方法是:将穿刺侧的前臂抬高,用双手拇指分别摸到桡、尺动脉后,让患者作 3 次握拳和松拳动作,接着拇指压迫阻断桡、尺动脉的血流,待手部变白后将前臂放平,解除对尺动脉的压迫,观察手部的转红时间,正常<5 ~ 7 秒,平均 3 秒,8 ~ 15 秒为可疑,>15 秒系血供不足,一般>10 秒为 Allen 试验阳性,不宜选用桡动脉穿刺。

2. 股动脉位于腹股沟韧带中点的下方,外侧是股神经,内侧是股静脉。血管搏动清楚,穿刺成功率高,但管理不方便,潜在的感染机会较大,不适宜于较长时间保留导管。

3. 足背动脉是下肢胫前动脉的延伸,穿刺置管并发症少,但该动脉较细,有时难以触及。

4. 肱动脉常在肘窝部穿刺,肱动脉的外侧是肱二头肌肌腱,内侧是正中神经。肱动脉与远端的尺、桡动脉之间有侧支循环,遇有侧支循环不全,肱动脉的阻塞会影响前臂和手部的血供。

5. 尺动脉特别是经 Allen 试验证实手部供血以桡动脉为主者,选用尺动脉穿刺可提高安全性,但由于位置较深,穿刺成功率低。

（三）测压方法

1. **器材与仪器**　成人与小儿应选用相应的套管针。测压装置包括:①配套的测压管道系统、肝素稀释液等;②压力监测仪:包括压力换能器或弹簧血压计等;③用换能器测压时还需有感应装置和显示器。

2. **动脉穿刺插管术**　一般选用左桡动脉穿刺插管,腕关节略过伸位,妥善固定,摸清动脉搏动,常规消毒,清醒患者宜先行局麻。成人选 18G 或 20G 套管针,套管针与皮肤呈 30° ~ 45°角,于腕横线桡骨茎突旁桡动脉搏动最清楚处朝着动脉行走向心方向进针,感到穿入动脉时的突破感并见有鲜红血液回流到套管针蒂时,表明套管针芯已进入动脉;适当降低穿刺针和皮肤的角度,再进针约 2mm,如果有持续鲜红的动脉回血,表示外套管已进入动脉内;此时可略退或固定针芯,仍见持续鲜红回血,则轻柔地置入外套管;置入外套管无阻力,拔除内芯后有搏动性血流自套管射出,表明穿刺成功,连接测压装置即可。动脉穿刺插管过程中常见的 3 种情况及其处理见图 7-1。

（四）动脉血压波形

1. **正常动脉血压波形**　正常动脉血压波形包括收缩相和舒张相。主动脉瓣开放和左心室快速射血入主动脉时为收缩相,动脉血压波急剧上升至顶峰,即收缩压。血流经主动脉到周围动脉,压力波下降,主动脉瓣关闭,直至下一次收缩开始,波形下降至基线为舒张相,最低点即舒张压。动脉血压波下降支出现的切迹称重搏切迹(dicrotic notch)(图 7-2)。

身体各部位的动脉血压波形有所不同,脉冲传向外周时发生明显变化,越是远端的动脉,

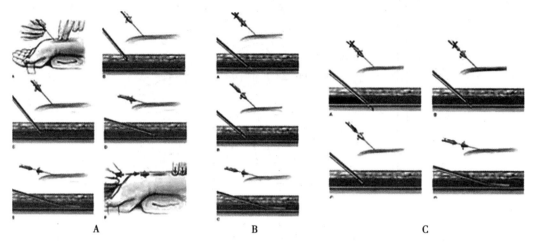

图 7-1　经皮动脉穿刺插管示意图

A. 见持续鲜红的动脉回血时,表示套管针针芯已进入动脉,此时降低穿刺针与皮肤的角度,再进针
2~3mm。如果仍持续有鲜红的动脉回血,表示外套管已进入动脉内,此时可略退针芯,见仍持续有
回血,可轻柔地置入外套管。B. 穿刺针压低再进针后,动脉回血停止,将针芯退出数毫米,再出现持
续鲜红的动脉回血,则表示外套管在动脉血管外,此时应将外套管缓慢后退,再出现持续鲜红的动脉
回血,提示外套管尖端再次回到动脉内,可置入外套管

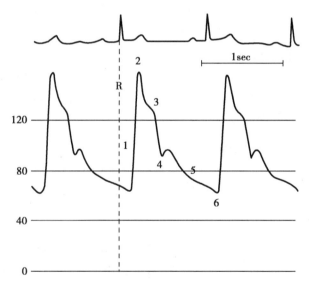

图 7-2　正常动脉血压波形与 ECG 的 R 波的关系

1. 收缩期上升支;2. 收缩期峰压;3. 收缩期下降支;
4. 重搏切迹;5. 舒张期血液流向外周;6. 舒张末压

压力脉冲到达越迟,上升支越陡,收缩压越高,舒张压越低,但重搏切迹不明显。这是动脉压波
形的一个最重要特征,即远端脉搏的放大现象(图 7-3)。

2. 异常动脉血压波形 ①圆钝波:波幅中等度降低,上升和下降支缓慢,顶峰圆钝,重
搏切迹不明显,见于心肌收缩功能低落或血容量不足。②不规则波:波幅大小不等,期前收
缩波的压力低平,见于心律失常。③高尖波:波幅高耸,上升支陡,重搏切迹不明显,舒张压
低,脉压宽,见于高血压及主动脉瓣关闭不全。主动脉瓣狭窄者,下降支缓慢及坡度较大,
舒张压偏高。④低平波:上升和下降支缓慢,波幅低平,见于低血压休克和低心排血量综合
征(图 7-4)。

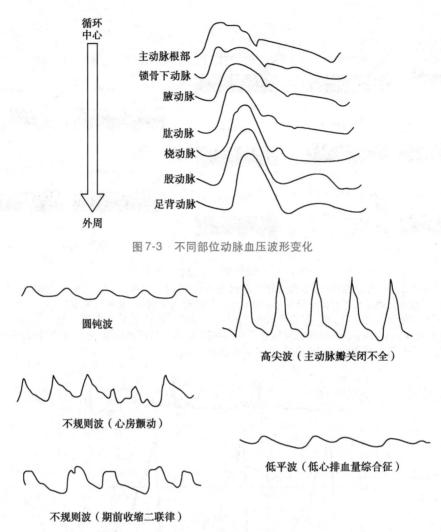

图 7-3　不同部位动脉血压波形变化

图 7-4　异常动脉压波形

（五）影响因素

需要指出的是，有创监测与无创监测的血压值之间有一定的差异，一般认为有创测压的数值比无创法略高出 5～20mmHg。另外，很多因素可影响有创血压监测，在临床应用中要加以注意。

1. **不同部位的动脉存在压差**　仰卧时，从主动脉到远心端的周围动脉，收缩压依次升高，而舒张压逐渐降低。足背动脉的收缩压较桡动脉高而舒张压相对较低。

2. **压力换能器的定标**　将换能器接通大气，使压力基线定位于零点即可。测压时，应将压力换能器平齐于第 4 肋间腋中线水平，即相当心脏水平，低或高均可造成压力误差。

3. **测压系统的阻尼**　压力换能器和放大器的频率应为 0～100Hz，测压系统的谐频率和阻尼系数为 0.5～0.7。阻尼过高增加收缩压读数，同时使舒张压读数降低，而平均动脉压变化较小。仪器需定时检修和校对，确保测压准确性和可靠性。

4. **测压管道**　测压管道需保持通畅，不能有任何气泡或凝血块。经常用肝素盐水冲洗，防止凝血的发生。冲洗时压力曲线应为垂直上下，提示径路畅通无阻。

（六）并发症

最主要的并发症是由于血栓形成或栓塞引起的血管阻塞，严重的有肢体缺血和坏死。其他并发症包括出血、动脉瘤、感染和动静脉瘘等。

预防动脉栓塞形成的措施有：①注意无菌操作；②减少动脉损伤；③连续或经常用肝素稀释液冲洗；④套管针不宜太粗；⑤末梢循环欠佳时，应立即拔出动脉套管，恢复血供。另外，套管留置时间过长会增加感染的机会，一般不宜超过 7 日，必要时可更换部位。

第二节　中心静脉压监测

中心静脉压（central venous pressure，CVP）指腔静脉与右房交界处的压力，是反映回心血量与右心射血能力的指标，也是右心前负荷的指标。中心静脉压由 4 部分组成：①右心室充盈压；②静脉内壁压即静脉内血容量产生的压力；③静脉外壁压，即静脉收缩压和张力；④静脉毛细血管压。因此，CVP 的大小与血容量、静脉张力和右心功能有关。CVP 结合其他血流动力学参数综合分析，在临床麻醉和 ICU 中对患者右心功能和血容量变化的评估有很高的参考价值。

一、适 应 证

1. 严重创伤、各类休克及急性循环功能衰竭等危重患者。
2. 各类大、中手术，尤其是心血管、颅脑和腹部的大手术。
3. 需长期输液或接受完全胃肠外营养治疗的患者。
4. 需接受大量、快速输血补液的患者。

二、置 管 途 径

通过不同部位的周围静脉均可插入导管至中心静脉部位。目前多数采用经皮穿刺颈内静脉或锁骨下静脉，其次为股静脉、颈外静脉进行插管，另外还可经外周静脉放置中心静脉导管。

1. 颈内静脉始于颅底，上部颈内静脉位于胸锁乳突肌前缘内侧，中部位于胸锁乳突肌锁骨头前缘的下面、颈总动脉的前外方，在胸锁关节处与锁骨下静脉汇合成无名静脉入上腔静脉。

2. 锁骨下静脉为腋静脉的延续，起于第 1 肋骨的外侧缘，于前斜角肌的前方，跨过第 1 肋骨。锁骨下静脉在锁骨下内 1/3 及第一肋骨上行走，在前斜角肌内缘与胸锁关节后方，与颈内静脉汇合形成头臂静脉。

3. 颈外静脉收集面部和耳周围静脉血流，向下与锁骨下静脉呈锐角汇合。颈外静脉多年来一直作为临床观察静脉充盈程度和静脉压高低的部位。

4. 股静脉为下肢最大静脉，位于腹股沟韧带下股动脉内侧，最外侧为股神经。即使是股动脉搏动微弱或摸不到的情况下也易穿刺成功，迅速建立输液径路。

5. 经外周静脉置入的中心静脉导管（peripherally inserted central venous catheters，PICC）指由外周静脉（贵要静脉、肘正中静脉或头静脉）穿刺插管，导管尖端位于上腔静脉或锁骨下静脉。与传统中心静脉穿刺相比，并发症少、感染风险低、患者更加舒适；与一般的外周静脉置管相比，可避免多次静脉穿刺的痛苦和不适，并且有更长的留置和使用时间。

三、测压方法

1. **器材与装置** 中心静脉穿刺的器材主要包括:套管针、穿刺针、导引钢丝、深静脉导管等,市场上常供应配备完善的一次性中心静脉穿刺包。测压装置可采用多功能生理监测仪(含压力监测仪)(图7-5)。

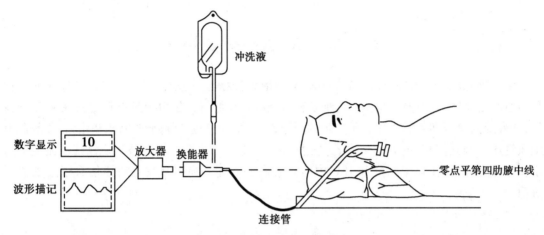

图 7-5　CVP 监测装置示意图

2. **穿刺插管方法** 颈内静脉穿刺方法主要分为前路、中路和后路三种。以中路为例,即在颈动脉三角的顶点穿刺进针,方向对着同侧乳头。通常先用细针试探颈内静脉,确定位置后改用 18G 的颈内静脉穿刺针穿刺,回抽血确认静脉后便置入导引钢丝,再将静脉导管顺着钢丝插入颈内静脉,抽出导丝后将静脉套管与三通开关相连输液或与测压装置连接进行测压。

3. **注意事项** ①严格无菌操作;②注意患者体位与穿刺局部解剖间的关系,如颈内静脉穿刺时,头向对侧偏转的程度必然影响胸锁乳突肌与下方静脉之间的关系;③正确判断导管置入是否有误入动脉或软组织;④确保测压管道系统无凝血、空气;⑤调节零点,将换能器或玻璃管零点置于第 4 肋间、腋中线水平。

四、临床意义

中心静脉压的正常值为 5～12cmH$_2$O。临床上常依据中心静脉压的变化来估计患者的血流动力学状况。中心静脉压的高低取决于心功能、血容量、静脉血管张力、胸膜腔内压、静脉血回流量和肺循环阻力等因素,其中尤以静脉回流与右心室排血量之间的平衡关系最为重要。CVP<2～5cmH$_2$O,提示右心房充盈欠佳或血容量不足;CVP>15～20cmH$_2$O,提示右心功能不良或血容量超负荷。

在液体输注过程中,中心静脉压不高,表明右心室能排出回心血量,可作为判断心脏对液体负荷的安全指标。中心静脉压与动脉压不同,不应强调所谓正常值,更不要强求为维持所谓的正常值而引起输液过荷。作为反映心功能的指标连续测定观察其动态变化,比单次的绝对值更有指导意义。

监测中心静脉压的目的是提供适当的容量以保证心排血量。由于不能常规测定心排血量,临床工作中常依据动脉压的高低、脉压大小、尿量及临床症状、体征结合中心静脉压变化对病情作出判断,指导治疗。表7-1可作为参考。

表 7-1 引起中心静脉压变化的原因及处理

中心静脉压	动脉压	原 因	处 理
低	低	血容量不足	补充血容量
低	正常	心功能良好,血容量轻度不足	适当补充血容量
高	低	心功能差,心排血量减少	强心,供氧,利尿,纠正酸中毒,适当控制补液或谨慎选用血管扩张药
高	正常	容量血管过度收缩,肺循环阻力增高	控制补液,用血管扩张药扩张容量血管及肺血管
正常	低	心脏排血功能减低,容量血管过度收缩,血容量不足或已足	强心,补液试验,血容量不足时适当补液

五、影 响 因 素

1. 导管位置 测定中心静脉压导管尖端必须位于右心房或近右心房的上、下腔静脉内。经肢体置管,常依据体表穿刺位置估计导管需插入的长度。遇有导管扭曲或进入了异位血管,管端就无法达到上述位置,而使测压不准。

2. 标准零点 中心静脉压测值仅数厘米水柱,零点发生偏差将显著影响测定值。一般均以右心房中部水平线作为理想的标准零点。仰卧位时基本上相当于第 4 肋间前、后胸径中点(腋中线)的水平线,侧卧位时则相当于胸骨右缘第 4 肋间水平。一旦零点确定,就应该固定好。若患者体位发生改变应随即调整零点。

3. 胸膜腔内压 影响中心静脉压的因素除了心功能、血容量和血管张力外,胸膜腔内压也是重要的因素。右心室的有效充盈压常可由中心静脉压与心包腔的心室外壁压之差表示,正常的心室外壁压即胸膜腔内压,在任何情况下当胸膜腔内压增加时,心室外壁压随之增高,就减小此压差而影响心脏的有效充盈。患者咳嗽、屏气、伤口疼痛、呼吸受限以及麻醉和手术等因素均可通过影响胸膜腔内压而改变中心静脉压的测量数值。机械通气时常会使胸腔内平均压升高,特别是应用 PEEP、吸气压大于 25cmH$_2$O 时胸膜腔内压增加更显著,可明显影响 CVP 值,因此测压时如患者情况许可,最好暂停机械通气。

4. 测压系统的通畅度 测压系统通畅,才能提供正确的测压数值。在测压时水柱升降快速,液面波动明显常提示导管通畅。较长时间测压,由于血液反流、血凝块堵管或管端存在活瓣状的血凝块造成通道不畅,常影响测压值的准确性。当需要较长时间监测中心静脉压,输液速度又较缓慢时,可于每 500ml 液体内加肝素 3 ~ 5mg,以预防管端形成血凝块,保持测压系统的通畅。

六、并发症与防治

1. 感染 中心静脉置管后感染率为 2.5% ~ 10%。因此穿刺时应注意无菌操作,导管留置期应注意加强护理。

2. 出血和血肿 穿刺时误穿动脉易致血肿,应做局部压迫。

3. 其他 气栓、血栓、气胸、血胸、心包压塞和神经损伤等,发病率虽然不高,但后果严重,因此预防措施的关键在于熟悉局部解剖,严格规范操作流程。

第三节　肺动脉压监测

漂浮导管(Swan-Ganz导管)能够迅速地进行各种血流动力学监测。由静脉插入经上腔或下腔静脉,通过右心房、右心室、肺动脉主干和左或右肺动脉分支,直至肺小动脉。在肺动脉主干测的压力称为肺动脉压(pulmonary arterial pressure,PAP)。漂浮导管在肺小动脉楔入部位所测得的压力称为肺小动脉楔压(pulmonary arterial wedge pressure,PAWP,又名肺毛细血管楔压,PCWP)。因此,当无肺部疾病时,PAWP和PAP是分别反映左心前负荷与右心后负荷的指标。由于中心静脉压不能反映左心功能,所以,当患者存在左心功能不全时,进行PAP和PAWP监测是很有必要的。其正常值肺动脉收缩压(PASP)15~20mmHg,肺动脉舒张压(PADP)6~12mmHg,肺动脉平均压(PAMP)9~17mmHg,肺小动脉楔压(PAWP)5~12mmHg。

一、适　应　证

1. **顽固性休克患者**　监测所得血流动力学参数有利于该类休克患者的病情评估与治疗。
2. **急性心肌梗死**　PAWP与左心衰竭的X线变化有良好的相关性,可估计预后。
3. **区别心源性和非心源性肺水肿**　正常时血浆胶体渗透压(COP)与PAWP之差为10~18mmHg。当差值为4~8mmHg,就有可能发生心源性肺水肿,当小于4mmHg时,则不可避免地发生心源性肺水肿。

二、禁　忌　证

1. **绝对禁忌证**
(1) 三尖瓣或肺动脉瓣狭窄:PAC不易通过狭窄的瓣膜,即使偶尔通过狭窄部位,也可加重阻碍血流通过。
(2) 右心房或右心室内肿块(肿瘤或血栓形成):插管时不慎,可致肿块脱落而引起肺栓塞。
(3) 法洛四联症:右心室流出道十分敏感,PAC通过肺动脉时,常可诱发右心室漏斗部痉挛而使发绀加重。

2. **相对禁忌证**
(1) 严重心律失常:正常情况下,PAC置管时,可诱发一过性房性或室性心律失常,因此,患者伴有心律失常时,插管过程中可引起严重心律失常。此类患者是否选用PAC,需权衡利弊。
(2) 凝血障碍:经大静脉穿刺插管时,可能会发生出血、血肿。因此,伴凝血异常者应慎用。
(3) 近期置起搏导管者:施行PAC插管或拔管时不慎,可导致起搏导线脱落。

三、监　测　方　法

1. **器材与仪器**　常用Swan-Ganz四腔导管。导管的顶端开口供插管时测量压力,并经此开口抽取血标本测S_vO_2。导管近端开口(距顶端30cm)测CVP,并可注射冷盐水供测心排血量(CO),即温度稀释法。第3个腔开口于近导管顶端的气囊内,气囊充气后便于导管随血流向前漂进。距导管顶端近侧3.5~4cm处有热敏电阻,主要用于测量CO。所需的仪器有:压力监测仪、换能器、CO 测量仪、ECG 监测仪等。

2. **肺小动脉导管** 肺小动脉导管(pulmonary arterial catheter,PAC)主要是从深静脉进入，首选途径是右颈内静脉。当深静脉穿刺成功置入导引钢丝后，先沿钢丝将静脉扩张器插入静脉，之后拔除静脉扩张器，再沿导丝将导管鞘置入右颈内静脉并拔除导引钢丝，最后将 PAC 经导管鞘插入深静脉。根据波形特征和压力大小判断 PAC 的位置(图 7-6)。

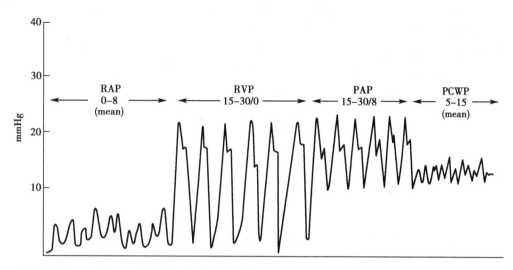

图 7-6 Swan-Ganz 导管经右心房、右心室、肺动脉及肺小动脉各处所测得的压力和波形，根据波形的不同，可以判断导管顶端所在的位置

四、临 床 意 义

漂浮导管对 PCWP 及心排血量的测定，为临床估计心脏功能状态及指导临床治疗提供客观的依据。

1. **估计左心功能** 心室舒张时，肺微血管和肺静脉床、左心房及左心室成一共同腔室，PCWP 亦可代表左室舒张末压(LVEDP)，因此可反映左心室前负荷。如果排除其他原因，如缺血、二尖瓣病变等，肺动脉压和 PCWP 可以估计左心功能。在无肺血管病变时，肺动脉舒张压、左房压和 LVEDP 相关性良好，用肺动脉舒张压可以表示上述压力。当左心功能不全时，心室顺应性降低，LVEDP 显著升高。当出现体循环低血压、心排血量减少，同时肺动脉压和 PCWP 升高，是左心功能不全的标志。此时用肺动脉舒张压和 PCWP 表示 LVEDP 就未必恰当，LVEDP 常超过肺动脉压和 PCWP。

平均 PCWP 一般确能反映左心功能。在心排血量正常时，若 PCWP 在 8 ~ 12mmHg，提示心室功能良好；在有低心排血量或循环障碍征象时，若 PCWP<8mmHg，则提示血容量相对不足，需增加左心室的充盈量。当 PCWP 超过 20mmHg 时，表明左心室功能欠佳。当 PCWP>20mmHg 时，已有左心功能异常；若 PCWP≥30mmHg 时，则出现肺水肿。

2. **估计右心功能** 中心静脉压(CVP)可以判断右心的容量是否超负荷或不足。右心室壁薄，当由于肺血管病变、心脏原发性疾病、心肌保护不良、外科手术等原因，导致右心衰竭时，表现为 CVP 增高，心排血量减少，以及平均肺动脉压与 CVP 差距下降。

3. **诊断肺动脉高压和肺动脉栓塞** 正常肺血管阻力状态，肺动脉舒张压和 PCWP 非常接近。肺动脉舒张压增高，提示肺动脉高压。正常时肺动脉舒张末压仅较 PCWP 略高，但若相差达 6mmHg 以上时，则表示肺小动脉与肺微血管间存在着明显的阻力。此时如能排除由慢性肺源性心脏病、肺纤维化或其他原因引起者,则应可考虑肺动脉栓塞。

4. 估计心包病变 由于舒张期心脏的充盈受阻,使右室舒张末压、右心房压力增高,甚至可增高至与肺动脉压相近,其 PCWP 与右房压可无明显差别,心排血量明显下降。这种情况可见于缩窄性心包炎和限制性心肌病。

5. 估计瓣膜病变 依靠肺动脉导管,通过测量跨瓣膜压差,可以诊断三尖瓣和肺动脉瓣狭窄。三尖瓣跨瓣压差为 CVP 与右室舒张末期压力(RVEDP)之差,肺动脉瓣跨瓣压差为右室收缩压和肺动脉收缩压之差。二尖瓣病变可以通过 PCWP 波形的变化反映出来。

6. 早期诊断心肌缺血 当心肌缺血时,导致心肌顺应性下降,左室舒张末压(LVEDP)明显增高。心肌缺血与 LVEDP 或 PCWP 升高有明显相关性,基础研究提示 PCWP 较 LVEDP 可能更敏感。通过观察 PCWP 波形和压力变化,可以早期诊断心肌缺血。

五、并发症与防治

1. 心律失常 当 PAC 进入右心时,导管顶端可触及心内膜而诱发房性或室性心律失常。故导管的气囊应充气足量,可明显降低心律失常的发生率。注意插管手法轻柔、迅速。若出现持续心律失常,可将导管退出心室并经导管注射利多卡因 1~2mg/kg 后再行置管。

2. 气囊破裂 导管多次使用、留管时间过长或频繁过量充气可引起气囊破裂。当发现向气囊内注气阻力消失,放松注射器的内栓,其不能自动弹回,常提示气囊已破。当发现气囊破裂后,不应再向气囊注气并严密监测有无气栓的发生。

3. 肺动脉破裂和出血 气囊充气膨胀直接损伤肺小动脉引起破裂出血,多见于高龄、低温、肺动脉高压的患者。主要的预防方法是应注意导管的插入深度,避免快速、高压地向气囊充气。当肺动脉压波形变成楔压波形时,应立即停止注气,并应尽量缩短 PAWP 的测定时间。

其他并发症有:感染、肺栓塞、导管打结等。因此应严格掌握适应证,在进行 PAC 操作时严格遵守操作规则、尽可能缩短操作时间并加强护理工作。

第四节 心排血量监测

心排血量(cardiac output,CO)是指一侧心室每分钟射出的总血量,正常人左、右心室的排出量基本相等。CO 是反映心泵功能的重要指标,其受心肌收缩性、前负荷、后负荷、心率等因素的影响,因此 CO 的监测,对于评价患者的心功能具有重要的意义。同时,根据 Starling 曲线,CO 对于补液、输血和心血管药物治疗有指导意义,也可通过 CO 计算其他血流动力学参数,如心脏指数、每搏量等(表 7-2)。测量 CO 的方法有温度稀释法(即热稀释法)、心阻抗血流图和食管、气管多普勒技术等。

表 7-2 与 CO 有关的血流动力学指标的正常值

各血流动力学指标	计算公式	正常范围
心排血量(cardiac output)	$CO = SV \times HR$	4~8L/min
心脏指数(cardiac index)	$CI = CO/BSA$	2.8~4.2L/(min·m²)
每搏量(stroke volume)	$SV = CO/HR \times 1000$	50~110ml/beat
每搏指数(stroke volume index)	$SI = SV/BSA$	30~65ml/(beat·m²)
每搏功(stroke work)	$SW = (MAP-PAWP) \times SV \times 0.136$	119g·m

各血流动力学指标	计算公式	正常范围
左心室每搏功指数（left ventricular stroke work index）	$LVSWI = \dfrac{1.36(MAP-PAWP)\times SI}{100}$	$45 \sim 60g \cdot m/m^2$
右心室每搏功指数（right ventricular stroke work index）	$RVSWI = \dfrac{1.36(MAP-CVP)\times SI}{100}$	$5 \sim 10g \cdot m/m^2$
体循环阻力（systemic vascular resistance）	$SVR = \dfrac{(MAP-CVP)\times 8}{CO}$	$90 \sim 150kPa \cdot s/L$
肺循环阻力（pulmonary vascular resistance）	$PVR = \dfrac{(PAP-PAWP)\times 8}{CO}$	$15 \sim 25kPa \cdot s/L$

一、温度稀释法

为临床常用的测量 CO 的方法，能方便、迅速地得到 CO 的数值。通过 Swan-Ganz 导管，向右心房注射冷生理盐水，其随血液的流动而被稀释并吸收血液的热量，温度逐渐升高到与血液温度一致。这一温度稀释过程由导管前端的热敏电阻感应，通过记录就可得到温度-时间稀释曲线。CO 可以由以下公式计算得出：

$$CO = \frac{V \cdot (T_b - T_I) \cdot D_I \cdot Si}{A \cdot D_b \cdot S_b} \cdot \frac{60}{1000}(L/min)$$

式中，V = 注入冷生理盐水量（ml）；

　　　T_b = 肺动脉血液温度；

　　　T_I = 注入冷生理盐水温度；

　　　D_b，D_I = 血和生理盐水的密度；

　　　S_b，Si = 血和生理盐水的比热；

　　　A = 稀释曲线所包含的面积。

从该公式不难看出，只要已知注入冷生理盐水的量，盐水与血液的温度差，以及温度稀释曲线所包含的面积，即可方便地计算出 CO。特别适用于电子计算机分析并直接显示温度稀释曲线和数值。

二、连续心排血量测定

连续心排血量测定（continuous cardiac output，CCO）亦称连续温度稀释法心排血量测定，该方法应用与 Swan-Ganz 导管相似的导管置于肺动脉内，在心房及心室这一段导管表面有一加温系统，间断性使周围血液温度升高，导管尖端的热敏电阻可测定血液温度变化，故可获得温度-时间曲线来测定心排血量。

三、心阻抗血流图

心阻抗血流图（impedance cardiogram，ICG）是研究每个心动周期胸部电阻抗的变化，其改变与心脏、大血管血流的容积密切相关，通过公式计算便能得出 CO 的数值。ICG 是一项无创性的方法，操作简单、安全。与微机相连可动态监测 CO 以及与其有关的血流动力学参数，但术中应用并不普遍。

四、多普勒心排血量监测

所谓多普勒原理是指光源与接收器之间的相对运动而引起接收频率与发射频率之间的差别。多普勒原理心排血量监测正是利用这一原理,通过测定主动脉血流而测定 CO。根据测定血流部位不同,目前临床应用的有经肺动脉导管、胸骨上、经食管及气道多普勒监测,除肺动脉导管多普勒测 CO 技术属有创技术外,其他均为无创伤性监测技术。进行多普勒测 CO 时,均需完成下列步骤:

1. 测定升主动脉横截面的面积值(Aao)。
2. 超声传感器的位置应是所射波束与主动脉血流紧密平行。
3. 超声仪必须测定射血期间(Tei)血流速度,并确定每搏的平均流速(Vavg)。

将 Vavg、Aao、Tei 和心率(HR)相乘求得 CO,即 $CO = Vavg \cdot Aao \cdot Tei \cdot HR$。

五、二氧化碳无创心排血量测定

二氧化碳无创心排血量测定是利用二氧化碳弥散能力强的特点,将其作为指示剂,根据Fick 原理来测定心排血量。测定方法很多,常用的方法有平衡法、指数法、单次或多次法、三次呼吸法等。无论采用何种方法,其计算心排血量的基本公式如下:

$$CO = VCO_2 / (CvCO_2 - CaCO_2)$$

六、FloTrac/Vigileo 监测系统

FloTrac/Vigileo 监测系统是一种新的微创血流动力学监测系统。该装置与外周动脉导管相连,对动脉压波形进行分析,结合患者的个人资料来计算心排血量。也可监测血氧饱和度、血压和血容量。测定心排血量无须温度稀释或染料稀释,而且可以连续性监测。

FloTrac/Vigileo 监测系统监测心排血量,不需要用其他方法进行定标。研究显示该监测系统在心排血量变化范围内和各种临床情况下可以准确反映心排血量,用于监测危重病、心血管功能障碍、创伤或大手术的患者,尤其是患者血容量的变化。与肺动脉导管相比,该监测系统的创伤小,只需外周动脉置管。

第五节 经食管超声心动图

经食管超声心动图(transesophageal echocardiography,TEE)是将超声探头放在食管内对心脏大血管进行检查,采用食管二维超声心动图和脉冲多普勒血流计联合应用,并与心电图相结合。利用心电图确定心脏机械收缩时相,二维超声心动图测定瓣环口面积,多普勒血流计测定经过该瓣环口的血流速度,从而计算出每搏量,进而获得心排血量。目前 TEE 探头已经由单平面、双平面探头发展到多平面探头。多平面 TEE 探头采用了相控阵晶体旋转装置,在 0° ~ 360°范围可使声束连续扫查心脏和血管的结构,最大限度地显示心脏解剖结构及其相互关系,从而构思出心脏立体三维结构。对于成人,多平面 TEE 探头几乎完全取代了单平面和双平面探头,超声心动图提供的是二维的切面影像,通过灵活转动换能器和变换探头方向以及多平面角度,可获取检查部位立体形态的三维图像。但是,以有限的二维图像为基础获得完整三维结

构的过程是复杂的,由于个体解剖或病理差异等因素,只有在获得 TEE 标准检查切面的满意图像的基础上,在变异范围内加以调整和校正,才能由二维图像进一步形成三维图像。

一、TEE 优点

1. 和心脏之间无肺组织,可用较高频率的探头,成像更清晰。
2. 不影响心血管手术,可连续监测。
3. 更清晰地观察到一些重要结构,如心耳、肺静脉、房间隔、胸主动脉、左冠状动脉等。
4. 不受人工机械瓣的影响,更清晰地观察心脏其他结构。

二、TEE 缺点

TEE 属于无创性监测,但由于导管需进入食管,对食管组织有损伤的可能;在心脏增大患者,尤其是二尖瓣病变时左心房巨大,探头在食管中移动时由于刺激位于其前方的左心房,易产生各种心律失常;另有报道 TEE 监测后发生感染性心内膜炎。由于价格昂贵,操作技术要求高,目前国内正在加强该项技术的学习和推广。

三、临 床 应 用

在心血管手术中,经食管超声心动图主要于监测和诊断。

1. 监测心肌缺血 术后心肌缺血以往主要靠心电图来诊断。近年来研究表明 TEE 比心电图更为敏感和准确。为监测心肌缺血,一般将食管探头放在左心室的乳头肌水平,用短轴观察左室壁的运动。该水平能观察到所有三个大冠状动脉供血的区域,故对心肌缺血的监测极为敏感。

2. 监测栓子 左心耳是血栓好发的位置,而 TEE 对该位置的观察极为清晰。另外,TEE 对空气栓子的监测也很敏感。

3. 其他 包括:①二尖瓣成形术疗效评价;②肥厚型心肌病左室流出道疏通术及部分切除术效果评价;③监测缺损修补术后有无残余分流及分流定量;④观察人工瓣膜置入后的情况;⑤冠心病旁路手术前或经皮冠状动脉成形术(PTCA)后观察缺血心肌范围及改善情况;⑥评价左室整体及局部收缩功能;⑦心脏移植前后其形态与功能的评价。

第六节　心功能监测

一、心泵功能的判断

心泵功能主要取决于心脏的前负荷、后负荷与心肌收缩性。这三个因素的动态平衡保证了心脏正常泵血、维持正常血压以及确保组织血液灌注。

反映心脏前负荷的指标有:左室舒张末容积(LVEDV)、左室舒张末压力(LVEDP)、PAWP、CVP。以上指标的数值超过正常值越多表明心脏的前负荷越大,心功能就越差。目前认为,当 PAWP>20mmHg 时,提示左室功能可能减退;>25～30mmHg 时,提示左心功能严重不全,有发生肺水肿的可能。

反映心脏后负荷的指标有:SVR 和 PVR,SVR 是左心后负荷指标,PVR 是右心后负荷指标,这两个阻力的大小都与 CO 成反比关系。

心肌收缩力是保证心脏克服前、后负荷做功,保证心室正常射血的关键因素。反映心肌收缩力的指标有:心脏指数(CI)、每搏指数(SI)、每搏功(SW)、左心室每搏功指数(LVSWI)、右心室每搏功指数(RVSWI)和左室射血分数(EF)。EF 与左室舒张末容积(LVEDV)和左室收缩末容积(LVESV)有关,即 EF=(LVEDV-LVESV)/LVEDV,正常>0.55。显然,以上数值越大,表明心肌的收缩性越好。

二、心肌的氧供需判断

心肌的氧供与氧需平衡,是维持心功能正常的重要因素。通过血流动力学指标可以对此进行间接的判断。常用的指标如下:

1. 心率与收缩压的乘积(RPP) 正常<12 000,如大于该值,反映心肌耗氧增加,提示可能有心肌缺血。

2. 三重指数(TI) $TI=HR \times SBP \times PAWP$,正常值<150 000。该指数用于估计心肌氧耗量,三者中任何一个项增加,均引起心肌耗氧增加。

3. 心内膜下心肌存活率(endocardial viability ratio,EVR)

$$EVR = \frac{(DBP-PAWP) \times T_D}{SBP \times T_S}$$

式中,T_D 为舒张时间间期,T_S 为收缩时间间期。EVR 正常值>1,如<1,提示心内膜下心肌缺血。

4. 冠状动脉灌注压(CCP) $CCP=DBP-PAWP$,是反映心肌氧供的指标。

三、心肌收缩间期

心肌收缩间期(systolic time interval,STI)是通过心电图、心音图与颈动脉搏动图、心阻抗血流图、心尖冲动图或超声心动图等同步记录,测量左室收缩期中各个时相间期的变化,以估计左室功能状态,是反映心肌收缩性简便可靠的定量指标。

1. 电机械收缩总时间(Q-S) 从心电图 Q 波起始到第二心音的第一高频成分的时距,男性(399±14)毫秒,女性(409±19)毫秒。

2. 左心室射血时间(LVET) 从颈动脉搏动上升支起始的 B 点到下降支切迹的 X 点,后者较主动脉关闭落后 5 毫秒,男性(294±10)毫秒,女性(306±10)毫秒。

3. 射血前期(PEP) 等容收缩期心室内压力开始升高到射血开始时间,因为颈动脉搏动图上传递延迟的时间平均为(18.5±8.2)毫秒,所以不能从图中直接测量,只能用(Q-S2)-LVET 求得,男性(103±13)毫秒,女性(105±11)毫秒。

4. PEP/LVET 比值正常值小于 0.4。PEP/LVET 与 CO、CI、EF 有较好相关性。EF 与 PEP/LVET 呈负相关。PEP/LVET 大于 0.4 才有临床意义,0.40~0.50 轻度异常,0.50~0.60 中度异常,大于 0.60 重度异常,比值越大,表示心功能越差。

四、射 血 分 数

射血分数(ejection fraction,EF)为心室舒张末期容量(EDV)和收缩末期容量(ESV)之差与 EDV 的比值。正常值大于 0.55,小于 0.50 表示心功能减退。

1. 测定方法

(1)超声心动图:测量左室舒张末期前后径(EDD)和收缩末期前后径(ESD),EF

$$= \frac{(EDD)^3 - (ESD)^3}{(EDD)^3}。$$

（2）温度稀释法：经技术改进的 Swan-Ganz 导管采用反应时间比普通 Swan-Ganz 导管快的热敏电阻，既可测定传统参数（如 RAP、PAP、PAWP 和 CO），又可测得右心室容量和右心室射血分数（RVEF），还可计算右心室容量的变化，能用于连续监测右心功能。

2. 临床意义 可结合其他心功能指标，精确地进行心功能分级（表7-3）。LVEDP 可用 PAWP 代替，经肺动脉导管测得。

表7-3 用射血分数进行心功能分级

分级	1	2	3	4	5
心功能分级	正常功能	用力时轻度减退	出现症状中度减退	休息时出现症状	濒死
射血分数	正常>0.55	0.5~0.4	0.30	0.20	0.10
休息时舒张期末压	正常≤20mmHg	异常>20mmHg			
运动时舒张期末压	正常≤20mmHg	异常>20mmHg			
休息时心脏指数 [(L/(min·m²)]	正常>2.5	2.5	2.0	1.5	1.0

第七节 微循环监测

微循环是生命的基本特征之一，直接参与组织、细胞的物质、能量、信息等的传递。微循环监测对许多疾病早期诊断、观察病理生理变化、判断疾病预后具有重要意义。

一、微循环监测仪

微循环监测仪是一种新颖的光电仪器，无创伤、无任何副作用，通过选择合适部位用显微镜直接观察微循环，主要用于对人体甲襞微循环检查，广泛用于临床对多种疾病（心脑血管、高血压、卒中、糖尿病、风湿性关节炎等）发生微循环改变的早期诊断、病情预报、疗效判断和预后估计等方面，为临床提供诊断治疗依据。

1. 监测部位 直接观察人体微循环的部位有甲襞、眼球结膜、舌、唇等十余个，但最常用并且能代表全身微循环状态的主要是甲襞和眼球结膜两个部位。

（1）甲襞微循环检查：甲襞是观测人体微循环状态的最好窗口。因为甲襞是覆盖在手指甲根部的皮肤皱褶，其表皮薄，透光性好，微血管表浅，此外观察手指甲襞十分方便。因此，甲襞便成为临床微循环观察最常用部位，一般检查左手无名指。

（2）眼球结膜微循环检查：眼球结膜的微循环有如下特点：眼球结膜微血管表浅、清晰可以直接观察；球结膜底色白，与毛细血管内血液对比度好，容易观察；在一个视野内可以同时看到微动脉和微静脉以及毛细血管；眼结膜上有分泌物可随时湿润结膜。一般使用裂隙灯显微镜或生物显微镜在左眼颞侧球结膜，选择血管清晰部位观察。

2. 观察内容 微循环的观察内容包括形态、动态、微血管周围现象等三方面，使用活体生物显微镜等仪器直接观察毛细血管形态、血流性质、血流速度、血流量以及测量毛细血管管径大小等。正常的微循环应图像清晰、畸形血管少、无明显血管痉挛或扩张，不应有白微栓及明显的红细胞聚集或流速过缓，血管周围状态应无出血或组织液过多。

二、胃肠黏膜内 pH(pHi)

胃肠组织对缺血十分敏感,容易受到损伤。pHi 是近年发展起来的反映胃黏膜缺血、缺氧相当敏感的指标。胃肠 pHi 测量简单,不仅可直接反映胃肠黏膜的血液灌注状态,而且比传统评价内脏灌注和氧合状态的指标更为灵敏可靠。一般认为 pHi≥7.35 为正常,多数对 ICU 患者研究中 pHi=7.35 作为正常低限,以<7.32 作为黏膜酸中毒的诊断标准,少数则以 7.30 作为诊断标准。

1. 原理 组织出现低灌注和低氧代谢时局部 CO_2 增多,引起 pH 下降。在空腔脏器如消化道、胆囊、膀胱,组织内 CO_2 在分压梯度下可通过弥散,最终达到黏膜与肠腔之间的平衡。根据气体的弥散原理,测定胃肠道内气体分压,代表黏膜内分压 $PgCO_2$,用动脉血 HCO_3^- 浓度代表黏膜内 HCO_3^- 浓度,然后经修正的 Henderson-Hasselbalch 公式计算 pHi,反映组织灌注和代谢状况。

$$pHi = 6.1 + lg\{[HCO_3^-]/(PgCO_2 \times 0.03)\}$$

pHi 的测定基于两个假设:①测得的 CO_2 与胃黏膜 CO_2 相同;②动脉血 HCO_3^- 浓度与胃黏膜内的相同。

2. 监测方法 测定和计算 pHi 的方法有多种,包括 pH 电极直接测定法、生理盐水平衡法、胃张力计和纤维光导敏感探头等。pHi 最常用的测定部位是胃,其次是乙状结肠。

(1) pH 电极直接测定法:通过 pH 电极直接测定黏膜 pHi 是早期应用的方法,因其对胃肠黏膜的创伤性现已不用。

(2) 生理盐水平衡法:以往就有监测空腔脏器张力的理论,只是近来才较多地应用于重症监护中。1980 年,Fiddian-Green 介绍了一种顶端有盐水球囊的特殊的胃肠道导管,将生理盐水约 2.5ml 注入球囊内进行平衡,生理盐水 PCO_2 可用标准血气分析仪进行测定,从而可用于估计组织 pH。pH 降低可作为反映组织灌注不足的指标。实验研究显示,估计的黏膜 pH 与直接测定的 pH 有很好的相关性。一般生理盐水法需要 30~90 分钟使得生理盐水内 PCO_2 和胃黏膜 $PCO_2(PgCO_2)$ 达到平衡,所需时间较长,不能即时反映胃肠黏膜的灌注变化。

(3) 胃张力计:胃张力计(tonometer)是监测危重患者内脏组织灌注是否充足的新方法,通过测定 $PgCO_2$,计算 pHi。该种方法较简便、快速,无须注入生理盐水,张力计自动每隔一段时间将空气注入导管末端的球囊内,平衡数分钟后测定 CO_2 分压,根据修正的 Henderson-Hasselbalch 公式自动计算 pHi。张力计导管也可用于胃肠营养、减压或吸引。其优点是分析二氧化碳张力计半透膜囊内的气体成分,不需注入盐水,操作简单,受外界因素干扰小,结果可靠。

(4) 纤维光导敏感探头:为了克服采用生理盐水平衡法和胃张力计受黏膜血流波动的影响和计算误差等,最近应用纤维光导敏感探头(fiberoptic sensor),直接测定胃肠黏膜的 PO_2 和 PCO_2 以反映其供血情况。组织 PO_2 可作为组织血流和氧供的指标,而 PCO_2 能反映组织的代谢状况。其监测结果与平衡法和张力计相比较,有实时性、准确性和可靠性等优点。

(赵国庆)

心电图(electrocardiography,ECG)是麻醉、手术期间及 ICU 中常用的监测项目,可监测心率(HR)、心律及 ST-T 变化,发现和诊断心律失常、心肌缺血以及评估心脏起搏器功能和药物治疗效果。本章重点介绍心电图监测的方法和临床应用。

第一节 心电图监测的方法

一、心电图监测仪器

(一) 仪器分类

1. 心电监测系统和心电图监测仪 ICU 内常配备心电监测系统,但在手术室内一般使用床旁心电监测仪。心电监测系统由一台中心监测仪通过导线、电话线或遥控连接多台床旁ECG 监测仪。中心或床旁 ECG 监测仪具有以下功能:①显示、打印和记录 ECG 波形和心率(HR)数值。②一般都有 HR 上下限声光报警,报警时同时记录和打印,具有心律失常分析的ECG 监测仪,当室性期前收缩>5 次/分,即发出警报。③图像冻结,可使 ECG 波形显示停留在显示屏上,以供仔细观察和分析。双线 ECG 显示,连接下来的第二行 ECG 波形,可以冻结,并能及时记录。④数小时到 24 小时的趋向显示和记录。⑤高级的 ECG 监测仪配有电子计算机,可对多种心律失常作出分析,同时可识别 T 波,测量 ST 段,诊断心肌缺血。⑥ECG 监测仪也常与除颤器组合在一起,以便同步复律和迅速除颤,从而更好地发挥 ECG 监测的作用。

2. 动态心电图监测仪（Holter 心电图监测仪） 由记录及分析仪两部分组成:①随身携带的小型 ECG 磁带记录仪,通过胸部皮肤电极慢速并长时间(一般 24 小时)收录心脏不同负荷状态时的 ECG,如在术前、术中及 ICU 的患者,汇集白天或夜间、休息或活动时的 ECG 变化,便于动态观察;②分析仪,可用微处理机进行识别,也可人工观察。由于 Holter 记录仪在记录或放像时可产生伪差,最好两部分结合使用。Holter 监测仪主要用于冠心病和心律失常的诊断,也可用于监测起搏器的功能及观察抗心律失常药的疗效,常用于术前诊断。

3. 遥控心电图监测仪 该仪器不需用导线与心电监测仪相连,方法简便,遥控半径一般为30m,中心台也可同时监测多例患者。虽然多数学者认为其并不适合在手术中使用,但在对神经外科患者进行气脑和脑血管 X 线造影及 CT 检查时,则是十分有用的监测。

(二) 使用时注意事项

1. 正确使用 ECG 监测 使用 ECG 监测仪前应详细阅读说明书,熟悉操作方法。当电极安放在胸部时,必须让出心前区,以备在紧急时可安放电极板进行胸外电击除颤。手术室内的床旁心电监测所获得的心电图主要显示心律失常,有时图形分析欠满意,特别是 ST 段的偏移,QRS 波的形态等与常规导联会有较大差别。电极的颜色在国际上并未统一,应根据所购买仪器进行识别。使用时一般应先插上电源,开机预热,贴好电极,连接导程线,调整图像使记录清晰,调节音量使每次心跳有声音发出,设置 HR 报警上、下限。患者在麻醉前或进入 ICU 时,记录 ECG,以供对照和保存。

2. 造成 ECG 伪差的原因　①肌电干扰是最常见的干扰,被检者精神紧张导致肌肉紧张、低室温中肌肉不自主颤抖、某些疾病患者的强迫体位等,均可在心电图上形成或大或小的肌颤波,甚至波幅超过某些肢体导联 QRS 波,对观察 P 波、QRS 波、ST 段、T 波改变以及测量 P-R 间期、Q-T 间期造成影响,此类干扰波的特点一般是肢导联重于胸导联。在麻醉和手术期间,患者发生局麻药毒性反应或输液反应时发生肌肉震颤,导致观察和记录困难。目前多功能的 ECG 监测仪有滤波频带、监测频带和诊断频带,可防止肌肉震颤产生杂波,获得清晰的图像。②呃逆或呼吸使膈肌运动增加,可造成基线不稳,同时影响 QRS 综合波的高度,尤其是 Ⅲ 和 aVF 导联较明显。失血可导致 QRS 综合波振幅降低。③电极安放部位不合适,如肢体电极安放在关节骨性隆起部位,产生类似电极脱落的基线不稳波形。电极与皮肤接触不良及导线连接松动或断裂,可使基线不稳,大幅度漂移,或产生杂波。应用电极膏,使皮肤与电极紧密接触,可减少伪差。④交流电电灼器干扰,是手术室 ECG 监测最麻烦的问题,这种干扰受射频 800～2000Hz、交流电频率 50Hz 及低频电流 0.1～10Hz 综合影响,使 ECG 波形无法辨认。其他电器设备,如电风扇、照明灯、X 线机及电动手术床等运作,也可能干扰 ECG 监测;而电极与金属物体如手表、钥匙、手机等接触,同样也可产生干扰波形。

3. 消除伪差和防止干扰　应采取以下各项措施:①一次性使用电极,可按需用电极膏,局部皮肤用乙醇擦干净,减少皮肤电阻,干后电极紧贴皮肤;②接紧各种接头,使传导良好;③接好 ECG 监测仪的地线。

现代手术室中使用的 ECG 监测仪具有良好的抗干扰性能,但有时虽然做到了上述各项措施,干扰依然存在,则需详细检查原因,如外界空间的电磁场、ECG 监测仪内部故障或导线是否损坏断裂,有时插头与插座有血渍沉积导致接触不良,ECG 波形显示欠佳。临床上可用简便方法检查,将三根导联线互相连接,然后开启导联开关,如果仍有干扰而基线平稳,说明干扰来自空间磁场;反之,说明监测仪内部故障或导线断裂。

二、心电导联及其选择

手术室及 ICU 内使用的 ECG 电极连接方式有 3 只电极、4 只电极、5 只电极三种。3 只电极分别放在左臂、右臂和左腿,第 4 只电极放在右腿,作为接地用,第 5 只电极放在胸前用于诊断心肌缺血。目前电极颜色及导联名称分别采用美国或欧洲标准(表 8-1)。此外,还有特殊的食管和心内 ECG 探头等,ECG 监测的导联有以下几种。

表 8-1　常用电极颜色及导联名称

美国		欧洲	
导联名称	颜色	导联名称	颜色
RA	白色	R	红色
LA	黑色	L	黄色
LL	红色	F	绿色
RL	绿色	N	黑色
V	棕色	C	白色

（一）标准肢体导联

Ⅰ导联连接为左上肢(+)→右上肢(-)；Ⅱ导联为左下肢(+)→右上肢(-)；Ⅲ导联为左下肢(+)→左上肢(-)。Ⅱ导联的轴线与P波向量平行，极易辨认P波，虽然QRS综合波不一定显示很好，但仍然是ECG监测常用的导联之一，不仅可以监测心律失常，而且能发现左心室下壁的心肌缺血。

（二）加压单极肢体导联

aVL、aVR、aVF分别代表左上肢、右上肢和左下肢的加压单极肢体导联。aVF最易检测左心室下壁的心肌缺血。

（三）胸前导联

有V_1、V_2、V_3、V_4、V_5、V_6共6个胸前导联，V_1、V_2、V_3代表右心室壁的电压，V_4、V_5、V_6代表左心室壁的电压。V_1能较好地显示P波和QRS综合波，是监测和诊断心律失常的较好导联。V_4、V_5、V_6能监测左前降支及回旋支冠状动脉分布区的心肌，可提示心肌是否缺血。

（四）改良胸前导联（CM导联）

CM导联为双极导联，如用3只电极的标准肢体导联线，可将正极分别移至V_5导联，负极放在胸骨上缘或右锁骨附近（图8-1），第3只电极为无关电极，可置于体表的适当部位。Ⅰ、Ⅱ、Ⅲ导程线的正负极和无关电极见表8-2，实际应用时，如按下Ⅰ导联键按钮，可把左上肢电极（LF）放在V_5处，右上肢电极（RA）移至胸骨上缘或右锁骨附近，即为CM_5导联，其他CM导联可根据同样方法，变动电极位置。CM导联在手术中应用不影响腹部手术切口消毒，具有许多优点。CM_1常用于识别心律失常，CM_5、CM_6是监测左室壁心肌缺血的最好导联。

表 8-2　三电极肢体导联和改良胸前导联的安置方法

导联名称	右臂电极	左臂电极	左腿电极	选择导联
Ⅰ	右臂（负极）	左臂（正极）	接地（无关电极）	Ⅰ
Ⅱ	右臂（负极）	接地（无关电极）	左腿（正极）	Ⅱ
Ⅲ	接地（无关电极）	左臂（负极）	左腿（正极）	Ⅲ
aVR	右臂	接地	接地	aVR
aVL	接地	左臂	接地	aVL
aVF	接地	接地	左腿	aVF
CM_5	胸骨柄	V_5位置	接地	Ⅰ
CB_5	右肩胛中	V_5位置	接地	Ⅰ
CC_5	右腋前线第5肋间	V_5位置	接地	Ⅰ

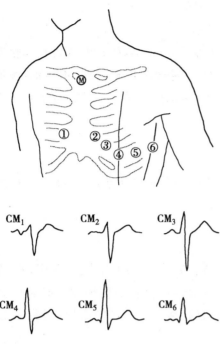

图 8-1　改良胸前导联（CM）导联及其 ECG 波形

（五）CB₅ 导联

正极放在 V₅ 位置,负极位于右背肩胛部。CB₅ 导联可显示较大 P 波,容易发现心律失常,QRS 综合波和 ST 段与 V₅ 相似,有助于诊断左室侧壁心肌缺血。

（六）食管心电图导联

利用装有单极或双极 ECG 导联和食管听诊器导管,插入到食管内。使电极正好位于食管内,主要记录心房综合波和诊断心律失常,食管 ECG 显示较大的 P 波,监测左心室后面和房室交界心律。文献报道心律失常的正确诊断率在 Ⅱ 导联为 53.8% , V₅ 导联为 42.3% ,而食管导联接近 100% ,同时能观察房室间的心电关系。食管导联的优点为:①复杂心律失常的确诊率高,有利于区别室上性和室性心律失常;②ECG 波形清晰,外界干扰少;③简易方便。但食管 ECG 导联对判断 ST 段的意义较小,食管牵拉及抽吸胃液可发生一过性干扰。

（七）气管心电图导联

在气管导管的气囊上装有一薄片状的 ECG 导联,气管导管插入气管,当气囊充气后,电极紧贴在气管壁上。作用电极置于左臂上部,即正极在心脏的左上方,气管内电极为负极,位于气管隆突附近,即心脏的右上方。因此,P、QRS、T 波的主波向上,P 波和 T 波振幅较大,对电解质紊乱、风湿性心脏病、冠心病、心包炎及二尖瓣狭窄等诊断价值较高。气管 ECG 导联的抗干扰性能强,特别适用于昏迷、谵妄不合作及复苏患者的监测或抢救。

（八）心内心电图导联

用较长的中心静脉导管插入心腔内,导管上有 V 导联探头,当导管插入到上腔静脉时,显示类似 aVR 的正常波形,P、QRS、T 波倒置,导管进入右心房上部,倒置的 P 波深而大,在心房中部 P 波双相,在心房底部为正向 P 波。导管插入到右心室后,呈现明显的 QRS 波。此外,肺动脉导管也可装有双极 ECG,心房和心室电极或同时有起搏电极。心内 ECG 电极的主要目的是用于诊断和治疗特殊的心律失常。

（九）希氏束电图

用中心静脉导管电极,经特殊的希氏束心电图仪测量希氏束图,临床上用这种电生理测定法诊断和治疗复杂的心律失常,并阐明其发生机制,具有较高价值。如判断室性和室上性心律失常、精确定位传导阻滞和观察药物对心脏传导的影响,以及预激综合征的电生理分型等。

第二节 临 床 应 用

一、应 用 范 围

心电图主要反映心脏的电活动,可及时发现心脏节律和传导障碍。心肌梗死、心肌受损、供血不足、药物和电解质紊乱都可引起不同的心电图变化,因此,心电图监测应作为麻醉手术期间及 ICU 的常规监测,特别适合重症患者、老年患者施行心脏或非心脏手术围术期监测并指导治疗。

(一) 术前 ECG 检查

术前 ECG 检查可发现以下病变:①心动过速或心动过缓,并区别是室性还是室上性节律;②心肌缺血或心肌梗死;③心脏扩大:左心室肥大可能与高血压有关,左心房扩大提示二尖瓣狭窄;④心脏传导阻滞:如窦房或房室传导阻滞,按传导阻滞程度决定是否需要安置起搏器;⑤电解质紊乱和药物影响,如低钾血症、高钾血症和洋地黄作用;⑥心包疾病,如心包炎和心包积液等。

超过 70 岁的患者术前 ECG 异常可高达 40% ~50% ,必要时应进行运动试验及 Holter 监测,以分析并估计病情严重程度。

(二) 术中 ECG 监测

ECG 是麻醉期间患者的基本生命监测项目,对发现麻醉和术中心血管功能异常具有十分重要的临床意义。疼痛、浅麻醉、缺氧早期和血容量不足可致心动过速,深麻醉或内脏牵拉如胆心反射或眼心反射都可引起心动过缓,二氧化碳潴留易诱发心律失常。手术中连续观察心电图可以监测心脏、大血管、颅脑手术、嗜铬细胞瘤、控制性降压、低温麻醉等对心脏电活动的影响;可以监测危重患者术中心脏活动的规律;监测术中用药包括麻醉药和非麻醉药对心血管功能的影响;一旦发生下列心电图变化,应立即查明原因并予以处理:①室上性心动过速,心率>160 次/分;②心动过缓,心率<50 次/分;③多发性,特别是多源性期前收缩或室性心动过速;④ST 段、T 波和 U 波的突然变化;⑤Q-T 间期显著延长;⑥传导阻滞。

(三) 术后恢复期和 ICU 中 ECG 监测

危重患者从手术室运送至麻醉恢复室或 ICU 途中,应监测 ECG,以便发现异常,并予以及时处理。麻醉恢复期和术后 ICU 中由于疼痛、失血等各种因素,易产生高血压或低血压,常有心动过速,特别是冠心病患者,ECG 监测可及时发现心肌缺血或心肌梗死。下列患者应在术后连续监测心电图:①术前有心血管系统疾病的患者;②术前有明显心电图改变的患者;③高龄患者;④危重患者;⑤重大手术后的患者(包括心血管手术);⑥术中大量输血输液的患者;⑦术中发生过心血管系统意外的患者;⑧术后需用心血管药物干预的患者。

(四) 心肺复苏期间 ECG 监测

心肺复苏期间监测 ECG 十分重要,可观察复苏效果,诊断各种心律失常,以便采取及时有效的治疗措施。

二、正常心电图

心电图由一系列相同的波群构成,一个典型的心电图包括以下部分(图 8-2)。

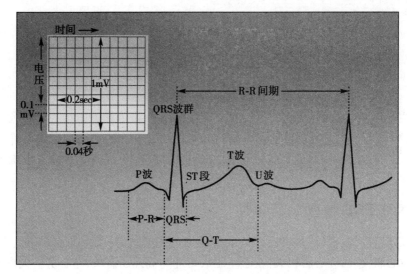

图 8-2 常规心电图的波形组成和测量示意图
注:此处 QRS 起始部位为 QRS 波群、J 点、ST 段和 T 波振幅测量的参考水平

1. **P 波** 代表左、右心房除极的电位变化。心脏激动的起源为窦房结,最先传导至心房,所以在心电图中首先出现的是 P 波。形态可以为单向(正向和负向)、双向。

2. **P-R 段** 继 P 波之后,心脏沿心房肌(结间束)、经房室交界区下传至心室,产生 P-R 段。由于激动经过这段传导组织时所产生的电位影响极为微弱,在体表心电图上表现为一段平直的线。时间 0.12 ~ 0.20 秒,其长短与心率有关,心率快则 P-R 间期相应缩短。

3. **TP(或 Ta)波** 代表心房复极。位于 P-R 段(P 波结束至 QRS 波开始),并延伸至 QRS 波中。通常 TP(Ta)波不易观察到。房室阻滞或心房梗死时,TP(Ta)波可变得明显。

4. **QRS 波群** 代表左、右心室除极电位变化。QRS 波群可由一个或多个成分组成。确定 QRS 波成分时,应以 QRS 波起始部作为参考水平线。第一个在参考水平线以上的 QRS 波成分称为 R 波;R 波之前向下的波称为 Q 波;S 波是继 R 波之后第一个向下的波;R′波是继 S 波之后向上的波;如 R′波后有发生一个向下的波称为 S′波;以此类推 R″、S″波等。如 QRS 波只有向下的波,则称为 QS 波。QRS 波结束点称为 J 点或"ST 连接点"。特指某导联 QRS 波各成分时,可在波名后加上导联下标如 R_{V5}、S_{V1} 等。可用小写的 q、r 和 s 符号表示振幅相对较小的 QRS 波各成分。使用 12 导联同步心电图仪记录时,各导联 QRS 波并非同时出现和同时终止。进行同步测量时,某些特定导联 QRS 波前或后可见等电位段,分别用字符 I 和 K 表示。QRS 时间 0.06 ~ 0.10 秒,Q 波<0.04 秒,正常 Ⅰ Q< Ⅰ R15% , Ⅱ Q< Ⅱ R20% , Ⅲ Q< Ⅲ R25% 。从 QRS 波开始,至 R 波波峰与基线的垂线之间距离,正常人 V_1 、V_2<0.03 秒,V_5 、V_6<0.05 秒。电压:R 波为主的导联,Q<1/4R,aVR<0.5mV,aVL<1.2mV,aVF<2.0mV,V_1<10mV,R/S<1,V_5<2.5mV,R/S>1,V_1R+V_5S<1.2mV,V_5R+V_1S<4.0mV(男),<3.5mV(女),Ⅲ = Ⅰ + Ⅱ QRS 和 aVR+aVL+aVF=0。

5. **ST 段和 T 波** ST 段是指 J 点与 T 波起点之间的一段。ST 段代表心室复极的早期,常呈水平或平缓倾斜,并逐渐过渡为 T 波,因此在大多数情况下,不可能将 ST 段与 T 波截然分开。ST 段在 Ⅰ、Ⅱ、aVL、aVF、V_4 ~ V_6 升高不超过 0.1mV,降低不超过 0.05mV,V_1 ~ V_3 升高不超过 0.3mV。T 波相当于心室复极波,形态可以为单向(正向或负向)、双向(正负双向或负正双向),胸导联 T 波可高达 1.2 ~ 1.5mV,V_1 不超过 0.4mV。

6. **Q-T 间期** 从 QRS 波群开始至 T 波结束的时间,反映心室肌从开始除极至复极完毕的时间,其长短与心率,特别和年龄有关,一般<0.4 秒。

7. U波 位于 T 波之后的小波,相当于超常期,为浦肯野纤维复极。正常 U 波极性常与 T 波相同,以 V_2、V_3、V_4 导联 U 波较显著,<0.3mV 或不超过同导联 T 波。U 波明显增高常见于血钾过低。

8. J波 有些正常人在 QRS 波群末部出现一个向上的小波,称 J 波,若无心肌缺血,未作低温麻醉,则无特殊意义。

三、心电图监测的意义

围术期 ECG 连续监测的目的与意义包括:①持续显示心电活动;②持续监测心率变化;③持续追踪心律,及时诊断心律失常;④持续观察 ST 段、U 波,诊断心肌损害与缺血以及电解质紊乱;⑤监测药物对心脏的影响,作为决定用药剂量的参考和依据;⑥判断心脏起搏器的功能。

对 ECG 波形作出诊断,应包括以下方面内容:①心率是多少?②心律规则否?③每一个 P 波后是否跟随 QRS 综合波?④P-R 间期多少?⑤Q-T 间期和 QRS 综合波正常否?⑥心律失常属室上性还是室性?⑦有无 ST 段和 T 波改变及出现 U 波?⑧对血流动力学有何影响?是否需要治疗?这是对 ECG 作出正确分析的基础。

围术期 ECG 监测的局限性:应当了解心电图只表示心脏的电活动,不能提供心肌收缩力、心排血量和血流动力学的参数。因此,可以这样理解,患者循环系统情况好,心电图应当比较正常,但患者心血管功能情况不好,心电图有时不一定及时反映出来。临床手术麻醉中有时遇到心电图与患者全身情况不符,此时要仔细查明原因,并及时处理。当情况比较复杂,一时难以作出判断时,要及时请心血管专家会诊。心电图只是一个辅助工具,依然代替不了对患者的体格检查,如视诊口唇、皮肤的颜色,听诊心音强弱、节律、速率、测量血压、脉搏、毛细血管充盈状态等。

在掌握 ECG 基本分析的基础上,还必须熟悉特殊人群 ECG 变化的特点。

1. 小儿心电图特点 为了正确估价小儿心电图,充分认识其特点非常重要。小儿的生长发育过程迅速,其心电图变化也较大,总的趋势可概括为随年龄增长 ECG 从右室占优势型变为左室占优势型的过程,其具体特点可归纳如下:①小儿心率较成人的快,至 10 岁以后,即可大致接近成人的心率水平(60~100 次/分),小儿的 P 波时限较成人稍短(儿童<0.09 秒),P 波的电压于新生儿较高,以后则较成人为低,小儿的 P-R 间期较成人为短,7 岁以后趋于恒定(0.10~0.17 秒),小儿的 Q-Tc 较成人为深(常见于 Ⅱ、Ⅲ、aVF 导联)。3 个月以内婴儿的 QRS 初始向量常向左,因而缺乏 Q 波。新生儿的心电图主要呈"悬垂形",心电轴+90°。以后与成人大致相同。②小儿 T 波的变异较大,在新生儿期,其肢体导联及左胸前导联常出现 T 波低平、倒置。

2. 老年人心电图的特点 老年人高血压、冠心病、肺源性心脏病的患病率以及异常心电图的出现率可高达50%以上。不论有无心脏病,老年人心电图完全正常者不足受检总人数的 1/5~2/5。在异常心电图中,以期前收缩、房颤、束支及其分支阻滞最为常见。老年人动态长时程心电图的研究提示,其对心律失常的检出率比常规心电图高 3~4 倍。有些病态窦房结综合征患者,是通过动态心电图的检查后才获得确诊。另外,老年人异常心电图改变可见 ST-T 改变,占15%~40%;左心室高电压、左心室肥厚或右心室肥大者约占异常心电图的10%。

(徐道妙)

第九章 | 脑功能监测

脑功能状态的判断涉及疾病的临床表现、神经系统检查、影像学资料以及仪器监测结果等多方面因素,任何单一的观察指标都有很大的局限性,必须综合分析,才可能作出较为准确的判断。临床常见的脑功能监测包括颅内压监测、脑电生理监测、脑血流监测和脑代谢监测。

第一节 颅内压监测

颅内压(intracranial pressure,ICP)是指颅腔内容物-脑组织、脑脊液(CSF)和脑血流(CBF)三种物质容积之和对颅腔壁产生的压力。常以侧卧位测量脑室内压力值表示。ICP的调节主要依赖CSF和CBF量的改变,当ICP增高时,首先影响的是颅腔内的CSF,其次为CBF。ICP监测是诊断颅内高压最迅速、客观和准确的方法,也是观察患者病情变化、早期诊断、判断手术时机、指导临床药物治疗,判断和改善预后的重要手段。临床上最常用的颅内压测量方法是患者取侧卧位时做腰椎穿刺术时所测得的脑脊液静水压。近年来随着医学技术和工程技术的发展,新的监护设备、监护方法的研究仍然在不断的发展之中。

一、颅内压的测定方法

(一)有创性ICP监测方法

最好的ICP监测方法应具备测压准确、操作简便、并发症少、价格低廉等特点,以下方法各有利弊,应酌情选择。

1. **腰椎穿刺测压** 最早始于1897年。该方法简便易行,操作方便。但当病情严重或怀疑ICP极高有形成脑疝的危险时,应视为禁忌。以腰蛛网膜下腔压力代表颅内压还应排除蛛网膜粘连或椎管狭窄导致脑脊液循环梗阻的可能。

2. **脑室内测压** 脑室测压具有诊断和治疗的双重价值,是ICP监测的"金标准"。也是临床上最常用的方法。方法是将光导纤维探头导管放置在侧脑室,连接压力传感器测量。优点是:①简便、直接客观、测压准确;②可放出脑脊液以降低ICP和经导管取脑脊液检验和注入药物;③定量放出或注入液体,根据容量压力反应,了解脑室的顺应性。缺点是:①当ICP增高、颅内病变使中线移位或脑室塌陷变形时,穿刺难以成功;②易引起颅内感染、出血、脑脊液漏、脑组织损伤等并发症。因此,置管时间不宜超过1周,必要时可在对侧另行置管测压。在临床应用中应避免非颅内因素导致的ICP增高,如呼吸道阻塞、烦躁、体位偏差、高热等。

3. **脑实质内测压** 在额区颅骨钻孔,将纤维状传感器插入非优势半球额叶脑实质内2~3mm,测量脑实质间液体的压力。脑实质内压力与局部血流量及脑水肿关系密切。其应用范围已涉及颅内多种病症,具有应用方便、准确性好、安全性高、感染率较低的优点,适用于长时间监测ICP。主要并发症是脑组织损伤、颅内出血。此外,由于颅内ICP并非均一分布,此方法只能反映局部 ICP,如幕上监测可能不能准确反映幕下 ICP。

4. 硬脑膜下(或蛛网膜下腔)测压 将传感器置于蛛网膜表面或下腔,可进行术中、术后 ICP 监测。测定准确,但置入过程较复杂,并发症较多。

5. 硬脑膜外测压 颅骨钻孔或开颅术中将传感器紧贴硬脑膜放置。其优点是保持硬脑膜完整性、感染出血并发症大大减少、患者活动不影响测压。

借助于微型传感器行神经内镜监测 ICP 也有报道,但目前临床应用样本量较小、监测结果不可靠,需要进一步研究。

有创监测 ICP 的主要适应证:①急性重症颅脑外伤;②颅脑手术后;③大面积脑梗死;④蛛网膜下腔出血;⑤严重感染、缺氧、中毒导致的脑病和脑积水等。

(二)无创性 ICP 监测方法

1. 临床表现和影像学检查 通过临床表现来判断患者有无 ICP 增高表现,但仅是主观、定性诊断,无法定量诊断。ICP 增高时,头部影像学(CT 或 MRI)表现为脑水肿、脑沟变浅消失、脑室移位受压、中线移位或脑积水等。影像学监测具有客观、准确、能定位定性等优点,但不能进行床旁和连续监测。

2. 经颅多普勒超声(TCD) TCD 是应用最广的一种技术(见后)。

3. 无创脑电阻抗监测(noninvasive cerebral electrical-impedance measurement,nCEI) 近年开始使用体表电极 nCEI 技术监测 ICP,并认为该技术具有良好的发展前景,是脑水肿的灵敏监测指标。但该方法缺点包括对中线附近、体积过小的病灶以及双侧多发腔隙性梗死不敏感;操作上影响因素较多,有待进一步改善。

此外,视网膜静脉压或动脉压、闪光视觉诱发电位、鼓膜移位等方法也有临床研究应用。在患者情况不允许影像检查时,可用超声检查视神经鞘直径判断 ICP。

二、颅内压监测的判断

(一)颅内压力的分级

正常颅内压 5~15mmHg(0.67~2.00kPa、70~200mmH$_2$O)。若超过 50mmHg,患者可能昏迷或死亡。颅内压持续超过 15mmHg 称为 ICP 增高。为便于临床观察,将 ICP 分为四级:①正常颅内压:<15mmHg;②轻度升高:15~20mmHg;③中度升高:20~40mmHg;④重度升高;>40mmHg。国际上多将 20mmHg 作为需要降颅内压治疗的临界值。

(二)颅内压力与容量的关系

以 ICP 为纵坐标、颅内容量为横坐标绘制出的曲线称压力-容量曲线。颅内压力与颅内容物体积的数量并非呈直线关系,而是呈指数关系,在 ICP 正常或升高的早期压力-容量曲线平坦,即颅内容量的增加不引起 ICP 明显增高,说明代偿功能好;如果曲线陡然上升即颅内容量稍有增加就引起 ICP 的明显增高。且 ICP 越高,压力升高幅度越大。临床上常用的方法为:脑室引流或腰穿时放出 1ml 脑脊液,若压力下降甚少说明还在代偿期内,若压力下降超过 3mmHg,则提示颅内压力-容积曲线已超过临界点,即代偿功能已消耗殆尽。

利用压力-容量反应,可以解释已有 ICP 增高的患者,如发生呛咳、呼吸道梗阻等引起血压升高和静脉回流受阻时,可突发颅内高压危象。反之,脱水、过度换气等也可迅速缓解颅内高压危象。

（三） 脑血流量与颅内压关系

脑血流自动调节是指当血压在一定范围内变动时,脑血管能维持脑血流量相对恒定的能力。它既反映了脑微动脉特别是管壁平滑肌的结构和功能,又影响着各种脑血管病的发展和转归。健康成年人平均动脉压波动在 60 ~ 120mmHg 时,脑血流自动调节可以正常发挥作用。超出这一范围,ICP 将随血压变化呈平行改变。

脑血流量(cerebral blood flow,CBF)取决于脑灌注压(cerebral perfusion pressure,CPP)和脑血管阻力(cerebral vascular resistance,CVR),即 CBF=CPP/CVR。正常情况下,CPP≈平均动脉压(MAP);ICP 增高时,CPP=MAP-ICP。CVR 的大小取决于血管张力、血管壁弹性、血管外压力和血液黏稠度四个因素。

当 CPP 低于 40 ~ 50mmHg,ICP 超过 35mmHg 时,脑血管的自动调节功能丧失,引发全身性血管加压反应,即全身周围血管收缩、血压升高和心排血量增加,以提高脑灌注压,同时伴有呼吸节律减慢,呼吸深度增加,这种以升高动脉压,伴心率减慢、心排血量增加和呼吸节律减慢加深的三联反应称为库欣(Cushing)三联征。

三、影响颅内压的因素

颅腔的容积是固定的,其内容物由脑组织、脑脊液和血液组成,三者中任何一种体积增大均可使 ICP 升高。引起 ICP 增高的机制包括:①脑组织体积增加;②颅内血容量增加;③脑脊液过多,见于各种脑积水;④颅内占位性病变。从危重患者管理的角度考虑,影响颅内压的因素如下。

（一） 动脉血二氧化碳分压（$PaCO_2$）

CO_2 是脑血管最强的生理扩张剂。即使 $PaCO_2$ 少量增加,也会使脑血流量显著增加并增加 ICP。$PaCO_2$ 在 20 ~ 80mmHg 范围内,每增减 1mmHg,脑血流成比例增减 2ml/(100g·min)。在正常范围内,$PaCO_2$ 每增加 7.5mmHg 时脑血流量增加 30%;相反,当过度通气使 $PaCO_2$ 降至 30mmHg 时可产生脑血管收缩,ICP 下降。但脑血管对 CO_2 的反应具有适应性,通过代偿性 CSF 生成增加使得低 $PaCO_2$ 降颅内压的作用减弱。当 $PaCO_2$<30mmHg 时对 ICP 的作用较小,$PaCO_2$<18.8mmHg 被认为是绝对低值,在此值下,血管强烈收缩使颈静脉球氧饱和度下降,脑组织缺血缺氧,会加重脑损害。同样,当 $PaCO_2$>75mmHg 时 CBF 增加不明显。

（二） 动脉血氧分压（PaO_2）

与 CO_2 急性作用不同,PaO_2 在正常范围内变化对 CBF 影响极小。PaO_2 在 60 ~ 300mmHg 范围内,脑血流量和 ICP 基本不变。当 PaO_2 低于 52.5mmHg 时,脑血流量明显增加,ICP 增高。低氧血症持续过长,脑水肿已形成,即使 PaO_2 改善,ICP 也未必恢复。如缺氧合并 $PaCO_2$ 升高,则直接损害血-脑脊液屏障,更易导致脑水肿,ICP 持续增高,病情更加凶险。

（三） 血压

当 MAP 在 60 ~ 120mmHg 范围内波动时,依靠脑的自动调节功能,脑血流维持稳定,ICP 保持稳定,超出这一限度,ICP 将随血压的升高或降低呈平行改变。当病理原因使自身调节机制障碍时,动脉压升高将会对 ICP 产生明显影响。

（四）中心静脉压

胸膜腔内压及中心静脉压对颅内压有直接影响,这两项压力升高可通过颈静脉、椎静脉和胸椎硬膜外静脉逆向影响脑静脉,使静脉回流障碍,ICP 升高。因此,呛咳、憋气、正压机械通气、腹内压升高等都可使 ICP 上升。

（五）其他

挥发性麻醉药和氯胺酮使脑血管扩张,脑血流增加,ICP 升高。静脉麻醉药硫喷妥钠、依托咪酯、丙泊酚、地西泮和麻醉性镇痛药都可使脑血流减少、脑代谢降低、颅内压下降。甘露醇等渗透性利尿药使脑细胞脱水,是降颅内压的主要用药。体温每下降 1℃,颅内压降低 5.5%～6.7%,因此,降温也是脑保护的重要措施。

四、监测颅内压的临床意义

ICP 监测是诊断颅内高压最迅速、客观和准确的方法,也是观察患者病情变化、早期诊断、判断手术时机、指导临床药物治疗,判断和改善预后的重要手段。

主要适应证:急性重症颅脑外伤;颅脑手术后;大面积脑梗死;蛛网膜下腔出血;严重感染、缺氧、中毒导致的脑病和脑积水等。

第二节 脑电生理监测

一、脑 电 图

脑电图(electroencephalography,EEG)监护是脑功能监护的重要内容,是在神经电生理层面了解脑的功能状态和辅助诊断脑部疾病的监测手段。EEG 显示脑细胞群自发而有节律的生物电活动,是皮质锥体细胞群及其树突突触后电位的总和。颅内疾病或 ICP 增高可引起脑缺血、缺氧、脑代谢紊乱及癫痫发作,常伴有 EEG 异常。脑电图的波形很不规则,根据其频率、振幅和生理特征分为下列 4 种基本波形。

α 波 频率 8～13Hz,波幅平均 25～75μV,以顶枕部最明显,是成人安静闭眼,皮质处在安静状态时的主要脑波,睁眼或接受其他刺激时立即消失而呈现快波,称为 α 波阻断。

β 波 18～30Hz,波幅平均 25μV,以额区和中区最明显。情绪紧张、激动和服用巴比妥类药时,β 波增加。一般认为 β 波是大脑皮质兴奋的表现。

θ 波 4～7Hz,波幅 20～50μV,见于浅睡眠时。

δ 波 低于 4Hz,波幅小于 75μV,见于麻醉和深睡眠状态。

一般将 β 波称为快波,为脑部兴奋过程的一种反映;将 θ 波和 δ 波称为慢波,为脑功能抑制及其代谢降低的表现。

脑电图检查的临床应用如下:

1. **脑缺血（氧）监测** EEG 对脑缺血、缺氧十分敏感,缺氧早期,出现短暂的快波,当脑血流降到 20～25ml/(100g·min)阈值时,EEG 波幅降低、频率变慢,最后呈等电位线。需注意在大脑皮质发生不可逆损害之前,EEG 即使已变成等电位线,仍有治疗脑损伤的时机。

2. **昏迷患者监测** EEG 是昏迷患者脑功能监测的重要指标,可判断病情及预后。昏迷时 EEG 常表现为 δ 波,若恢复到 θ 波或 β 波,病情改善;反之,若病情恶化,δ 波逐渐转为平坦波。

3. **病灶定位意义** 按照国标 10/20 标准安置电极可以使头皮电极与脑的解剖分区建立

联系。当脑组织有局灶性病变时,相应的头皮电极可出现异常脑电波。

4. 麻醉及手术中应用 不同麻醉深度有不同的 EEG,可协助判断麻醉深浅,但不同全麻药引起 EEG 改变并不完全相同。体外循环、深低温麻醉以及控制性降压期间,EEG 监测可提高脑保护的安全性。

5. 诊断及预后评估 EEG 对癫痫的诊断具有特异性,在急性脑梗死、颅内血肿、颅内感染、脑肿瘤、脑外伤和代谢性昏迷患者中,癫痫样放电发生率高,预后差。

二、诱发电位

当神经系统受到外在刺激时,神经冲动经特殊的神经通路,逐级上传到皮质。中枢神经系统在感受这种刺激过程中产生的生物电活动的变化称为诱发电位(evoked potential,EP)。EP 有确切的解剖学意义,其特性反映了大脑对刺激反应的客观表现,通过观察及分析诱发电位的变化,可了解各种感觉通路及皮质各代表区甚至整个皮质的功能状态。

诱发电位分类如下:

1. 体感诱发电位(somatosensory evoked potential,SEP) 躯体感觉系统的任一点给予适当的刺激,较短的时间内在该特定系统上的任何部位均可检出诱发电位。常用刺激部位包括腕部的正中神经,膝部的腓肠神经,踝部的胫骨后神经等,刺激频率一般为 2～3Hz。SEP 监测对于神经外科以及脊柱外科手术中防止发生神经损伤有重要意义。SEP 对 ICU 昏迷患者的诊断及预后均有帮助。

2. 听觉诱发电位(auditory evoked potential,AEP) AEP 指听觉系统在接受声音刺激后,从耳蜗至脑干逐级传入皮质听觉中枢所产生的相应电活动。由于其主要反映脑干听神经路径的电位活动,故又称为脑干诱发电位(brainstem auditory evoked potential,BAEP)。颅后窝手术中监测 BAEP 对防止听神经损伤有重要意义。AEPindex 还是麻醉深度监测的重要指标。该监测要求患者听力正常,因而对于伴发神经性耳聋或传导性耳聋的手术患者无法进行监测。

3. 视觉诱发电位(visual evoked potential,VEP) VEP 是指在闭合的眼睑上,用强闪光刺激后于枕部头皮记录到的电位。可作为视觉传导功能的指标。垂体瘤手术,眶内手术时,VEP 是视神经功能监测的有用指标。

4. 运动诱发电位(MEP) MEP 是指用电或磁刺激中枢运动神经(脑功能区或脊髓),在刺激点下方的传出路径或效应器肌肉记录到的电反应。与 SEP 通路定位的脑干和脊髓部位、皮质血供区不同,MEP 通路对缺血更为敏感。

EP 于内外侧丘系,相对不受代谢损害和药物影响,与 ICP、CEEG 和 TCD 一起已成为神经功能监护的四大常规之一。

三、数量化脑电图

随着计算机和信号处理技术的应用,数量化脑电图(quantitative electroencephalogram,qEEG)使脑电分析量化、实时、直观,适用于危重患者的连续监测。

qEEG 主要有脑功能监测(cerebral function monitor,CFM)、脑功能分析监测(cerebral function analysis monitor,CFAM)、脑电周期分析(periodic analysis,PA)、频谱分析(spectrum analysis)、双频分析(bispectral analysis)等。其分析原理采用功率频谱分析(PSA)和双频分析技术(BIS)。频谱分析可直观观察原始脑电波 α(8～13Hz)、β(>13Hz)、δ(0～4Hz)、θ(4～8Hz)的分布与变化;双频分析技术在测定脑电图线性成分(频率和比率)的同时,分析了脑电图成分波之间的非线性成分（位相和谐波），为目前脑电图中最具有代表性的麻醉深度数量化参数。

四、脑电监测与麻醉深度监测

采用脑电信号监测麻醉期间镇静催眠深度的变化，预测可能产生的伤害性刺激，是当代麻醉监测发展的重要成果。合理有效的脑电信号监测指标不仅有利于控制麻醉深度，消除术中知晓和记忆，避免伤害性刺激反应，更能避免麻醉药物过度使用，促进康复、提高麻醉质量。20世纪90年代以来，脑电双频谱指数（bispectral index，BIS）、听觉诱发电位指数（auditory evoked potential index，AEP index）、非线性脑电分析（近似熵）等相继引入临床麻醉深度检测领域。

1. 双频谱指数（BIS） BIS是目前脑电图监测中最准确的意识深度数量化参数。范围从0~100，较高的BIS值反映大脑皮质完整性良好，即清醒状态；当皮质的完整性下降，BIS值降低。由于BIS反映的是大脑皮质的功能活动，因此能很好地判断镇静或意识水平，防止术中知晓的发生。BIS值为100代表完全意识状态，0代表完全无脑电活动状态。85~100为清醒状态，65~85为镇静状态，40~65为麻醉抑制状态，低于40可能呈现爆发抑制。

2. 听觉诱发电位指数（AEPindex） 听觉是麻醉过程中最后消失、清醒时最早恢复的感觉，随着麻醉的加深逐渐被抑制。一般清醒状态AEPindex为80~90；推荐麻醉范围为15~25。诱发电位分析时间仅需2~6秒，能很快反映麻醉深度，但易受其他电器的电波干扰，且对于听力障碍的患者不适用。

3. 熵 正弦波模型中，如果所有波的振幅和波长都是相同的，则它的熵值就是0；如果信号高度复杂、不规则且几乎不可预测，熵就会很高近于1。分为反应熵[RE，范围0~100，主要反映皮质和皮质下或脊髓索的活动，评估镇静水平和（或）疼痛程度的变化]和状态熵（SE，范围0~91，主要反映皮质活动，评估镇静水平）。麻醉时SE范围为40~60，超过此范围时可能需要改变催眠药剂量，而当SE在此范围，RE超过SE达10以上时，需要增加镇痛药物剂量。但熵的临床价值仍需进一步观察。

第三节 脑血流监测

一、脑血流生理基础

大脑的血流量非常丰富，其重量只占体重的2%，血流量却占心排血量的15%~20%（约800ml/min）。2/3的脑血流由颈内动脉供给，其余1/3由椎动脉供给。Willis动脉环使颈内动脉和椎动脉来源的血液混合与平均，保护大脑免受高血压的影响。脑灰质的血流量平均为60~100ml/100（g·min），脑白质为25ml/（100g·min），但脑局部的血流量差异很大。

二、脑血流的调节

（一）脑灌注压

正常情况，大脑具有完善的维持脑血流稳定机制，脑血流相对稳定，称为脑血管的自动调节功能。当MAP降低到90mmHg以下时，开始是大血管，随后是小血管出现扩张以维持脑血流。脑血管疾病状态、挥发性麻醉药和其他脑血管扩张药物很容易改变脑血管的自动调节能力。

（二）脑血流量的内在调节

1. 代谢调节　局部脑代谢是调节脑血流量和脑血流分布的主要因素。脑动脉和小动脉的管径对血管周围的 pH 改变非常敏感，酸中毒导致血管扩张，碱中毒使血管收缩。其他细胞外离子的浓度（钙和钾）、腺苷以及前列腺素也具有血管扩张作用，但在控制局部脑血流量方面作用很小。

2. 神经调节　脑血管周围有明显的神经分布，这些神经对大脑内阻力性血管的调节起着重要作用。神经调节主要参与大范围的脑血流量调节，应激情况下作用更明显，尤其是对脑血流自动调节能力的急性应激反应。

3. 血管平滑肌性调节　脑血管平滑肌的肌性调节是脑血流量自动调节的重要部分。这种肌性调节作用即使在离体血管，没有代谢和细胞外离子浓度变化的情况下也会发生。肌性调节主要是对脑血流快速变化提供迅速的和代偿性的调节，调节的压力范围较小。当脑灌注压明显波动时，需要 3~4 分钟完成脑血流调节的反应。

4. 局部脑代谢　大脑的功能活动引起局部脑代谢的变化，这些脑代谢变化又会引起脑血流的改变。人类的脑活动研究表明，大脑功能与局部脑血流和局部脑代谢之间有密切的联系。

（三）脑血流量的外在调节

1. 动脉二氧化碳分压（$PaCO_2$）　$PaCO_2$ 对脑血流有明显影响。脑血流与 $PaCO_2$ 成正比，在生理范围内，脑血流对动脉 CO_2 的变化非常敏感，$PaCO_2$ 低于 25mmHg 或高于 100mmHg，上述变化关系降低。$PaCO_2$ 低于 20mmHg 时，过度脑血管收缩导致低氧，临床上过度换气应避免 $PaCO_2$ 降到 20mmHg 以下，尤其是伴有阻塞性脑血管疾病和脑血管痉挛的患者。

2. 动脉氧分压（PaO_2）　脑血流对 PaO_2 变化不敏感，PaO_2 在 50~300mmHg 范围内，对脑血流影响很小，当 $PaCO_2$ 降到生理水平以下时，PaO_2 对脑血流的作用才明显。

3. 颅内压与脑容量　颅内压反映脑组织、脑血流量和脑脊液在无伸缩性颅腔内的容量，颅内压和脑容量的变化也会影响脑血流量的改变。

（四）其他调节因素

1. 血红蛋白和血液黏度　血红蛋白和血液黏度对脑血流的影响相互关联，作用机制不同，结果相同。高血红蛋白导致脑血流减少，血液稀释作用则相反。

2. 年龄　随着年龄增长，脑血流减少。老年人脑血管对于 $PaCO_2$ 变化的反应能力比年轻人明显降低。

三、脑血流的测定方法

CBF 监测的方法有多种，半球或区域 CBF 测量方法有 ^{133}Xe 清除法、Xe-CT 和 SPECT，部分学者通过脑动静脉氧差（cerebral arteriovenous oxygen difference，$AVDO_2$）、颈静脉球部血氧饱和度（$S_{jv}O_2$）间接检测 CBF 变化。但这些监测技术较烦琐，准确性有待研究，且大都不能进行 CBF 的连续监测。颅多普勒超声成像技术（transcranial doppler ultrasound，TCD）是临床最为常用的监测脑血流的技术。

（一）经颅多普勒超声成像技术（TCD）

TCD 是利用低频超声波来检测 Willis 环周围脑动脉的血流速度、方向及侧支循环状态，从而无创检测颅内血流动力学的方法。TCD 技术测定的是脑动脉的血流速度，而不是血流量，但两者之间有显著相关性。

TCD的临床应用十分广泛,可用于:①脑血管病的诊断、疗效及预后评估:如脑动脉狭窄,缺血性脑卒中、脑血管畸形、脑血管痉挛、椎基底动脉供血不足等;②ICP监测:TCD能反映脑血流动态变化,可观察脑血流自主调节机制是否完善,对颅内压增高进行连续监测,可指导降颅内压治疗和评价治疗效果;③脑死亡患者有特征性的TCD改变,可作为颅内循环停止和脑死亡的一种支持性诊断方法;④TCD还可动态地反映麻醉药物、控制性降压、机械通气、颅脑手术操作对脑血流的影响;⑤及时发现体外循环时脑的低灌注状况和可能存在的血栓与气栓;⑥可监测颈动脉内膜剥脱术中暂时阻断颈动脉时脑缺血的危险并评估术后疗效。

此外,激光多普勒血流测量法(laser dopper flow,LDF)能进行CBF的持续监测,正常参考范围为50~150AU,<50AU为脑缺血,>150AU为脑充血。LDF可以持续监测皮质微循环CBF,因此对于动态观察CBF变化及检测脑血管反应功能具有重要价值。

(二)正电子发射断层扫描和单光子发射计算机断层扫描

正电子发射断层扫描(positron emission tomography,PET)和单光子发射计算机断层扫描(single-photon emission computed tomography,SPECT)是核医学的两种CT技术,即计算机断层技术和弥散性放射性核素相结合,在活体状态下测定局部脑血流和局部脑代谢率,反映脑的代谢、血流、生理、生化等改变,是当前研究脑功能、缺血性脑血管病的病理生理和治疗中脑血流与脑代谢监测的最有效工具。

第四节 脑组织氧合与代谢的监测

在ICP增高或全身低血压的情况下,脑灌注压(CPP)降低,产生继发性脑缺血缺氧,加重脑水肿,使ICP进一步增高形成恶性循环。因此在监护ICP时,为防止继发性脑损害,同时监测脑氧供需平衡状态,已成为早期发现和治疗低氧血症的重要措施。

目前临床上开展的脑氧监测方法有3种:颈静脉血氧饱和度监测、无创脑血氧饱和度监测和脑组织氧监测。

一、颈静脉血氧饱和度监测

颈静脉血氧饱和度临床上最常用的方法是颈静脉球部血氧饱和度(jugular bulb venous oxygen saturation,$S_{jv}O_2$)。颈静脉球是颈内静脉在颅底的膨大部分,该部位不含颅外静脉回流的血液,能较精确地反映全脑氧供需平衡的部位。

监测方法:经颈内静脉向头侧穿刺,逆向置管至颈静脉球部,经导管采血进行血气分析。$S_{jv}O_2$监测可间接了解全脑氧供需平衡状态,指导麻醉手术期间的处理及预测神经系统功能。

$S_{jv}O_2$正常值55%~75%,$S_{jv}O_2$<55%提示脑氧供已不能满足脑代谢的需要,引起下降的主要原因有全身性低氧血症、低血压、CPP不足、脑血管痉挛,严重低碳酸血症等。$S_{jv}O_2$>75%应首先除外颅外静脉血掺杂,导管位置是否正确,其他增加$S_{jv}O_2$的因素有脑氧耗$CMRO_2$下降(如低温、镇静),CBF增加,病理性动-静脉交通支和脑死亡。$S_{jv}O_2$对脑缺血具有高度特异性,但对局部尤其是局灶性或区域性脑缺血时,由于正常灌注区的血的稀释作用而使颈内静脉血氧饱和度不发生明显的改变,即局部脑缺血时仍有可能正常。

二、无创脑血氧饱和度监测

脑血氧饱和度监测是继脉搏氧饱和度监测之后的又一新型无创氧饱和度监测方法。将探头固定在患者额部头皮,根据入射的近红外光在颅骨和脑组织的不同反射,实现连续无创监测脑组织的氧饱和度。与脉搏氧饱和度不同的是,虽然这种饱和度也是动脉血和静脉血氧饱和度的混合值,但由于脑血容量中 70% ~ 80% 是静脉成分,因此其数值极大倾向于静脉血,因而可反映脑氧的供需平衡。当脑氧饱和度值<55% 时,应视为异常。

脑氧饱和度是脑缺氧非常敏感的指标,当各种原因(如全身低氧、脑缺氧,贫血)引起大脑氧供下降时,脑氧饱和度迅速下降,即使氧供相对很小的变化,对大脑光谱信号的测定都有很大影响,所以脑氧饱和度能灵敏地监测脑缺氧。脑氧饱和度仪由于 80% 信号来源于静脉血,故不受低温引起的动脉血管收缩的影响,也不受无搏动血流、低血压甚至循环停止的影响,可为深低温停循环手术期间提供脑氧代谢和氧耗的连续监测。

三、脑组织氧($PtiO_2$)监测

$PtiO_2$ 是指氧从脑毛细血管克服弥散阻力到达脑组织的氧利用器官——线粒体这一弥散通路上脑组织内物理性溶解的氧的压力,其大小直接与脑组织细胞水平的氧利用有关。$PtiO_2$是一种有创监测方法,它将一弯曲的极性光谱微导管用引导器固定放置于大脑额叶白质内,用CT 来确定导管的位置,被检测的脑组织表面积约 $17mm^2$。$PtiO_2$ 监测比颈静脉氧监测更适合长时间及常规应用,一般认为,人类 $PtiO_2$ 正常参考值以 16 ~ 40mmHg 为宜。若为 10 ~ 15mmHg,提示轻度低氧状态;<9mmHg 为重度低氧状态。有学者提出 $PtiO_2$ 10mmHg 作为缺血阈值。但应该指出的是,缺血阈值的大小还受测定仪器技术差别、探头放置部位等多种因素的影响。

四、脑氧代谢监测的临床意义

脑组织氧代谢监测对正确理解 ICP、CPP 与脑功能的关系,重新评价传统的治疗方法具有重要指导作用。既往对严重颅脑损伤患者治疗一直是以降低 ICP 及升高 CPP 为目的,但脑氧代谢监测技术的发展,使人们认识到尽力维持脑氧代谢正常才是治疗之关键。

五、微透析技术动态监测

微透析技术(microdialysis)是一种微创、连续在线的研究细胞间液生化和神经递质等活性物的动态监测方法。其原理为小分子物质和水能通过半透膜顺浓度梯度扩散,当待测物质的浓度在透析膜一侧较高时,这些物质就会顺浓度梯度进行扩散。通过不断收集一定量的灌流液测定其中的待测物质含量,从而达到对该物质的动态监测。

微透析技术在麻醉学中的主要应用范围是从神经递质角度研究药物的作用机制或机体的病理生理变化,如麻醉药物对意识记忆的神经递质机制、疼痛状态下神经递质变化、麻醉药物神经保护的神经递质机制、术后认知功能障碍的神经递质机制等。在研究的同时可测量电生理学、行为学、药理学等其他指标,从而在一个研究个体上得到多个相互佐证,更易于深层次地揭示事物的本质。

(于泳浩)

体温是重要的生命体征之一。体温监测是临床常规监测项目。除疾病对体温的影响外，患者状况、环境温度、大量输血输液、术中并发恶性高热、甲状腺危象（thyroid crisis）等因素均可使体温发生变化；发热是危重患者最常见的体征之一。体温监测对判断病情及指导治疗以确保患者安全具有重要意义。

第一节　体温监测的方法

一、测温方法

（一）玻璃内汞温度计

玻璃内汞温度计是最常用的温度计。缺点是准确性较差，易碎，测量费时且不易读取。

（二）电子温度计

具有测量精确灵敏、直接数字显示及远距离测温的优点。常用于手术麻醉期间和危重患者的体温监测。根据测量原理不同，分为热敏电阻温度计和温差电偶温度计。测量探头随测温部位不同，有各种外形可供选择，并由重复使用发展为一次性使用，以避免交叉感染。

二、测温部位

测温的部位可分为中心和体表两部分，机体内部的温度称为中心温度（core temperature），因血液循环丰富，受环境因素影响小，故测温准确可靠，被认为是真实体温。而体表各部位温差很大，取其平均值仍有临床意义。

（一）口腔温度（oral temperature）

将温度计置于舌下测得，作为一般患者监测之用。但如患者张口呼吸，测温前冷热饮食可造成误差。麻醉和昏迷患者以及不合作者不适用。

（二）腋窝温度（axillary temperature）

腋窝是较为常用的测温部位。如果上臂紧贴胸壁使腋窝形成人工体腔，并将测温探头置于腋动脉部位，测得温度接近中心温度。一般认为腋温比口腔温度低0.3~0.5℃。

（三）直肠温度（肛温，rectal temperature）

温度计置于肛门深部测得的温度。温度计置入深度一般为小儿2~3cm，成人6~10cm。

缺点是当体温改变迅速时,直肠温度反应较慢。

(四) 鼻咽温度(nasopharyngeal temperature)和深部鼻腔温度

将测温探头置于鼻咽部或鼻腔顶部测得的温度,可反映脑的温度。由于此温度随血液温度变化迅速,是目前监测中心温度常用的部位。缺点是自主呼吸时测温可受呼吸气流温度的影响;此外,有可能损伤黏膜而导致鼻出血。有明显出血倾向及已肝素化的患者不宜使用。

(五) 食管温度(esophageal temperature)

食管内测温与探头的位置深浅关系较大。如探头位于食管上段,易受呼吸道气流温度的影响;将测温探头放置于食管的下 1/3,位置邻近心房,所测温度与心脏及主动脉血液温度接近。因此,食管温度对血液温度的改变反应迅速。小儿食管测温时置管深度为(10+2×年龄/3cm)。

(六) 鼓膜温度(tympanic membrane temperature)

鼓膜血供丰富,位置与下丘脑体温调节中枢接近。鼓膜温度与脑温相关良好,是目前测量中心温度最准确的部位。测温时将探头准确置于鼓膜并用棉花堵塞外耳道以排除大气温度的影响。但鼓膜脆弱易受损伤,测温探头要求柔韧性极好。

(七) 其他部位测温

皮肤各部位温差较大,应测 10 个点以上取其平均值才有临床意义。也可用 4 点法,即平均皮肤温度=0.3(胸部温度+上臂温度)+0.2(大腿温度+小腿温度)。肌肉测温是将测温装置的细针刺入三角肌。

三、临床应用范围和注意事项

体温过高是危重患者中普遍存在的体征,提示有感染性或非感染性的炎症性过程。重症脓毒症患者可表现为体温不升高或体温降低,这意味着病死率提高。因此,对于危重患者应常规监测体温。

麻醉对体温调节机制有影响,手术中最常见的是术中低温。对于拟行大型胸腹腔手术、预计需大量输血输液、老年、小儿及身体瘦弱的患者,应常规监测体温。除非临床需要,手术中的患者中心温度不应低于 36℃。

中心与外周温度梯度是外周循环是否充足的有益指标。当外周血管收缩及低心排血量时,温度梯度增加;而当心排血量增加时,随着外周血流的增加,数值减少,因此可用于判断治疗反应。皮肤温度可间接反映外周灌注状态,当血管收缩,心排血量下降时,温度下降;反之,灌注良好,温度上升。

恶性高热是全身麻醉中最严重的并发症之一,肌肉温度的升高先于其他部分的温度具有诊断价值。

第二节　体温监测的临床意义

人体体温保持相对恒定除了自主性体温调节以外,还可由有意识的行为调节来适应环境。自主性体温调节是在丘脑体温调节中枢的控制下,通过神经、体液因素调节产热和散热过程,从而维持体温相对恒定。危重患者体温调节功能紊乱,内环境的改变等,均可致体温过高或过低。

一、正常体温及生理波动

(一) 正常体温

口温 37℃(36.2～37℃),肛温 37.5℃(36.5～37.7℃),腋温 36.7℃(36～36.7℃)。

(二) 生理波动

体温可随昼夜、年龄、性别、活动、药物等出现生理性变化,但变化范围很小,一般不超过 0.5～1.0℃。

1. **昼夜变化**　正常人体温在 24 小时内呈周期性波动,清晨 2～6 时最低,午后 2～8 时最高。

2. **年龄**　不同年龄由于基础代谢水平不同,体温也不同。婴幼儿体温略高于成年人,老年人又略低于成年人,新生儿尤其是早产儿体温调节功能尚未发育完善,体温极易受环境因素影响。

3. **性别**　女性体温平均比男性高 0.3℃。女性的基础体温随月经周期出现规律性变化,排卵后体温上升。

4. **肌肉活动**　剧烈肌肉活动如劳动、运动、哭闹可使骨骼肌紧张并强烈收缩,产热增加,导致体温升高。

5. **药物**　通过对体温调节中枢或产、散热过程的影响而使体温发生变化。

二、体 温 升 高

体温过高又称发热。一般而言,当腋下温度>37℃或口腔温度>37.5℃,一昼夜体温波动在 1℃以上可称为发热。外源性致热原(微生物,免疫介质,毒素)刺激单核-巨噬细胞系统释放细胞因子(白介素-1,白介素-6,肿瘤坏死因子-α),细胞因子作用于视前区-下丘脑前部,使体温调节中枢的调定点上移而导致体温升高超过正常范围。

(一) 体温升高的分级

以口腔温度为例,体温升高的程度分为以下几种:

1. **低热**　37.5～38℃。
2. **中等热**　38.1～39℃。
3. **高热**　39.1～41℃。
4. **超高热**　41℃以上。

(二) 体温升高的热型

1. **稽留热**　体温持续于 39～40℃或以上,达数天或数周,24 小时体温波动在 1℃以内。可见于大叶性肺炎、伤寒、副伤寒、恙虫病等急性传染病的急性期。

2. **弛张热**　体温在 24 小时内波动达 2℃以上,波动的下限仍高于正常体温。体温常在 39℃以上,多见于败血症、脓毒血症、重症结核、感染性心内膜炎。

3. **间歇热**　发热期与无热期交替出现,体温突然上升至 39℃以上,常伴有寒战,数小时后恢复正常。间歇数小时或一至数天,又再次复发。常见于疟疾、化脓性局灶性感染。

4. 双峰热 体温曲线 24 小时内出现两个发热高峰。见于恶性疟,革兰阴性杆菌败血症、黑热病等。

5. 不规则热 发热无规律性。见于流感、支气管肺炎、风湿热等。

必须指出的是,危重患者由于抗生素、解热药和肾上腺皮质激素的应用,以及机体代偿反应能力的降低,发热的程度和热型有极大的改变。感染引起的发热,绝大部分为弛张热或间歇热。但仅根据热型不能得出可靠的诊断,需结合其他检查。

(三) 体温升高的原因

1. 感染性疾病 体温升高的病因中,感染占大多数。体温大于 39℃持续两天以上,通常提示有感染性疾病。各种病原体,如细菌、病毒、螺旋体、真菌、寄生虫等引起的各种急、慢性传染病和急、慢性全身或局灶性感染,均可出现发热。除原发因素外,危重患者免疫功能低下,使用多种抗生素引起的菌群失调,有创监测和体腔引流等都会导致继发性感染。

2. 非感染性疾病 危重患者主要由以下因素引起。

(1) 无菌性坏死物质的吸收:机械性、物理性或化学性组织损害,如创伤或手术对组织的损伤、血肿的吸收、大面积烧伤等;血管栓塞或血栓形成而引起的心肌、肺、脾等内脏或肢体坏死;组织坏死与细胞破坏如恶性肿瘤、白血病、溶血反应。

(2) 抗原-抗体反应:如风湿热、药物热、结缔组织病、输血反应。

(3) 内分泌或代谢失常:如甲状腺功能亢进、重度失水、恶性高热。

(4) 体温调节中枢功能障碍:如中暑、脑外伤、脑出血、下丘脑肿瘤等。

(5) 环境温度及湿度太高,患者覆盖物太多而影响散热,长时间吸入加温气体等。

(四) 体温升高的处理

1. 病因治疗 这是发热处理的关键。通过病史、体检和辅助检查明确病因,给予针对性处理,如积极治疗原发病,清除感染灶,合理选择抗生素等。

2. 对症治疗 发热是机体的自然防御反应,可使白细胞增多,吞噬细胞活性增高,酶活性增加,抗体合成加速。故对于低热和中等度热可不作处理。但体温过高,体液、热能及氧的过度消耗并影响到重要脏器功能时,则应积极对症处理。

(1) 物理降温:包括冷毛巾湿敷额部,冰袋置于额、枕后及大动脉搏动处,酒精擦浴,冰水灌肠或冰水浴,吹电风扇和用冷气机降低室温等。

(2) 药物降温:阿司匹林(乙酰水杨酸)和对乙酰氨基酚(扑热息痛)是常用的退热药。对于高热伴惊厥、谵妄者可应用人工冬眠疗法。

(3) 维持水、电解质平衡:发热时出汗、呼吸及皮肤的水分蒸发增加,使机体水的耗损量变大。体温每升高 1℃,从皮肤丧失低渗液体 3 ~ 5ml/kg,中度出汗的患者,每日丧失体液 500 ~ 1000ml;大量出汗时,失液量达 1000 ~ 1500ml。因此,不及时补充,将造成水、电解质平衡的紊乱。

三、体 温 降 低

中心温度低于 35℃称为体温过低。老年患者、婴幼儿、危重患者和手术麻醉的患者是体温降低的高发人群。低体温对机体极为不利,可诱发和加重疾病,应予重视。但另一方面,利用低温对机体影响的某些特性,降低体温又成为一种医疗手段,尤其对重要器官的保护有重大意义。

（一）体温降低的原因

当身体散热过多、产热降低或体温调节中枢受损时，可导致体温降低，常见的原因如下。

1. **患者状况** 危重患者失去控制热量丢失和产生足够热量的能力，极度衰弱、酒精中毒、药物中毒、脑外伤、脑肿瘤、严重感染、内分泌疾病等患者可发生体温过低。重症脓毒症患者体温降低可增加病死率。老年患者代谢率低，产热减少，对寒冷的御寒反应差，如再加上疾病的影响，体温多有降低。婴幼儿体温调节中枢发育不完善，体表面积相对较大，体温受环境温度影响极大。

2. **手术因素** 静脉输注大量温度很低的液体或库存血，或用大量冷溶液冲洗体腔，亦可使体温下降。

3. **环境温度过低** 热量丢失过多，导致体温降低。

（二）体温降低对机体的不良影响

体温降低导致窦性心动过缓并心房扑动、心房颤动和室性异搏心律，体温低于31℃，心电图常出现"J"波；体温低于30℃，常出现心室颤动；体温低于28℃，可出现心搏停止。体温降低使机体产生强烈的应激反应，外周血管收缩、血压升高。在体温的恢复阶段，外周血管扩张，有效循环血量减少，可使循环衰竭。这种循环系统剧烈变化对危重患者和冠心病患者尤为有害。

低温寒战反应，使组织的氧耗量可增加4~5倍，加之氧离曲线左移，氧与血红蛋白的亲和力增加，使组织氧利用率减少，导致缺氧。低温使肝、肾功能降低，药物的代谢和排泄减慢，麻醉患者苏醒延迟，术后并发症增加。低温下血液黏滞度增高，出凝血时间延长。低温还抑制机体的免疫功能。临床观察证明，同一级别的创伤，体温越低，病死率越高。

（三）体温降低的预防及处理

1. **适宜的环境温度** 这对防止低体温是十分重要的，手术室和ICU的室温要求在24~26℃，相对湿度40%~50%。

2. **复温** 体外复温如去除患者身上潮湿的衣物，电热毯和红外线热弧灯体表加热等方法有效易行。体内复温如静脉输注加温至37℃的温热液体、机械通气时将吸入气体湿化加温到40~45℃等方法，可迅速提高中心温度。

3. **营养支持** 对产热不足致体温过低的危重患者，除保暖措施外，应加强营养支持，提供足够的热量，以增强机体的抵抗力。对不能进食的危重患者，应注意及早采用胃肠外营养，经静脉供给足够的蛋白质、脂肪、糖类、维生素和电解质，以达到供给热能和营养治疗的目的。

4. **维持循环稳定** 体温降低可引起全身血管收缩，有可能掩盖血容量不足对循环的影响。当体温回升时，外周血管扩张，可出现循环衰竭。因此，除监测平均皮温和中心温度外，还应密切监测动脉血压和中心静脉压，适当补充血容量和使用血管活性药，以维持循环功能的稳定。

（四）低温治疗

低温治疗是指用人工方法使体温降低达正常温度以下的一种医疗措施，以求达到降低机体代谢、保持或延缓机体细胞活力的目的。

临床上常将32~35℃的低温称为浅低温。可根据临床要求实施不同程度的低温治疗。浅低温常用于脑保护、心肺脑复苏以及严重高热状态如甲状腺功能亢进危象，麻醉期间恶性高热,病毒性脑炎,中暑等的治疗。

常用的降温方法有体表降温和血液降温。在应用低温治疗时的重要并发症主要有御寒反应,心律失常、凝血功能改变等。如发生御寒反应,全身肌肉强烈收缩,则耗氧量不但不降反而上升。因此,在降温过程中必须防止御寒反应,根据降温要求的不同,合理选择冬眠合剂、镇静剂和肌肉松弛剂。低温期间要严密监测体温、循环和呼吸功能,采用各种有效的预防和治疗措施,使低温对机体各系统生理功能的不良影响减至最低限度。

(思永玉)

正常生理情况下,血液在循环系统血管中流动,一方面必须保持流体状态下不发生凝固;另一方面,一旦发生创伤,即可通过正常止血机制达到止血目的。正常的止血机制包括血管收缩与血小板反应、凝血与抗凝系统、纤溶系统三部分。凝血和抗凝系统在正常情况下保持动态平衡状态,一旦这种平衡失调,就会导致异常的出血或血栓形成。围术期,由于原发性疾病、基础疾病、手术麻醉应激、手术大出血后大量输血输液及术后严重并发症等因素,可通过影响微小血管功能、血小板数量与功能、凝血/抗凝机制及纤维蛋白溶解系统等几个止血机制,造成出血或血栓形成。因此,对出凝血功能的评价及临床与实验室监测必须贯穿于整个围术期,以便及时了解病情的变化,采取有效的治疗措施。本章主要介绍出凝血异常的临床监测、实验室监测以及出凝血监测的临床应用。

第一节　出凝血监测的分类

出凝血监测一般分为临床监测和实验室监测两大类。在临床工作中,必须根据临床监测和实验室监测结果综合考虑,以作出正确的诊断与治疗。临床监测主要在于发现出血倾向和出血征象,以便为出血倾向疾病的实验室监测提供重要线索;实验室监测结果则为疾病的诊断提供主要依据。

一、临床监测

主要包括详细了解出血史、出血倾向、诱因、过敏史、职业史、家族史以及完善的体格检查(表11-1)。

表 11-1　出血患者的临床监测

项目	具体内容
出血情况	出血点、瘀斑、咯血、呕血、便血、血尿
出血部位	皮肤、黏膜(口腔、鼻腔)、肌肉、消化道、泌尿道、关节
出血状况	出血的时间、频率、严重性,自发或外伤出血,拔牙后或手术后出血
出血诱因	出血与食物、接触物、药物等关系
过敏史	发生紫癜、出血的同时,是否伴荨麻疹及低血压状态等
职业史	是否从事与重金属、有毒化学物品、有毒气体接触的职业
用药史	解热镇痛药、抗癌药、抗凝药、抗血小板药、血浆代用品、止血药
家族史	家族中有无类似出血情况
既往史	尿毒症、肝病、感染、恶性病史
体检	生命体征,皮肤黏膜出血点、瘀斑,淋巴结肿大、肝脾大,腹部、胸部体征等

（一）出血的原因

临床上常见的出血原因主要分为两大类。

1. 局部原因引起的出血 如手术中止血不全、外伤、皮肤黏膜糜烂等。

2. 出凝血机制异常引起的出血 ①不能单纯用局部因素来解释的出血；②自发性出血或轻微创伤引起的出血不止；③同时有多个部位出血；④有家族遗传史或常有出血史；⑤伴有易引起出血的全身性疾病，如尿毒症、严重肝病等。

（二）出凝血机制异常的环节分析

根据不同的临床出血特点，可进行以下几个环节分析。

1. 血管因素 由于血管壁异常、免疫或感染等因素造成的血管壁受损而致。常表现为皮肤瘀点、瘀斑及黏膜出血，通过局部压迫往往可止血。

2. 血小板计数异常或功能缺陷 ①原发或继发性血小板减少症：这类疾病的患者可有自发性出血或轻微创伤时大出血，皮肤出血最常见，黏膜出血次之，女性患者可有月经增多，术野渗血不止；②原发性血小板增多症：常表现为内脏出血和血栓形成；③血小板功能缺陷：所致出血的特点与血小板减少相似，但血小板计数正常或接近正常，血小板功能试验则表现异常，常见于血小板无力症和尿毒症。引起血小板变化的常见疾病与病因见表11-2。

表 11-2 血小板疾病所致的出血

血小板异常	疾病与病因
生成减少	骨髓巨核细胞减少：药物、感染、中毒、不明原因
破坏增多	脾脏破坏血小板能力增强：脾功能亢进
	免疫性破坏：药物、感染、输血、原发性血小板减少性紫癜
	机械或毒性反应：DIC、血栓性血小板减少性紫癜、血管炎、溶血、尿毒症
生成增多	原发性血小板增多症，继发性血小板增多：脾切除术、肿瘤、外伤
血小板功能缺陷	尿毒症、阿司匹林或双嘧达莫等药物

3. 凝血因子缺乏 ①遗传性凝血因子缺乏，以血友病最常见，常表现为关节、肌肉等深部组织及手术部位出血，轻者仅表现为皮肤、黏膜出血；②获得性凝血因子缺乏，如弥散性血管内凝血（DIC）、严重肝病、白血病、大量库存血输注等，其中 DIC 可表现为全身多个部位的广泛出血及原发病的表现，压迫不能止血，补充凝血因子可止血。

4. 纤维蛋白溶解亢进 主要见于 DIC 纤溶期，常表现为大片状皮下出血、肌肉等深部组织出血及针眼样出血，手术伤口无血块形成。

（三）病情动态监测

病情动态监测包括：①出血部位的监测：皮肤、黏膜、伤口、消化道、泌尿道、鼻咽部等；②凝血功能实验指标监测；③生命体征的监测；④警惕并发症的发生。

二、实验室监测

由于机体的止血/凝血机制十分复杂，参与止血/凝血反应的因子极多，所以反映止血/凝血功能的监测项目也很多。不同的监测项目从不同的侧面反映止血/凝血功能的变化，但与围术期关系密切者主要有以下几方面。

（一）检查血管壁和血小板相互作用的试验

1. 出血时间（bleeding time，BT） BT指皮肤被刺破后出血至出血自然停止所需的时间，可粗略估计血管壁和血小板的功能。由于结果与操作者有关，可重复性差，与临床观察到的围术期止血情况无相关性，所以已不再建议用于凝血功能的监测。

2. 毛细血管脆性试验（capillary fragility，CFT） 又称束臂试验，用肢体加压的方法使静脉充血并使毛细血管受到一定的内在压力，根据新出现出血点的数量及其大小来估计毛细血管的脆性。正常值：男性0~5个，女性0~10个。当毛细血管有缺陷时可呈阳性，但它不能鉴别是毛细血管还是血小板功能缺陷。

（二）检查血小板的试验

1. 血小板计数（blood platelet count，BPC） BPC指单位容积血液中血小板的含量，正常值$(100~300)×10^9/L$。若低于正常值表示血小板减少，常见于原发性或继发性血小板减少症。

2. 血浆血小板第4因子（platelet factor 4，PF_4） PF_4为反映血小板激活的指标，正常值：$2.89~3.2\mu g/L$。如PF_4大于正常值，常提示血栓形成前期或血栓形成期。

（三）检查血液凝固机制的试验

1. 全血凝固时间（clotting time，CT） 又称凝血时间，试管法是指离体静脉血发生凝固所需要的时间，主要反映内源性凝血系统的凝血功能。正常值：5~10分钟。该法虽简单，但敏感性与特异性均较差。CT延长常见于：凝血因子Ⅷ、Ⅸ、Ⅺ缺乏症；严重的凝血因子Ⅱ、Ⅴ、Ⅹ和纤维蛋白原缺乏；纤溶活动亢进；血液中有抗凝物质等。CT缩短见于高凝状态。

2. 激活全血凝固时间（activated coagulation time，ACT） 又称硅藻土激活凝血时间（celite activated clotting time），将惰性硅藻土加入血液内，以加速血液的凝固过程。正常值：90~130秒。该法常用于体外循环监测肝素抗凝效果，并用于计算鱼精蛋白拮抗肝素的用量。

3. 白陶土部分凝血活酶时间（kaolin partial thromboplastin，KPTT） 在枸橼酸钠抗凝的血浆中，加入白陶土部分凝血活酶试剂，孵育一定时间后加入适量钙剂，并测定血浆凝固时间。KPTT主要反映内源性凝血系统的凝血功能。正常值：32~42秒。KPTT较正常对照延长10秒以上有诊断意义。

4. 简易凝血活酶生成试验（simple thromboplastin generation test，STGT） STGT用以检测内源性凝血过程第一阶段的凝血因子有无缺陷。本试验较KPTT敏感。正常值：10~14秒。

5. 凝血酶原时间（prothrombin time，PT） PT指在血浆中加入过量的组织凝血活酶和适量的钙，观察血浆凝固时间。PT是主要反映外源性凝血系统缺陷的筛选试验，正常值：$(12±1)$秒。PT是较正常对照延长3秒以上有诊断意义。PT延长表示凝血因子Ⅱ、Ⅴ、Ⅶ、Ⅹ缺乏，获得性凝血因子Ⅱ、Ⅴ、Ⅶ、Ⅹ缺乏常见于严重肝病、DIC、阻塞性黄疸或口服抗凝药过量等。

6. 血浆纤维蛋白原定量（fibrinogen，Fg） 双缩脲测定法正常值：2~4g/L。Fg降低见于DIC消耗性低凝血期及纤溶期、重症肝病等。Fg增高见于血液高凝状态。

（四）检查纤维蛋白溶解的试验

1. 凝血酶凝固时间（thrombin clotting time，TCT） 又称凝血酶时间（thrombin time，

TT),即在被检血浆中加入标准凝血酶溶液后血浆凝固所需要的时间。正常人为 16~18 秒,较正常对照组延长 3 秒以上有诊断意义。TT 延长见于血液 FDP 增多、血浆中肝素或肝素样物质含量增高、纤维蛋白原浓度降低、DIC 等。

2. 血浆鱼精蛋白副凝试验(plasma protamine paracoagulation test,**3P 试验**)　正常人 3P 试验为阴性。阳性见于 DIC 早期,但假阳性率较高,需结合临床具体分析。

3. 纤维蛋白降解产物(fibrinogen degradation products,FDP)和 D-二聚体检测(D-dimer,D-D)FDP 正常值 0~6mg/L。FDP≥20mg/L 有诊断意义。FDP 增高见于原发性或继发性纤溶、溶栓治疗、尿毒症等。D-D 是继发性纤溶的标志,正常为阴性;阳性是诊断 DIC 的辅助条件。

(五) 抗凝血酶Ⅲ活性及抗原含量(antithrombin Ⅲ,AT-Ⅲ:C 及 AT-Ⅲ:Ag)测定

AT-Ⅲ:C 的正常值:96.6%±19.4%;AT-Ⅲ:Ag 的正常值:(364.1±83.0)mg/L。上述指标降低多见于 DIC、血栓形成、严重肝病等。

(六) 血栓弹性图与声凝分析仪

两种检测方法都是通过描记离体血液凝固过程图表来分析血小板与凝血功能,后者较前者操作简单。

1. 血栓弹性图(thrombelastogram,**TEG**)　TEG 由凝血弹力描记仪测得,其动态反映整个凝血过程(凝血和纤溶),从血小板-纤维蛋白相互反应开始记录血小板和纤维蛋白凝血级联反应,包括血小板聚集、血凝块强化、纤维蛋白交叉连接最后到血凝块溶解的整个过程。因此,TEG 可提供有关凝血因子活性、血小板功能机纤维蛋白溶解过程等资料。此外,TEG 还可以了解血栓形成速度、强度及远期稳定性,也可间接反映凝血因子、血小板功能及纤维溶解等情况。

2. Sonoclot 标记曲线图　其原理是在血液标本(0.4ml)中上下振动的管型探针随着止血各个阶段变化所遇到的运动阻力,通过一种模拟电子信号反映到 Sonoclot 分析仪中,然后以凝血信号的方式报告出来。随着血液标本的凝结,止血系统的机械变化改变凝血信号值,这样凝血过程就经此凝血信号值对于时间的曲线图在热感曲线打印机上打印,即为 Sonoclot 标记曲线图。

第二节　出凝血监测在围术期的应用

围术期出血大多是手术所致,但是止血功能障碍所导致的出血往往容易被忽略。围术期出血应从两方面考虑,一是术前已存在止血功能障碍性疾病,这应根据疾病性质,认真作好术前准备;二是术中或术后渗血不止,除术中止血不彻底外,应考虑原有止血功能障碍性疾病的加重,或大量输血、继发性血小板与凝血因子减少、DIC 及原发性纤溶等。

一、出凝血功能的术前评估

对有止血功能障碍的患者进行手术前风险评估,除应详细了解患者的症状、体征、病史、家族史、既往史外,还应从以下两方面进行评估。

(一) 血小板数量与质量的评估

血小板数量与质量的异常,与手术出血密切相关。如果血小板功能正常,则:①血小板≥

$100 \times 10^9/L$ 以上,即使接受大手术也无异常出血。②血小板 $(50 \sim 100) \times 10^9/L$,严重外伤时,患者有可能因血小板数量减少发生出血倾向。③血小板 $(20 \sim 50) \times 10^9/L$,轻度外伤时易发生出血,自发性出血少见,但术中和术后可能发生创面渗血过多,危险性大,被视为手术禁忌。对于这类患者,术前必须积极地治疗血小板减少的病因,除了脾功能亢进及原发性血小板紫癜可行脾切除外,可输注新鲜血液、血浆、浓缩血小板。术前最好使血小板至少达到 $(70 \sim 80) \times 10^9/L$ 或以上。④血小板 $<10 \times 10^9/L$,患者有严重的出血危险,包括颅内出血。⑤血小板增多症:这类患者应采取血小板去除术(plateletpheresis)、化疗、放疗等方法,使术前血小板计数降至 $(200 \sim 400) \times 10^9/L$。

血小板功能异常以后天性居多。许多药物可引起血小板功能异常,其中最主要的是阿司匹林和非甾体类抗炎药物。这类药物不可逆地抑制血小板环氧合酶,从而抑制 TXA_2 生成。长期服用阿司匹林的患者停药 7 ~ 10 天后才能使出血时间恢复,非甾体类抗炎药物的作用持续时间较短。尿毒症时,体内未被清除的代谢物质可干扰血小板功能,出血时间可长达 15 ~ 20 分钟。治疗上除原发病处理,如停用影响血小板功能的药物或减少其剂量、腹膜透析或血液透析清除尿毒症时体内代谢物质外,必要时输入浓缩血小板。

(二) 凝血因子评估

各种凝血因子的缺乏,无论是先天性还是后天性的均可引起术中异常出血。对于先天性凝血因子缺乏的患者,术前须应用相应的凝血因子作为替代治疗。临床上最常见的是后天获得性凝血因子缺乏(表 11-3),对其必须考虑原发病的治疗。

表 11-3　获得性凝血因子缺乏常见的疾病

疾病与诱因	缺乏的因子
维生素 K 缺乏(阻塞性黄疸、口服抗凝药、吸收障碍综合征、灌肠治疗、新生儿自然出血症)	Ⅱ、Ⅶ、Ⅸ、Ⅹ
肝脏疾病(急性重症肝炎、肝硬化、肝癌、肝叶切除)	Ⅰ、Ⅱ、Ⅴ、Ⅶ、Ⅸ
DIC(各种导致 DIC 的疾病与诱因)	Ⅺ、Ⅻ
大量输血、输液	Ⅳ、Ⅴ、Ⅷ

(三) 止血功能障碍患者行区域麻醉的风险评估

随着心脑血管疾病发病率的升高,平时服用抗凝血药物或抑制血小板聚集药物以预防血栓形成的患者也越来越多;髋关节骨折等患者术前和(或)术后可能应用抗凝血药物或纤溶药以防止深静脉血栓形成。这些患者围术期出血风险显著增加,应仔细评估其行区域麻醉的风险。一旦发生椎管内血肿或深部血肿,可能造成严重的不良后果如截瘫、神经损伤、大量失血、压迫气管等。由于术后拔除硬膜外导管导致出血的风险不亚于穿刺时的风险,所以拔管前需结合有关实验室检查,认真评估停药时间及拔管后再次用药时间。

二、术中与术后出血分析

麻醉与手术中及术后遇到不明原因的出血不止或手术术野广泛渗血,应考虑到止血功能障碍的发生或原有止血功能障碍性疾病的加重,应从以下几方面考虑。

(一) 麻醉因素

除氯胺酮外,几乎所有的麻醉药物都因扩张末梢血管而增加渗血。麻醉药物对凝血过程的影响并不一致,现代吸入麻醉药如异氟烷、七氟烷以及地氟烷对凝血过程没有影响。临床常用的静脉麻醉药、肌松药对凝血过程也几乎没有影响。浅麻醉导致的应激反应增强,可引起血中可的松水平升高,有增强纤溶活性的可能。

(二) 手术因素

围术期出血多数是由于手术原因如打结线脱落、术中止血不全等,但手术本身对凝血过程的影响并不与出血成正比。最为普通的原因是手术期间血浆纤溶活性升高,凝血因子消耗而引起凝血功能障碍,导致出血或渗血增加。由于除因子Ⅷ外,大部分凝血因子都由肝脏合成,所以肝脏移植手术应注意补充各种凝血因子。

(三) 大量输血输液

大量输血、输液,如生理盐水、乳酸林格液、血浆代用品、库存血、红细胞等必会导致稀释性血小板减少症,也会导致凝血因子的稀释,从而引发出血倾向,在原有严重肝、肾疾病等出凝血功能障碍患者更易发生。在采血过程中,血小板损耗可达 20% ,放置 24 小时后损失 50% ,48 小时后损失达 70% 。血液中的因子Ⅴ、Ⅷ、Ⅻ等放置 10 ~ 15 天后即减少 50% 。因此,输入大量库存血,特别是库存时间很长,会引起血小板与凝血因子的减少而导致出血。所以在大量输血、输液的同时,应注意补充血小板与凝血因子。另外,术中误输异型血液可导致血管内凝血,使血小板、纤维蛋白原、凝血酶原消耗或纤维蛋白溶解亢进,引起手术区域大量渗血。

(四) 体外循环

体外循环对凝血的影响较为复杂,引起出血的原因也较多。主要与血小板减少、纤溶活性增强、凝血因子消耗、肝素中和不足以及鱼精蛋白过量等因素有关,尤其以后者引起的出血最为常见。

体外循环时如患者发生异常出血,必须鉴别出血的原因是由于止血障碍或手术止血不彻底所致。如患者表现为单纯胸腔引流液增加,往往提示外科性出血,应进一步仔细检查手术切口及血管缝合口缝合的情况。体外循环心内直视手术时,应每小时监测 ACT,计算应追加的肝素量,维持 ACT 在 500 ~ 600 秒。如手术结束时仍出血严重,或术后数小时内出血停止,以后出血又再度增加,且 ACT>130 秒,则提示血液循环中残留肝素,或是因滞留于周围血管内未被鱼精蛋白中和的肝素返回血液循环所致的肝素反跳,此时应追加鱼精蛋白直至 ACT<130 秒。若体外循环手术后发生异常出血而又能排除术中止血不全和肝素中和不全等因素,则应考虑血小板因素所致的出血。可检查血小板计数、血小板黏附率、血小板聚集率、血小板释放产物 β-TG 及 PF_4。当血小板计数低于 50×10^9/L,血小板黏附和聚集功能降低,可输注浓缩血小板悬液。若术后胸腔、心包引流液增加,同时伴切口渗血及(或)动脉、静脉穿刺处弥漫性渗血,要考虑凝血功能异常,可进行凝血试验及纤溶试验。根据凝血因子减少的性质,选用新鲜血浆、新鲜全血、新鲜冻干血浆、凝血酶原复合物、纤维蛋白原等制剂。如有原发性纤溶,可用抗纤溶药。

(五) 肝脏移植

肝脏在机体的出凝血功能中扮演着重要的角色,维持着凝血与抗凝血、纤溶与抗纤溶的相互平衡,晚期肝病患者往往伴有严重的凝血功能损害,包括肝脏的合成与清除能力下降,血小板数量功能不足以及纤溶现象。肝移植手术创伤大,时间长,加之门脉高压、黄疸等因素,从而导致更加复杂多样的出凝血功能障碍,如纤溶亢进、DIC、血管内血栓形成等。

新肝早期肝脏缺血再灌注损伤产生类肝素样物质及肝素大量释放,外源性及内源性凝血和抗凝药物使用均可引起肝移植术后凝血功能障碍。开放血流后,由于移植肝肝窦内皮细胞大量释放纤溶酶原激活物(tPA),而肝脏对其清除能力降低,且肝脏产生纤溶酶原激活物抑制因子(PAI)下降,导致纤溶亢进,故肝移植术后数小时内凝血障碍以异常出血为主。随着移植肝脏功能恢复,术后 24 小时肝脏合成凝血因子功能开始恢复,但合成抗凝物质的功能恢复较慢,一般需 2 周左右。此外,手术应激、炎症反应、血流动力学异常、吻合口局部的高危因素等多种全身及局部原因及抗凝系统恢复不同步,导致术后早期凝血障碍以血栓形成为主。

术后早期,由于肝脏尚未与膈肌形成致密粘连,且终末期肝病患者术前已存在丰富的侧支循环,故腹腔出血较常见,随着肝功能好转,可逐渐停止。如出血量较大或血管性出血,常规止血药及大量血液制品的使用容易导致全身高凝状态,存在吻合口血栓的风险,一旦形成,大部分患者需再次移植。终末期肝病患者,血小板计数过低,可能存在自发性颅内出血的风险。术后患者如果腹腔出血量不大,可在监测血清钙离子浓度条件下适当补充钙剂,如留置"T"管患者,应注意补充维生素 K_1。如出血量较大,可使用基因活化重组凝血因子Ⅶ(rFⅦa,诺其),尽量不用或少用其他止血药物及血液制品,因为该药物仅活化血小板,仅在局部发挥作用,而不造成全身血液高凝状态。目前研究表明,rFⅦa 不会增加肝移植患者血栓并发症的发生率。术后肝功能如果恢复较好,且明确无血管性出血者,以不用止血药为上策,因为血栓形成的后果往往是灾难性的,处理上远较腹腔出血复杂,其后果也更加严重。术后患者血小板如不低于 $20×10^9/L$,不予处理,如存在颅内出血倾向或需行肝脏穿刺活检术,可少量使用血小板。

三、血栓栓塞性疾病

血栓形成或栓塞是导致心、脑和外周血管事件的最后关键环节,是致死和致残的直接原因。血栓栓塞性疾病包括动脉粥样硬化血栓性疾病和静脉血栓栓塞性疾病,动脉粥样硬化血栓性疾病涉及冠状动脉、脑动脉和外周动脉;静脉血栓栓塞性疾病(VTE)包括深静脉血栓形成(DVT)和肺栓塞(PE)。

(一) 静脉血栓栓塞症

由于存在长期卧床、制动、血管损伤和(或)血液高凝血状态等因素,危重症患者是发生 DVT 的高危人群,重症患者 DVT 和肺栓塞(PE)的发病率及病死率较高。因病情、血栓预防方法和检查手段的不同,DVT 在危重症患者中的发生率差异较大(5% ~90%)。其症状和体征差异很大,视受累深静脉的部位、发生速度、阻塞程度、侧支循环的建立和血管壁或血管周围组织的炎症情况而定。

(二) 急性肺栓塞

肺栓塞是静脉血栓形成的并发症,栓子通常来源于下肢和骨盆的深静脉,通过循环到肺动脉引起栓塞。创伤、长期卧床、静脉曲张、静脉插管、盆腔和髋部手术、肥胖、糖尿病等容易诱发静脉血栓形成;我国肺栓塞的最常见病因是各类心脏病,合并心房颤动、心力衰竭和亚急性细菌性心内膜炎者发病率较高;在我国,肿瘤是肺栓塞的第 2 位原因,以肺癌、消化系统肿瘤、绒毛膜癌、白血病等较常见,此外,妊娠和分娩、长骨骨折的脂肪栓塞以及减压病造成空气栓塞等。

可通过对存在危险因素患者的临床表现结合心电图、X 线胸片、动脉血气分析等基本检查,初步疑诊或排除其他疾病;D-二聚体可作为 PTE 的排除诊断指标;心脏超声和下肢静脉超声对于提示诊断和排除其他疾病具有重要价值。PTE 的确诊需通过 CT 肺血管造影、核素肺通气/灌注扫描检查、单纯灌注扫描、磁共振肺血管造影以及肺动脉造影技术完成。PTE 的治疗主要是预防 PE 的再发,对于血流动力学稳定的患者,进一步的治疗还包括溶栓、介入或手术等手段清除血栓。

（三）心房颤动血栓栓塞的预防

根据不同危险分层分级进行预防,对有高危因素的患者一定要口服华法林抗凝血。高危因素包括:卒中病史,短暂性脑缺血发作或体循环栓塞的病史,年龄>75 岁,中毒或重度左心室功能受损和(或)充血性心力衰竭,高血压病史或糖尿病。对心房扑动的抗栓治疗策略等同于心房颤动。

四、创伤性凝血病

创伤性凝血病是指由于大出血及组织损伤后激活凝血、纤溶、抗凝血途径,在创伤早期出现的急性凝血功能紊乱。创伤后的凝血病表现为凝血酶原时间(PT)和部分凝血活酶时间(APTT)延长、血小板(PLT)计数和显微蛋白原(Fib)水平降低等。创伤性凝血病的发生时创伤后死亡的主要原因之一。

（一）病因

创伤性凝血病常为多因素共同作用的结果,病理生理学机制较为复杂,涉及损伤严重度、失血、凝血底物的消耗、纤溶、低体温、低钙血症、酸中毒、机体对创伤及后续治疗的反应等。

（二）诊断与监测

创伤性凝血病缺乏特异性症状、体征,临床可根据创面、皮肤黏膜表面、手术切口、血管穿刺处等部位的出血情况进行判断,同时进行凝血、纤溶等相关指标的检测,包括:血小板计数,凝血酶原时间(PT)、国际标准化比值(INR),部分活化凝血酶原时间(APTT),纤维蛋白原(FiB),D-二聚体,纤维蛋白降解产物(FDP)。根据病情需要可间隔 2～4 小时重复检测,同时应注意体温和酸中毒的监测。

（三）治疗

"损伤控制外科"(damage control surgery,DCS)理论强调对严重创伤患者简化止血和去污染手术的操作,将患者转入 ICU 积极救治"致死性三联征",在伤员内环境改善后再施行确定性手术。

1. **积极止血**　处理原发创伤、控制活动性出血,避免继续失血而加重休克、酸中毒和血液稀释。

2. 及时、恰当地纠正休克。

3. **体温监测**　防治低体温并避免由低体温诱导的凝血功能障碍。

4. **出血和凝血病的处理**　积极选择合适的血液制品,补充凝血底物,对于创伤大出血的患者应尽早输入血浆,建议在输首剂红细胞的同时就给予。

五、弥散性血管内凝血

弥散性血管内凝血(disseminated intravascular coagulation,DIC)可发生在许多疾病的病理过程中,主要是促凝血物质进入血液循环引起广泛的血液凝固而产生。临床上主要表现两方面症状,一方面由于微循环中广泛的血小板和(或)纤维蛋白微血栓形成,微血管堵塞,组织器官发生缺血性损害;另一方面,由于血液凝固时大量的凝血因子与血小板被消耗,同时激活继发性纤维蛋白溶解亢进,可发生严重的大量出血。本病分急性与慢性两类,前者病情凶险,病死率高;后者症状常隐匿,临床不易发现。临床的主要症状有出血、休克、多脏器系统损害和溶血。

（一）病因

许多因素均可诱发 DIC,归纳起来大致有以下几方面。

1. 感染　细菌感染是发生 DIC 最常见的原因,约占 30%。革兰阴性与革兰阳性细菌感染均可引起,但以革兰阴性细菌感染更常见。

2. 病理产科　如羊水栓塞、先兆性子痫、子痫、妊娠高血压综合征、胎盘早剥、剖宫产等,占 DIC 发生率的 8.6% ~20%,其中以羊水栓塞最为常见。

3. 外科手术和创伤　如大面积烧伤、颅脑外伤、挤压综合征、骨折及各脏器手术,占 DIC 患者的 12.7% ~15%。

4. 恶性肿瘤　前列腺癌、乳腺癌、肺癌、各种白血病等,表现以慢性型为主。

5. 其他　溶血反应、急性坏死型胰腺炎、急性出血坏死型肠炎、低氧血症、急性肝衰竭等;此外,巨大海绵状血管瘤也可引起 DIC。

（二）诊断标准

DIC 诊断必须符合以下三方面的条件才能成立:有引起 DIC 的原发病,有与 DIC 相关的临床表现以及有支持 DIC 的实验室指标。由于原发病不同,临床表现不一,目前 DIC 诊断尚无统一的国际标准。第五届全国血栓与止血会议制订的诊断标准如下。

1. 临床表现

（1）存在易引起 DIC 的原发疾病。

（2）有下列两项以上临床表现:①多发性出血倾向;②不易用原发病解释的微循环衰竭或休克;③多发性微血管栓塞的症状和体征,如皮肤、皮下、黏膜栓塞坏死及早期出现的肾、肺、脑等器官功能障碍。

2. 实验室检查　同时有下列主要诊断指标三项以上异常。

（1）血小板计数低于 $100×10^9$/L 或进行性下降(肝病、白血病患者血小板计数可低于 $50×10^9$/L);或有下述两项以上血浆血小板活化产物增高:①β 血小板球蛋白;②PF_4;③TXB_2;④颗粒膜蛋白(GMP)140。

（2）血浆 Fg<1.5g/L 或进行性下降或超过 4g/L(白血病及其他恶性肿瘤<1.8g/L,肝病<1.0g/L)。

（3）3P 试验阳性或血浆 FDP>20mg/L(肝病 FDP>60mg/L),或 D-D 水平升高(阳性)。

（4）PT 缩短或延长 3 秒以上,或呈动态变化(肝病 PT 延长 5 秒以上)。

（5）纤溶酶原含量及活性降低。

（6）AT-Ⅲ 含量及活性降低。

（7）血浆 FⅧ:C 活性低于 50%(肝病为必备项目)。

3. 疑难病例应有下列一项以上异常　①因子Ⅷ:C 降低,vWF:Ag 升高,因子Ⅷ:C/vWF:Ag 比值降低;②血浆凝血酶-抗凝血酶复合物浓度(TAT)升高或 F_{1+2} 水平升高;③血浆纤溶酶和纤溶酶抑制物复合物(PIC)浓度升高;④血(尿)纤维蛋白肽 A 水平增高。

国际血栓与止血学会(ISTH)在 2001 年将 DIC 进行了定义并明确了 DIC 临床和实验室诊断标准。在这一标准中将明显 DIC 与非明显 DIC 进行了区别。明显 DIC 发生于失代偿性止血系统,非明显 DIC 被作为有微细止血功能障碍的失代偿期。ISTH DIC 专门小组对 DIC 严重性的标准化诊断和测定制订了一个五步诊断规则系统,可用于计算 DIC 评分。诊断明显 DIC 的规则见表 11-4。

表 11-4 诊断明显 DIC 的规则

危险评估	患者是否有已知与明显 DIC 有关的潜在性疾病？如有,可进行;如无,则不适合用此规则。进行全部凝血试验检查
全部凝血试验结果记录评分	血小板计数(>100=0;<100=1;<50=2);纤维蛋白相关标志物增加(例如 D-二聚体、可溶性纤维蛋白单体/纤维蛋白降解产物)(未增加:0;中度增加:2;高度增加:3);凝血酶原时间延长(<3 秒=0;>3 秒而<6 秒=1;>6 秒=2);纤维蛋白原水平(>1.0g/L=0;<1.0g/L=1)
计算评分	如>5 符合明显的 DIC;如<5 每日重复计分:提示非明显的 DIC(不肯定);再重复 1~2 天

(三) DIC 监测

1. 监测患者引起 DIC 基础疾病的变化。

2. 观察出血进展情况及全身各处有无出血。

3. 结合临床表现及实验结果作出 DIC 的分期判断 DIC 时凝血机制异常可分三期:①高凝期:该期血液凝固性增高,临床上以微循环障碍及血栓形成为主要表现,出血倾向不明显。血从患者静脉抽出后很快凝固。CT、KPTT 缩短;纤维蛋白原水平正常或增高;血小板轻度减少。②消耗性低凝期:在微血栓形成的过程中,凝血因子大量被消耗,临床表现为微循环障碍与出血并存。血小板减少,PT 及 KPTT 延长;纤维蛋白原减少;3P 试验可阳性。③继发性纤溶亢进期:纤维蛋白溶解系统被激活,出血进一步恶化。血从患者静脉抽出后不凝固,或凝固后血块又迅速溶解。CT 延长,纤维蛋白原水平严重降低,DIC 晚期 3P 试验反而可呈阴性,血 FDP 增高。

4. 定期复查 DIC 实验指标 根据病情需要,每日或隔日测定三项筛选试验(BPC、PT、纤维蛋白原定量)及纤溶试验,以掌握 DIC 病程进展或改善情况。

5. 如用肝素治疗需作 CT 监测 在给肝素前必须做 CT(试管法)测定,使用肝素后 CT 延长到正常的 1 倍左右为宜。若 CT 超过 30 分钟以上,出血加重,提示肝素过量,需用鱼精蛋白中和。

(四) DIC 的防治

目前关于 DIC 的治疗观点尚未统一,因此在 DIC 的治疗过程中应注意以下几点。

1. 治疗必须个体化 如果患者并无出血或血栓症状,且诱发因素已去除,则不需特殊处理。

2. 原发病治疗 原发病的治疗是 DIC 治疗的一项根本措施,如控制感染、抗肿瘤治疗、清宫术等。原发病难以控制,往往是治疗失败的主要原因。

3. 支持疗法 DIC 同时存在缺氧、血容量不足、低血压和休克等情况可影响 DIC 治疗,必须予以纠正。患者如有明显出血,应酌情补充凝血因子(如 FFP、冷沉淀、凝血酶原复合物和因子Ⅷ浓缩物等)、浓缩血小板悬液或新鲜全血。

4. 肝素 关于肝素的使用尚有不同的意见。由于肝素可引起血小板减少、激活白细胞和补体途径的某些成分,因此,肝素不仅可以加重出血并能导致血栓形成。一般认为,对以栓塞症状为主的 DIC 患者应争取早用,防止病情加重。脓毒症、胎盘早剥、羊水栓塞、妊娠高血压综合征和肝病引起的 DIC 在决定是否使用肝素时应慎重。原发病很快控制者不宜使用肝素。脑外伤或其他因素引起的有增加脑出血的危险者,应慎用肝素。在原发病不易控制时,肝素可能不得不应用较长时间以待原发病得以控制。

5. 抗纤溶药物 DIC 患者一般禁止使用抗纤溶药物,但在继发性纤溶为主要出血因素,促凝因素已消失时或在已使用肝素的基础上,则可考虑使用。常用药物有 6-氨基己酸、氨甲苯酸和氨甲环酸。

6. 其他药物 可根据具体情况,选择双嘧达莫、AT-Ⅲ、蛋白 C 浓缩制剂和重组水蛭素等。

(于泳浩)

第十二章 内分泌代谢功能的监测

内分泌系统是人体内重要的调节系统,它使人体在复杂多变的生活环境中维持物质代谢和体内环境的动态平衡。创伤、感染、麻醉与手术等均能使内分泌系统发生变化,扰乱机体的内环境,尤其是机体原有内分泌系统疾病或功能失调的患者,上述因素对机体的影响更为明显,导致严重的生理紊乱,危及患者的生命安全。因此,加强内分泌代谢功能的监测,有利于调控机体状态,减少患者围术期并发症,也有助于提高危重病的诊治水平。

第一节 内分泌代谢功能的监测

内分泌代谢功能的监测项目繁多,本节仅叙述危重病医学密切相关的项目。

一、下丘脑-垂体功能监测

(一)禁水合并垂体后叶素试验

1. **原理** 抗利尿激素(ADH)是由下丘脑分泌的一种激素,它具有调节血容量和渗透压的作用。正常人限水后,ADH 分泌增加,促进肾小管对水的重吸收,使尿液浓缩,尿量减少,尿比重和渗透压升高。由于中枢性尿崩症患者缺乏 ADH,而肾性尿崩症患者的肾脏则对 ADH无反应或反应减弱,因此,两者均于禁水后尿量无明显减少,尿渗透压亦无明显升高。注射垂体后叶素后,中枢性尿崩症患者尿渗透压升高,肾性尿崩症患者则无反应。

2. **方法** 中等强度多尿患者的禁水试验可从夜间开始,严重多尿者(6～10L/24h)应从早晨 6 时、在严密观察下进行。禁水前测定体重、血压、血浆渗透压、尿渗透压和尿比重。禁水开始后,每 2 小时测定上述指标(血浆渗透压除外)。当尿渗透压升高达顶峰时[即连续 2 次尿渗透压差小于 30mOsm/(kg·H_2O)],采血测定血浆渗透压,并皮下注射水剂垂体后叶素5U,于注射后 60 分钟测定血浆渗透压、尿渗透压、尿量和尿比重。

3. **结果分析** ①正常人和精神性多饮者,禁水后血浆渗透压变化不大,小于 290mOsm/(kg·H_2O),尿渗透压明显升高,可大于 800mOsm/(kg·H_2O)。尿渗透压达高峰后,注射垂体后叶素后尿渗透压增加少于 5%,甚至下降。②中枢性与肾性尿崩症患者,禁水后尿渗透压不升高,可低于血浆渗透压。部分性尿崩症,血浆渗透压最高值小于 300mOsm/(kg·H_2O),注射垂体后叶素后尿渗透压明显上升(>10%);完全性尿崩症,血浆渗透压大于 300mOsm/(kg·H_2O),注射垂体后叶素后尿渗透压可达 750mOsm/(kg·H_2O);肾性尿崩症注射垂体后叶素后,仍无反应。

4. **注意事项** 试验过程中密切观察病情,尤其是尿崩症患者禁水后仍继续排尿,可引起脱水。

（二） 高渗盐水试验

1. 原理　正常人静脉注射高渗盐水后，因血浆渗透压增高，刺激下丘脑分泌 ADH，使尿量减少。中枢性尿崩症患者，对高渗盐水无反应，仍排出大量低渗尿。注射垂体后叶素后尿量减少，尿比重和尿渗透压升高，肾性尿崩症患者对两者均无反应，持续排出大量低渗尿。

2. 方法　①试验前停止抗利尿治疗，使症状完全出现达治疗前程度；②试验前禁水 8 小时，次日禁食进行试验；③试验开始时按 20ml/kg 计算饮水量，于 1 小时内饮完；④于饮水后 30 分钟排空膀胱，插导尿管，每 15 分钟留尿 1 次，测尿量并计算每分钟排尿量；⑤连续两次每分钟尿量超过 5ml 时，静脉滴注 2.5% 氯化钠注射溶液，按 0.25ml/（kg·min）速度静滴 45 分钟；⑥于滴注 2.5% 的氯化钠溶液后，每 15 分钟排空膀胱测尿量。若滴注过程中或滴注完 30 分钟内，尿量持续不减甚至上升者，则静脉注射垂体后叶素 0.1U/kg，继续每 15 分钟观察尿量共 3 次；⑦于试验开始时和高渗盐水滴完后查尿渗透压、血浆渗透压。

3. 结果分析　①正常人及精神性多饮者滴注高渗盐水 0.5 ～ 1 小时后，尿量明显减少，尿比重、尿渗透压上升；②中枢性尿崩症患者对高渗盐水无反应，注射垂体后叶素后，尿量明显减少，比重升高；③肾性尿崩症患者，注射高渗盐水及垂体后叶素后，尿量不减，比重也不上升。

4. 注意事项　试验过程中严密观察，高血压和心脏病患者禁忌做此试验。

（三） 高敏促甲状腺激素（sTSH）测定

1. 原理　促甲状腺素（TSH）是腺垂体分泌的激素，受下丘脑分泌的促甲状腺素释放激素（TRH）调节，主要功能是促进甲状腺细胞增生和甲状腺激素的合成、释放；血中 T_3、T_4 浓度的改变可对 TSH 的分泌起负反馈调节作用。TSH 测定是反映甲状腺功能变化的敏感指标。目前常用放射免疫法测定，其敏感度达到 0.1mU/L，所以称为高敏促甲状腺激素（sensitive thyroid stimulating hormone，sTSH）测定。

2. 方法　清晨采静脉血 2ml 注入普通管，无须抗凝，送检。

3. 正常值范围　0.5 ～ 5.0mU/L。

4. 结果分析　①sTSH 是诊断甲状腺功能亢进症和甲状腺功能减退症的首选指标，如 T_3、T_4 升高，sTSH 降低，提示原发性甲状腺功能亢进；如 T_3、T_4 降低，sTSH 升高，提示原发性甲状腺功能减退；如 T_3、T_4 升高，sTSH 升高，提示继发性甲状腺功能亢进；如 T_3、T_4 降低，sTSH 降低，提示继发性甲状腺功能减退。②诊断亚临床甲状腺功能异常，如 T_3、T_4 正常，sTSH 升高，提示亚临床甲状腺功能减退；如 T_3、T_4 正常，sTSH 降低，提示亚临床甲状腺功能亢进。③其他可引起 TSH 分泌增多的因素有艾迪生病、长期服用含碘药物等；可引起 TSH 分泌下降的因素有蝶鞍上部肿瘤压迫、大剂量的皮质激素或皮质醇增多症等。

（四） 促甲状腺素释放激素（TRH）兴奋试验

1. 原理　TRH 是下丘脑分泌的三肽激素，它可促进垂体前叶合成和释放促甲状腺激素（TSH），后者促进甲状腺分泌 T_3、T_4。当血液中甲状腺素升高时，反馈抑制 TSH 的分泌，并阻断 TSH 对 TRH 的反应。注射人工合成的 TRH，使 TSH 升高，借以了解垂体含 TSH 储备能力。

2. 方法　试验不必禁食，先采血测定基础 TSH 水平。用 TRH 200 ～ 400μg 溶于生理盐水 2 ～ 4ml 静脉注射，于注射后 30 分钟、60 分钟、90 分钟、120 分钟采血测定 TSH。

3. 结果分析　①正常情况下，注射 TRH 20 ～ 30 分钟后，TSH 出现高峰，通常较基础值增加 5 ～ 30mU/L，平均增加 15mU/L，或较基础值增加 2 ～ 5 倍。通常 2 ～ 3 小时内返回基线水平。女性 TSH 反应稍高于男性。②甲状腺功能亢进症患者，注射 TRH 后血清 TSH 浓度不升高。③原发性甲状腺功能减退症患者，TSH 的基础值比正常高，注射 TRH 后 TSH 升高更明显,可大于30mU/L。④中枢性甲状腺功能减退症时有两种情况。垂体性甲状腺功能减退症患者,注射TRH后无明显反应。下丘脑性甲状腺功能减退症患者,注射TRH后高峰延迟出现(注射后60~90分钟)。⑤判断垂体TSH储备能力,垂体瘤、席汉综合征、肢端肥大症后期等患者,部分TSH不足,对TRH反应低或无反应。

(五) 血浆ACTH浓度测定

1. 标本采集与测定方法 临床采集血样时试管中应加入抗凝剂。上午8时采集空腹静脉血,下午4时和凌晨采血时,应保证采血前2~3小时患者未进食和饮水。测定方法为放射免疫法。

2. 正常值范围 血浆ACTH呈脉冲式分泌,分泌高峰在上午6~8时,分泌低谷在午夜22~24时。参考值:上午8时2.2~16.7pmol/L,下午4时1.1~8.8pmol/L,午夜24时0~2.2pmol/L。

3. ACTH升高 见于:①原发性肾上腺皮质功能减退症;②先天性肾上腺皮质增生;③异位ACTH分泌综合征;④下丘脑-垂体功能紊乱;⑤家族性艾迪生病;⑥严重应激反应,如创伤、大手术、低血糖、休克等。

4. ACTH降低 见于:①垂体前叶功能减退症:各种原因引起的垂体前叶功能减退或丧失,如垂体瘤、鞍旁肿瘤、席汉病、垂体手术后;②原发性肾上腺皮质功能亢进症:由肾上腺肿瘤本身所致,如库欣综合征;③医源性ACTH减少症:长期大剂量使用糖皮质激素。

二、下丘脑-垂体-肾上腺皮质功能监测

(一) ACTH兴奋试验

1. 原理 利用外源性ACTH兴奋肾上腺皮质,以了解肾上腺皮质的功能状态,并鉴别肾上腺皮质功能减退症的性质。目前常用8小时法。

2. 方法 8小时法:试验前测定24小时尿17-羟皮质类固醇(17-OHCS)和血浆皮质醇作对照值;试验上午8时起静脉滴注ACTH水剂25U(加入5%葡萄糖500ml中)维持8小时;测定当日和次日17-OHCS以及30分钟、60分钟、8小时血浆皮质醇。

3. 正常范围 试验当日尿17-OHCS为基础值的1~2倍,第2日为1.5~2.5倍。血浆皮质醇在30~60分钟内达550nmol/L以上,6~8小时达690nmol/L以上。

4. 临床意义 ①原发性肾上腺皮质功能减退症:不论尿17-OHCS或血浆皮质醇基础值下降还是接近正常,ACTH兴奋后上述指标无明显增加或仅有轻微上升;②继发于垂体病变的肾上腺皮质功能减退症:兴奋后尿17-OHCS或血浆游离皮质醇的反应情况可视病情轻重而不同,病情轻者反应正常,病情重者无反应,病情处于两者之间者反应延迟;③皮质醇增多症病因不同反应各异:双侧肾上腺增生者反应明显高于正常人,腺瘤、癌肿和异位ACTH分泌综合征多数无反应。

(二) 小剂量地塞米松抑制试验

1. 原理 地塞米松强力抑制下丘脑分泌促肾上腺皮质激素释放激素(CRH)和垂体产生ACTH。在正常情况下,应用地塞米松后,抑制了CRH和ACTH,血中皮质醇、ACTH和尿中的17-OHCS含量明显下降,而皮质醇增多症患者上述指标则无明显下降。

2. 方法 第1天留24小时尿测17-OHCS,并于早晨8时采血测皮质醇、ACTH浓度以作对照。第2天口服地塞米松2mg(每6小时0.5mg,或每8小时0.75mg),连服2天,第3天留

24 小时尿测 17-OHCS,第 4 天早晨 8 时测定血皮质醇、ACTH 浓度。

3. **结果分析** ①正常人或单纯性肥胖者,口服地塞米松后,17-OHCS、血皮质醇、ACTH 均比对照值下降 50% 以上;②皮质醇增多症患者服药后,血 ACTH 无明显下降,皮质醇仍在 140nmol/L(5μg/dl)以上或比对照值下降不足 50%;③甲状腺功能亢进症患者抑制率不如正常人显著。

(三)大剂量地塞米松抑制试验

1. **原理** 同小剂量地塞米松抑制试验,主要用于进一步鉴别肾上腺功能亢进的性质。

2. **方法** ①服用地塞米松每次 2mg,每 6 小时 1 次,连服 2 天;②收集服药前、服药时及服药后各 2 日的尿,测 17-OHCS、17-酮皮质类固醇(17-KS)、血浆总皮质醇和尿游离皮质醇(UFC)。

3. **结果分析** ①若抑制率>50%,提示双侧肾上腺皮质增生;②若抑制率<50%,提示有肾上腺皮质肿瘤的可能;③异位 ACTH 分泌综合征所致的库兴综合征亦不被抑制。

(四)皮质素水试验

1. **原理** 正常从短时间内大量饮水后,血液稀释,下丘脑-垂体系统停止分泌 ADH,使尿量大增,此反应过程必须有糖皮质激素参与。肾上腺皮质功能减退者,水利尿作用消失,但经服用皮质激素后可部分或完全恢复水利尿作用。

2. **方法** ①第一次试验:试验前一天晚饭后禁水,试验日清晨起禁食,7 小时排尽尿丢去,于 20 分钟内饮水 1000ml,饮水后每 20 分钟留尿 1 次,共 8 次。②测定每日尿量,根据最多一次尿量计算每分钟最大排出尿量。③若第一次试验每分钟最大尿量<8ml,则于第二天重复试验,但在饮水前 4 小时服用可的松 50~75mg,其他步骤同上。

3. **结果分析** ①正常人每秒钟最高排尿>0.17ml。②肾上腺皮质功能减退及垂体前叶功能减退者一般每分钟最大排尿量为 3~5ml,但在服皮质激素后,尿量明显增加,每分钟最高排尿量可接近或超过 10ml。

(五)甲吡酮试验

1. **原理** 甲吡酮(metopyrone)抑制 11β-羟化酶作用,从而抑制皮质醇、皮质酮等生物合成,形成多量 11-去氧皮质醇等中间代谢产物,皮质醇合成减少,血浆皮质醇明显降低,通过反馈机制引起垂体 ACTH 分泌增多,故本试验可反映垂体分泌 ACTH 的储备功能。可用于估计下丘脑-垂体-肾上腺系统功能的完整性。

2. **方法** ①试验前停用肾上腺皮质激素类药、苯妥英钠、口服避孕药等。②口服法:试验前连续留 2 天尿,测定 24 小时尿 17-生酮类固醇(17-KGS)或 17-OHCS,试验日晨 8 时抽血测皮质醇及 11-去氧皮质醇以作对照,试验日口服甲吡酮 500~700mg,每 4 小时 1 次,连服 6 次,同时连续留 24 小时尿测定 17-KGS 或 17-OHCS,服药后一日晨 8 时采血查皮质醇及 11-去氧皮质醇。③静脉法:试验方法同口服法,但甲吡酮改为 30mg/kg,加于 300ml 等渗盐水,在避光条件下于 4 小时内滴完。

3. **结果分析** ①正常人用药后尿 17-KGS 或 17-OHCS 排出量比试验前增加 2 倍以上,血浆 11-去氧皮质醇增加 6 倍以上,血浆皮质醇降至 1/3 以下;②肾上腺皮质增生者尿 17-KGS 或 17-OHCS 排出量也可增高 2 倍;③肾上腺腺瘤,尿 17-KGS 或 17-OHCS 不增高;④垂体功能减退症患者,尿 17-KGS 或 17-OHCS 不增高或增高不明显。

（六）血浆皮质醇测定

皮质醇(cortisol)由肾上腺皮质分泌,在血中与糖皮质激素结合球蛋白结合,少量与白蛋白结合。皮质醇分泌有明显的昼夜节律变化,上午8时左右分泌最高,以后逐渐下降,午夜零点最低。

1. **方法**　可在上午8时、下午4时和午夜24时分别取血测定,取血1.5ml,加肝素抗凝送检。测定方法为放射免疫法。

2. **正常参考值范围**　上午8时:275～550nmol/L(10～20μg/dl);下午4时:85～275nmol/L(3～10μg/dl);午夜24时<140nmol/L(<5μg/dl)。

3. **结果分析**　皮质醇升高见于:①皮质醇增多症;②高皮质类固醇结合球蛋白(CBG)血症;③肾上腺癌;④垂体ACTH瘤和异位ACTH综合征;⑤应激反应;⑥其他:肝硬化、前列腺癌、妊娠等。皮质醇降低见于:①原发性或继发性肾上腺皮质功能减退症;②家族性CBG缺陷症;③Graves病;④药物:如苯妥英钠、水杨酸钠、中枢性降压药、镇静药等;⑤其他:严重肝脏疾病、肾病综合征低蛋白血症等。

（七）尿游离皮质醇测定

尿游离皮质醇(urinary-free cortisol,UFC)由血液中游离皮质醇经肾小球滤过而来。其含量与血浆中真正具有生物活性的游离皮质醇成正比,不受昼夜节律性影响,可以准确地反映肾上腺皮质分泌皮质醇的功能。

1. **方法**　留24小尿液,用5～10ml盐酸防腐,记下尿总量,混匀,取20ml送检。采用有机溶剂或(和)层析法从尿中提取皮质醇,然后用放射免疫法或竞争蛋白结合分析法测定游离皮质醇含量。

2. **正常参考值**　3个月至10岁儿童5.5～220μmol/24h(2～80μg/24h),成人55～250μmol/24h(20～90μg/24h)。

3. **结果分析**　临床意义同血浆皮质醇。

三、肾上腺髓质功能监测

（一）儿茶酚胺测定

1. **原理**　脑部和交感神经原分泌去甲肾上腺素,而肾上腺髓质分泌肾上腺素。测定去甲肾上腺素和肾上腺素的含量,对判断交感神经功能状态的特征有重要意义,尿中儿茶酚胺排量变化可反映肾上腺髓质分泌功能。

2. **方法**　血儿茶酚胺测定用高效液相色谱法测定。尿儿茶酚胺测定:经化学处理后用荧光比色法或液相色谱法测定。

3. **正常参考值**　①正常成人在平卧位和安静状态时血浆去甲肾上腺素浓度多在3.0～3.5nmol/L(500～600ng/L)以下,血浆肾上腺素浓度多小于545pmol/L(100pg/L);②尿儿茶酚胺正常排量为591～890nmol/24h(100～150μg/24h),其中80%为去甲肾上腺素,20%为肾上腺素。一般情况下正常人尿儿茶酚胺小于900nmol/24h(150μg/24h),尿去甲肾上腺素小于443nmol/24h(75μg/24h),尿肾上腺素小于136nmol/24h(25μg/24h)。

4. **结果分析**　血及尿中儿茶酚胺含量增高见于应激反应、嗜铬细胞瘤、高血压。大多数嗜铬细胞瘤患者在发作或不发作尿儿茶酚胺均明显增高,往往大于1500nmol/24h(250μg/24h)。

（二）尿 3-甲氧基-4 羟基苦杏仁酸（VMA）

1. **原理** VMA 是去甲肾上腺素的代谢产物,尿中 VMA 改变可推测血中去甲肾上腺素及肾上腺的变化,有助于判断交感神经功能状态的特征。

2. **结果分析** 尿 VMA 正常值小于 $35\mu mol/24h$。嗜铬细胞瘤患者发作时明显增高,发作间隙有所降低,但多数患者仍高于健康人。原发性高血压患者排量与正常人相似,应激情况下可以增高。

四、甲状腺功能监测

（一）血清总 T_4（TT_4）测定

1. 测定方法为放射免疫法。

2. **正常值** 各家医院测定的正常值略有不同。国内多数报道为 $60\sim180nmol/L$。

3. **TT_4升高的常见疾病** ①甲状腺功能亢进症,较正常升高 $2\sim3$ 倍;②甲状腺以外的疾病:如全身感染、心肌梗死、心律失常、充血性心力衰竭、支气管哮喘、肝脏疾病、肾衰竭、脑血管意外等,均可使 TT_4 升高,而 TT_3 正常或偏低;③药物:如胺碘酮、造影剂、β 受体阻断剂、雌激素等。

4. **TT_4降低的常见疾病** ①甲状腺功能减退症;②缺碘性甲状腺肿;③甲状腺功能亢进症治疗过程中;④重危患者:危重患者 TT_4 降低越明显,病死率越高。

（二）血清总 T_3（TT_3）测定

1. 国内以放射免疫法测定的正常人一般在 $1.2\sim3.4nmol/L$,平均为 $2.15nmol/L$。

2. TT_3升高主要见于甲状腺功能亢进症,这种指标对诊断甲状腺功能亢进症最为敏感。

3. TT_3降低见于:①甲状腺功能减退症;②慢性肾衰竭;③肝硬化;④心肌梗死;⑤糖尿病;⑥其他:肺炎、支气管、肺梗死、严重应激、饥饿、应用糖皮质激素等。

（三）血清游离 T_4（FT_4）和游离 T_3（FT_3）测定

1. 由放射免疫法测得,正常成年人血清 FT_4 水平为 $9\sim25pmol/L(0.7\sim1.9\mu g/dl)$,$FT_3$ 水平为 $2.1\sim5.4pmol/L(0.14\sim0.35\mu g/dl)$。因 FT_4、FT_3 不受血清甲状腺素结合球蛋白影响,直接反映甲状腺的功能状态,较测定 TT_4、TT_3 有更好的敏感性和特异性。

2. FT_4、FT_3增高见于:①甲状腺功能亢进症,对妊娠妇女怀疑合并甲状腺功能亢进症时,尤其实用;②甲状腺素抵抗综合征;③低 T_3 综合征时,FT_4 增高;④药物影响,胺碘酮、肝素等可使血清 FT_4 增高。

3. FT_4、FT_3降低见于:①各种类型的甲状腺功能减退症;②低 T_3 综合征时可仅出现 FT_3 降低;③药物影响,苯妥英钠、利福平等可加速 T_4 在肝脏代谢,使 FT_4 降低。

（四）甲状腺摄^{131}I 功能试验

1. **原理** 碘是合成甲状腺激素的主要原料,能被甲状腺摄取和浓聚,被摄取的量和速度在一定程度上与甲状腺功能有关。甲状腺摄碘率明显受到每日摄入碘量多少的影响。甲状腺摄碘率的正常值受地区人群摄碘量的影响,也受各实验室条件的影响。

2. **方法** 受试者试验前半个月禁用含碘食物和有关药物,于试验当日空腹口服^{131}I 2～

$5\mu Ci$,之后 3 小时、6 小时、24 小时测量甲状腺摄^{131}I率,绘出摄^{131}I动态曲线。

3. 正常参考值　甲状腺功能正常者摄^{131}I率随时间递增,至 24 小时达高峰。参考正常值:3 小时为 5% ~25%,6 小时为 10% ~30%,24 小时为 15% ~45%。

4. 结果分析　甲状腺功能减退症 24 小时小于 15%。甲状腺功能亢进症各时相值均大于正常上限,并伴摄^{131}I速率加快。缺碘性甲状腺肿仅见 24 小时摄^{131}I率增高而摄^{131}I速率正常。

五、胰腺功能监测

(一)口服葡萄糖耐量试验

1. 原理　胰岛 B 细胞主要受血糖浓度的调节,临床上利用高血糖刺激、低血糖抑制的原理,口服一定量葡萄糖后,通过观察不同时相的血糖水平及其上升和下降的速度,以了解机体对葡萄糖的利用和耐受情况。

2. 方法　①试验前 3 天保证足够的糖类摄入量,试验前 1 天晚餐后禁食;②溶解葡萄糖75g 于 250ml 水中(儿童按 1.75g/kg 计,每克溶于 2.5ml 水中),一次服下;③服葡萄糖前及服后 2 小时分别取血测定血糖。

3. 结果　①正常空腹血糖低于 6.1mmol/L,2 小时时血糖低于 7.8mmol/L 为正常糖耐量。②糖耐量降低:空腹血糖<7.0mmol/L,2 小时后血糖≥7.8mmol/L,但<11.1mmol/L。③糖尿病患者:空腹血糖≥7.0mmol/L 或 2 小时时血糖≥11.1mmol/L。

4. 禁忌证　①明确诊断的糖尿病患者;②严重的肝病患者;③已行胃切除手术患者。

(二)静脉葡萄糖耐量试验

1. 原理　同口服葡萄糖耐量试验。

2. 方法　①试验前准备同口服葡萄糖耐量试验。②静脉注射 50% 葡萄糖(0.5g/kg),在3~5 分钟内注完,若系静脉滴入,时间不超过 30 分钟。③于静脉注射或静脉滴注葡萄糖前和注射之后的 1/2 小时、1 小时、2 小时、3 小时时分别取血测血糖,并同时做尿糖定性。

3. 结果分析　①正常人:血糖高峰出现在注射完毕时,1/2 小时时血糖在 11.1 ~13.9mmol/L,2 小时内降到正常范围。②若 2 小时时血糖仍大于 7.8mmol/L 者为异常。

(三)葡萄糖-胰岛素释放试验

1. 原理　口服葡萄糖可兴奋胰岛 B 细胞分泌胰岛素,反映 B 细胞的功能状态。

2. 方法　在检测空腹及服糖后 1/2 小时、1 小时、2 小时、3 小时血糖的同时测血浆胰岛素含量。

3. 结果分析　正常人空腹血浆胰岛素为 5~25mU/L,服糖后迅速升高,在 0.5~1 小时内可增高 7~10 倍,3 小时时基本降至空腹水平,1 型糖尿病患者空腹胰岛素低于正常或不能测得,服糖后无释放高峰;2 型糖尿病患者空腹胰岛素水平可降低、正常或稍高,服糖后胰岛素释放高峰延迟,多出现在 2~3 小时。

第二节　内分泌代谢功能的监测在围术期的应用

一、垂体前叶功能减退危象

垂体前叶功能减退危象(hypopituitary crisis)是指在原有的垂体前叶功能减退的基础上,

由于各种应激使病情急剧恶化而发生高热、昏迷、休克的征象。

垂体前叶功能减退危象的监测项目包括：①糖代谢：空腹血糖降低，口服葡萄糖耐量试验；②电解质及水代谢：血清钠、氯偏低；③内分泌功能测定：ACTH 等垂体激素以及 T_3、T_4、皮质醇等靶激素水平可降低。根据病情还可选择如下试验：TRH 兴奋试验、甲吡酮试验、禁水并垂体后叶素试验、高渗盐水试验等。

二、甲状腺功能亢进危象

甲状腺功能亢进危象（hyperthyroidism crisis）是指甲状腺功能亢进患者长期未经治疗或治疗不当，或在未控制病情时遇到某种应激情况，致甲状腺素合成和分泌加速，释放入血过多，引起高热、失水、衰竭、休克、昏迷等危重状态。

甲状腺功能亢进危象的监测项目包括：血 T_3、T_4、FT_3、FT_4 均显著升高，尤以后两者升高显著；血常规、电解质、血气分析、肝肾功能检查。

三、重症相关性肾上腺皮质功能不全

重症相关性皮质类固醇激素功能不全（critical illness-related corticosteroid insufficiency，CIRCI）是指细胞内的皮质醇活性不能满足患者疾病严重程度的需要，并以持久过度的全身炎症反应和心血管功能的改变为其主要特征。CIRCI 通常用于描述重症患者发生的肾上腺皮质功能不全。

CIRCI 的监测项目包括：测定血浆总皮质醇水平低；ACTH（250μg）刺激试验后血清总皮质醇增加值<9μg/dl；24 小时时 UFC、17-OHCS、17-KS 含量低；血浆 ACTH 水平显著升高。

（刘敬臣）

第十三章 │ 氧疗

氧疗是氧气吸入疗法的简称,是指通过提高吸入气中的氧浓度,增加肺泡气氧浓度,促进氧弥散,进而提高动脉血氧分压和血氧饱和度,以缓解或纠正机体缺氧状态的治疗措施。氧疗是一种暂时性的应急措施,不能替代对缺氧病因的治疗,不适当氧疗对机体也可产生损害。因此,氧疗的目的是既能缓解机体缺氧、提高机体的氧储备,又不增加相关的并发症。

第一节 氧气吸入疗法

一、适 应 证

氧疗的适应证主要包括各种原因引起的缺氧和在某些病理状况下机体对氧供需求的明显增加。临床上需要氧疗的患者大致可分为3类。

1. 低氧血症伴通气量基本正常 这类患者常有通气/血流比例失调,见于全身麻醉后、胸腹部手术后、中枢神经系统疾病及肺炎等。

2. 低氧血症伴通气不足 常见于慢性肺部疾病,如慢性阻塞性肺病。这类患者给予氧疗在改善低氧血症的同时还可减轻心肺做功,有利于病情好转,但应注意设法改善通气,防止二氧化碳蓄积。

3. 无低氧血症的高危患者 有些患者虽无低氧血症,但随时可能发生危及生命的低氧血症,如麻醉手术患者、昏迷患者、严重呼吸道感染、大出血、贫血以及各种危重患者。

二、方 法

(一) 非控制性氧疗

非控制性氧疗是指对吸入气中的氧浓度没有精确控制的吸氧方法,常用于通气功能正常或有轻度呼吸抑制的低氧血症患者及有发生低氧血症危险的患者。其常用的方法有以下几种。

1. 鼻导管、鼻塞、鼻咽导管给氧法 鼻导管较为柔软,前端另有一侧孔,吸氧时须将导管前端插入鼻腔。鼻塞是由塑料或有机玻璃制成的球状吸氧装置。吸氧时应选择大小恰能塞住鼻孔的鼻塞。此法较鼻导管舒适。鼻咽导管法是将导管经鼻腔插至咽腔的吸氧方法。这样能利用鼻咽腔作为氧的储备腔,在相同氧流量的情况下可增加吸入氧浓度。

采用上述方法时吸入氧浓度不恒定,受氧气流量、鼻塞的密闭程度或鼻导管的位置、潮气量、呼吸频率的影响。氧流量高、密闭程度好、潮气量小、呼吸频率慢则氧浓度高,反之降低。正常呼吸时吸入氧气流量与吸入氧浓度(FiO_2)的关系可以按下式估算:$FiO_2 = 21 + 4 \times$氧流量(L/min)。每增加1L氧流量,FiO_2约增加4%。当氧流量较高时患者常不易耐受,故鼻导管、鼻塞、鼻咽导管给氧法常用2~3L/min的氧气吸入。本法具有简单易行,不增加无效腔,无碍咳嗽、咳痰、进食及FiO_2不会太高(一般为25%~35%)等优点,但存在可能出现导管前端开孔堵塞,不能确保氧的吸入等缺点。

2. 面罩给氧法 面罩因增加了氧储备腔,可提供比鼻导管更高的 FiO_2。这类吸氧面罩有多种,如普通面罩和附储袋面罩。附储袋面罩是在普通面罩上加装一体积 600~1000ml 的储气袋。氧流量应>5L/min,以确保储气袋适当充盈和将面罩内的 CO_2 冲洗出。面罩和储气袋之间无单向活瓣为部分重复呼吸面罩,有单向活瓣则为无重复呼吸面罩(参见麻醉设备学)。部分重复呼吸面罩在患者吸氧时有部分呼出气在下次吸气时被重吸入,FiO_2 可达 0.6~0.8,尤适用于某些非中枢神经系统疾病引起的呼吸性碱中毒患者;无重复呼吸面罩在患者吸氧时呼出气能全部排出体外,故用此面罩吸氧不用担心体内 CO_2 的蓄积。

面罩吸氧能提供较高的吸入氧浓度,无损伤,易为患者接受,但使用中 FiO_2 亦受呼吸形式的影响,并且耗氧量大,进食时需中断吸氧。

3. 氧帐或头罩给氧法 患者在 10~20L/min 氧流量的密闭罩内吸氧。如不漏气,氧帐内 FiO_2 可达 60%~70%,适用于小儿或某些不宜用鼻导管和面罩吸氧的患者,如头面部烧伤者。由于本法不能确保帐内高浓度的氧气,故不能用于需高浓度氧疗的患者。

(二) 控制性氧疗

控制性氧疗是指通过严格控制吸入氧浓度来提高血氧饱和度的氧气吸入方法,所需精确的 FiO_2 可由以下方法获得。

1. 空气稀释面罩吸氧法 空气稀释面罩如 Venturi 面罩,是根据 Venturi 原理制成的。当氧气以喷射状进入面罩时,在其周围形成负压以吸引空气进入面罩,使空气和氧气在面罩内混合。由于总气流量为患者分钟通气量的 3~4 倍,所以基本无重复吸入。通过选配不同口径的氧气喷嘴、调节氧气流量、调节氧气喷嘴周围空气进入侧孔的多少,可精确控制 FiO_2 在 24%~50%。

2. 呼吸机给氧法 利用带有空气氧气混合器的呼吸机,可根据病情需要精确调节 FiO_2。一般适用于需要呼吸支持的低氧血症患者,如 ARDS、严重呼吸衰竭、心肺复苏者等。

不同吸氧方式在不同氧流量下所能达到的氧浓度见表 13-1。

表 13-1 不同吸氧方式在不同氧流量下所能达到的氧浓度

吸氧方式	氧流量(L/min)	FiO_2(%)
鼻导管、鼻塞和鼻咽导管	1	25
	2	29
	3	33
	4	37
	5	41
	6	45
普通面罩	5~6	40
	6~7	50
	7~8	60
附储袋面罩	6	60
	7	70
	8	80
	9	90
	10	>99
Venturi 面罩*	3(75)	24
	6(60)	28
	12(36)	40

注:*括号内数值为进入 Venturi 面罩的空气流量;表中 FiO_2 仅供参考

临床上常根据需要吸入氧浓度的不同,将氧疗分为低浓度氧疗($FiO_2 < 35\%$)、中浓度氧疗($FiO_2 35\% \sim 50\%$)和高浓度氧疗($FiO_2 > 50\%$)。

低浓度氧疗适用于依赖低氧兴奋呼吸中枢并伴有慢性二氧化碳潴留者,如慢性阻塞性肺部疾病的患者。此类患者呼吸中枢对二氧化碳的敏感性下降,呼吸节律的维持主要靠低氧对外周化学感受器的刺激,如不适当地吸入高浓度氧气,可因低氧刺激的消失而发生呼吸抑制,使病情恶化。因此该类患者氧疗时必须控制吸入氧浓度,宜采用低浓度吸氧,以达到适当纠正低氧血症,又不过度增加二氧化碳潴留的目的。开始时宜吸 24% 的氧气,以后根据复查的 $PaCO_2$ 和 PaO_2 调整 FiO_2。如吸氧后患者仍处于中度以下低氧血症,$PaCO_2$ 升高未超过 10mmHg,神志无明显抑制,可适当提高 FiO_2 至 28%。低浓度氧疗以 FiO_2 不超过 35%,保持 $PaCO_2$ 上升不超过 20mmHg 为宜。如低浓度氧疗未能纠正显著低氧,提高 FiO_2 后病情反而因高碳酸血症等加重,这时应考虑机械通气。

中浓度氧疗适用于明显通气/血流比例失调或显著弥散障碍又无二氧化碳潴留的患者,如左心衰竭引起的肺水肿、心肌梗死、休克、脑缺血,特别是血红蛋白浓度低或心排血量不足的患者。

高浓度氧疗适用于无二氧化碳潴留的严重通气/血流比例失调(有明显的动静脉分流)的患者,如 ARDS;急性严重低氧血症者如一氧化碳中毒;心肺复苏后早期;Ⅰ型呼吸衰竭经中浓度氧疗无效者等。

(三) 高压氧疗法

见本章第二节。

三、注　意　事　项

1. **重视病因治疗**　氧疗是一种应急措施,不能替代对原发病的治疗。肺部感染引起的低氧血症应积极抗感染治疗。对上呼吸道梗阻引起的缺氧更应及时缓解梗阻,这比氧疗更为重要。

2. **根据低氧血症病因的不同选择合适的氧疗方法**　如通气/血流比例失调引起的低氧血症,可选用非控制性氧疗或控制性面罩吸氧。但对于严重肺换气功能障碍或严重肺内分流引起的低氧血症,当面罩吸氧达不到氧疗的目的时,常需用机械通气等特殊手段。

3. **选择合适的 FiO_2**　增加 FiO_2 虽可改善 PaO_2,但长时间吸入高浓度氧气可发生氧中毒。合适的 FiO_2 是指既能达到适当氧合($SaO_2 85\% \sim 90\%$,$PaO_2 60 \sim 80mmHg$),又不引起 CO_2 潴留(可接受的 $PaCO_2$)及氧中毒等相关并发症的最低氧浓度。①对于通气/血流比例失调以及肺内分流不严重引起的低氧血症,大多数患者在 25% ~ 35% 的 FiO_2 已能达到满意的氧合;②对于依靠低氧刺激维持呼吸的患者,开始必须选择低浓度氧(FiO_2 为 24%),氧疗期间若病情无特殊变化,才可给予更高浓度的氧气吸入;③对于急性严重低氧血症的患者,在保持良好通气的前提下,FiO_2 应从较高浓度开始,并随着病情好转(组织缺氧的缓解)在较短时间内逐渐降低 FiO_2 至较低的水平;④无明显换气功能障碍的急性缺氧患者,FiO_2 可从 50% 开始,并逐渐降低至 24%,最后停止氧疗;⑤心肺复苏的患者,开始最好采用机械通气方式吸入 90% ~ 100% 的氧气,1 ~ 6 小时后如 $PaO_2 > 100mmHg$,FiO_2 可降至 50%。

一般临床常用的 FiO_2 为 30% ~ 50%,长期吸氧时不应超过 60%,否则将会引起肺部炎症改变,最终导致肺纤维化。患者需长期高浓度($FiO_2 > 60\% \sim 80\%$)吸氧或高浓度吸氧无效时,应改用机械通气等方法。

4. **保持气道通畅**　保持气道通畅是确保氧疗效果的基本条件。这里的气道包括氧气输送管道和呼吸道,在临床上应用鼻导管、鼻咽导管、鼻塞吸氧或经人工气道吸氧时容易发生管道的堵塞,应引起重视。保持气道通畅的有效方法:①保持吸入气体的湿化:氧气必须经湿化器湿化后方可吸入,吸入气体相对湿度应达70%;②定时检查和更换各种导管;③定时雾化吸入;④及时清除气道分泌物;⑤定时实施适度的胸部物理疗法。

5. 评价氧疗效果 由于种种原因,接受氧疗的患者不一定均能获得满意的氧合,因此必须随时评价氧疗的效果。常用评价氧疗效果的指标有患者的全身情况、SpO_2、血气分析、血乳酸、阴离子间隙等。如氧疗期间患者全身情况良好(神志清醒、安静、呼吸平稳、血压稳定、无心律失常、皮肤温暖干燥),$SpO_2 > 85\% \sim 90\%$,动脉血气监测结果好转(如 $PaO_2 > 60 \sim 80mmHg$、$PaCO_2$ 正常或轻度升高、pH 基本正常),表明氧疗有效和机体氧合基本满意。反之,提示氧疗效果差。

四、并 发 症

(一) 高碳酸血症

氧疗时有两种情况可引起高碳酸血症:①严重慢性阻塞性肺病者吸入高浓度氧气,由于消除了低氧对呼吸的刺激作用,通气量可急剧下降,致二氧化碳潴留;②慢性低氧血症者在通气/血流比例低下的肺区域存在低氧性肺血管收缩,吸入氧气后,这些血管有不同程度的扩张,二氧化碳潴留增加。用低浓度控制性氧疗可减少该并发症。

(二) 吸收性肺不张

吸入高浓度氧气($FiO_2 > 60\%$)时,肺泡内大部分氮气被氧气替代,肺泡内氧气迅速弥散入血,如因呼吸道不畅,相应肺泡得不到氧气补充可发生萎陷,最终发生肺不张。吸收性肺不张常见于急性呼吸衰竭患者。因这类患者常有小气道周围水肿及小气道内分泌物,易形成低通气/血流比区域,高浓度吸氧后可发生肺不张。防治方法:①FiO_2 不要超过 60%;②鼓励患者咳嗽排痰;③机械通气时可用适度 PEEP。

(三) 氧中毒

低氧对人体生命有严重影响,但在不适当的高压下吸氧或长时间高浓度吸氧也可造成人体组织和功能上的损害,称为氧中毒。

1. 临床类型 主要有 3 种:肺型、眼型、神经型。

(1) 肺型:也称高氧性肺损害。氧对肺的毒性作用取决于吸入氧分压(PiO_2),即与吸入氧浓度有关。PiO_2 越高、高压持续时间越长,越容易发生氧中毒。氧引起的肺损害可能与活性氧化合物和自由基、中性粒细胞和巨噬细胞释放的炎症介质有关。其临床表现早期为胸骨后疼痛,干咳,渐进性呼吸困难,晚期为严重呼吸困难,发绀,肺部干湿啰音,最终死于心肺功能衰竭。

(2) 眼型:即晶状体后纤维组织形成。常见于早产儿接受高浓度氧疗后,表现为永久性失明。这主要与 PaO_2 高以及视网膜血管发育不成熟有关。当 $PaO_2 > 100mmHg$ 时,发病率明显增高。

(3) 神经型:即中枢神经系统损害。主要见于高压氧治疗,特别是气压>2.5ATA 时容易发生。典型表现为吸氧后发生意识丧失、抽搐和癫痫大发作。

2. 防治 目前对氧中毒的治疗主要是对症处理,尚无特效方法,故重在预防,应尽量避免长时间吸入高浓度氧。临床上大多数患者吸入30%~50%的氧气已能缓解低氧血症。对于常规氧疗不能缓解低氧血症的患者不可盲目提高 FiO_2，应及时调整治疗方案，使用其他措施纠正缺氧。如让患者卧床休息、人工降温，以减低机体氧耗；应用机械通气增加肺的弥散功能；积极治疗原发病等。高压氧治疗时氧中毒的预防：①严格遵守治疗方案；②掌握连续吸氧的安全时限（表13-2）；③采用间歇性吸氧法，如高压下吸纯氧25分钟后改呼吸高压空气5分钟。发生神经型氧中毒时应立即中断吸氧而改吸空气。必要时减压出舱，通常在数分钟内症状即可消失。

表13-2　不同气压及吸入氧浓度下安全吸氧时限

压力（ATA）*	FiO_2（%）	安全时限（h）
1	100	6~8
1	80	20
1	70	25
1	60	70
1	50	350
1	40	可长期吸氧
2	100	2~3
2.5	100	1.5
3	100	1

注：*ATA：气体绝对压强

第二节　高压氧治疗

在一个密闭的加压舱内，给患者吸入超过1个大气压的纯氧的治疗方法称为高压氧（hyperbaric oxygen，HBO）疗法。HBO自1887年由Valenzuela首创，至今已成为临床重要的辅助治疗方法之一，广泛用于急救和危重病医学领域。

一、基本原理与治疗作用

1. 提高氧的弥散　HBO下肺泡氧分压增高，使肺泡与血液间的氧分压差增大，结果氧从肺泡向血液弥散的量也增大，动脉氧分压增高。后者的增高使血液中的氧向组织弥散增加。此外，HBO下氧在组织中的有效弥散半径亦延伸，从而使弥散范围扩大。如人脑灰质毛细血管静脉端，在常压下吸空气时氧的有效弥散半径约为 $30\mu m$，在3ATA氧下可延伸至 $100\mu m$ 左右。这些均有利于组织氧供，由此可治疗因为血管阻塞、血管痉挛或细胞水肿所致的局部组织、细胞缺氧。

2. 大幅度增加血氧含量　在HBO下，血液氧分压大幅度提高，结果血氧含量明显增加。由于在常压下吸空气时，血红蛋白氧饱和度已达97%，无论通过什么手段也不可能再大幅度提高氧合血红蛋白的含量，但溶解于血液的氧量却可以随着血氧分压成正比例的增加。当动脉氧分压达2000mmHg时，溶解氧量可达6vol%，较常压吸空气时增加20倍，即每100ml血液中溶解氧量已有6ml，相当于动-静脉血氧差。这时机体代谢所需要的氧，无须依赖血红蛋白氧的解离，仅靠物理溶解氧供应即可满足。

3. 增加组织氧含量和氧储量　在 HBO 下,不同组织的氧含量都相应增加。常温常压下,正常人体组织的储氧量为 13ml/kg,耗氧量为 3 ~ 4ml/min,即阻断循环的安全时限为 3 ~ 4 分钟。在 3ATA 下吸纯氧时,组织储氧量可增至 53ml/kg,这时循环阻断的安全时限可延长至 8 ~ 12 分钟,如配合低温等措施,更可延长至 20 分钟以上。

4. 抑菌作用　HBO 对需氧菌和厌氧菌都有不同程度的毒性或抑制作用。如在 2.5ATA 下,所有厌氧菌都不能生长。HBO 还增加某些抗生素的抗菌作用并促进白细胞的杀菌活性。

5. 促使组织内气泡消失　体内的气泡在压力升高时,其体积将缩小。HBO 可使气泡的体积相应缩小,并通过氧气把气泡内的惰性气置换出来,促使气泡内气体的溶解,加速组织内气泡的消失。

6. 增强化疗、放疗对恶性肿瘤的作用　在某些恶性肿瘤的治疗中,采用化学药物、放射治疗和 HBO 疗法相结合的方法可以提高疗效。

7. 血管的收缩作用　可减少渗出、减轻组织或细胞水肿,促使侧支循环的加快形成有利于组织修复及伤口的愈合。

二、适应证与禁忌证

(一) 适应证

HBO 治疗的病种已有 100 多种,涉及临床各科,尤其在心肺脑复苏、神经、心血管、感染、中毒、减压病、气栓症等临床疾病治疗中效果较显著。

1. 减压病与气体或空气栓塞症　是 HBO 治疗的绝对适应证。

2. 一氧化碳中毒需要 HBO 治疗的指征

(1) 昏迷:有神经系统症状和体征、心电图 ST 段下降或碳氧血红蛋白水平超过 40% 者。HBO 治疗开始得越早越好,中毒 6 小时内给予治疗可减少迟发性神经后遗综合征发生率。如有条件,即使碳氧血红蛋白较低(25%)又未出现其他症状和体征,也可开始 HBO 治疗。

(2) 一氧化碳中毒引起呼吸心搏骤停者:最好在复苏过程中使用 HBO 治疗。

3. 气性坏疽　HBO 可抑制梭状芽胞杆菌生长和毒素产生,并且具有收缩血管、减轻组织肿胀、改善局部微循环的作用,如有可能,应在患者患病早期用 HBO 治疗。

4. 挤压伤,筋膜间隔区综合征和其他急性创伤缺血　当因毛细血管血流减低引起局部缺血性缺氧时可用 HBO。

5. 氰化物中毒。

6. 有病变的移植皮片及皮瓣　在皮瓣发绀或不能成活的最初征象出现时,立即给予治疗。

7. 感染性疾病　软组织混合性感染伴有外周组织缺血者(组织 $PO_2<30mmHg$,白细胞不能发挥杀菌作用者);慢性顽固性骨髓炎对手术及抗生素治疗无效者;选择性顽固性厌氧菌感染;放线菌病对抗生素和手术治疗无效或不能手术切除者。

8. 热烧伤　因 HBO 可抑制烧伤创面细菌生长,减轻组织水肿,故深 Ⅱ 度烧伤应在 24 小时内开始治疗,越早越好。

9. 各种原因所致的急性脑缺氧和脑水肿　如脑外伤、新生儿缺血缺氧性脑病、麻醉意外及休克导致的脑缺血缺氧。HBO 除通过增加缺血部位周围组织氧供使梗死范围减少外,还可在收缩颈动脉的同时增加椎动脉的血流,这样可降低颅内压并增加脑干血供。

10. 心肌缺血与急性心肌梗死　HBO 治疗急性心肌梗死有以下优点:①缓解疼痛;②纠正心律失常(各种类型);③控制肺水肿;④改善心源性休克。为减轻高压氧引起冠状动脉收缩的不利影响,治疗期间可加用冠状动脉扩张剂如异山梨酯、硝苯地平等。

11. 放射性坏死　如放射性软组织坏死和放射性骨坏死。

12. 特殊的出血性贫血　拒绝接受血液制品、严重溶血或无合适供血者的病例。

13. 促进特殊损伤的愈合　包括糖尿病损伤及伴动脉功能不足的损伤。

(二) 禁忌证

1. 未经处理的气胸是 HBO 疗法的绝对禁忌证　因为在减压过程中,当压力接近正常大气压时,胸膜腔内空气的体积可以达到原来的 2~3 倍。

2. 早产儿易发生晶状体后纤维组织形成,所以禁用 HBO。

3. 相对禁忌证　有凝血机制异常或出血倾向者;自发性气胸病史者;胸部手术史者;任何肺部病变者,如肺大泡、肺不张、呼吸道阻塞性疾病、肺炎和呼吸道感染等;卡他性与化脓性中耳炎,耳咽管阻塞或通气困难,急慢性鼻窦炎者;青光眼,视网膜剥离,视神经炎病史者;未被控制的高热;癫痫;精神失常;孕妇或月经期;氧过敏试验阳性者;血压在 160/100mmHg 以上者;先天性球形红细胞症;全身极度衰竭与疲劳者等。

三、治 疗 方 法

高压氧舱(加压舱、高压舱)是 HBO 治疗的专用设备。为了承受高于大气压的治疗压力,一般用钢材或有机玻璃特制而成。一个完整的高压氧舱应包括舱体、舱内设施、加压系统、供氧系统、空调系统,通信系统,照明系统、监护系统和控制操作系统等,一般高压氧舱有两种类型,单人氧舱和多人氧舱。

将患者送入高压氧舱内,关闭舱门,在密闭的环境下进行治疗。治疗过程分为三个阶段,即加压、稳压吸氧和减压。HBO 治疗方案需根据治疗需要而定,一般按疗程进行,每日治疗 1~3 次,7~10 天为一个疗程。

高压氧治疗时应注意:

1. 慎重掌握适应证,杜绝禁忌证。

2. 防止火灾,严禁火种、易燃易爆物品入舱;不穿能引起静电火花的服装。

3. 人员进舱前排空大小便,摘除手表、钢笔。

4. 舱内若用气囊式供氧装置吸氧时,严禁拍打、挤压气囊。

5. 舱内抢救危重患者时,必须保持其呼吸道通畅。舱内输液应用开放式输液法。10ml 以上的安瓿,应在舱外开启后经传递舱送入舱内。

6. 加压减压时注意冷暖。

7. 舱内氧浓度不得超过 30%。如超过应及时通风换气(单人氧舱除外)。

8. 减压前,患者身上所有的引流管均需开放并保持通畅;若有带气囊的气管导管需放气。

9. 治疗全过程中,岗位人员不得擅离职守。对讲机必须始终保持舱内外随时通信联系。通过观察窗严密观察舱内患者,遇有情况及时处理。在抢救危重患者时,舱外必须有两人以上人员值班。

四、并 发 症

(一) 氧中毒

HBO 下容易发生氧中毒(详见本章第一节)。

（二）减压病

1. **病因**　多因快速减压使机体组织和血液中气泡形成而发生气栓。

2. **临床表现**　在减压后出现皮肤瘙痒,肌肉关节痛,皮肤丘疹斑纹、气肿,脉搏频弱,胸痛,咳嗽,胸闷气急,感觉失常,四肢强直,失语,头痛,听视觉障碍,运动失调,瘫痪,甚至休克死亡。

3. **预防**　按现有的减压程序正确选择减压方案。

4. **治疗**　再加压治疗,这是唯一有效的治疗方法。

（三）气压伤

1. **原因**　高压下因某种原因使机体不均匀受压而引起,常发生在含气腔的器官,如中耳、鼻窦和肺等处。

2. **临床表现**　相应部位疼痛、出血,发生在肺部还可出现呼吸困难、肺不张、肺水肿等表现。

3. **预防**　①避免中耳、鼻窦、肺有炎症者采用 HBO;②加压前用 1% 麻黄碱滴鼻;③严格按规定加压;④加压时作张开咽鼓管口动作,如吞咽;⑤减压时匀速呼吸,绝对避免屏气。

4. **治疗**　对肺气压伤需立即再加压治疗,其他可对症处理。

　　HBO 作为主要治疗方法,仅适用于减压病和气体栓塞症等少数病种,在大多数情况下属于一种辅助性治疗。因此,在临床应用 HBO 时,必须同时进行其他治疗。如 HBO 可应用于心肺复苏后呼吸循环不稳定或全身缺氧未解除或有抽搐发作者,但必须应用必要的血管活性药、低温、脱水、机械通气等复苏措施。又如 HBO 可在各类型休克,尤其出血性休克的早期开始治疗,但必须首先或同时进行积极的病因治疗(止血、抗感染)和补充血容量等抗休克措施。

（金胜威）

机械通气(mechanical ventilation)是应用呼吸机进行人工通气治疗呼吸功能不全的一种重要方法,其主要作用包括增加肺泡通气、减少患者呼吸做功和改善氧合。

第一节 机械通气的基本原理

目前临床上主要通过正压通气(positive pressure ventilation)进行机械通气,该方法与生理性自主呼吸存在很大的不同:自主呼吸时,由于呼吸肌主动收缩,膈肌下降,胸腔内负压增加,使肺泡内压低于气道压,外界气体在肺泡内负压形成的压力梯度作用下进入气管、支气管和肺泡内。而正压通气由呼吸机提供高于肺泡内压的正压气流,使气道与肺泡之间产生压力差,气体在此压力梯度作用下进入肺泡内。因此,正压通气有别于自主呼吸,在整个吸气过程中,气道和肺泡内始终维持不同程度的正压。

任何机械通气方式均需具备3个基本功能:启动、限定和切换(图14-1)。

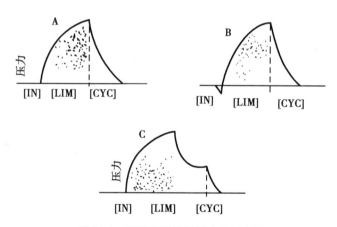

图 14-1 三种必要的机械功能示意图
[IN]为启动 [LIM]为限定 [CYC]为切换
A. 为时间启动、容量限定、容量切换方式;B. 为压力启动、容量限定、容量切换方式;C. 为时间启动、容量限定、时间切换方式

一、启 动

启动(initiating)是指使呼吸机开始送气的驱动方式,包括时间启动、压力启动和流量启动3种方式。

(一) 时间启动

用于控制通气,是指呼吸机按固定频率进行通气,即当呼气期达到预定的时间后,呼吸机开始送气,即进入吸气期,不受患者自主吸气的影响。

(二) 压力启动

用于辅助呼吸,是当患者存在微弱的自主呼吸时,吸气时气道内压降低为负压,触发(trigger)呼吸机送气而完成同步吸气。呼吸机的负压触发范围(灵敏度,sensitivity)为-1cmH$_2$O 到 -5cmH$_2$O 之间,一般成人设置在-1cmH$_2$O。辅助呼吸使用压力触发时,能保持呼吸机与患者吸气同步,但当患者吸气用力强弱不等时,呼吸机传感器装置的灵敏度调节困难,易发生患者自主呼吸与呼吸机对抗以及过度通气或通气不足。此外,由于同步装置的技术限制,患者开始吸气时,呼吸机要延迟 20 毫秒左右才能同步送气,这称为呼吸滞后(lag time)。患者呼吸频率越快,呼吸机滞后时间越长,越容易出现人机不同步或人机对抗,增加呼吸做功。

(三) 流量启动

用于辅助呼吸。流量启动是指在患者吸气开始前,呼吸机输送慢而恒定的持续气流,并在呼吸回路入口和出口装有流速传感器,由微机测量两端的流速差值,若差值达到预定水平,即触发呼吸机送气。持续气流流速一般设定为 10L/min,预定触发流速为 3L/min。流量触发较压力触发灵敏度高,患者呼吸做功较小。

理想的呼吸机触发机制应十分灵敏,可通过灵敏度和反应时间(response time)进行评价。灵敏度反映了患者自主呼吸触发呼吸机做功大小,衡量灵敏度的另一个指标为灵敏百分比,灵敏百分比=触发吸气量/自主潮气量×100%。理想的灵敏百分比应小于1%,一般成人呼吸机的触发吸气量为 0.5ml,小儿呼吸机则更低。

二、限 定

正压通气时,为避免对患者和机器回路产生损害作用,应限定呼吸机输送气体的量。限定(limited)一般有 3 种方式:①容量限定:预设潮气量,通过改变流量、压力和时间三个变量来输送潮气量;②压力限定:预设气道压力,通过改变流量、容量和时间三个变量来维持回路内压力;③流速限定:预设流速,通过改变压力、容量和时间三个变量来达到预设的流速。

三、切 换

切换(cycling)指呼吸机由吸气期转换成呼气期的方式,目前有 4 种切换方式:①时间切换:达到预设的吸气时间,即停止送气,转向呼气;②容量切换:当预设的潮气量送入肺后,即转向呼气;③流速切换:当吸气流速降低到一定程度后,即转向呼气;④压力切换:当吸气压力达到预定值后,即转向呼气。

第二节 常用通气方式

应用呼吸机时,应根据患者的呼吸情况及肺部病理生理改变,选择合适的通气方式(mode of ventilation)。只有选择合理的通气方式才能既达到治疗目的,又减少机械通气对患者的生理干扰和肺部损伤。常用正压通气方式的压力曲线见图 14-2。

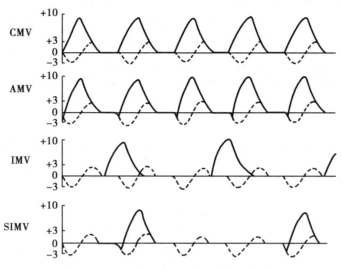

图 14-2　四种常用正压通气方式的压力曲线
虚线:示自发呼吸的压力曲线;实线:示机械通气的压力曲线

一、机械控制通气和机械辅助通气

机械控制通气(controlled mechanical ventilation,CMV)是一种时间启动、容量限定、容量切换的通气方式,与自主呼吸完全相反,CMV 的潮气量和频率完全由呼吸机产生(见图 14-2A)。CMV 的适应证包括呼吸停止、神经肌肉疾病引起的通气不足、麻醉和手术过程中应用肌肉松弛药后做控制呼吸及大手术后呼吸支持治疗。在术后呼吸支持中 CMV 已逐渐较少使用。

机械辅助通气(assisted mechanical ventilation,AMV)是一种压力或流量启动、容量限定、容量切换的通气方式。AMV 可保持呼吸机工作与患者吸气同步,以利于患者呼吸恢复,并减少患者做功。辅助/控制呼吸(assist/control ventilation,A/C ventilation)可自动转换,当患者自主呼吸触发呼吸机时,进行辅助呼吸;当患者无自主呼吸或自主呼吸负压较小,不能触发呼吸机时,呼吸机自动转换到控制呼吸(见图 14-2B)。辅助/控制呼吸通气方式适用于需完全呼吸支持的患者。

CMV 和 AMV 通气时,可应用吸气平台方式。此时,CMV、AMV 即转变为时间切换方式。吸气平台又称吸气末停顿(end-inspiratory pause,EIP),其含义为:CMV 时,于吸气末呼气前,呼气活瓣通过呼吸机的控制装置再继续停留一定时间(0.3~3 秒),一般不超过吸气时间的15%,在此期间不再供给气流,但肺内的气体可发生再分布,使不易扩张的肺泡充气,气道压下降,形成一个平台压。吸气平台的时间为吸气时间的一部分,主要用于肺顺应性较差的患者。

二、间歇指令性通气和同步间歇指令性通气

间歇指令性通气(intermittent mandatory ventilation,IMV)指在患者自主呼吸的同时,间断给予 CMV。自主呼吸的气流由呼吸机持续恒流输送(70~90L/min),CMV 由呼吸机按预调的频率和潮气量供给,与患者的自主呼吸无关(见图 14-2C)。由于 CMV 与自主呼吸不同步可能出现人机对抗,故 IMV 不常应用。

同步间歇指令性通气(synchronized IMV,SIMV)为 IMV 的改良方式。在患者自主呼吸的同时,间隔一定时间行辅助/控制通气(A/C)。正压通气与患者自主呼吸同步;在同步触发窗

内,若患者自主呼吸触发呼吸机,则行 AMV;若无自主呼吸或自主呼吸较弱不能触发时,在触发窗结束时呼吸机自动给予 CMV,这样可避免人机对抗。触发窗一般为 CMV 呼吸周期的 25%,位于 CMV 前。若预调 CMV 为 10 次/分,其呼吸周期为 6 秒,触发窗为 1.5 秒。若在 6 秒后 1.5 秒内有自主呼吸触发呼吸机,即给予一次 AMV 通气。若在此期间内无自主呼吸或自主呼吸弱而不能触发,在 6 秒结束时即给予一次 CMV 通气(见图 14-2D)。SIMV 的优点是既保证了机械通气与患者自主呼吸同步,又不干扰患者的自主呼吸。临床上根据患者自主呼吸潮气量(V_T)、分钟通气量(MV)和呼吸频率(RR)的变化,适当调节 SIMV、RR 和 V_T 等相关参数,从而有利于呼吸肌的锻炼。SIMV 已成为常用的通气模式和呼吸机撤离的重要方式之一。

三、压力支持通气

压力支持通气(pressure support ventilation,PSV)是一种压力启动、压力限定、流速切换的通气方式。自主呼吸期间,患者吸气相一开始,呼吸机即开始送气,使气道压力迅速上升到预置的压力值,并维持气道压在这一水平;当自主吸气流速降低到最高吸气流速的 25% 时,送气停止,患者开始呼气(图 14-3)。PSV 开始送气和停止送气都是以自主触发气流敏感度来启动的。PSV 时,自主呼吸的周期、流速及幅度不变,V_T 由患者的吸气用力、预置 PSV 水平和呼吸回路的阻力以及肺和胸廓的顺应性来决定。PSV 的主要优点是减少膈肌的疲劳和呼吸做功。PSV 开始可设置 $5 \sim 7cmH_2O$,逐渐升高至 $15 \sim 20cmH_2O$。当降低到 $3 \sim 5cmH_2O$ 时,与 IMV/SIMV 或 CPAP 联合应用,患者的肺活量可逐渐增加,并有利于撤离呼吸机。PSV 的不足之处在于:因为是压力辅助通气方式,潮气量变化较大,可能发生通气不足或通气过度。呼吸运动或肺功能不稳定者不宜单独使用,可改用其他通气方式。

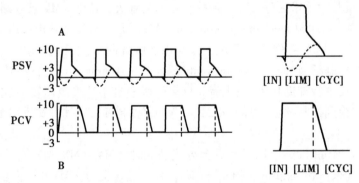

图 14-3 PSV 和 PCV 的压力曲线

PSV:为压力启动、压力限定、流速切换方式;PCV:为时间启动、压力限定、时间切换方式

四、压力控制通气

压力控制通气(pressure control ventilation,PCV)是一种时间启动、压力限定、时间切换的通气方式。该模式需预先设置吸气压力水平和吸气时间,在吸气启动后流速迅速增加,使压力很快达到预置水平,随后流速下降,并在整个吸气相保持恒定的预设压力水平,随后切换进入呼气相(见图 14-3)。PCV 的流速为减速波,有利于肺泡在吸气早期充盈,同时吸气压力维持恒定,有利于气体分布并改善通气/血流比值,改善氧合,同时易于保留患者的自主呼吸,减少呼吸做功。

五、呼气末正压通气和持续气道正压通气

呼气末正压通气(positive end expiratory pressure,PEEP)是指呼吸机在吸气相产生正压,将气体压入肺内,但在呼气末,由于呼出阀的提前关闭,气道压力并不降为零,而仍保持一定正压水平的一种通气方式,常与其他通气方式联合使用。PEEP可使萎陷的肺泡重新扩张,增加功能残气量(FRC)和肺顺应性,改善通气和氧合,减少肺内分流,是治疗低氧血症的重要手段之一。但PEEP增加胸膜腔内压(ITP),影响心血管功能,临床应用时需选择最佳PEEP,以减轻对循环功能的影响。最佳PEEP是指治疗作用最好而副作用最小的PEEP水平,也就是指能达到最佳氧合状态,同时对心排血量影响最小的PEEP水平。PEEP的设置范围一般在 $5 \sim 15cmH_2O$。

持续气道正压通气(continuous positive airway pressure,CPAP)是在患者自主呼吸的吸气期和呼气期由呼吸机向气道内输送的大于吸气气流的正压气流,使气道内保持持续正压。CPAP的压力大小可根据患者的具体情况进行调节。CPAP时,吸气期由于恒定正压气流大于吸气气流,使潮气量增加,可减少呼吸做功,提高患者舒适度;而呼气期气道内正压可起到PEEP的作用,防止肺泡萎陷,改善氧合。

应用PEEP/CPAP可增加肺容量和防止反常呼吸,减少呼吸做功,改善呼吸功能。对于有自主呼吸而没有气管插管的患者,使用鼻罩或面罩进行无创通气,可预防性应用CPAP $2 \sim 10cmH_2O$,以防止气道完全关闭,提高氧合效果。气管插管患者可预防性应用低水平PEEP。若患者已恢复自主呼吸,在撤离呼吸机前使用 $2 \sim 5cmH_2O$ 的CPAP,有助于降低 FiO_2,提高 PaO_2。

六、双水平气道正压通气

双水平气道正压通气(bi-level positive airway pressure,Bi-PAP)是一种时间启动、压力限定、时间切换的通气方式,适合于所有类型患者的机械通气需求。患者在通气周期的任何时间点均可进行不受限制的自主呼吸(图14-4)。Bi-PAP也可视为一种对所用CPAP压力值采用时间切换的连续气道正压通气。高压(P_{high})及低压(P_{low})水平的持续时间(T_1、T_2)及相应的压力值(P_{high}、P_{low})均可分别进行设置。其特点为:①P_{high}相当于吸气压力,可在 $0 \sim 90cmH_2O$

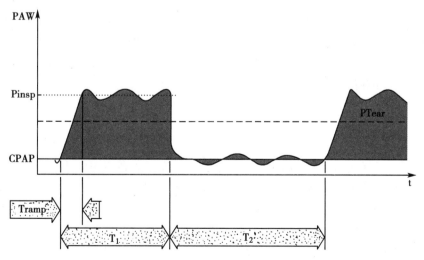

图 14-4　Bi-PAP 的压力曲线
Bi-PAP:为时间启动、压力限定、时间切换方式

范围内调节;T_1相当于吸气时间;②P_{low}相当于于呼气压力,也可在 $0 \sim 90cmH_2O$ 范围内调节;T_2相当于呼气时间。Bi-PAP 在自主呼吸和控制呼吸时均可应用,患者可分别在两个压力水平上进行自主呼吸。

Bi-PAP 的优点包括:①该通气方式是一种真正的压力调节型通气方式,较其他通气方式更为安全,呼吸机相关性肺损伤发生率低;②在整个通气周期的任何时间点均可进行不受限制的自主呼吸,无须使用大剂量的镇静和肌松药抑制自主呼吸;③具有灵敏的吸气和呼气触发敏感度,可灵活调节压力和流速水平,能对不同患者的呼吸运动提供适宜的呼吸支持;④临床用途较广,可根据不同患者的需求灵活调节,形成多种通气方式。

第三节　特殊通气方式

随着计算机自动化处理技术在呼吸机中的广泛应用,呼吸机的工作能力明显提高,能根据患者呼吸运动及呼吸力学参数的改变而迅速触发产生气流,同时能够精确控制气道压力,并有精密的监测系统及完善的报警系统。由于传统的定压或定容型通气模式应用于严重 ARDS 或低氧血症患者可能引起机械通气相关肺损伤,目前产生了一系列特殊通气方式用于严重低氧血症或具有特殊病理生理情况的患者,旨在改善氧合,减少呼吸做功,控制和降低气道压力,避免机械通气相关性肺损伤的发生。

一、反比通气

反比通气(inverse ratio ventilation,IRV)是延长吸气时间的一种通气方式。常规机械通气的 I/E 为 1:2 或 1:3,而反比通气通过延长吸气时间使 I/E≥1:1,最高可达 4:1。反比通气可通过延长吸气时间而降低气道峰压值,增加气道平均压值,有利于萎陷的肺泡复张,改善气体分布以及通气/血流比值,从而改善氧合,可用于 ARDS 等严重低氧血症患者的机械通气治疗,但由于气道平均压升高,可能对血流动力学带来不利影响。

二、气道压力释放通气

气道压力释放通气(airway pressure release ventilation,APRV)是一种时间或患者触发、压力限制、时间切换型的通气模式。它采用将气道压力从预置的(高)CPAP 压力水平瞬间切换到较低的 CPAP 压力水平,从而有助于患者在整个呼吸周期进行自主呼吸。APRV 的气道峰压和 PEEP 较低,对胸腔内压和血流动力学影响较小,主要用于换气功能障碍的患者,可改善 ARDS 患者的氧合障碍。

三、高频通气

高频通气(high frequency ventilation,HFV)是指呼吸频率高于正常 4 倍以上,潮气量接近或少于解剖无效腔气量的一种通气方式。分为高频正压通气(high frequency positive pressure ventilation,HFPPV)、高频喷射通气(high frequency jet ventilation,HFJV)以及高频振荡通气(high frequency oscillatory ventilation,HFOV)三类。目前临床应用较多的是 HFOV,该方法利用活塞泵或者隔膜往返活动以推动气体振荡,使气体进出气道。呼吸频率一般为 $180 \sim 900$ 次/分($3 \sim 15Hz$),潮气量为 $1 \sim 3ml/kg$。HFOV 是一种理想的肺保护性通气模式,其通过输送小潮气量以限制肺泡的过度扩张,使用更高的气道平均压以利于肺泡的复张,并避免肺泡萎陷,能改善氧合,减少呼吸机相关性肺损伤,可用于严重 ARDS 患者的机械通气治疗,也可用于既需要机械通气,又要求避免胸腔压力过高的患者(如气胸、支气管胸膜瘘或者严重休克的患者)。

四、无创通气

无创通气(noninvasive ventilation,NIV)是指无须建立人工气道而进行机械通气的呼吸支持模式。该方法通过鼻罩或面罩将患者与呼吸机连接而实施正压通气。用于有创通气的多种呼吸模式均可应用于无创通气。无创通气可避免气管插管和气管切开引起的并发症(如呼吸机相关性肺炎、插管损伤、脱机困难、住院时间延长等),近年来得到了广泛的推广和应用。NIV 目前主要运用于 COPD 急性加重期(acute exacerbation of chronic obstructive pulmonary disease,AE-COPD)、急性心源性肺水肿、免疫抑制患者的呼吸支持,并可以作为有创-无创机械通气序贯治疗的重要组成部分,用于有创机械通气撤除后的患者的呼吸支持治疗。在部分急性呼吸衰竭早期(如轻度 ARDS)的患者,也可以短时间试用 NIV。

一般认为,患者在以下情况时不适宜应用 NIV:①意识不清;②血流动力学不稳定;③气道分泌物明显增加,而且气道自洁能力不足;④因脸部畸形、创伤或手术等不能佩戴鼻面罩;⑤上消化道出血、剧烈呕吐、肠梗阻和近期食管及上腹部手术;⑥危及生命的低氧血症。

应用 NIV 时,应严密监测患者的生命体征及治疗反应。如 NIV 治疗 1~2 小时后低氧血症不能改善或全身情况恶化,应及时改为有创机械通气。

第四节　正压通气时的呼吸参数设置和调节

一、呼吸参数设置

(一) 通气量

正确估计和调节通气量是保证有效机械通气的根本条件。分钟通气量(minute volume,MV)= 潮气量(tidal volume,V_T)×呼吸频率(RR),MV 可按每千克体重计算,一般成人为 90~100ml/kg,儿童为 100~120ml/kg,婴儿为 120~150ml/kg。小儿个体差异较大,可通过预设 V_T 和 RR 计算 MV,MV=V_T(5~7ml/kg)×RR(30~40 次/分)。V_T 和 RR 需根据患者的具体情况进行选择,成人一般需采用较小的潮气量(6~8ml/kg)和较慢的呼吸频率(10~12 次/分)。增加潮气量、降低呼吸频率,延长呼气时间有利于二氧化碳排出并降低胸腔内压力,促进静脉回流,对慢性阻塞性肺病(chronic obstructive pulmonary disease,COPD)的患者,可防止内源性PEEP(intrinsic PEEP,PEEPi)的形成。该方法也可使吸气流速减慢,气体分布均匀,有助于肺泡膨胀,气道阻力降低,减少肺不张及气压伤的发生率。对于 ARDS 等肺顺应性差的患者,需避免通气压力过高,以免发生呼吸机相关性肺损伤。

通气量设定后实施机械通气期间,需通过监测呼出气或动脉血中二氧化碳分压值以评价呼吸机的通气效果。常规机械通气需维持呼气末二氧化碳分压($P_{ET}CO_2$)或动脉血二氧化碳分压值($PaCO_2$)于 35~45mmHg。但是对于 ARDS 等需要实施肺保护性通气策略的患者,进行小潮气量通气时允许 $PaCO_2$ 高于正常值,即所谓的允许性高碳酸血症。允许性高碳酸血症是肺保护性通气策略的结果,并非 ARDS 等的治疗目标。其主要目的是运用较小的潮气量避免吸气平台压力达到或超过 30cmH_2O,以防止呼吸机相关性肺损伤的产生,并达到肺保护的目的。急性二氧化碳升高导致酸血症可产生一系列病理生理学改变,但研究证实,实施肺保护性通气策略时一定程度的高碳酸血症是安全的。但颅内压增高是应用允许性高碳酸血症的禁忌证。目前尚无明确的二氧化碳分压上限值标准，一般认为 $PaCO_2$ 允许达到 80mmHg 左右，国内外指南主张保持 pH 在 7.20 以上可不处理，如果 pH 低于 7.20，可考虑静脉输注碳酸氢钠。

（二）吸呼比和吸气末停顿

常规机械通气的吸呼比（I∶E）为 1∶（1.5~2.0）。正常吸气时间为 0.8~1.2 秒。延长吸气时间有利于气体分布，改善氧合，但可能引起人机不同步，或导致内源性 PEEP 形成，严重时引起血流动力学不稳定。延长呼气时间有利于肺泡气体充分排出并增加回心血量，但由于吸气时间相对缩短而不利于氧合过程。阻塞性通气功能障碍（如 COPD 或支气管哮喘）的患者 I∶E 值的设定一般在 1∶2.5 或更长，以利于二氧化碳排出。而限制性通气功能障碍或者严重低氧血症（如 ARDS）的患者 I∶E 值的设定一般在 1∶1.5 或更短（部分患者可<1∶1，即反比通气），以利于气体分布，改善氧合。

吸气末停顿（end-inspiratory pause，EIP）是指在吸气末呼吸机吸入阀关闭停止送气，但呼出阀尚未开放，使吸气末压力保持在一定水平，也称为吸气平台（inspiratory plateau）。设置 EIP 的主要目的在于改善气体在肺泡内的分布，减少无效腔通气，优化通气/血流比值，一般用于定容型通气方式的使用。EIP 一般占呼吸周期的 5%~10%，一般不超过 15%。EIP 可增加气道平均压，减少回心血量，不适用于血流动力学不稳定患者。同时，EIP 因缩短呼气时间而不适用于 COPD 或哮喘患者。

（三）通气压力

通气压力的高低由胸肺顺应性、气道通畅程度（气道阻力）、潮气量以及吸气流速等因素决定。在定压型机械通气时，力求通过设置最低的气道压力水平扩张肺泡，获得理想的潮气量，同时避免对血流动力学产生不利影响。成人气道压力（Paw）一般维持在 15~20cmH_2O，儿童为 12~15cmH_2O。ARDS 患者的肺保护性通气策略要求避免吸气平台压力达到或超过 30cmH_2O，以防止呼吸机相关性肺损伤的产生。

（四）吸入氧浓度（FiO_2）

由于长期吸入高浓度（FiO_2>60%）的氧易导致氧中毒，故机械通气过程中，应该在确保维持组织和脏器良好氧合状态的前提下尽可能降低吸入氧浓度。机械通气初始阶段可给予高浓度氧吸入以迅速纠正低氧血症，随后应根据患者氧饱和度以及动脉血气分析结果逐渐下调 FiO_2 到 50% 以下，并设法维持氧饱和度>90%，动脉血氧分压（PaO_2）维持于 60~100mmHg。

由于持续吸入纯氧（FiO_2=100%）容易导致吸收性肺不张以及氧中毒，故纯氧吸入时间一般不超过 24 小时。长期机械通气的患者如果 FiO_2 持续>60%，低氧血症仍不改善，不能盲目提高吸入氧浓度，可通过：①加用 PEEP 或 CPAP；②延长吸气时间；③加用吸气末停顿（EIP）等方法改善氧合状况。

（五）吸气流速

吸气流速是气道压力水平的重要影响因素。增加吸气流速，可提高气道峰压，有利于气体在肺内的交换，降低吸气流速能降低气道峰压，减少气压伤风险。吸气流速的设置需考虑患者吸气用力的水平、流速波形和患者的病理生理状态。吸气流速应能满足患者吸气用力的需要。如果患者自主呼吸力度较大，应提高吸气流速；反之如果使用镇静、肌松等药物抑制患者自主呼吸，吸气流速则可相应下调。

根据机械通气时吸气流速的变化规律,临床上将呼吸机送气方式分为恒流(方波)送气和减速波送气两种方式。恒流(方波)送气时峰值流速和平均流速相同,一般设置为 40 ~ 60L/min。而减速波吸气初始峰流速最高,一般设置为 60 ~ 90L/min,符合吸气初始流速需求最大的呼吸生理特点,可改善人机协调性、减少气道峰压,增加气道平均压,有助于气体在肺泡内的均匀分布并改善通气/血流比例失调,是临床较常采用的送气方式。

二、呼吸参数调节

合理调节机械通气各类参数是机械通气治疗的必备条件。不合理的参数设置会引起各类并发症,严重时危及患者生命。应依据动脉血气分析指标、心脏功能和血流动力学状况,对常用呼吸机参数进行调节。

(一) 动脉血气分析指标

动脉血氧分压(PaO_2)是低氧血症是否被纠正的标准。当 $PaO_2 \geq 60mmHg$,说明所设置的参数基本合理,如果 FiO_2 水平已经降至 40% ~ 50% 水平,可以暂不做调整,待 PaO_2 稳定一段时间后再做调整,直至降低至准备脱机前的水平;如果所设置的 FiO_2 水平较高,应逐渐降低 FiO_2,直至降低至相对安全的水平($FiO_2$40% ~ 50%)。$PaO_2 < 60mmHg$ 时,应采用各种纠正低氧血症的方法,如增加 V_T、延长吸气时间、增加吸气平台压或吸气末停顿时间、应用 PEEP、提高 FiO_2 等。

动脉血二氧化碳分压($PaCO_2$)是判断呼吸性酸碱平衡失调的主要指标。呼吸性酸中毒预示通气不足,呼吸性碱中毒预示通气过度。机械通气治疗时,$PaCO_2 < 35mmHg$,提示过度通气,应降低 V_T、缩短呼气时间;$PaCO_2 > 50mmHg$,提示通气不足,应保持呼吸道通畅,增加 V_T、MV、呼吸频率和延长呼气时间(表 14-1)。

表 14-1 血气分析结果和各项参数调节

血气变化	呼吸参数调节
$PaCO_2$ 过高,PaO_2 变化不大	$V_T\uparrow$,RR$\uparrow$,Paw$\downarrow$
$PaCO_2$ 过低	$V_T\downarrow$,RR$\downarrow$,Paw$\downarrow$
$PaCO_2$ 过高	$V_T\uparrow$,RR$\uparrow$,PEEP$\downarrow$
PaO_2 过低	$FiO_2\uparrow$,PEEP$\uparrow$,吸气时间$\uparrow$,加用 EIP
$PaCO_2$ 过高+PaO_2 过低	$V_T\uparrow$,RR$\uparrow$,PEEP$\uparrow$,吸气时间$\uparrow$,$FiO_2\uparrow$
$PaCO_2$ 过高+PaO_2 正常	$V_T\uparrow$,RR$\uparrow$,Paw$\uparrow$,PEEP$\downarrow$

(二) 心功能和血流动力学状况

对于已经存在心功能障碍或血流动力学不稳定的患者,应该慎用 PEEP、吸气时间延长、吸气末停顿和反比通气等通气方式。

三、监测报警参数设置和调节

呼吸机监测报警系统的作用有两方面,一是监测患者的呼吸状况,二是监测呼吸机的功能状况,对提高患者和呼吸机应用的安全性,均具有相当重要的作用。呼吸机监测报警系统的主要指标是容量(流量)、压力、吸入氧浓度。

(一) 容量(流量)报警

在呼吸机的呼出端一般均装有流量传感器,可监测呼出气的潮气量,并比较吸入气的潮气量,以判断呼吸机管路的密闭性并计算患者潮气量、分钟通气量等呼吸参数。定压型通气方式(如 PSV、PCV、CPAP、Bi-PAP 等)在预设压力的作用下,产生的潮气量受多种因素影响,需加强潮气量和分钟通气量的监测。容量(流量)过低报警提示管路漏气或脱落,或患者通气不足。容量(流量)过高报警提示患者通气过度。容量(流量)的异常报警也有可能系报警范围设置不当引起,需加以细致分析。

(二) 压力报警

呼吸机通过安装在呼吸回路不同部位的压力传感器监测呼吸周期中平均气道压(P_{mean})、吸气峰压(P_{peak})、吸气平台压(P_{plat})、PEEP 等压力变化情况。定容型通气方式(如 AMV,CMV,SIMV 等)的预设容量在不同条件下能产生不同水平的气道压力,需加强气道压力的监测。

气道低压报警一般提示呼吸管路漏气或脱落,需仔细检查核实气管导管是否移位或滑出,导管气囊是否漏气以及呼吸管路各接口连接是否松动以明确气道压下降的原因。气道高压报警一般提示导管分泌物阻塞或者导管扭曲等因素引起的导管阻力增高,或者由于患者呛咳/人机对抗引起的吸气峰压增高,同时需明确患者是否存在能够增加气道阻力或者降低胸肺顺应性的各类疾病(如气道异物、支气管哮喘或者张力性气胸等)。

(三) 吸入氧浓度(FiO_2)报警

呼吸机可通过氧电极或氧电池监测输出的氧浓度,以保证患者吸入预设浓度的新鲜空-氧混合气体。FiO_2 报警一般提示氧气供应故障,需检查供氧管道连接是否通畅,供氧压力是否正常。氧电极故障或氧电池耗竭也可能触发误报警,需加以分析和识别。

第五节 机械通气的临床应用

一、机械通气的目的、适应证和禁忌证

(一) 机械通气的目的

1. **纠正急性呼吸性酸中毒** 通过改善肺泡通气使 $PaCO_2$ 和 pH 得以改善。

2. **纠正低氧血症** 通过改善肺泡通气、提高吸入氧浓度、增加肺容积和减少呼吸功耗等手段以纠正低氧血症。

3. **降低呼吸功耗、缓解呼吸肌疲劳** 由于气道阻力增加、呼吸系统顺应性降低和内源性呼气末正压(PEEPi)的出现,呼吸功耗显著增加,严重者出现呼吸肌疲劳。对这类患者适时地使用机械通气可以减少呼吸肌做功,达到缓解呼吸肌疲劳的目的。

4. **防止肺不张** 对于可能出现肺膨胀不全的患者(如术后胸腹活动受限、神经肌肉疾病等),机械通气可通过增加肺容积而预防和治疗肺不张。

5. **为安全使用镇静和肌松药提供通气保障** 对于需要抑制或完全消除自主呼吸的患者,如接受手术或某些特殊操作者,呼吸机可为使用镇静和肌松药提供通气保障。

6. 稳定胸壁　在某些情况下(如肺叶切除、连枷胸等),由于胸壁完整性受到破坏,通气功能严重受损,此时机械通气可通过机械性的扩张使胸壁稳定,以保证充分的通气。

(二) 机械通气的适应证

各类呼吸衰竭经积极治疗后患者病情仍继续恶化,出现意识障碍、呼吸形式严重异常(如呼吸频率>35～40次/分或<6～8次/分,呼吸节律异常,自主呼吸微弱或消失)、血气分析提示严重通气和(或)氧合障碍(PaO_2<50mmHg,尤其是充分氧疗后仍<50mmHg;$PaCO_2$进行性升高,pH动态下降),可考虑进行机械通气。

(三) 机械通气的禁忌证

机械通气无绝对禁忌证,下述情况机械通气时可能使病情加重:如气胸及纵隔气肿未行引流,肺大疱和肺囊肿,低血容量性休克未补充血容量,严重肺出血,气管-食管瘘等。在出现致命性通气和氧合障碍时,应积极处理原发病(如尽快行胸腔闭式引流,积极补充血容量等),同时不失时机地应用机械通气。

二、常规呼吸管理

(一) 呼吸管理目标

①SaO_2和$PaCO_2$正常;②患者安静,没有出汗和烦躁不安;③由完全机械通气和部分机械通气,转变为自主呼吸;④血流动力学稳定。

(二) 呼吸机应用过程中应注意的问题

1. 人工气道的选择和管理　经口气管插管因操作相对迅速简便,目前成为最常用的人工气道建立途径。经鼻腔气管插管具有患者易耐受、有利于导管固定和口腔护理等优点。以往认为保留经口腔气管插管48～72小时后,可改用经鼻腔气管插管。但近期研究证实经鼻腔气管插管能增加鼻窦炎的发病率,后者是呼吸机相关性肺炎发生的高危因素。同时,经鼻插管的气管导管管径较小,可增加呼吸做功,不利于气道及鼻窦分泌物的引流,故目前不推荐长期机械通气患者常规进行经鼻腔气管插管更换气管导管。建议对于短期内不能撤除人工气道的患者应尽早(一般为2周内)考虑行气管切开置入气管切开套管,以提高患者舒适度,方便口腔和气道护理。

2. 气道湿化　人工气道建立后,加温和湿化功能丧失;而由于机械通气量增加时,呼出气量增加,水分丢失增多,导致呼吸道分泌物干结,纤毛活动减弱或消失,易于引起气道阻塞、肺不张和肺部感染。因此,所有机械通气的患者均需实施气道湿化。对于长期机械通气的患者,可通过冷凝湿化器等湿化装置实施气道湿化。对于短期机械通气患者,可以使用一次性热湿交换器(heat and moisture exchanger,HME;俗称人工鼻)实施气道湿化和保温,HME应每5～7天更换一次,如果出现污染、气道阻力增加等情况,应该及时更换。不论何种湿化,都要求近端气道内的气体温度达到37℃,相对湿度达到100%。

近期研究表明,定期更换呼吸机管路并不能降低呼吸机相关性肺炎等并发症的发生率,故目前不主张常规定期更换呼吸机管路,但是应避免管路中聚积过多的冷凝水,更要避免过多的冷凝水流向患者气道或流入湿化罐而导致管路内被污染,一旦发现应及时清除。同样,只要密闭式吸痰装置不出现破损或污染,也无须每日定期更换。

3. 机械通气患者的管理　为避免呼吸机相关性肺炎等并发症的发生,所有机械通气的患者均推荐床头抬高 30°~45°的半卧位体位,通过鼻肠管实施肠内营养,使用氯己定(洗必泰)进行口腔护理,使用硫糖铝或者 H_2 受体阻断剂预防应激性溃疡的发生,必要时使用低分子量肝素或华法林预防深静脉血栓(deep venous thrombosis,DVT)的形成。

对于出现人机不协调或人机对抗的患者,需合理调节呼吸机通气模式或参数,改善呼吸机同步性。必要时可考虑谨慎应用短效镇静药物(如咪达唑仑、丙泊酚)和(或)镇痛药物(如芬太尼、瑞芬太尼等)。新型的镇静药物右美托咪定能在保持患者自主呼吸的情况下维持患者良好的镇静状态并可被随时唤醒,临床上已经广泛用于机械通气患者的镇静。部分患者经以上处理仍存在严重人机对抗并出现低氧血症,可考虑使用阿曲库铵等肌松药抑制患者自主呼吸。但镇静、镇痛及肌松药物不可长期使用,必须实施每日唤醒计划和每日导管评估,以尽早拔除气管导管,撤离呼吸机,减少镇静、镇痛及肌松药物使用,降低药物不良反应。

三、呼吸机撤离

当引起呼吸衰竭的病因消除或改善后,应考虑尽快撤除呼吸机。延迟撤机将增加机械通气的并发症,延长住院时间和费用。但过早撤除呼吸机又可导致撤机失败,增加再插管率和病死率。因此在撤机前需要严格遵循规范的撤机方案。

近年来,ARDS 协作组提出通过规范的机械通气撤离方案指导撤机,并制订了相关的撤机流程。该方案用客观的标准衡量并指导撤机过程中的每一个步骤,避免了单纯根据临床医师的经验和判断指导撤机的武断性。该方案的要点如下:在导致机械通气的病因好转或祛除后,应开始进行呼吸机撤离的筛查试验,符合筛查标准的患者需通过自主呼吸试验进一步判断患者的自主呼吸能力,最后进行拔管可行性的评估,符合以上所有标准后可以拔除气管导管,撤离呼吸机,继续吸氧并密切观察呼吸、循环及患者的病情变化情况。

(一) 撤离呼吸机的筛选试验

考虑撤离呼吸机前首先需进行筛选试验,明确患者是否具有撤离呼吸机的前提条件,包括:

1. 导致呼吸衰竭和机械通气的病因好转或祛除。

2. 患者氧合状态良好($PaO_2/FiO_2>150~200$,$PEEP\leqslant5~8cmH_2O$,$FiO_2\leqslant40\%~50\%$,pH $\geqslant7.25$;COPD 患者:pH$\geqslant7.30$,$PaO_2>50mmHg$,$FiO_2<0.35$)。

3. 血流动力学稳定(无心肌缺血动态变化,无显著低血压,不需要血管活性药物治疗或只需要少量血管活性药物如多巴胺或多巴酚丁胺维持)。

4. 具有自主呼吸能力。

此外,尚有一些监测指标有利于撤机成功率的预测,其中包括:$V_T>5ml/kg$,最大吸气负压 $\geqslant25cmH_2O$;呼吸浅快指数(f/V_T)<105 次/(min·L);$V_D/V_T<0.6$ 等。

(二) 自主呼吸试验

自主呼吸试验(spontaneous breathing trial,SBT)是指接受有创机械通气的患者,通过连接T 形管或实施低水平压力支持通气(如 $5cmH_2O$ 的 CPAP 或 PSV)等手段使患者进行自主呼吸,通过短时间(0.5~2 小时)的动态观察,评价患者是否具备独立自主呼吸的能力并观察心肺功能的耐受情况,由此预测撤机成功的可能性。试验时,需动态记录患者的氧合、血流动力学、呼吸形式、精神状态和主观感受等指标,以判断患者能否达到试验成功的标准。自主呼吸试验需经历 2 个阶段:前 3 分钟(第一阶段)重点观察患者氧合情况、呼吸频率、潮气量等指标。随后 30 ~ 120 分钟(第二阶段)重点观察患者心肺功能的代偿和耐受能力。

SBT 过程中如果有一项或多项观察指标异常,即认为患者撤机失败,应停止自主呼吸试验,恢复机械通气,同时寻找呼吸试验失败的原因并给予相应的处理,待条件成熟后再行 SBT,两次 SBT 的间隔至少应大于 24 小时。

SBT 可以通过以下形式实施。

1. T 形管撤机法 以 T 形管连接人工气道,使患者完全处于自主呼吸状态,利用加温湿化装置吸入气体,并维持恒定的吸入氧浓度。该方法仅适用于接受短期机械通气患者的撤机。

2. SIMV 撤离法 在 SIMV 通气模式的基础上,通过逐渐下调呼吸频率而减少呼吸机支持力度,呼吸频率从 12 次/分逐渐减少至 4 次/分可停用机械通气。

3. PSV 撤离法 在 PSV 通气模式的基础上,逐渐下调压力支持水平,当压力支持小于 $5cmH_2O$ 时可停用机械通气。

(三) 拔管可行性的评估

通过 SBT 的患者在撤机前进行拔管可行性的评估,包括以下两方面。

1. 气道通畅程度的评价 机械通气时,通过气囊漏气试验把气管插管的气囊放气以检查有无气体泄漏,可以用来评估上气道的开放程度。

2. 气道保护能力的评价 通过吸痰时的咳嗽力度、气道分泌物的量及吸痰频率等评估患者是否具有气道的保护能力。

撤离呼吸机时应注意:①撤机过程应在上午医护人员较多时进行,安排充分时间和人员严密观察患者的呼吸、循环及生命体征变化情况;②撤机前应停用所有镇静、镇痛药和肌松药,避免药物的残留作用影响患者呼吸;③撤离呼吸机后应继续吸氧并持续监测。

(四) 撤机困难

临床上约有 20% 机械通气的患者存在撤机困难,其原因包括:

1. 呼吸系统因素 包括呼吸负荷增加(如气道痉挛或炎症使气道阻力增加;肺水肿、炎症或纤维化是肺顺应性下降);通气无效腔增加;呼吸肌(如膈肌或肋间内外肌等)疲劳致呼吸肌肌力下降。

2. 心血管因素 对于心功能不全的患者,撤除机械通气后胸腔内压力由正压转为负压,回心血量增多,增加心脏前后负荷,可诱发心力衰竭而致呼吸困难。

神经因素:包括呼吸中枢功能异常、膈神经功能障碍、神经肌肉疾病以及药物因素(如肌松药)等。

3. 代谢因素 包括营养不良、电解质紊乱(如低钾血症)微量元素缺乏等。

4. 心理因素 包括恐惧和焦虑等。

应根据引起撤机困难的不同原因进行针对性处理,包括:控制感染,维持气道通畅,改善心功能,加强营养,维持内环境稳定,进行心理调节,进行呼吸肌(尤其是膈肌)功能锻炼等,同时可以考虑通过有创-无创机械通气序贯治疗进行脱机。

第六节 机械通气并发症及防治

按照机械通气常见并发症发生的原因,可分为以下三类。

一、机械通气对肺外器官功能的不良影响

1. 低血压与休克 机械通气使胸腔内压升高,静脉回流减少,心脏前负荷降低,心排血量

降低,导致低血压甚至休克,在血管容量相对不足的患者尤为明显,可通过快速输液或通过调整通气模式,降低胸腔内压加以改善。

2. 心律失常　机械通气期间,低血压休克、缺氧、酸碱平衡失调、电解质紊乱及患者烦躁等因素可引起多种类型心律失常,其中以室性和房性期前收缩多见。

3. 肾功能不全　机械通气引起患者胸腔内压力升高,静脉回流减少,抗利尿激素释放增加,机体水钠潴留;同时心脏前负荷降低,导致心排血量降低,致肾灌注减少和肾功能不全。

4. 消化系统功能不全　机械通气患者常出现腹胀,卧床、应用镇静或肌松药等原因可引起肠道蠕动降低和便秘,咽喉部刺激和腹胀可引起呕吐,肠道缺血和应激等因素可导致消化道溃疡和出血。另外,PEEP 的应用可导致肝脏血液回流障碍和胆汁排泄障碍,可出现高胆红素血症和转氨酶轻度升高。

5. 精神障碍　表现为紧张、焦虑、恐惧等。必要时,可应用镇静药和抗焦虑药物。

二、气管插管相关的并发症

1. 导管移位　插管过深或固定不佳,均可使导管进入支气管。因右主支气管与气管所成角度较小,插管易进入右主支气管,可造成左侧肺不张及同侧气胸,表现为左侧肺呼吸减弱或叩诊呈鼓音,应摄床旁胸部 X 线片予以明确。

2. 气道损伤　困难插管和急诊插管容易损伤声门和声带,长期气管插管可以导致声带功能异常,气道松弛。气囊充气过多、压力过高,可引起气管黏膜缺血坏死,引起气道出血、溃疡甚至气道-食管瘘。应使用低压高容量气囊,并常规监测气囊压力,维持气囊压力于 $25 \sim 30cmH_2O$。

3. 人工气道梗阻　人工气道梗阻是最为严重的并发症,可直接威胁患者生命。常见原因包括:导管扭曲、气囊疝出并嵌顿导管远端开口、痰栓或异物阻塞导管、导管塌陷等。机械通气期间应注意密切观察气道通畅情况,定时冲洗吸痰并清除气道内分泌物及血痂,必要时及时更换导管。一旦发生气道梗阻,应立即调整人工气道位置、抽出气囊气体后重新充气、试验性插入吸痰管以明确梗阻位置。如人工气道梗阻持续存在,则应立即拔除并重新建立人工气道。

4. 气道出血　常见原因包括:经气道吸痰负压过大、气道黏膜受压缺血坏死等。大量气道出血可直接威胁患者生命,应紧急处理。

三、正压通气相关的并发症

(一) 呼吸机相关性肺损伤

机械通气对正常或病变的肺组织造成损伤,称为呼吸机相关肺损伤(ventilator associated lung injury,VALI)或呼吸机诱导的肺损伤(ventilator-induced lung injury,VILI)。

呼吸机相关性肺损伤的发病机制包括气压伤、容积伤、萎陷伤和生物伤。气压伤和容积伤是指机械通气参数(如气道压力或潮气量)设置不当或者肺顺应性明显下降(如 ARDS)时,肺泡跨壁压过高,或吸气末容积过大引起肺泡过渡膨胀而导致的肺泡上皮细胞或血管内皮细胞的损伤。临床上表现为肺间质气肿、纵隔气肿、皮下气肿或气胸。潮气量过大比气道峰压过高更容易引起肺损伤,可通过平台压监测减少容积伤的发生。萎陷伤是指肺泡周期性开放和塌陷产生的剪切力引起的肺损伤。而生物伤是指各种因素使肺泡上皮和毛细血管内皮损伤而激活炎症反应导致的继发性肺损伤。高浓度氧吸入导致氧自由基生成增多也会引起生物伤。

呼吸机相关性肺损伤的预防方法包括降低潮气量和平台压(包括维持潮气量 $6 \sim 8ml/kg$,

控制平台压≤30cmH$_2$O)、实施肺复张并设定合适的 PEEP 以扩张萎陷的肺泡并维持肺泡处于开放状态。

（二）呼吸机相关性肺炎

呼吸机相关性肺炎(ventilator associated pneumonia,VAP)是指机械通气 48 小时后出现的肺炎,是医院获得性肺炎(hospital acquired pneumonia,HAP)中最常见的类型。

VAP 的发生与患者防御功能障碍、足够数量致病菌到达下呼吸道并破坏自身防御屏障(如胃肠道细菌通过口咽部易位或误吸进入肺部,机体其他部位细菌通过菌血症途径进入肺部或者医源性感染等)、或者强致病力细菌繁殖相关。而高龄、基础疾病(如糖尿病等)、免疫功能抑制、药物使用(包括抗生素、镇静肌松药物和抑酸药等)、治疗操作因素(如胃管留置、气管插管、仰卧位体位等)以及医源性交叉感染均是 VAP 发生的危险因素。

根据肺部感染的发生时间,VAP 可分为早发型和晚发型两大类。早发型 VAP 是指机械通气后 2~5 天发生的 VAP,多由敏感菌感染引起,如肺炎链球菌、流感嗜血杆菌、甲氧西林敏感的金黄色葡萄球菌等。晚发型 VAP 是指机械通气 5 天以后出现的 VAP,多数由多重耐药菌(multiple drug resistance,MDR)感染引起,包括耐甲氧西林金黄色葡萄球菌(methicillin-resistant *Staphylococcus aureus*,MRSA)、产超广谱 β-内酰胺酶(extended-spectrum beta-lactamase,ESBL)或产碳青霉烯酶的肺炎克雷伯杆菌、鲍曼不动杆菌或铜绿假单胞菌等。晚发型 VAP 是VAP 预后不良的判断指标之一。

VAP 的诊断标准包括 X 线胸片出现新的肺部浸润影,同时具有以下 3 项中的 2 项:①体温>38℃;②白细胞计数升高或降低;③脓性痰出现。

VAP 的治疗应该遵循降阶梯治疗原则,即先根据 VAP 的类型及可能致病菌选择广谱抗生素治疗,随后根据细菌培养结果及药敏试验结果更改为敏感抗生素的靶向治疗,治疗时间一般为 7~10 天。

VAP 的预防重于治疗,预防措施包括实施半卧位体位、使用具有持续声门吸引装置的气管导管以吸引气囊上方的分泌物、防止误吸、尽量通过经口途径进行气管插管、避免经鼻气管插管、每日进行导管评估、尽早拔除气管导管和胃管、避免抗生素滥用、减少镇静肌松药和质子泵抑制剂等抑酸剂使用、规范无菌操作、加强手卫生等。

（三）呼吸机相关的膈肌功能不全

呼吸机相关的膈肌功能不全指在长时间机械通气过程中膈肌收缩能力下降,与肌松药和大剂量糖皮质激素的使用相关。因此,机械通气患者应尽量避免长期使用肌松药和糖皮质激素。呼吸机相关的膈肌功能不全可导致撤机困难,因此机械通气患者应尽可能保留自主呼吸,加强呼吸肌功能锻炼,加强营养支持以增强或改善呼吸肌功能。

（四）氧中毒

长期机械通气的患者,吸入氧浓度过高,可发生氧中毒。氧中毒引起的肺损伤可表现为气管支气管炎、ARDS 等。吸入氧浓度高于 50% 可引起去氮性肺不张。因此,应控制呼吸机吸入氧浓度在 60% 以下,100% 的纯氧吸入不可超过 24 小时。

（皋　源）

第十五章 | 输血

第一节 概 论

现代医学及外科学的发展在一定程度上是在输血疗法的基础上发展起来的。但是输血尤其是输入全血,可能出现诸如感染、输血反应、免疫抑制等不良反应和并发症,甚至直接危及生命。因此要严格掌握输血指征,杜绝不合理用血,把输血的危害降到最低限度。

一、输血的临床应用

(一) 输血的目的

输血的目的是补充血液中缺乏的某些成分。导致这些血液成分缺乏的因素可以是外伤、疾病、先天性疾病(如血友病)等。因此,输血最重要的目的是补充红细胞改善氧的运输能力,其次是纠正止血功能障碍。

(二) 输血适应证

1. **创伤和失血** 当失血量小于全身总血容量的20%时,通常可通过补充晶体和胶体液来维持正常的血容量而不必输血。当失血量>总血量的30%时,则应考虑输血。
2. **纠正贫血** 较严重的贫血必须应用输血予以纠正。
3. **止血功能障碍** 出血性疾病如血友病、血小板减少性紫癜等需要输血治疗。
4. **替换血液中的有害物质** 如换血疗法用于新生儿溶血病,以降低胆红素浓度和替换部分致病红细胞;利用血浆置换以治疗免疫复合物病、异常蛋白血症和某些自身免疫性疾病以降低血浆中异常蛋白的含量。

(三) 输血注意事项

1. 严格核对血型,防止误输异型血。
2. 必须使用专用输血器,去除库存血中的微聚物。
3. 注意无菌原则,血中不加用任何药物。
4. 输血开始的10~15分钟内应严密观察有无输血反应发生,必要时立即停止输血。

二、输血指南

传统的输血指征是:Hb<100g/L 或 Hct<30%。然而随着对用血安全的关注,已重新评估了输血指征。就血液的携氧能力而言,人体有很大的储备能力。研究表明,健康人可以耐受血红蛋白水平在50~70g/L,即使 Hct<20%,血液的运氧能力依然能保持正常。

美国麻醉医师协会(ASA)于 2006 年提出了新的围术期输血指南:血红蛋白<60g/L,特别是急性贫血须输入浓缩红细胞。血红蛋白>100g/L 通常无须输入浓缩红细胞。血红蛋白60~100g/L 是否输血应根据是否存在进行性器官缺血、进行性出血、血管内容量不足和氧合不佳等危险因素决定。

在我国于 2007 年制订的输血指南中,认为患者围术期血红蛋白>100g/L 时不需要输红细胞,而以下情况需要输入红细胞:血红蛋白<70g/L 的患者;术前有症状的难治性贫血患者;血红蛋白为 70~100g/L 的患者,应根据患者心肺代偿功能、有无代谢率增高以及年龄等因素决定是否输注红细胞。

第二节　成　分　输　血

成分输血是将全血中的各种成分分离出来,制成一定标准的制品,根据患者的病情进行选择性输注。

(一) 成分输血的优点

1. 提高输血的疗效　成分血浓度高、效价高、容量小。

2. 减少不良反应和副作用　输单一血液成分可避免不需要的血液成分所致的输血反应,还可减少输血传播疾病。

3. 一血多用　经济方便,充分利用资源。

(二) 成分输血的临床应用

1. 红细胞　①少浆红细胞,即从全血中移出一部分血浆,具有全血相似作用,血细胞比容50%。②浓缩红细胞,血浆含量更少,Hct 70%~80%,优点是较少的容量却具有与全血同样的携氧能力,能防止循环负荷过重和避免及减少由血浆引起的发热或过敏反应。③洗涤红细胞,全血经离心去除血浆和白细胞,用无菌盐水洗涤 3~4 次,最后加 150ml 生理盐水悬浮,血细胞比容70%。适用于多次输血并有严重输血反应的患者。因缺乏同种抗 A、抗 B 凝集素,故 O 型洗涤红细胞,适用于任何 ABO 血型患者。④冷冻红细胞,将红细胞保存于-70~-196℃甘油中,可长期保存,适用于稀有血型。⑤少白细胞的红细胞,通过离心、过滤等处理程序,去除 90%~95% 白细胞,适用于多次输血后产生白细胞抗体并有严重发热的患者。

2. 血浆　临床上应用的主要是新鲜冷冻血浆(fresh frozen plasma,FFP),新鲜全血离心后分出血浆并于采血后 6 小时冷冻,-20℃以下保存期 1 年,而 FFP 保存 1 年后即为普通冷冻血浆(FP)。FFP 包含所有血浆蛋白、凝血因子,尤其是 V 因子及Ⅷ因子,其输注适应证如下:

(1) 纠正凝血因子缺乏。

(2) 对抗华法林使用过量导致凝血因子Ⅱ、Ⅶ、Ⅸ和 X 等水平降低,伴有活性出血或急需进行手术者。

(3) 部分凝血酶原时间及凝血酶原时间>1.5 倍正常值,且有渗血症状。

(4) 大量输血后出血倾向。

FFP 禁用于纠正低血容量和低蛋白血症者。

3. 血小板制品　有手工分离浓缩血小板(PC-1)和机器单采浓缩血小板(PC-2)两种制品。PC-1 由 200ml 或 400ml 全血制备,其血小板含量分别为:≥$2.0×10^{10}$/袋 20~25ml、≥$4.0×10^{10}$/袋 40~50ml。PC-2 用细胞分离机单采技术,从单个供血者循环血液中采集,每袋内含血小板≥$2.5×10^{11}$/袋 150~250ml,红细胞含量<0.4ml。

血小板输注适应证:①骨髓造血功能障碍导致血小板生成减少;②脾功能亢进导致血小板

破坏增多;③稀释性血小板减少;④血小板功能异常。

一般认为:①血小板计数>$100×10^9$/L,可以不输注;②血小板计数<$50×10^9$/L,应考虑输注;③血小板计数($50~100$)×10^9/L,是否需要输注血小板应根据潜在的血小板功能障碍、预计或进行性出血、狭窄腔隙(如大脑和眼)出血等危险因素而定。已知或可疑血小板功能障碍和微血管出血者,即使血小板计数正常,也是输注血小板的指征。

4. 冷沉淀物(cryoprecipitate)　含有Ⅷ因子、vW 因子、纤维蛋白原等,规格:20ml,用于治疗甲型和血管性血友病、纤维蛋白原缺乏症,也可用于大量输血后广泛渗血患者以及血浆纤维蛋白原<$0.8~1g$/L者。

5. 血浆蛋白制品

(1) 凝血酶原复合物:含有凝血因子Ⅱ、Ⅶ、Ⅸ、Ⅹ。临床上广泛应用于治疗先天性或获得性缺乏上述 4 种因子的出血性疾病,或者严重肝病伴有出血及手术出血。

(2) 纤维蛋白原:系纤维蛋白原分离提纯而得到的一种干冻制剂,用于纤维蛋白原<$1g$/L时,如大量输血或 DIC 以及重症肝病患者。

(3) 白蛋白:白蛋白制品系经巴斯德法液态 60℃加热 10 小时,为血浆扩容剂,主要用于休克、烧伤、新生儿溶血症等血浆置换。另外,也用于机体大量丢失白蛋白时,如大量失血、胰腺炎、腹水、急性肾炎及术后低蛋白血症。

(4) 其他:免疫球蛋白、抗凝血酶Ⅲ、纤维蛋白凝结素等。

6. 白细胞　机器单采浓缩白细胞悬液(GRANs)用细胞分离机单采技术由单个供血者循环血液中采集。每袋内含粒细胞≥$1×10^{10}$。作用:提高机体抗感染能力。适用于:中性粒细胞低于 $0.5×10^9$/L,并发细菌感染,抗生素治疗 48 小时无效者(从严掌握适应证)。

第三节　输　血　反　应

输血反应按其产生机制分成两类:免疫反应和非免疫反应,前者包括急性溶血性输血反应和非溶血性输血反应,主要是因为受血者对献血者的红细胞、白细胞、血小板或血浆蛋白的变态反应;后者包括循环负荷过重、微生物污染和疾病传播等。

(一) 急性溶血性输血反应

主要因输注异型血而引起,其在输血过程中发生的可能性约为 1:38 000,致命性的溶血反应发生概率约为十万分之一。最常见的原因是在核对患者、血液标本或是输血过程中出现了错误,其中 ABO 血型不合输血引起的溶血反应最严重,其次为 Rh 血型不合。

1. 溶血反应的分类　根据破坏的红细胞不同,溶血反应可分成两类。

(1) 输入红细胞的溶血反应:①即刻反应:输血后即刻出现严重的溶血反应,以 ABO 血型不相容最为常见;②延迟性反应:该反应常发生在输血后 2~21 天,并且症状缓和,比如全身不适、黄疸、发热等,并且无论是否继续输血或没有出血,患者的血细胞比容有所下降,而血红蛋白如果分解,血浆中的非结合胆红素将会升高。常发生在过去曾输过血或妊娠后体内已形成抗体的患者,特别是 Rh 阴性患者接受过 Rh 阳性血后,或 Rh 阴性母亲怀有 Rh 阳性胎儿后,体内产生 Rh 抗体,再次输注 Rh 阳性血时,引起记忆反应,造成红细胞破坏。

延迟性的溶血反应可以通过抗球蛋白试验(Coombs 试验)而方便地进行诊断。Coombs 试验可以直接检测出红细胞膜上抗体的存在,但是这个试验并不能分辨出到底是受血者的抗体被献血者红细胞包被,还是献血者的抗体被受血者的红细胞包被。为了解决这个问题,需要在输血前对患者和献血者的血液标本做更详细的重新检验。

(2) 受血者红细胞的溶血反应:输入的血液中含有抗受血者红细胞表面抗原的抗体,输血后引起受血者红细胞的破坏,如 O 型血输给 A、B 或 AB 型患者。由于输入抗体被患者血浆稀释,每个红细胞只被少量抗体包围,所以红细胞破坏少,出现的输血反应较轻。

2. 溶血反应发生机制　不相容血型的血输入后,抗体与红细胞表面抗原结合,继而激活补体系统,引起红细胞膜破坏,血红蛋白释放,并引起一系列变化:①红细胞破坏后,血红蛋白大量释放,出现溶血性黄疸;②激活内源性凝血系统、血小板和白细胞,触发弥散性血管内凝血(DIC);③大量血红蛋白在肾小管内沉积堵塞,加之休克、脱水、DIC 等引起肾血流量减少,肾小球滤过率降低,抗原-抗体反应激活某些血管活性物质,引起肾皮质微循环血管收缩,血液淤滞形成纤维蛋白栓塞,导致急性肾衰竭;④大量红细胞破坏而出现贫血。

3. 溶血反应的临床表现　溶血反应的临床表现主要为发热、腰痛、头痛、胸前区紧迫感、寒战、呼吸困难和血压下降。溶血反应也可在全身麻醉的情况下发生,可出现血红蛋白尿、低血压,但大部分症状可被掩盖,此时由于溶血引起的 DIC 所致的手术切口部位以及黏膜难以控制的出血可能是唯一的征象。大量溶血时还有贫血及黄疸表现。实验室检查可显示:游离血红蛋白增高,尿血红蛋白阳性,高胆红素血症,血红蛋白及血细胞比容下降,直接抗人球蛋白试验阳性,凝血功能与肾功能异常。

急性期后可能出现下述某一过程:无进一步的症状出现;暂时性少尿伴轻度氮质血症,以后可完全恢复;较长时间少尿,以后可能出现无尿和尿毒症。若早期不进行治疗,则在 5 ~ 14 天内死亡。恢复的标志通常是尿量明显增多并排出滞留的含氮废物。严重持久的肾损害并不多见,长期少尿和休克是预后不良的表现。预后主要取决于反应的严重程度。

4. 预防和治疗　只要仔细检查血型和交叉配血试验结果,确认血液成分和受血者无误,急性溶血是可以避免的。①一旦怀疑溶血反应,应立即停止输血,核对血型和重新进行交叉配血试验,并立即开始支持治疗;②保护肾功能,维持尿量>75ml/h:在充分补液的基础上,使用利尿药;③碱化尿液:静脉滴注 5% 碳酸氢钠,使尿液 pH ≈8,可防止游离血红蛋白在肾小管内沉积;④维持血容量,防止低血压:可输注代血浆、生理盐水和葡萄糖,一般不应冒险输血,必须输血时,以三洗红细胞或 AB 型血浆为首选,以纠正溶血性贫血和补充凝血因子;⑤给予糖皮质激素(如地塞米松 5 ~ 10mg);⑥抗休克治疗:除多巴胺外,一般不使用其他血管收缩剂;⑦防治 DIC。

(二) 非溶血性输血反应

这种反应是白细胞、血小板和蛋白质引起的免疫反应,与红细胞无关。

1. 非溶血性发热反应　是最常见的输血反应(输血中占 1% ~ 3%),大多数是由白细胞和血小板抗原与体内抗体作用所致。在输血或输血后出现寒战、发热、头痛、恶心、干咳等,少数发生低血压、胸痛和发绀。轻者减慢输血速度,给予糖皮质激素和解热镇痛药即可控制;严重者开始症状与溶血反应很相似,往往难以区分,应停止输血、重新检测以排除溶血反应。

有些患者在多次输血或妊娠后,产生了抗白细胞 HLA 的抗体。以后再输血时,这些抗体就会与输入的白细胞起反应。发热反应有时可由细胞因子引起。这些细胞因子是由血液贮存期间白细胞所释放,特别是血小板浓缩物更易发生。在贮存前去除白细胞可防止发热反应的发生。

2. 过敏反应　过敏反应在输血中发生率为 1:150 000。由供血者血浆蛋白或其他抗原物质与受血者体内已产生的 IgE、IgG 作用于致敏的靶细胞(如肥大细胞),引起后者脱颗粒,释放大量血管活性物质,从而发生过敏反应,严重可引起休克。这种患者大多数缺乏 IgA,以往输过血或因妊娠发生同种免疫作用,或无明显免疫反应产生特异性抗 IgA 抗体。一部分人血浆中 IgA 水平正常但缺乏一种有限特异性抗 IgA。前者抗 IgA 抗体引发的过敏反应更严重。

轻度过敏反应表现为荨麻疹和皮肤瘙痒,有时出现面部水肿。如不伴有其他严重反应者可不停止输血。糖皮质激素和抗组胺药可以减轻过敏反应。严重的过敏反应可在输血后 5～10 分钟即出现全身皮疹、过敏性休克、呼吸困难以及因脑缺氧而引起全身抽搐,如不及时抢救可在短期内死亡。对于严重的过敏反应,治疗首先应立即终止输血,给氧,应用肾上腺素,充分扩容来维持循环。糖皮质激素和抗组胺药物可以起到抗过敏反应的作用。这种患者只能输注消除所有 IgA 的洗涤红细胞或不含 IgA 的血液。

3. 输血后紫癜 该反应比较少见,其原因可能是由于血小板同种异体抗体的产生,这些抗体还可以破坏患者自己的血小板。一般在输血后一周出现血小板减少和全身性紫癜。可应用糖皮质激素治疗或大剂量免疫球蛋白治疗,严重者可采用血浆置换去除抗原-抗体复合物。

4. 血小板输注无效症 指患者在连续两次接受足够剂量的血小板输注后,仍处于无反应状态,即:临床出血表现未见改善;血小板计数未见明显增高,有时反而会下降;输入的血小板在体内存活期很短;血小板计数增加指数和体内回收率未能达标等。此反应发生原因有:①同种异体免疫因素,由于反复输注血小板制剂,使患者血清中产生了血小板同种异体抗体。当再输注血小板制剂时,会产生血小板同种异体抗原和抗体的免疫反应。治疗可选择大剂量静脉输注丙种球蛋白以封闭抗体或血浆置换,必要时输注配型相合的单采血小板或去白细胞血小板制剂。②非免疫因素,脾切除术、造血干细胞移植、DIC、发热和药物(两性霉素 B)都可引起。

(三) 循环负荷过重

因输血速度过快、量过多,尤其在一些心功能代偿较差患者,可以因循环超负荷而引起急性心力衰竭和肺水肿。为此,应注意重视对血流动力学的监测。一旦出现容量过多症状,应立即停止输血,并采用利尿药、半卧位等减少回心血量。

(四) 微生物污染反应

由采血到输血过程中任何一环节微生物污染所致,常为革兰阴性菌及其内毒素以及真菌等引起。轻者表现为类似发热反应,重者可出现感染性休克。诊断可根据输入的血液和患者血液行微生物学检查而确定。对严重病例,应选用广谱抗生素同时按感染性休克进行处理。

(五) 输血传播性疾病

1. 肝炎 输血后肝炎是输血的严重并发症之一。1985 年以前,其发生率高达成 3%～19%。此后,由于加强了对丙型肝炎病毒的筛选和检查,使其发生率降低。该肝炎 90% 以上为丙型肝炎,少部分为乙型肝炎。近年来,人们又关注输血与丁型肝炎的关系,丁型肝炎病毒是一种半活性的 RNA 病毒,它必须依赖于乙肝 DNA 病毒才能存活,它可使轻微的慢性乙型肝炎变成严重的慢性活动性肝炎和肝硬化。

2. 获得性免疫缺陷综合征(acquired immunodeficiency syndrome,AIDS) 也称为艾滋病,它是 HIV(免疫抑制病毒)引起的全身性细胞免疫功能抑制,表现为各种感染、卡波西肉瘤和进行性衰竭直至死亡。输全血、血浆和血液制品均可传播此病。目前,已通过对献血者进行抗 HIV 抗体的检测,来降低输血传播 AIDS 的发生率。另外,感染 HIV 后需数周到数个月以后才能检测出抗体,所以,一些 HIV 感染的高危人群应尽量避免献血。

3. 巨细胞病毒 巨细胞病毒在人群中感染率较高。发展中国家巨细胞病毒抗体阳性率高达 80%～100%。经由输血感染巨细胞病毒的患者一般临床症状较轻,许多患者无感染症状,占 3%～67%。但对新生儿、器官移植者、免疫缺陷者,将引起严重的全身巨细胞病毒感染,如巨细胞肝炎、脑炎、肾炎和关节炎。

4. T 淋巴细胞白血病 人类 T 淋巴细胞白血病病毒 I 型(HILV-I)与成人 T 淋巴细胞白

血病有关,其主要传播途径是输血、性接触、母婴喂养等。目前,HILV-Ⅰ、HILV-Ⅱ抗体已经常规筛选。

5. 寄生性传染病　经输血传播的寄生性疾病包括疟疾、弓形虫病和南美锥虫病。现在此类疾病已很少见。

6. 细菌性传染病　在输血引起死亡的疾病中,含有细菌感染物的血液制品引起的疾病排在第2位。流行病学研究表明,对血袋进行细菌培养,血小板制品的阳性率是1/2000,浓缩红细胞的阳性率是1/7000。而对输血引起的脓毒症进行流行病学研究显示,血小板是1/25 000,而浓缩红细胞是1/250 000。发生率相对于输血传播 HIV 或肝炎是很大的(后者发生概率为1/ 1 000 000 ~ 1/2 000 000)。为了避免严重的细菌感染的发生,血液制品的使用不得超过4小时。

(六) 输血引起免疫抑制

输血后可因主要组织相容性抗原(HLA)等异体抗原的作用,使受者机体产生免疫抑制作用,表现为非特异性免疫抑制,即吞噬细胞对细菌和异物的吞噬功能下降,淋巴细胞减少,淋巴细胞增殖反应受抑制,自然杀伤细胞(NK 细胞)活性下降。术中输血的免疫抑制效应有两方面的临床意义:一方面是因其抑制了受者的免疫功能,使其对异物的排除受到抑制,从而延长了许多移植物(如移植肾)的存活期,减少排斥反应;另一方面是受者免疫力下降,易使术后肿瘤复发,增加术后感染率,并与术后多器官功能障碍有一定的关系。血液中引起免疫抑制的成分主要是白细胞及其降解产物,因此尽量不输全血,建议使用去白细胞的浓缩红细胞。

(七) 输血相关性急性肺损伤(transfusion-related acute lung injury,TRALI)

TRALI 系输血所致的严重不良反应之一,发生后死亡率高达5% ~ 10%。由于缺乏特异性的诊断标准,临床中有相当一部分病例未被发现。发病原因为供血者体内含抗受血者体内白细胞表面抗原的抗体,输血后短时间内形成抗原-抗体反应,致中性粒细胞在肺微血管内聚集并被激活,从而导致肺毛细血管内皮细胞受损、肺毛细血管通透性增加、肺间质水肿,影响气体交换并出现低氧血症,严重者可引起非心源性肺水肿及急性呼吸窘迫综合征(ARDS)。TRALI 常发生在输血后1 ~ 6 小时内。典型的临床表现包括:在左心室压力并未升高或输血量并不足以引起肺水肿的情况下肺水增加,气管导管内出现大量液体,同时伴有发热、呼吸困难和严重的低氧血症,全麻时可表现为脉搏氧饱和度的持续下降。对于 TRALI 临床上并没有特异性的治疗方法,反应一旦出现,应立即停止输血,给氧或机械通气,同时应用糖皮质激素氢化可的松或地塞米松、利尿药、抗组胺药,通常大多数受血者在12 ~ 24 小时症状缓解,经3 ~ 4 天治疗后肺浸润征可消失,不会遗留永久性肺损伤。但严重者持续低氧血症,可导致死亡。

(八) 输血相关的移植物抗宿主反应(graft versus host disease,GVHD)

GVHD 是输血最严重的不良反应之一,但较少见。主要受损的是皮肤、骨髓细胞、肠和肝脏等器官。主要原因包括:①受血者免疫功能极其低下;②当受血者的淋巴细胞对献血者的异体抗原不能识别时,所输血液内活性淋巴细胞对受血者组织进行免疫排斥反应,引起组织损伤。临床表现为高热、腹泻、恶心、呕吐、皮疹、血液内肝转氨酶升高以及贫血。皮肤活检有助于诊断。预防方法为对输注的血液进行 γ-射线照射,以及使用滤白细胞输血器等。

第四节　大量输血

大量输血(massive blood transfusion)指紧急输血量超过患者血容量的1 ~ 2 倍,或 1 小时内输血量相当于患者血容量的 1/2,或输血速度大于 1.5ml/(kg·min)。关于大量输血还有其他的定义:如 24 小时内输注红细胞大于 20U;1 小时内输注红细胞大于 10U;1 小时内可预见性地输注红细胞大于 4U 等。

(一) 大量输血的适应证

低血容量性休克、创伤或手术引起的快速大量出血是大量输血的指征。大量输血常使用全血及其他血液成分,如浓缩红细胞、血浆(特别是 FFP)或白蛋白。输血速度可达 100ml/min 以上。

(二) 并发症

除上述一般输血反应外,大量输血还可以引起一些严重的并发症,主要与血液长期贮存和枸橼酸抗凝剂有关。

1. 止血功能障碍 临床表现为术野渗血、静脉穿刺点出血、血尿、牙龈出血、瘀点和瘀斑。此时常因出血而继续输血,形成恶性循环。引起凝血功能障碍的原因较多,包括:

(1) 稀释性血小板减少:库存血保存 5 天,即无血小板存在。大量出血时体内血小板丧失,如大量输入库存血后,可出现血小板稀释和减少。当血小板计数接近 65×10^9/L 或更低时,可表现为出血倾向。因此大量输血时,应注意观察术野凝血情况,同时监测血小板计数,必要时输入血小板。

(2) 凝血因子缺乏:库存血保存 21 天后,第 V、Ⅷ因子减少到 25% ~ 30%,但维持正常止血功能的 V 因子仅需正常的 5% ~ 20%,Ⅷ因子为正常的 30% 即可。因此,大量输血时一般不会因凝血因子的缺乏而出血,但它可以加重其他原因如血小板减少等引起的出血倾向。因此,大量输血时,可适当补充冷沉淀及凝血酶原复合物。

(3) DIC:大量输入库存血可引起 DIC,尤其在低血容量休克时,因血流停滞而致组织缺氧和酸中毒,或某些毒素的释放,可造成微循环内形成广泛血管内凝血,从而消耗大量血小板和凝血因子,导致凝血因子缺乏。为了对抗血液高凝状态,纤维蛋白溶解系统被激活,随之形成继发性纤维蛋白溶解,使血流处于低凝状态而发生出血。治疗 DIC 的关键在于祛除原发病因,适当补充凝血因子,小剂量肝素抗凝及保护肾功能、碱化尿液等。

(4) 原发性纤维蛋白溶解:正常凝血过程中纤维蛋白不断形成,又不断裂解,处于动态平衡。休克、出血、大量输血时胞浆素原被激活为胞浆素,导致纤维蛋白或(和)纤维蛋白原过度溶解。当纤维蛋白降至 1g/L 以下时(正常时 1.7 ~ 4g/L),即可引起凝血障碍。

2. 低体温 大量输入冷的库存血,很容易导致患者体温下降。低体温时,血液中凝血因子及血小板活性明显降低,可加重出血。因此,大量输库存血时,使用液体加热装置可以显著降低输血相关性低体温的发生。

3. 低钙 库存血保存液中枸橼酸输入体内后,与血清游离钙结合,血钙浓度可能下降,ECG 示 Q-T 间期延长,T 波降低。正常人对枸橼酸代谢能力强,不必常规补钙。但在低温、低血压、骨髓血流灌注不良和肝脏疾患时,枸橼酸代谢减慢,可考虑按需补钙。

4. 酸中毒 库存血贮存 21 天后,pH 约为 6.6。大量输入库存血时,将产生代谢性酸中毒。库存血中过剩的酸来自两部分:一是枸橼酸,二是细胞代谢产生的乳酸。当组织灌注良好时,两者均很快被代谢。因此常规补充碳酸氢钠并无必要,应视血气分析结果而定。

5. 血钾异常 库存血钾浓度远远高于正常,大量输血后,理论上可能出现高钾血症,但临床上更常出现低钾血症。其原因在于:

(1) 枸橼酸的代谢产生大量 $NaHCO_3$,造成碱血症,从而使 K^+ 分布由细胞外重新进入细胞内,使血钾浓度降低。

（2）输入的红细胞再摄取钾。

（3）大量输液造成稀释。除非原有高钾血症或严重休克、肾衰竭等使血钾升高等因素存在，否则无须作特殊处理。

6. 微聚物和肺栓塞　ACD 血保存 5 天后，血液中的血小板、白细胞、纤维蛋白、细胞膜及蛋白质的沉淀物，互相聚集而形成 $20\sim200\mu\mathrm{m}$ 的微凝块。大量输血时这些微聚物进入体内重要脏器的微血管而形成栓塞，肺往往首先受累，可导致 ARDS，其他如视网膜血管受累及内耳重听等。应使用微孔滤网以除去这些微聚物。

7. 心功能异常　大量输血可引起低温、酸中毒、电解质紊乱，甚至大量输血引起循环负荷过重等，都有可能导致心功能障碍。

8. 高血氨　全血和红细胞制剂中的血氨随着保存时间的延长而逐渐增加，氨离子在保存 3 周以上的全血中比新鲜血增加 9 倍，对肝功能欠佳的患者输入大量库存血可出现高氨血症，严重者发生肝性脑病。

9. 2,3-DPG 的改变　保存 7 天之内的红细胞 2,3-DPG 基本正常，但保存 3 周以上的红细胞 2,3-DPG 明显降低，而 2,3-DPG 的降低可导致红细胞释放氧障碍，对于大量输血患者缺血缺氧严重，不宜输注 10 天以上的血。

10. 血型交配困难　大量输血时，血液成分可发生明显改变，其血浆已不能代表患者的原循环血浆。大量右旋糖酐等血浆代用品也可以影响血液定型，造成血型交配试验困难及（或）结果异常。

（三）大量输血中输注全血的应用

输注全血的一个优点在于补充替代各血液成分的比例与失血各血液成分的比例相同，并且不受储存过程的影响。在军事用血中有着特殊的地位。与成分输血治疗相比，战争相关的创伤患者接受 1 个或多个单位新鲜全血治疗后，生存率提高。对严重创伤、出血需大量输血的患者，如果暂时无法获得成分血，或凝血功能障碍未得到充分纠正，输注全血的收益将大于其风险。

第五节　自　身　输　血

自身输血（autotransfusion），也称自体输血，指采集患者体内血液或回收自体丢失血液成分，再回输给同一患者，以满足患者自身手术或将来应急情况用血需要的一种输血方法。

一、自身输血的优点

1. 可以杜绝经输血传播疾病，并可免除输异体血后的副作用。
2. 节约血液资源。
3. 减少患者医疗费用的支出。
4. 适用范围广。
5. 反复小量放血，可刺激骨髓的造血功能。
6. 特殊血型（Rh 系统等）的自体储备，避免了找血源的困难。

二、自身输血主要的方法

（一）贮存式自体输血

患者术前分次预存一定量的全血和（或）血液成分并作相应保存，在术中或手术将结束时回输给患者。

1. 只要择期手术患者身体状况良好,自愿合作,Hb>110g/L,Hct>33%,都适合自体贮血,特别是对稀有血型和异体蛋白过敏者最为适用。目前认为肿瘤或肝炎病史的患者也可进行预存自身输血。

2. 改为术前 4~6 周开始,两次采血间隔≥3 天,直至术前 3 天。

3. 每次采血按总血量的 10%~15% 采,单次最高限量(450±25)ml。

4. 在采血前、后可给患者铁剂、维生素 C、维生素 B_{12} 及叶酸(有条件的可应用重组人红细胞生成素)等治疗。

5. Hb<100g/L 及有细菌感染的患者不宜采集自体血。

6. 对冠心病、严重主动脉瓣狭窄等心脑血管疾病及重症患者慎用。

7. 注意防止采血后贫血或误输他人的血。

(二) 急性血液稀释自身输血

1. 急性等容量血液稀释(acute normovolemic hemodilution, ANH) ANH 是指在手术当天,一般在麻醉后、手术主要出血步骤开始前,抽取患者一定量自身血在室温下保存备用,同时输入胶体液及等渗晶体液(按 1:2 的比例)维持正常血容量,使血液适度稀释,降低血细胞比容,使手术出血时血液的有形成分丢失减少。然后根据术中失血及患者情况将自身血及时回输给患者。

(1) 适应证:①血红蛋白>110g/L,预计手术出血>800ml,PLT>100×10⁹/L,PT 正常,无严重心肺及肝肾疾患;②稀有血型患者行重大手术;③因宗教信仰而拒绝异体输血者;④红细胞增多症,包括真性红细胞增多症和慢性缺氧造成的红细胞增多。

(2) 禁忌证:①贫血:血红蛋白<100g/L,Hct 在 30% 以下者;②低蛋白血症:血浆白蛋白低于 25g/L 时即可出现全身性水肿,如再进行血液稀释,必然使水肿加重,甚至发生急性肺水肿;③凝血功能障碍;④颅内压升高,如液体稀释度过大,有增加脑水肿的危险;⑤存在重要脏器功能不全,如心肌梗死,肺动脉高压,呼吸功能不全、肾衰竭等。

(3) 注意事项:①采血前、后及手术中必须密切监测血压、血细胞比容、脉搏、血氧饱和度和尿量的变化,必要时行有创动脉压和中心静脉压监测及血气分析;②采血量一般为 15~20ml/kg;③血液稀释界限:Hct 为观察指标,以 Hct≥0.25 为宜,可保持最佳氧供,且凝血不会受到影响;④血液保存:预计 6 小时之内可以回输完毕,手术室温条件下(约 22℃)保存;若实际手术时间已达 4 小时且血液尚未回输,则应迅速送输血科专用储血冰箱保存;⑤血液回输原则:先回输后采集的血液,最先采集的血富含 RBC 和凝血因子,宜留最后输入。

2. 急性高容量血液稀释(acute hypervolemic hemodilution, AHH) AHH 是指手术开始前输入一定量的晶体液和(或)胶体液扩充血容量,使血液成分呈一定程度的稀释,而不采集自体血,使机体处于一种高容量状态,术中用晶体液和胶体液补充损失量(如出血量、术野不感蒸发的水分等),使血容量继续维持在术前超容量的水平。

3. 急性非等容量血液稀释(acute non-isovolemic hemodilution, ANIH) ANIH 的方法类似 ANH,先抽血,不同的是再输入采血量的 2~2.5 倍液体。

总之,稀释式自体输血后虽然动脉氧含量降低,但只要有充分的氧供则不会受到影响,主要代偿机制是输出量和组织氧摄取率增加。ANH 还可降低血液黏稠度,使组织灌注改善。

(三) 回收式自体输血

血液回收是指用血液回收装置,将患者体腔积血、手术中失血以及术后引流血液经过滤、去沫、抗凝等处理后回输给患者,适用于紧急情况下抢救患者生命之需。血液回收必须采用合格的设备,回收处理的血必须达到一定质量标准。体外循环后的机器余血应尽可能全部回输给患者。

按对回收血的处理方法不同,可分非洗涤式和洗涤式血液回收。

1. 非洗涤式血液回收　指直接将术中失血回收、抗凝、过滤后回输给患者,具有经济、简单、不废弃血液中血浆成分的优点。主要缺点是:血液中混杂异物以及吸引过程中造成红细胞破坏,可引起溶血等多种并发症,目前临床多已不再使用。

2. 洗涤式血液回收　指用洗血细胞机将术野的血液吸引入储血器,经过滤、离心、洗涤后,收集浓缩的红细胞或血小板回输给患者。此方法通常可回收 60% ~ 70% 的失血。此法最大的优点是并发症少,缺点是废弃了血液中的血浆成分。

自体失血回收适应证:①预期出血量>1000ml 或>20% 估计血容量;②患者低 Hb 或有出血高风险;③患者体内存在多种抗体或为稀有血型;④患者拒绝接受同种异体输血;⑤术后无污染的引流血。可用于心血管外科领域、矫形外科领域、妇科领域和神经外科领域等。

自体失血回收禁忌证:①血液流出血管外超过 6 小时;②流出的血液被细菌、粪便、羊水或消毒液污染者;③流出血液含有肿瘤细胞;④合并心、肺、肝、肾衰竭或原有贫血者;⑤大量溶血或有凝血因子缺乏者。

其实,自体输血的三种方法可以相互取长补短,如有些不适合自身贮血的患者在严密监护下能安全地进行 ANH;疑有菌血症的患者不能进行自身贮血,而 ANH 不会造成细菌在血内繁殖;肿瘤手术不宜进行血液回收,但可以应用 ANH。

(刘克玄)

第十六章 心脏除颤、复律与起搏

心脏的有效泵功能有赖于心肌纤维有规律、协同一致的收缩和舒张以及心脏传导系统正常的传导。严重心律失常可导致心排血量下降，影响重要脏器的血供，甚至危及生命。对于那些用药物治疗难以纠正的心律失常及心搏骤停，心脏除颤、复律与起搏是一种应急和有效的治疗措施。

第一节 心脏除颤

电除颤(defibrillation)是终止室颤的最有效方法，每延迟电除颤1分钟，死亡率将增加7%～10%。在发生心搏骤停后3～5分钟内实施心肺复苏(cardio pulmonary resuscitation, CPR)的同时进行电除颤，对多数成年患者不会遗留神经系统损害，复苏成功率较高。因此，尽早除颤必须引起足够的重视。

一、心脏除颤的原理及除颤器

室颤的产生机制主要是异位起搏点自律性增高和折返激动等因素造成心肌纤维去极化不协调，心室呈不规则蠕动。心室颤动是成年人心搏骤停时一种常见的心律失常。2002年，Weisfeld和Becker提出把心室颤动所致心搏骤停分为3个时间依赖性阶段：电生理期(0～5分钟)，循环/机械期(5～15分钟)，代谢期(15分钟后)。在不同时期，心室颤动有不同的最佳处理方法。在电生理期，心肌尚有足够的能量，仅需除颤(不需要胸外按压)来恢复心律，使血流动力学恢复稳定。在心室颤动的循环/机械期，连续的心肌收缩和持续的冠状动脉血流中断，将会导致心肌细胞高能磷酸化合物大量消耗并产生酸中毒，心电图提示心室颤动波幅降低成为细纤颤。如果在预先没有进行胸外按压的情况下除颤，该期很少能够成功。该期成功的复苏需要心肌能量的储备，所以胸外按压就起到了关键性的作用。按压后的心室颤动波幅增大，频率增快，除颤成功率增加，神经系统功能预后得到改善。当室颤进展至代谢期，患者已经发生终末器官衰竭，并伴有不可逆的细胞损害，所以除颤成功率明显下降。心搏骤停的患者如果不经治疗，很少能够存活到此期，因此早期电除颤非常重要。

电除颤的原理是选用适当强度的电流，使全部心肌在瞬间内同时去极化而处于不应期，抑制异位兴奋灶，消除异位心律，为自律性最高的起搏点(通常为窦房结)重新下传冲动、恢复有效心搏创造条件。

心脏除颤器又称电复律器，发明于1946年，先为交流电能，后改为直流电能。1962年以后临床多采用直流电除颤。除颤仪主要包括植入型心律转复除颤器(implantable cardioverter defibrillator, ICD)与自动体外除颤仪(automated external defibrillator, AED)。20世纪80年代后，植入型心律转复除颤器(ICD)引入临床，20世纪90年代后自动体外除颤仪(AED)开始在公共场所及医院广泛应用。1996年，FDA批准了第一台双相波AED，除颤能量固定在150J。

双相波除颤具有以下优势：①能够降低除颤的电流阈值及电流峰值，电流相对"恒定"，对心肌损伤轻微；②除颤随经胸阻抗的不同而调整，以维持有效的除颤波形，提高了除颤成功率。双相波除颤是新近除颤器发展的主要趋势。

体外电除颤有同步与非同步两种模式。同步电除颤，即除颤仪的电脉冲释放由患者心电R波所激发，以使其恰好落在R波的降支上，从而避开心肌的易损期。同步电复律适用于伴有血流动力学障碍的心房颤动（房颤）与心房扑动（房扑）、室上性心动过速（室上速）与室性心动过速（室速）。如果除颤仪的电脉冲释放与患者心电R波无关，则称为非同步电除颤，习惯上简称"电除颤"。非同步电除颤的适应证主要是心室颤动，也包括心室扑动或无脉性室速。

二、心脏除颤的方法和注意事项

（一）电除颤与CPR

电除颤是心肺复苏急救系统生存链中非常关键的一环。现代医学借助"生存链"的概念来说明对心搏骤停作出迅速反应的重要性。所谓"生存链"，就是指影响心搏骤停转归或结局的若干决定性环节。电除颤在院内或院外整个"生存链"中是承上启下的关键环节。2015美国心脏学会（AHA）心肺复苏（CPR）与心血管急救（ECC）指南指出：绝大多数心搏骤停患者都是成人；在各种年龄段的心搏骤停患者中，存活率最高的是那些有目击者的心搏骤停，且初始心律是心室颤动（VF）或无脉性室速（VT）的患者。在这些患者中，CPR关键的初始部分是胸外按压和早期电除颤。2015年CPR指南强调给予高质量的胸外按压，尽量减少中断，对VF/无脉性VT患者给予早期电除颤是改善预后的关键措施。

电除颤应与心脏按压联合应用才能提高心脏复跳率。目前推荐院外的组配方案是每2分钟一次电击，或"1次电击+5组心肺复苏"，即每组复苏包括30次心脏按压（100～120次/分）和2次人工呼吸。积极有效的心脏按压、肾上腺素的应用、纠正酸中毒等措施将有助于提高电除颤成功率。

（二）方法

安全、高效是电除颤技术的基本要求，安全指除颤电能与电流峰值较低，对心肌损伤小或无，高效则指除颤技术与复苏成功率提高相一致。

1. 胸外电除颤步骤

（1）打开除颤器电源，选择非同步除颤方式。

（2）选择电能并充电：2015年CPR指南建议成人室颤或无脉性室速使用单相波首次和再电击的能量为360J。双相波选择首次成人电击能量对于截断指数波形为150～200J，对于直线双相波形为120J，如急救人员不熟悉设备特定能量，建议使用默认能量200J。1～8岁儿童首次电击能量为2J/kg，后续电击能量至少为4J/kg。如室颤为细颤，应立即静注0.1%肾上腺素1～2ml，使细颤变成粗颤，再电击才能奏效。

（3）放置电极板：在电极板上涂满导电胶，电极分别紧压在右胸上部锁骨下和左乳头外侧腋前线胸壁相当于心尖区（即前-侧位）；对安装有永久性起搏器患者行电转复或除颤，电极勿靠近起搏器，以防除颤造成其功能障碍。

（4）清理操作区域，患者四周不应与人或金属物体接触。

（5）放电：暂停胸外按压，在人工呼气末按下放电钮除颤以减少跨胸电阻抗。电击完成后立即继续行胸外按压（尽量缩短从最后一次按压到给予电击之间的时间，以及电击后立即恢复按压的时间)。

2. 胸内电除颤 对开胸手术或开胸心脏按压术患者,可作胸内电除颤。

(1) 切开心包,暴露心脏。

(2) 除颤器的准备同胸外除颤。

(3) 胸内除颤电极板分别置于心脏的两侧或前后并夹紧。

(4) 电击能量成人通常为 20~30J,一般不超过 70J;小儿 5~20J。

电击后 5 秒内心电显示心搏停止或无电活动均可视为电除颤成功。

(三) 注意事项

1. 胸外电除颤时,为防止胸壁电阻抗过大而阻碍足够的电能通过胸壁作用于心脏,应使用性能优良的导电胶涂抹电极板与胸壁的接触面,适当用力将电极板紧压在胸壁上(10~12kg/电极),并在呼气末状态放电除颤。

2. 除颤电极的贴放位置除上述前方(右胸前方,锁骨下)-侧壁(左乳房的侧壁)位外,还可以选择前方-后方、前方-左肩胛下方、前方-右肩胛下方中的任何一种位置。资料证明四种电极贴放位置同样有效。对于有植入型起搏器的患者,应把电极板放在距起搏器至少 10cm;尽量用前后位放置电极板;电击后立即测试起搏器功能,重新程控起搏器。

3. 如不能立即除颤,急救者可心前区捶击(1~2 次)。

4. 误充电时需在除颤仪上放电,不能空放电,两电极板不能对击放电,尽量避免高氧环境。

5. 遇有除颤不成功者,不应盲目反复电击,需考虑和纠正诱发室颤的原因及影响除颤效果的因素:如室颤时间长短、心肌缺血缺氧的程度,酸碱失衡及电解质紊乱,心脏大小和体重,电极局部阻抗等。

需要强调的是,积极有效的心肺复苏是电除颤成功的基础,除颤仅是心肺复苏的环节之一。

三、植入性心律转复除颤器

大量研究发现,猝死的主要原因是恶性室性心律失常,及时除颤复苏成功率极高。植入型心律转复除颤器(implantable cardioverter defibrillator,ICD)是当前最有效的治疗严重室性快速型心律失常、防止猝死的手段,每年全球约有万名患者植入 ICD。ICD 的自动识别处理功能使心脏性猝死(sudden cardiac death,SCD)的治疗变得积极主动和有效。目前 ICD 已由早期的单纯电除颤发展为集除颤、复律和起搏于一体的产品,具有支持性、抗心动过速或过缓起搏、低能量心脏转复、高能量除颤的特点。ICD 的治疗范围包括:当心率<60 次/分,起搏功能启动;在心率低限和室性心动过速低限(频率为 160 次/分)之间为正常区域,可进行生理性起搏;心率在 160~190 次/分时被认为是室性心动过速,启动抗心动过速性起搏或低能、高能电击;当心率>190 次/分时,则被认为是心室颤动,将实施电击治疗。具有 DDD(见起搏器命名代码)双心室起搏功能的 ICD 已成功地用于临床,这不仅提高了 ICD 对室性和室上性心动过速的识别准确率,而且也延长了充血性心力衰竭患者的寿命。ICD 的发展使 SCD 的预防发生了革命性变化。大量临床试验研究表明,大多数情况下,以 ICD 对 SCD 进行一级和二级预防的效果优于抗心律失常药物,后者目前主要用作辅助治疗。2012 年更新的美国心脏病学院基金会/美国心脏协会/美国心脏节律协会(ACCF/AHA/HRS)关于心脏节律异常器械置入指南中对 ICD 在各类心血管疾病下的指征给出了详细的推荐。

ICD 由脉冲发生器和电极系统两部分组成,其植入技术类似永久起搏器植入术。经左锁骨下静脉或头静脉将电极插入右心，或开胸暴露心脏将电极固定在心外膜或心肌上，远端与埋在左胸壁皮下的脉冲发生器相连。ICD 能感知和分析心电频率及心电图形的变化，一旦室速或室颤发生并达到预定的放电标准时，立即触发电容充电，5～10 秒内除颤。若电击无效，可再次充电放电。电击可在脉冲发生器盒与电极间沿不同通路发放，但通常以右心室作为阴极（负极），以上腔静脉-右心房和脉冲发生器盒为阳极（正极）。由于各制造商的设计有所不同，因此，程序化的电击发放通路也各不相同。最常见的变化就是改变极性，即右室为阳极，上腔静脉-右房-脉冲发生器盒为阴极。ICD 功能重要的三个指标：起搏阈值；除颤阈值；识别室性心动过速的心率。

ICD 植入后患者需按医嘱定期随访。常规每 3 个月随诊 1 次，评估其起搏感知、阻抗特征、充电时间、任何放电原因的诊断分析。每年进行 1 次 X 线检查。对电击原因的准确诊断是 ICD 长期随诊的重要组成部分。分析提示 ICD 功能异常时可进行设备的程控、启动 VT 检测增强系统、调整抗心律失常药物，必要时手术校正 ICD 系统。

ICD 植入者的社会心理问题包括抑郁、焦虑等。对生活质量产生不良影响的因素包括频繁或不适当的电击治疗、起搏器功能障碍等。由于对生活质量影响的主要因素是电击治疗，可考虑同时进行药物治疗、进一步调整设备参数，减少长期随访中发生的合理或不合理电击治疗。此外，抗心律失常药物可以减少患者室速或室颤的发作次数、减少 ICD 放电次数、减少 ICD 的电能消耗而延长 ICD 的有效使用寿命。ICD 置入患者有一定程度的汽车驾驶限制。此外，对于临终终末期心脏病患者而言，频繁放电可能会进一步降低生活质量，可以根据临终患者的意愿选择失活 ICD。

ICD 治疗的成本包括硬件费用、手术住院费用、常规随访及更换脉冲发生器等费用。ICD 治疗室性快速型心律失常所致的猝死高危患者的成本效益最好。然而未来需要更多的研究划分危险分层，以进一步明确受益人群。

第二节 心脏电复律

心脏电复律（cardioversion）与心脏电除颤一样，也是瞬间向心脏发放高能脉冲电流，使某些异位快速型心律失常转复为窦性心律。两者作用机制相同。具有同步放电功能的除颤器即为电复律器，但习惯上仍称为除颤器。

复律和除颤的区别在于以下几点。

1. 治疗的适应证不同 复律主要用于治疗快速型心律失常如房颤、室上性或室性心动过速，而除颤仅用于心室纤颤和心室扑动的治疗。

2. 放电方式不同 复律通过患者心电图 R 波来同步触发放电，仅在心动周期的绝对不应期电击，以避免诱发心室颤动，而除颤则是随机的非同步放电方式。

3. 所需电击能量不同 复律的电能比除颤所需的电能要小。

一、适 应 证

复律前需充分地估计复律的必要性、成功率、复发可能性以及治疗可能出现的危险性，严格掌握适应证和禁忌证。电复律除颤适应证包括：心房纤颤、心房扑动、室上性心动过速、室性心动过速以及心室颤动/心室扑动。按传统观点，心室颤动/心室扑动为其绝对适应证，其余为相对适应证。

（一）心房纤颤

房颤是选用同步直流电复律中最常见的一种心律失常。电复律即刻成功率在 70% ~ 96%。房颤行电复律治疗应遵循两个原则，第一，有血流动力学障碍或症状严重但药物治疗无效，需尽快复律；第二，虽无明显血流动力学障碍无须紧急复律，但复律后可维持窦性心律，改善心功能，缓解症状。

（二）心房扑动

当房扑以 1∶1 比例下传时，所致的心室率过快可导致血流动力学迅速恶化，甚至危及生命。首选电复律治疗。

（三）阵发性室上性心动过速

首选非电复律方法如兴奋迷走神经、药物、经食管心房超速抑制或程序刺激等治疗。当非电复律方法处理无效或预激综合征伴室上性心动过速药物治疗无效时，可考虑电复律。

（四）室性心动过速

电复律成功率达 98% ~ 100%，其适应证包括药物治疗无效或发生室性心动过速后病情危急，伴意识障碍、严重低血压、急性肺水肿等。

二、禁　忌　证

1. 伴有高度或Ⅲ度房室传导阻滞及考虑有病态窦房结综合征。
2. 房颤伴洋地黄中毒，或洋地黄中毒引起的房颤。
3. 心功能极差，心胸比>55%，高龄和病史长，成功复律机会少。
4. 严重水、电解质紊乱，尤其是低钾血症患者。
5. 感染和风湿活动没有控制者。
6. 不能耐受预防复发的药物如胺碘酮、普罗帕酮等。

以上所列的适应证及禁忌证都是相对的，在临床上应全面评估病情。

三、并　发　症

电复律的并发症常与所用电量大小有关。主要有心律失常、心肌损伤、低血压、急性肺水肿、肺动脉栓塞和体循环栓塞、皮肤灼伤等。心脏电复律后的血栓栓塞发生率为 1% ~ 3%，其原因包括：①房颤的心房中预先有血栓（尤其是左心耳），除颤复律后心房恢复正常收缩可能会使栓子脱落；②电除颤复律本身就有促凝作用；③长期房颤导致心房肌病，从而引起心房收缩时间延长。

四、使用方法及注意事项

1. 电复律前药物准备

（1）选用电复律治疗的患者，应在电复律前几天给予抗心律失常药，以防复律后房颤复发，并可提高电复律的成功率和减少所需电能。

（2）抗凝治疗预防栓塞并发症。房颤持续不超过 2 天，经食管超声检查（TEE）无血栓迹象者可以直接复律,复律前静脉给予一次肝素注射;TEE 显示有血栓或有自发混浊显影则应正规口服华法林,应在复律前接受 3 周华法林治疗,心律转复后继续服用 3～4 周。紧急复律治疗可选用静注肝素抗凝。

2. 复律前禁食 6 小时以上(紧急复律除外)。

3. 准备好复苏设备及药品,备好氧气,开放静脉通路,监测 ECG、血压及脉搏氧饱和度(SpO_2)。

4. 电复律的麻醉原则为镇静、遗忘、消除电击恐惧,辅以镇痛。可选用短效静脉麻醉药,使患者逐渐入睡,待患者呼之不应、睫毛反射消失即可开始电击。

5. 选择同步放电方式,电极安放及充、放电过程与胸外电除颤相同。电能选择主要根据心律失常的类型和病情:房扑 50～100J,室上性心动过速 100～150J,室性心动过速 100～200J,房颤 100～150J 重复进行时,应间隔 3 分钟以上,3～4 次后不应再继续。

电转复疗效较药物快而好,即时转复成功率高。但是电复律本身无维持窦性心律的作用,患者还需依靠药物来维持,即使在药物的维持下房颤的复发率仍很高。对电复律后不易维持窦性心律者,应尽量选择非电复律治疗手段。

第三节　心　脏　起　搏

Hyman A 1930 年在纽约用电钟模拟制成脉冲发生器,经胸针刺心脏,引发心脏搏动,启用了人工起搏(artificial pacemaker)一词。20 世纪 40 年代,Bigelow 等在开胸手术中经静脉途径引入双极电极到右房,采用交流电源制成脉冲发生器刺激心脏搏动;1950 年,Zoll 用 2 个胸壁电极成功起搏了心脏;1958 年,外科医师 Furman S 经静脉送入电极导管到右心室,用交流电源起搏心脏维持了 96 天。随后发展到应用电池电源体外脉冲发生器,心外膜电极起搏心脏,开展了人工起搏治疗的临床应用。我国 20 世纪 60 年代初期也研制和应用过此类人工起搏治疗。

人工起搏真正成为心动过缓的一种治疗方法并进入临床实用阶段,是在解决了起搏器埋藏和导管电极的应用后。1958 年,外科医生 Ake Senning 和工程师 Rune Elmgvist 在瑞典完成第一例全植入心脏起搏系统,标志着起搏时代的开始。我国的植入起搏治疗始于 1963 年。起搏器能源从最初的镍-镉电池、锌-汞电池发展至今的锂-碘电池,可维持 10 年左右。起搏器由最初的固定频率、非程控发展到可程控按需型,带多种功能的生理性起搏器,带有频率自适应、远程能监测起搏、电池寿命、导线阻抗、起搏阈值等功能,并远程加以调控。有的起搏器还能远程监测经肺电阻抗,了解心脏功能,更方便患者随访,指导患者治疗。起搏治疗至今已发展到非常完善的地步。

人工心脏起搏(artificial cardiac pacing)是用人工脉冲电流刺激心脏以启动心搏,从而代替心脏自身起搏点以纠正心率和心律的异常,主要用于治疗缓慢型心律失常,也用于抑制快速型心律失常。若心肌已丧失兴奋-收缩特性,则起搏无效。植入型起搏器是目前治疗慢性心律失常最为有效和彻底的手段。

一、起搏器的构造和分类

起搏器(pacemaker)由脉冲发生器、电源、电极及导线组成。电源供应电能,脉冲发生器的起搏脉冲经导线传到电极,电极与心肌接触而使起搏脉冲刺激心肌,从而引起心脏兴奋与收缩。

（一）起搏器命名代码

国际上已公认北美起搏与电生理协会（NASPE）和美国起搏与电生理组（BPEG）所提出的起搏器 NBG 五位编码。根据编码可知起搏器的性能，如 VVI 表示该起搏器起搏的是心室，感知的是自身心室信号，自身心室信号被感知后抑制起搏器发放一次脉冲（即心室起搏-心室感知-R 波抑制型起搏器）；AAIR 起搏器起搏的是心房，感知的是自身心房信号，自身心房信号被感知后抑制起搏器发放一次脉冲，并且起搏频率可根据患者的需要进行调整（即心房起搏-心房感知-P 波抑制-起搏频率调整型起搏器）。VAT 表示心室起搏-心房感知-R 波触发型起搏器，DDD 表示心房心室双腔起搏-双腔感知-P 波触发和 R 波抑制型起搏器。

（二）起搏器性能分类

1. 非同步起搏器　即固定频率型，其以固定的频率规则地发放电脉冲，不受患者自身心律的影响，因而容易与患者自身心律发生竞争，导致心律失常，现已少用。

2. 同步起搏器　即按需型起搏器，其脉冲的发放可根据患者自身心律调整，避免竞争心律出现。可分为：①P 波同步（心房同步）型：包括 P 波触发型和 P 波抑制型；②R 波同步（心室同步）型：R 波触发型和 R 波抑制型；③顺序起搏器：其特点是心房心室顺序起搏，心脏的搏动更符合生理性；④程控型起搏器：埋藏于体内，起搏器的某些工作参数如起搏频率、感知灵敏度、脉宽、不应期、刺激强度等可自动或通过程控器从体外加以改变，以适应生理的需要。

（三）电极及导线

有固定在心外膜上、植入心肌和植入胸壁的多种电极，但是最常用心内膜电极，又称导管电极。脉冲发生器通过导线将电脉冲发放至心脏，心脏发出的心房或心室电兴奋经导线传回脉冲发生器并被感知，实现脉冲发放与 P 波或 R 波的同步性。

（四）电源

携带式起搏器可随时更换电池。埋藏式起搏器用锂碘电池，其寿命为 8～12 年。

二、适应范围

心脏起搏技术已成为生物医学工程中最具代表性的成就和心血管疾病治疗的重要方法。

（一）临时性起搏器

指起搏时间在 4 周以内者。临时起搏常用于治疗可逆性疾病引起的症状性心动过缓，或作为永久起搏之前的过渡性治疗措施。通常经静脉途径植入临时起搏，包括颈内静脉、锁骨下静脉、股静脉。凡有明确或可能纠正病因的缓慢型心律失常均可临时起搏。

1. 急性心肌炎引起的Ⅱ度、Ⅲ度房室传导阻滞合并阿-斯综合征发作，药物治疗无效者。

2. 急性心肌梗死合并高度或完全性房室传导阻滞致心动过缓。

3. 药物中毒，电解质紊乱所致心脏阻滞。

4. 心脏手术后因水肿、炎症所致的完全性房室传导阻滞。

5. 有高度房室传导阻滞或窦房结功能不全患者，外科手术期间保护性应用。

临时性起搏撤离的指征是临时起搏指征消失，或持续性缓慢型心律失常需要置入永久起搏器。

（二）永久性起搏器

1984 年,美国心脏协会(AHA)与美国心脏病学会(ACC)联合确立了永久起搏器植入指南,至今已经多次更新。2012 年,美国心脏病学院基金会/美国心脏协会/美国心脏节律协会(ACCF/AHA/HRS)关于血流动力学障碍的器械置入最新指南更新了永久起搏基本适应证:

1. 伴有症状的病态窦房结综合征。

2. 完全性房室传导阻滞伴阿-斯综合征。

3. 双束支或三束支传导阻滞,症状明显者。

4. 手术损伤传导系统引起不可逆性房室传导阻滞。

5. 药物治疗无效、反复发作的快速型心律失常,或顽固性快速型心律失常。

6. 伴有传导系统病变,左心室射血分数降低,心功能不全的扩张型心肌病充血性心力衰竭患者可考虑采用双心室三腔(右心房和左、右心室)起搏治疗。

三、起搏器的使用

（一）起搏器的植入方法

1. 经静脉心内膜起搏　起搏电极从头静脉、锁骨下静脉放置,远端与埋在左胸壁皮下(锁骨中外 1/3 下方约 2cm 处缝制囊袋)的脉冲发生器相连。临时性起搏,尚可从股静脉、颈内静脉插入。

2. 静脉外起搏　经静脉外途径起搏方法较多,均用于临时性起搏,可根据实际情况选用。

（1）体表胸壁起搏:起搏电极负极放在心尖部皮肤表面,正极放在左肩胛下角与脊柱之间,相当于心脏的水平。起搏刺激电流由小逐步增大,直至刺激夺获心室后稍增大 10% ,以达到安全而恒定的起搏。通常用于心肺复苏后缓慢型心律失常以及麻醉和手术时的保护性应用。

（2）经胸壁穿刺心内膜起搏:将穿刺针从胸骨左缘第 4 ~ 5 肋间垂直刺入,或由剑突下向左上方穿刺。注射器回抽见血,说明进入右心室。将特制的起搏电极经针腔放入右心室,拔出穿刺针,再轻轻回拉起搏电极,使末端嵌入心内膜。此法简单易行,起搏可靠。主要用于心搏骤停及严重心动过缓伴阿-斯综合征发作者。

（3）食管心脏起搏:经鼻将起搏电极置于食管内,置入 30 ~ 35cm 时,食管导联心电图 P 波为正负双相,QRS 呈 Qr 型,T 波倒置,提示电极位于左心房中部,起搏脉冲可带动左房并下传心室诱发心室收缩。当食管电极深达 40 ~ 50cm 时,食管导联心电图 P 波直立,QRS 呈 qR 型,T 波直立,提示电极已达左心室水平,可进行心室起搏。食管导联心电图的波形是电极定位的关键指标。食管心脏起搏操作简单、副作用小,特别适用于保护性起搏。除起搏功能外,还可应用超速抑制来终止快速型心律失常及进行心脏电生理的检查。

（4）心外膜起搏:心脏手术后如发生起搏或传导障碍,可将电极缝在心外膜上。待病情稳定不需要起搏时,将导线轻轻拔出即可。

（二）注意事项

1. 调节起搏器的参数

（1）起搏阈值:每次都能引起心脏起搏的最小电压或电流称起搏阈值。将电压和电流逐渐降低使起搏心电图有漏搏,再增大电压和电流致出现连续有效起搏的电压和电流即为起搏阈值。一般起始阈值电压为 0.5V,电流 0.7 ~ 1.0mA。

（2）感知灵敏度：感知过高会将 T 波误感为 P 波或 R 波，导致起搏脉冲受抑制而不起搏；感知过低则不能识别 P 波或 R 波，发生竞争心律，通常选择心房感知灵敏度为 0.5~1.0mV，心室为 1.5~2.5mV。

2. 定期随访 病情稳定后应每半年随访一次。若脉冲振幅下降 20%，宽度加大 25%，频率每分钟减少 10% 以上，则需要更换起搏器。

3. 防止外界电场或磁场干扰（electromagnetic interference，EMI） 安装起搏器患者的生活、工作及就医环境中的电磁场有可能干扰起搏器的功能，尤其是医院诊疗环境中的电磁场对起搏器功能有不良影响。

（1）X 线：一般诊断用的 X 线对起搏器不会产生影响。近年来使用的 CT 机上的 X 线管电流为 100~600mA，对起搏器也没有影响。但是，治疗用的高能量 X 线能产生强大的电磁辐射而损坏起搏电路。直线加速器和电子回旋加速器所产生的高能射线穿透性极强，能对起搏器产生较大程度的损坏。

（2）γ 射线：^{60}Co 可用于治疗深部肿瘤，能辐射出 1.17~1.33MeV 的 γ 射线。只要照射部位不在起搏器附近，一般不会对起搏器造成损害。需要注意的是，应当避免直接通过起搏器区域的放射治疗。进一步的指导意见可参阅 2014 年荷兰指南中关于起搏器、ICD 患者的肿瘤放疗管理部分。

（3）磁共振成像（MRI）：起搏器（和 ICD）的质量认证分别有 MR-safe、MR-conditional 及 MR-unsafe 三种。对于 MR-conditional 的起搏器患者接受 MRI 检查时要严格按照生产厂商列出的限制条件（比如是否允许胸部区域的暴露、最大允许的 MR 序列值及监护的要求等）。2013 年 ESC 心脏起搏器指南对起搏器患者行 MRI 检查给出了明确的管理思路。一般认为 MRI 检查为相对禁忌，MRI 扫描所产生的脉冲射频电流能通过起搏电极传导并刺激心肌，可使起搏频率加快到危险的程度，射频脉冲信号还可抑制起搏器，导致心动过缓或心搏骤停。如果病情必须做 MRI 检查，应征得患者和家属的同意并签字，做好心肺复苏准备。事先应对起搏器进行必要的测试与程控，如将起搏器程控为 VOO 或 VVI 方式等。术中应密切监护心电、血氧饱和度。一旦发生故障，应立即终止检查，并使患者离开扫描器至少 10m，以免磁场继续影响起搏器。检查结束应再次检查起搏器工作状态。

（4）物理疗法：紫外线、红外线理疗灯及按摩器一般不会影响起搏器。微波透热（2450Hz）穿透深度为 30mm，只要起搏器距离治疗仪 30mm 以外就不会受其影响。短波透热理疗（27MHz）能产生强电磁场，能干扰起搏器功能，甚至损坏起搏器电路，应绝对禁止。使用超声透热（1~3MHz）时，探头应远离起搏器，禁忌对着起搏器。由于超声波会干扰生物信号传感器的功能，使用频率应答起搏器的患者应禁用超声透热。

（5）射频导管消融治疗：一般认为，射频能量对起搏功能可能产生一定影响。对安装起搏器的患者行射频消融时，应严密进行监护，射频电极远端距离起搏电极不宜过近，必要时应放置临时性起搏器备用。如起搏器有关闭功能，最好关闭起搏器而改用临时性起搏器起搏，术毕再打开永久性起搏器。

（6）电凝：高频电凝是利用高频电流达到烧灼和切割组织的目的。单极电凝能严重影响起搏器的功能，甚至损坏起搏器，应避免使用。双极电凝电流范围较小，只要远离起搏器 15cm 以上，一般不会影响起搏功能。使用双极电凝时，首先应了解患者对起搏器的依赖程度，必要时应将起搏器程控为 VOO 方式，并备好临时性起搏器和除颤器。同时应尽可能缩短使用电刀时间，尽可能使用低能量切割。

（7）碎石治疗：一般而言，碎石机可安全地用于起搏器患者。碎石前应将 DDD 起搏器程控为 VVI 方式，将频率应答起搏器程控为非频率应答方式，以免引起起搏频率的改变。术中严密心电监护，备用临时性起搏器，术后详细检查起搏器功能。

（8）电转复或除颤：应采用前后位而不是右胸心尖位放置电极板，在转复后可发生一过性阈值增加或者感知低下，操作前后应当测定起搏器的感知和起搏阈值。

（9）日常生活中 EMI：生活中 EMI 来源包括数字移动电话、电子检测设备、金属探测器、金属剃须刀和工作中或工业环境中来源，包括高压电线、变压器、电焊和发电机。开启的数字移动电话不宜放在起搏器同侧的上衣胸部口袋，应当用对侧接听电话。电子检查设备、多数商店和图书馆的防盗设备可以引起一过性非同步起搏、带有跟踪的心房过感知、心室过感知和抑制。起搏器患者应当避免长时间逗留而尽快通过这些设备。一般家用电器不引起起搏器干扰。

（三）起搏器植入后并发症

1. **囊袋血肿、感染** 囊袋血肿是植入起搏器术后早期最常见的并发症，多发生于术后 1～2 周内，与手术技巧、术前低凝状态有关。囊袋感染则与发生器和导线过于表浅、多次手术、糖尿病血糖控制不佳等因素有关。术后宜局部沙袋压迫 6 小时，常规应用抗生素 5～7 天。

2. **电极脱位起搏失败** 可由于右心室过大、心肌小梁变薄、心内膜光滑，电极前端不易嵌入固定而导致电极移位；电极在心腔内张力过大或突然活动牵拉及体位改变也是导致电极移位的常见原因。术后 2～3 天体位及左肩关节制动十分重要。应避免安装起搏器侧侧卧位，对侧上肢及肩关节可做前后运动。

3. **起搏器综合征** 也称"房室不同步综合征"，指由于选用不适宜的起搏方式，造成房室不同步而产生的心排血量减少、低血压和心室充盈压升高的症状及体征。产生机制较复杂，涉及低心排血量和心房血管反射系统。

4. **其他并发症** 如起搏阈值增高，起搏器感知障碍，电极或导线损坏和断裂，心脏穿孔，血栓栓塞，心律失常等。

（刘克玄）

第十七章 | 危重患者营养支持

第一节 概 述

营养不良是一种或数种必需营养素相对或绝对缺乏或过剩所导致的病理状态。住院患者中存在着普遍的营养不良。由于社会人口老龄化、医学水平的提高使得重症患者生命延长、病情更加复杂迁延,应激时的乏氧代谢使得各种营养底物难以利用,严重的病理生理损害妨碍重症患者进食,长期的基础疾病消耗,忽视营养状态的评估等原因,重症患者营养不良的发生率高居不下,据统计重症患者营养不良发生率高达40%。营养不良可引起脏器功能下降、肠道结构和屏障功能损伤、免疫功能降低、肌肉萎缩、伤口愈合力降低和并发症增加,不仅增加了患者病死率,而且显著增加了平均住院时间和医疗费用的支出。早期适当的营养支持治疗,则可显著改善上述情况。因此,临床营养支持作为重症患者综合治疗的重要组成部分,应该得到足够的重视。

一、危重患者的代谢特点

危重患者的代谢很复杂,个体差异很大,多数患者存在脏器功能障碍、全身炎症反应,机体总体处在一个高分解代谢状态下,能量消耗很大,多数情况下患者还伴有代谢紊乱,如蛋白质分解增加合成减少、血糖升高。危重患者还存在组织损害、生理功能受扰、免疫功能障碍等。早期的临床营养支持多侧重于对热量和多种基本营养素的补充,随着对机体代谢过程认识的加深以及对各种营养底物代谢途径的了解,人们发现各种营养底物在不同疾病的不同阶段通过不同的代谢途径与给予方式,对疾病的预后有着显著不同的影响。因此,现代临床营养支持不仅提供能量,恢复"正氮平衡",而且是保持机体组织、器官的结构和功能,维护细胞代谢,参与生理功能调控与组织修复的重要手段。

二、危重患者营养支持的目的

重症患者营养支持的总目标是供给细胞代谢所需要的能量与营养底物,维持组织器官结构与功能;通过营养素的药理作用调理代谢紊乱,调节免疫功能,增强机体抗病能力,从而影响疾病的发展与转归。应该指出,营养支持并不能完全阻止和逆转重症患者严重应激的分解代谢状态和人体组成改变。患者对于补充的蛋白质的保存能力很差。但合理的营养支持,可减少净蛋白的分解及增加合成,改善潜在和已发生的营养不良状态,防治其并发症。

三、临床营养状态评估

所谓营养评估就是对患者营养状态进行全面的估价。通过营养评估,可判断患者是否存在营养不良及其种类和程度,估计患者各种营养素的需要量,比较患者营养支持前后的营养状态以了解营养支持的效果和患者代谢改变。

(一) 躯体参数

1. 体重　体重是评价营养状态的一项重要指标,但变异较多。因此,最好用理想体重百分率来表示。

即:理想体重百分率=实测体重/理想体重×100%

2. 脂肪存储量　可用三头肌皮肤皱褶厚度(thickness of skin-fold,TSF)来反映。即尺骨鹰嘴至肩胛骨喙突的中点处皮肤及皮下组织的厚度。成人平均理想值为男:12.3mm,女:16.5mm。

3. 骨骼肌量

(1) 上臂肌肉周径(mid-arm muscle circumference,MAMC):又称臂肌围。臂肌围的测量部位与TSF相同,臂肌围(cm)=上臂周径(cm)−TSF(mm)×0.314

成人平均理想值一般为男性24.8cm,女性为21.0cm。

(2) 肌酐/身高指数(creatinine height index,CHI):24小时尿中排出的肌酐量,除以相同身高正常成人排出肌酐的预计量即可得到CHI。CHI正常成人为1.09,营养不良时为0.50。

(二) 实验室参数

1. 血清蛋白质

(1) 血清白蛋白(ALB):若排除肝源性因素,则白蛋白是判断蛋白质营养不良的重要指标。正常成人每日合成量和分解量均为15g,半衰期约为20天。因其半衰期较长,故它仅在有明显的蛋白质摄入量不足、营养不良并持续较长时间后才有显著下降。

(2) 前白蛋白(PA):半衰期2~4天。测定其在血浆中的浓度对于了解蛋白质的营养不良、肝功能不全,比白蛋白和转铁蛋白敏感性更高。

(3) 转铁蛋白(TEN):血清转铁蛋白的半衰期较短,约为8天。它被认为是蛋白质代谢有变化时的较敏感指标。转铁蛋白的代谢是复杂的,影响的因素较多,缺铁、肝功能损害与蛋白质丧失等均可影响转铁蛋白代谢。

(4) 视黄醇结合蛋白(RBP)和甲状腺素结合前白蛋白(TBPA)

2. 免疫功能测定　营养不良患者常伴有体液和细胞免疫功能降低,测定免疫功能可以反映患者的营养状况。常用的免疫指标包括迟发型皮肤超敏反应、淋巴细胞总数、血清补体水平和细胞免疫功能等。

(1) 迟发型皮肤超敏反应(delayed hypersensitive skin test,DHT):营养不良者或免疫功能降低时,皮内注入念珠菌、结核菌素、链激酶-链球菌脱氧核糖核酸酶或腮腺炎等抗原无反应。

(2) 总淋巴细胞计数(TLC):TLC是反映免疫功能的简易参数之一,低于$1.5×10^9$/L为异常。TLC受应激、感染、肿瘤及免疫抑制影响。

(3) 补体水平测定:一般无感染、无应激的营养不良者,C3水平较低。如有应激、感染或创伤,C3作为一种急性相蛋白通常是正常或升高。

3. 氮平衡　比较患者每日摄入氮量与排出氮量称为氮平衡测定,是营养治疗期间判定营养支持效果与组织蛋白质代谢状况的一项重要指标。为计算氮平衡,必须了解每日摄入与排

出氮量。摄入氮量即该日输入氨基酸或蛋白质的总含氮量,即

$$摄入氮量(g/d)=输入营养液含氮量(g/L)×输入营养液量(L/d)$$

体内代谢过程产生的85%~90%氮经尿液排出,其他氮经汗液和粪便排出,而尿氮中尿素氮占绝大多数,尿中其他含氮物质如肌酐、氨、尿酸等约占尿液中氮的1/6,每日约2g。

$$24小时氮排出量=24小时尿尿素氮(g)+1~2(g)(粪便,汗液)+2(g)(其他尿氮)$$

$$氮平衡(g/d)=摄入氮量(g/d)-[尿中尿素氮(g/d)+3]$$

4. 电解质平衡　体细胞总体积的增加或减少,必然伴有其构成元素钾、钠、氯、镁、钙的增加或减少。机体在营养支持后体细胞总体积的增加,必然在正氮平衡的同时伴有电解质的正平衡。

(三) 营养不良的诊断

根据全面营养评定的结果,可以了解患者是否存在营养不良以及判断营养不良的类型。营养不良主要有3类。

1. 蛋白质营养不良 (kwashiorkor-like,恶性营养不良)　严重疾病患者因应激和营养素摄取的不足,以致血清白蛋白、转铁蛋白降低,细胞免疫与总淋巴细胞计数下降,但一般测量数值(体重/身高、三头肌皮肤皱褶厚度、上臂肌围)正常,临床上易被忽视。

2. 蛋白质-能量营养不良 (marasmus,消瘦型)　由于蛋白质-能量摄入不足而逐渐消耗肌肉与皮下脂肪。患者表现为明显的消瘦,体重下降,肌酐/身高指数与其他人体测量值均较低,但血清蛋白维持在正常范围。

3. 混合型营养不良　由于久病长期营养摄入不足而表现出上述两种营养不良的某些特征,是一种非常严重、危及生命的营养不良。骨骼肌与内脏蛋白质均有下降,体内脂肪与蛋白质储备空虚,多种脏器功能受损,感染与并发症的发生率均高。

除了以上营养评估手段之外,开始喂养前,应对以下项目评估:体重减轻、入院前营养摄入情况、疾病严重程度、并发症以及胃肠道功能。

四、危重患者营养支持原则

(一) 营养支持时机

临床研究表明,营养支持延迟将导致重症患者迅速出现营养不良,且后期的营养治疗难以纠正。此外,营养摄入不足和蛋白质能量负平衡与发生营养不良及血源性感染相关,并直接影响ICU患者的预后。早期营养支持能降低高代谢反应,但过早的增加营养不但不能被充分利用,而且会增加代谢负担,甚至产生影响免疫功能等不利作用。因此在复苏早期、血流动力学尚未稳定或存在严重的代谢性酸中毒阶段,均不是开始营养支持的安全时机。此外,还需考虑不同原发疾病、不同阶段的代谢改变与器官功能的特点。存在严重肝功能障碍,肝性脑病,严重氮质血症,严重高血糖未得到有效控制等情况下,营养支持很难有效实施。当机体的有效循环容量及水、酸碱与电解质平衡得到初步纠正后,即应开始营养支持,一般在治疗开始后24~48小时进行。

(二) 营养支持途径

根据营养素补充途径,临床营养支持分为肠外营养支持(parenteral nutrition,PN,通过外周

或中心静脉途径)与肠内营养营养支持(enteral nutrition,EN,通过喂养管经胃肠道途径)两种方法。

随着临床营养支持的发展,营养支持方式已由 PN 为主要的营养供给方式,转变为通过鼻胃/鼻空肠导管或胃/肠造口途径为主的肠内营养支持(EN)。经胃肠道途径供给营养应是重症患者首先考虑的营养支持途径。因为它可获得与肠外营养相似的营养支持效果,并且在全身性感染等并发症发生及费用方面较全肠外营养更具有优势。对于合并肠功能障碍的重症患者,肠外营养支持是其综合治疗的重要组成部分。

总之,肠外营养与肠内营养两者间优先选择肠内营养,肠内营养不足时,可通过肠外营养加强,肠功能障碍时选择肠外营养。

(三) 营养支持能量补充

合理的热量供给是实现重症患者有效的营养支持的保障。有关应激后能量消耗测定的临床研究表明:合并全身感染患者,能量消耗第一周为 25kcal/(kg·d)(1kcal=4.184J),第二周可增加至 40kcal/(kg·d),创伤患者第一周为 30kcal/(kg·d),某些患者第二周可高达 55kcal/(kg·d),大手术后能量消耗为基础能量需要的 1.25~1.46 倍。

不同疾病状态、时期以及不同个体,其能量需求亦是不同的。应激早期,合并有全身炎症反应的急性重症患者,能量供给在 20~25kcal/(kg·d),被认为是大多数重症患者能够接受并可实现的能量供给目标。即所谓"允许性"低热量喂养。其目的在于:避免营养支持相关的并发症,如高血糖、高碳酸血症、淤胆与脂肪沉积等。

营养供给时应考虑到危重机体的器官功能、代谢状态及其对补充营养底物的代谢、利用能力。在肝、肾功能受损情况下,营养底物的代谢与排泄均受到限制,供给量超过机体代谢负荷,将加重代谢紊乱与脏器功能损害。肥胖的重症患者应根据其理想体重计算所需能量。

对于病程较长、合并感染和创伤的重症患者,病情稳定后的能量补充需要适当的增加,目标喂养可达 30~35kcal/(kg·d),否则将难以纠正患者的低蛋白血症。

(四) 重症患者的血糖控制

应激性高血糖是 ICU 中普遍存在的一种临床现象,并成为一独立因素直接影响各类重症患者的预后。控制血糖水平可明显改善重症患者的预后,使机械通气时间、住 ICU 时间、MODS 发生率及病死率明显下降。但过度控制血糖可增加低血糖发生率,增加患者病死率。因此,对于绝大多数成年 ICU 患者,在血糖>7.5mmol/L 应该开始胰岛素治疗,绝对要保持在 9mmol/L 以下,尽量避免低血糖(BG≤3.5mmol/L)。神经重症患者建议将血糖控制在 5.5~9mmol/L,减少高血糖的副反应。在胰岛素治疗中应当注意:①在实施强化胰岛素治疗期间,应当密切监测血糖,及时调整胰岛素用量,防治低血糖发生;②一般情况下,葡萄糖的输入量应当控制在≤200g/d;③营养液的输入应当注意持续、匀速输注,避免血糖波动。

第二节　肠内营养支持

一、肠内营养支持适应证和禁忌证

(一) 肠内营养适应证

1. 发病前或发病后存在营养不良。

2. 胃肠道功能存在(或部分存在) 应优先考虑给予肠内营养。

3. 重症患者　与延迟肠内营养比较,早期肠内营养能明显降低病死率和感染率,改善营养摄取,减少住院费用。因此,重症患者在条件允许情况下,应尽早使用肠内营养。通常早期肠内营养是指:"进入 ICU 24～48 小时内",并且血流动力学稳定、无肠内营养禁忌证的情况下开始肠道喂养。

（二）肠内营养支持禁忌证

1. 出现肠梗阻、肠道缺血时,肠内营养往往造成肠管过度扩张,肠道血供恶化,甚至肠坏死、肠穿孔。

2. 严重腹胀或腹腔间室综合征时,肠内营养增加腹腔内压力,高腹压将增加反流及吸入性肺炎的发生率,并使呼吸循环等功能进一步恶化。

3. 对于严重腹胀、腹泻,经一般处理无改善的患者,建议暂时停用肠内营养。

二、肠内营养支持途径的选择

肠内营养的途径根据患者的情况可采用鼻胃管、鼻空肠管、经皮内镜下胃造口(percutaneous endoscopic gastrostomy,PEG)、经皮内镜下空肠造口(percutaneous endoscopic jejunostomy,PEJ)、手术胃/空肠造口等途径进行肠内营养。

1. 经鼻胃管　优点在于胃的容量大,简单、易行,对营养液的渗透浓度不敏感,适用于要素饮食、匀浆饮食及混合奶的 EN 支持。缺点是反流、误吸、鼻窦炎、上呼吸道感染的发生率增加。常用于胃肠功能正常,非昏迷以及经短时间管饲即可过渡到口服饮食的患者。

2. 经鼻空肠置管　优点在于因导管通过幽门进入十二指肠或空肠,使反流与误吸的发生率降低,患者对肠内营养的耐受性增加。但要求在喂养的开始阶段,营养液的渗透压不宜过高。尤其适合需较长时间肠道营养支持的患者。

3. 经皮内镜下胃造口（PEG）　PEG 是指在纤维胃镜引导下行经皮胃造口,将营养管置入胃腔。优点是去除了鼻管,减少了鼻咽与上呼吸道的感染并发症,可长期留置营养管。适用于昏迷、食管梗阻等长时间不能进食,但胃排空良好的重症患者。

4. 经皮内镜下空肠造口（PEJ）　PEJ 是指在内镜引导下行经皮胃造口,并在内镜引导下,将营养管置入空肠上段,可以在空肠营养的同时行胃腔减压,可长期留置。其优点除减少了鼻咽与上呼吸道的感染并发症外,减少了反流与误吸风险,并在喂养的同时可行胃十二指肠减压。尤其适合于有误吸风险、胃动力障碍、十二指肠淤滞等需要胃十二指肠减压的重症患者。

重症患者往往存在胃肠动力障碍,EN 时容易导致胃潴留、呕吐和误吸。与经胃喂养相比,经空肠喂养能减少上述情况与肺炎的发生、提高重症患者的热量和蛋白的摄取量,同时缩短达到目标肠内营养量的时间。因此,有条件的单位可常规经空肠营养,在条件受限的单位,建议对不耐受经胃营养或有反流和误吸高风险的重症患者选择经空肠营养,这些情况包括:胃潴留、连续镇静或肌松、肠道麻痹、急性重症胰腺炎患者或需要鼻胃引流的患者(图 17-1)。

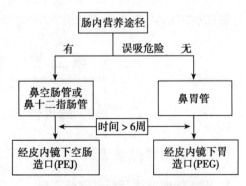

图 17-1　肠内营养支持途径的选择

三、肠内营养的并发症

肠内营养的并发症主要包括机械性、感染性、胃肠道及代谢性并发症四方面。

（一）机械性并发症

置管位置不当、置管失败或导管脱出多与医务人员的操作及患者不合作有关,因此在插管完成后,需通过 X 线片来确定导管的位置。研究表明有 1/4 的置管位置不当,而其中大部分将喂养管放置在食管内。有 1% 导管置入到肺内或胸膜内,如果开始给予喂养的话,其后果将是灾难性的。在处理痛觉迟钝、气管插管或昏迷的患者时,需特别注意。

导管阻塞与导管的护理不当或肠内营养制剂的质量不佳以及配制方式不当有关,因此每次使用之后都应常规冲洗喂养管,以尽量减少阻塞的发生率。

鼻咽喉部及胃肠黏膜的机械性损伤主要由于使用粗腔鼻饲管所致。其他并发症如鼻窦炎是由于上颌窦口引流不畅而造成的。

（二）感染性并发症

有肠内营养制剂封装前的污染,肠内营养制剂在稀释、混合配制及放置时的细菌污染以及吸入性肺炎。吸入性肺炎发病率和病死率相当高。胃内导管喂养可使胃内容物 pH 升高,进而导致胃内容物中滋生的革兰阴性杆菌不易被杀灭。为了降低发生误吸的危险,应给予患者幽门下置管喂养,并行半卧位。还可将喂养物的 pH 调节到 3.5~4.0,以便能减少因胃内细菌移生引起的医源性肺炎。

（三）胃肠道并发症

一般来说,肠内营养引起的胃肠道并发症发生率为 6% 左右。

1. **恶心、呕吐、胃潴留**　与胃肠排空功能障碍或肠内营养液输注过多、过快有关。
2. **胃、食管反流及误吸**　常发生于合并严重疾病及各种药物性胃排空延迟,伴有下端食管括约肌功能不全或裂孔疝者,吞咽困难和昏迷患者。
3. **腹胀**　痉挛性腹痛,常见于患者的肠道功能未恢复,对肠内营养制剂不耐受,或因输入速度过快,或因营养液温度过低造成。
4. **腹泻**　腹泻是喂养管喂养中最常见报道的并发症,常见于患者的肠道功能未恢复,输注速度过快,营养液渗透压过高,药物性腹泻,感染性腹泻,营养液受细菌污染,低蛋白血症,大部分是因渗透性原因引起。

如能取得大便渗透压差,在快速鉴别因肠内喂养引起腹泻的可能原因方面是非常有帮助的。大便渗透压差=大便的渗透性−(2×大便钠和钾浓度的总和)。总之,如大便渗透压差>100mmol/L,则可考虑是因渗透性原因引起的腹泻。

5. **便秘**　肠内营养制剂多为少渣、少纤维、易消化吸收,如混合稀释的水量不足,可致便秘。

（四）代谢性并发症

患者行肠内营养时,出现代谢性并发症的机会很少,发生率远较肠外营养为低,约为 2%,如低钾血症或高钾血症及氮质血症,较易控制和治疗。

四、肠内营养的管理

（一）投给方式

1. **一次性投给**　每次 200ml 左右,每日 6～8 次。多数患者难以耐受此种方式,因易引起腹胀、腹痛、腹泻、恶心呕吐,部分患者经过几天的适应亦可耐受。

2. **间歇重力滴注**　经输注管与 EN 喂养管相连,缓慢滴注,每次 250～500ml,速率 30ml/min,每次持续 30～60 分钟,每日滴注 4～6 次。如患者胃肠道正常或病情不严重时,多数可以耐受。其优点较连续输注有更多的活动时间,并类似正常膳食的间隔时间。

3. **连续输注**　通过重力滴注或输注泵连续 12～24 小时输注。除输注匀浆饮食者,目前多主张用此种投给方式,特别是用于危重患者及空肠造口喂养患者。

（二）体位

重症患者往往合并胃肠动力障碍,头高位可以减少反流误吸及因此造成相关肺部感染的可能性,因此肠内营养患者最好取半卧位。

（三）胃腔残留量测定

经胃营养患者应严密检查胃残留量,避免误吸的危险,通常需要每 6 小时后抽吸一次胃残留量,如果残留量 ≤200ml,可维持原速度,如果残留量 ≤100ml 增加输注速度 20ml/h,如果残留量>200ml,应暂时停止输注或降低输注速度。

（四）耐受性

在肠内营养输注过程中,以下措施有助于增加对肠内营养的耐受性:对肠内营养耐受不良(胃残留量>200ml、呕吐)的患者,可应用促胃肠动力药物;肠内营养开始营养液浓度应由稀到浓;使用动力泵控制速度,输注速度逐渐递增,速率由 40～60ml/h 开始,以后增至 80ml/h,待3～5 天后可达 100～125ml/h 时再逐渐增加浓度,直至达到能耐受并满足营养素需要的浓度、速率及容积,通常需要 7～10 天。在喂养管末端夹加温器,有助于患者肠内营养的耐受。

五、临床常用肠内营养制剂的种类及选择

（一）肠内营养配方的种类

1. **要素饮食（elemental diet）**　要素饮食是指人工制成的包括自然食物中各种营养素,无须消化而直接或接近直接吸收的治疗饮食。要素饮食是根据病理生理和生物化学知识,采用现代食品技术和制药技术人工配制而成的。

要素饮食的特点:要素饮食均为化学组成明确的膳食,含有人体必需的各种营养素,经加水后能形成溶液或稳定的悬浮液,有的要素营养制剂为液状而无需加水。要素饮食配方设计原则是尽可能减少消化,保证充分吸收和对消化道刺激小。目前常用的肠内营养制剂可分为3 类:①由氨基酸提供氮源,这种营养制剂不经消化便可吸收,适用于严重消化功能障碍的患者(如重症胰腺炎);②由水解蛋白提供氮源,这种肠内营养制剂中短肽可经肠黏膜直接吸收,适用于轻度或中度消化功能障碍的患者;③由整蛋白提供氮源,这种以酪蛋白为氮源的肠内营养制剂需经完全消化才可吸收,适应于消化功能尚好的患者。

2. 匀浆饮食 匀浆饮食是由天然食物加工混合匀浆化而成的混合饮食。临床医师计算出每天患者的蛋白质与能量需要量,由营养师折算成相应的食物量。一般选用牛肉、猪肝、鸡蛋、豆制品、面包、水果汁等食物,加工处理后用食品粉碎器研磨搅匀制成。由于匀浆饮食采用天然食品制成,营养成分全面,能提供充分的蛋白质与热量并能满足患者对维生素及微量元素的需要,对长期 EN 支持的患者尤为适宜。

3. 混合奶 常用混合奶的营养成分见表 17-1。配制时将鸡蛋、白糖、奶糕、植物油用少量水调成糊状,慢慢加入已煮沸的牛奶与豆浆中,随加随搅使之不成凝块。将制成的混合奶过滤去渣即可装瓶备用。

表 17-1 混合奶的营养成分

食物	量	蛋白质含量(g)	脂肪含量(g)	糖含量(g)	能量(kcal)
牛奶	1000ml	33	40	50	692
豆浆	1000ml	44	18	20	418
鸡蛋	160g	24	18	0	258
蔗糖	150g	0	0	150	600
奶糕	50g	2.7	0.24	43	185
植物油	15g	0	15	0	135

(二)肠内营养配方的选择

肠道营养配方的选择应考虑以下几个因素:①评定患者的营养状况,确定营养需要量;②根据患者的消化吸收能力和可能的吸收部位,确定肠道营养配方中营养物质的组成;③考虑EN 喂养途径,直接输入小肠的营养液应尽可能选用等渗配方;④患者是否对某些食品过敏或不能耐受;⑤肠内营养配方种类。

常用肠内营养制剂配方的特点及选择见表 17-2 和图 17-2。

表 17-2 常用肠内营养制剂配方的特点和适用患者

配方	主要营养物组成			特点	适用患者
	糖类	氮源	脂肪		
整蛋白配方	双糖	完整蛋白	长链或中链脂肪酸	营养完全,可口,价廉	胃肠道消化功能正常者
预消化配方	糊精	短肽或短肽+氨基酸	植物油	易消化、吸收,少渣	胃肠道有部分消化功能者
单体配方	葡萄糖	结晶氨基酸	植物油	易消化,吸收	用于消化功能障碍患者
免疫营养配方	双糖	完整蛋白	植物油	添加谷氨酰胺、鱼油等	创伤患者、大手术后患者
匀浆膳	蔗糖	牛奶鸡蛋	植物油	营养成分全面,接近正常饮食	肠道的消化吸收功能要求较高,基本上接近于正常功能
组件膳				单一的营养成分	适合补充某一营养成分
低糖高脂配方	双糖	完整蛋白	植物油	脂肪提供50%以上热量	适合糖尿病、通气功能受限的重症患者
高能配方	双糖	完整蛋白	植物油	热量密度高	适合限制液体摄入的患者
膳食纤维配方	双糖	完整蛋白	植物油	添加膳食纤维	适合便秘或腹泻的重症患者

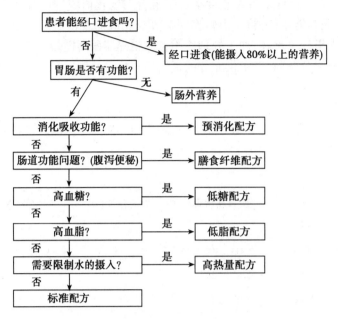

图 17-2 重症患者肠内营养制剂的选择

（三）临床常用商品化制剂的特点与应用（表17-3）

表 17-3 临床常用商品化制剂的特点与应用

	能量（kcal/1000ml）	蛋白质（g/L）	脂肪（g/L）	糖类（g/L）	特　　点
安素	1000	35	35	137	整蛋型肠内营养制剂,粉剂
瑞代	900	34	32	120	缓释淀粉为碳水化合物来源,适用于糖尿病及应激性高血糖患者
瑞先	1500	56	58	188	含膳食纤维
瑞能	1300	58.5	72	104	高脂肪、高能量、低糖类,含ω-3脂肪酸,改善免疫功能,适于癌症患者
百普力	1000	40	10	188	短肽配方(含有一定量氨基酸),液体剂型,适于肠消化吸收障碍患者
能全力	1000	40	39	123	整蛋白制剂,多种规格:0.75kcal/ml、1kcal/ml、1.5kcal/ml,液体剂型
益力佳	1000	42.5	54.4	85	高纤维、低糖营养配方,适用于糖尿病及应激性高血糖患者
维沃	1000	38.3	2.78	205.67	氨基酸型肠内营养制剂

六、免疫营养、生态营养和生态免疫营养

（一）免疫营养（immunonutrition）

　　肠黏膜主要是由肠细胞组成的,肠细胞的功能是消化和吸收营养物质,并对有害微生物入侵体内形成一道生理屏障。严重创伤、大手术、重症胰腺炎等危重症患者,处于以高分解代谢

为特征的负氮平衡状态,免疫系统、肠黏膜结构和功能严重受损,加上禁食和使用抗生素等导致肠道微生态的破坏,均可促进肠道细菌移位,引发肠源性感染。

补充具有药理学作用的特殊营养素,如谷氨酰胺(Gln)、精氨酸、ω-3脂肪酸、牛磺酸、抗氧化剂、核苷和核苷酸及非淀粉多糖(如纤维素)等,以特定方式刺激免疫细胞,增强免疫应答功能,维持正常、适度的免疫反应,调整细胞因子的产生与释放,减轻有害或过度炎症反应,同时能保护肠屏障功能完整性而减少细菌移位。此种营养支持手段称之为免疫营养(immunonutrition)。适合部分患者,广泛应用还需进一步临床研究。

(二) 生态营养

消化道为人体最大的细菌库,有共生、致病和中间性3个类型,正常状况下三者保持生态平衡。共生菌主要是专性厌氧菌,为生理性微生物,包括乳酸杆菌、双歧杆菌等,数量大而恒定,有促进维生素及蛋白质合成、消化吸收、生物拮抗、药物代谢及增强免疫等作用,对机体健康有益;致病菌数量少,如葡萄球菌、拟杆菌等,一般情况下不致病;中间性细菌介于两者之间,如肠道杆菌。正常微生物群具有排除侵入性外籍菌群,保持共生菌群正常的特性,称为定植抵抗。

危重患者因禁食、使用制酸剂及抗生素等诸多因素,可破坏肠道内微生态稳定性,由此引起的肠道菌群失调成为细菌移位及肠源性感染的最主要原因。肠道内正常菌群对外籍菌群的定植抵抗及菌间聚集构成生物屏障如受损可导致细菌或毒素移位。

所谓生态营养(econutrition),就是在传统EN基础上补充肠道有益菌群,如乳酸杆菌、双歧杆菌,利用肠道内有益菌群的生物拮抗作用减少致病菌的过度生长,同时提高肠道细菌的酵解效能以改善肠道内环境,最终达到维护肠道微生态及肠道功能、改善机体营养状态及抗病力、降低危重患者感染率的目的。

(三) 生态免疫营养

所谓生态免疫营养(ecoimmunonutrition),是指在免疫营养支持治疗的基础上,增加以益生合剂为主的生态制剂来增强营养支持的效果,减少与EN有关的并发症及降低危重患者感染率,改善患者预后。

第三节　肠外营养支持

一、肠外营养支持应用指征

不能耐受肠内营养和肠内营养禁忌的重症患者,应选择完全肠外营养支持(total parenteral nutrition,TPN)的途径。主要指以下几类患者:

1. 胃肠道功能障碍的重症患者。

2. 由于手术或解剖问题,胃肠道禁止使用的重症患者。

3. 存在尚未控制的腹部情况,如腹腔感染、肠梗阻、肠瘘等。

对于肠内营养禁忌的重症患者,应及时有效地给予PN。肠外营养支持是合并有肠功能障碍患者治疗的重要组成部分。近年来,随着肠外营养了解的深入,特别是对"过度喂养"危害的认识,使PN实施的安全有效性大大提高。

胃肠道能接受部分营养物质补充的重症患者,可采用部分肠内与部分肠外营养(partial parenteral nutrition,PPN)相结合的联合营养支持方式,目的在于支持肠功能。一旦患者胃肠道可以安全使用时,则逐渐减少及至停止肠外营养支持,逐渐增加肠道喂养或开始经口摄食。

存在以下情况时,不宜给予肠外营养支持:①早期复苏阶段、血流动力学尚未稳定或存在严重水、电解质与酸碱失衡;②严重肝衰竭,肝性脑病;③急性肾衰竭存在严重氮质血症;④严重高血糖尚未控制。

二、肠外营养支持途径和选择原则

肠外营养支持途径可选择经中心静脉和经外周静脉营养支持,如提供完整充分营养供给,ICU 患者多选择经中心静脉途径。营养液容量、浓度不高,和接受部分肠外营养支持的患者,可采取经外周静脉途径。

(一) 中心静脉营养

中心静脉途径包括经锁骨下静脉、颈内静脉、股静脉置管和放置经外周中心静脉导管(peripherally inserted central venous catheter,PICC)。锁骨下静脉感染及血栓性并发症均低于股静脉和颈内静脉途径,且便于护理,是首选位置。对于全身脏器功能状态趋于稳定,但由于疾病难以脱离或完全脱离肠外营养的 ICU 患者,可选择此途径给予 PN 支持。经中心静脉途径的优点是不受输入液体的浓度、pH 和输注速度的限制,不引起对血管壁的刺激;能在 24 小时内持续不断地进行液体输注,可根据机体的需要最大限度地调整输入液量、浓度和速度,保证机体对热量和代谢底物的需要量;同时还能减少患者遭受反复穿刺的痛苦。经中心静脉输注营养液需要熟练的置管技术及严格的无菌技术,否则易引起许多并发症。

(二) 周围静脉营养

可避免中心静脉营养引起的并发症,任何可穿刺的周围静脉均可用作周围静脉营养支持(peripheral parenteral nutrition,PPN)。特别适用于短期静脉营养支持,临床上静脉炎的发生是限制周围静脉营养的常见原因。引起静脉炎的因素有低 pH、高渗液体输注、导管刺激、损伤血管内膜等。临床上有专门用于周围静脉营养的营养制剂配方。

三、胃肠外营养的成分配制与输注

(一) 胃肠外营养的成分

1. **糖类** 糖类(葡萄糖)是非蛋白质热量(NPC)的主要部分,临床常用的是葡萄糖。1g 葡萄糖可产能 4kcal。葡萄糖能够在所有组织中代谢,提供所需要的能量,是蛋白质合成代谢所必需的物质,是脑神经系统、红细胞等所必需的能量物质,每天需要量>100g,糖类(葡萄糖)应提供人体所需非蛋白热量的 50% ~60% 。其他乳果糖、山梨醇、木糖醇等亦可作为能量的来源,其代谢过程不需要胰岛素的参与,但代谢后产生乳酸、尿酸,输注量过大将发生高乳酸(果糖、山梨醇)或高尿酸(木糖醇)血症。

严重应激时胰岛素受体与葡萄糖载体的作用受到抑制,导致其氧化代谢障碍和利用受限。胰岛素抵抗和糖异生增强导致高血糖是应激后糖代谢紊乱的特点。PN 时大量补充的葡萄糖可增加血糖升高、糖代谢紊乱及脏器功能损害的风险。过多热量与葡萄糖的补充增加 CO_2 的产生,增加呼吸肌做功、肝脏代谢负担和淤胆发生等。总之,葡萄糖的供给应参考机体糖代谢状态与肝、肺等脏器功能。

2. **脂肪乳剂** 脂肪乳剂是 PN 支持的重要营养物质和能量来源,提供必需脂肪酸并携带脂溶性维生素,参与细胞膜磷脂的构成。脂肪可供给较高的非蛋白质热量。1g 甘油三酯可产能 9kcal。

长链脂肪乳剂(LCT)和中长链混合脂肪乳剂(MCT/LCT)是目前临床上常选择的静脉脂肪乳剂类型(ω-6PUFA)。其浓度有:10%,20%,30%。LCT 提供必需脂肪酸(EFA),由于 MCT 不依赖肉毒碱转运进入线粒体,有较高的氧化利用率,更有助于改善应激与感染状态下的蛋白质合成。结构脂肪乳剂是将等摩尔数的长链甘油三酯(LCT)和中链甘油三酯(MCT)混合后,在一定的条件下,进行水解和酯化反应后形成的混合物,特点是供能快速而均匀。

危重成年患者脂肪乳剂的用量一般可占非蛋白质热量(NPC)的 40% ~ 50%,1 ~ 1.5g/(kg·d),高龄及合并脂肪代谢障碍的患者,脂肪乳剂补充量应减少。镇静剂丙泊酚含脂肪乳,大量使用时应计热量,1.1kcal/ml。脂肪乳剂须与葡萄糖同时使用,才有进一步的节氮作用。脂肪乳剂静脉输注要求,含脂肪的全营养混合液(total nutrient admixture,TNA)应在 24 小时内匀速输注,如脂肪乳剂单瓶输注时,输注时间应>12 小时。临床常用的脂肪乳剂注射液,见表 17-4。

表 17-4 临床常用的脂肪乳剂注射液

产品名称	浓度	总能量(kcal/L)	pH	渗透压[mOsm/(kg·H₂O)]
LCT:英脱利匹特 Intralipid	20%	2000	6.0 ~ 8.5	350
MCT/LCT:力能 Lipovenis	20%	1950	6.5 ~ 8.7	273
结构脂肪乳:力文 Structolipid	20%	1968	8.0	350
ω-3 鱼油脂肪乳:尤文 Omegaven	10%	1120	7.5 ~ 8.7	308 ~ 376

3. 氨基酸/蛋白质 作为能量燃烧时,1g 蛋白质可产能 4kcal。但肠外营养计算热量是按照非蛋白热量计算的,氨基酸注射液主要用于蛋白质的合成代谢,促进氮平衡,而不是产生热能,所以要保持一定的氮和非蛋白热能的比值(1:150),保证输注氨基酸的有效利用。ICU 患者蛋白质(氨基酸)的需要量供给至少应达到 1.2 ~ 1.5g/(kg·d)。

静脉输注的氨基酸液,含有各种必需氨基酸(EAA)及非必需氨基酸(NEAA)。EAA 与 NEAA 的比例为 1:1 ~ 1:3。鉴于疾病的特点,氨基酸的需要(量与种类)也有差异。临床常用剂型有:为一般营养目的应用的配方为平衡型氨基酸溶液,它不但含有各种必需氨基酸,也含有各种非必需氨基酸,且各种氨基酸间的比例适当,具有较好的蛋白质合成效应。

支链氨基酸(BCAA)强化的复方氨基酸液有助于肝功能障碍患者调整血浆氨基酸谱和防治肝性脑病。

临床常用的商品化氨基酸注射液见表 17-5。

表 17-5 临床常用商品化氨基酸注射液

名称	含氮量	渗透压	特点
11.4%乐凡命 Novarnin	18g/L	约 1130mOsm/L	18 种平衡氨基酸
肾必安复方氨基酸9R	6.8g		9 种氨基酸,适用于肾功能不全者,可纠正体内必需氨基酸不足
支链 AA(3AA)	3.6g/L		亮氨酸,异亮氨酸,缬氨酸
安平 10% 复方氨基酸注射液(Aminoplasmal)	15.3g	875mOsm/L	含有 20 种左旋结构氨基酸,满足肝衰竭状态下的特殊代谢需要
力肽	3.87g	921mOsm/L	丙氨酰-谷氨酰胺

4. 水、电解质的补充　营养液的容量应根据病情及每个患者具体需要，综合考虑每日液体平衡与前负荷状态确定，并根据需要予以调整。CRRT 时水、电解质等丢失量较大，应注意监测血电解质。每日常规所需要的电解质主要包括钾、钠、氯、钙、镁、磷。营养支持时应经常监测。

5. 微营养素的补充（维生素与微量元素）　人体必需的维生素有脂溶性和水溶性两大类，水溶性维生素的排泄量随输液时尿量增加而增加，输液中的药量可选膳食日许可量的 2~4 倍。脂溶性维生素由输液中供给的量不应超过膳食日许可量。在肠外营养中还应加适量微量元素。

（二）配制与输注

肠外营养液的配制与输注是实施 TPN 的重要步骤。应在无菌条件下配制，不可在肠外营养液随便添加其他药物。随着用于肠外营养制剂种类、成分以及输注技术和所需材料的不断完善和标准化，使肠外营养的临床应用更趋安全、可靠、有效。在临床行肠外营养支持时，为保证机体组织的合成与营养物质的充分利用，应按一定的操作程序将各种营养物质混合置于一大容器中一并输注，称为"全合一"（all in one）或称为全营养混合液（total nutrient admixture，TNA）。将全营养混合液按一定输注要求由输液泵控制输注给患者，要求 24 小时内输注完成。

四、肠外营养的并发症

（一）代谢性并发症

肠外营养疗法引起的代谢和电解质紊乱较肠内营养疗法更常见，由于绕过了肠吸收这一调节机制，因而营养物质被直接输入到血液中。据估计，接受 TPN 的患者中，多达 10% 至少会出现一种与 TPN 有关的代谢方面的并发症。

1. 低血糖症　在输注营养液的过程中，若因某种原因造成输注速度减慢，或在快速输注后突然停止输注，极易发生低血糖。应用外源性胰岛素与葡萄糖混合输注时，中断输液也可发生低血糖。最好在 24~48 小时期间逐渐减少葡萄糖用量，使胰岛素分泌调节先恢复常态。

2. 高渗性非酮症昏迷　此症为 TPN 时最危险的代谢性并发症。接受 TPN 的患者若有感染、烧伤、创伤等应激情况，或是在幼儿、老年患者、糖耐量下降患者，常规输注全静脉营养液就可能出现高血糖症。最常见的诱因是葡萄糖起始输注速度过快、营养液糖浓度过高。高渗性非酮症昏迷的病死率可高达 20%~40%，在应用 TPN 时应注意防治。

3. 其他代谢并发症　必需脂肪酸缺乏、各种电解质代谢紊乱、酸碱平衡失调及各种微量元素缺乏症等，在此不一一赘述。

（二）中心静脉导管相关并发症

导管相关性血流感染（catheter related blood infection，CRBI）是最常见和最严重的并发症，其发病率为 2%~33%。其他并发症与中心静脉导管置入有关，包括气胸、空气栓塞、导管位置不当和静脉血栓形成等，其主要并发症的发病率为 2.4%~3.7%。

（三）其他并发症

包括肝胆系统异常和肠道屏障受损。

（陈仲清）

第十八章 危重患者的镇痛与镇静

镇痛与镇静治疗是指应用药物手段以消除或减轻患者疼痛、焦虑和躁动,催眠并诱导顺行性遗忘的治疗。危重患者在 ICU 中常伴有疼痛、焦虑、紧张、睡眠不良等不适,少数患者可伴发精神障碍和严重躁动,机械通气患者加之气管插管的刺激,常需应用镇痛药和镇静药治疗,以达到减轻疼痛、缓解焦虑或躁动、改善睡眠以及消除患者与呼吸机对抗等目的。在 ICU,危重患者的镇痛和镇静越来越受到重视。

第一节 危重患者的镇痛

一、疼痛原因与危害

危重患者疼痛的原因诸多,例如疾病本身、手术创伤、有创性操作以及各种导管引起的损伤和刺激等。疼痛可引起机体应激过度,睡眠不足,进而出现疲劳和定向力障碍,导致心动过速、组织耗氧增加、高凝状态、免疫抑制和分解代谢增加等。疼痛还可刺激疼痛区周围肌肉的保护性反应,全身肌肉僵直或痉挛等限制胸壁和膈肌运动,进而造成呼吸功能障碍。胸腹手术后的咳嗽痛,是导致术后肺部感染和肺不张的常见原因之一,有效的镇痛可降低术后患者的肺部并发症。但是,另一方面对镇痛药物副作用(抑制呼吸和循环,成瘾等)的担心,危重患者在 ICU 往往镇痛不足。

二、疼 痛 评 估

疼痛评估应包括疼痛的部位、特点、加重及减轻因素和强度,最可靠、有效的疼痛评估方法是患者的自我描述。使用恰当的评分方法来评估疼痛程度和治疗反应,应该定期进行、完整记录。2013PAD(clinical practice guidelines for the management of pain, agitation, and delirium in adult patients in the intensive care unit. CCM, 2013;41(1):263-306. 简称 2013 PAD)推荐对所有 ICU 患者应该定期进行疼痛评估(1B),对能够沟通的患者优先使用行为疼痛尺度进行疼痛评估(B),对于无法沟通的患者,行为疼痛量表(behavior pain scale, BPS)和重症疼痛观察工具(critical-care pain observation tool, CPOT)是最有效和最可靠的行为疼痛评估手段。

(一)常用疼痛尺度评分法

1. 视觉模拟评分法(visual analogue scale, VAS) 用一条 100mm 的水平直线,两端分别定为不痛到疼痛难忍。由被测试者在最接近自己疼痛程度的地方画垂线标记,以此量化其疼痛强度。VAS 已被证实是一种评价老年患者急、慢性疼痛的有效和可靠方法(图 18-1)。

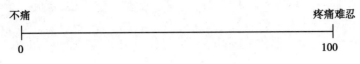

图 18-1　视觉模拟评分法（VAS）

2. 数字评分法（numeric rating scale，NRS）　　数字评分法是用一个从 0～10 的点状标尺，0 代表不疼，10 代表疼痛难忍，由患者从上面选一个数字描述疼痛（图 18-2）。NRS 方法和评价效果与 VAS 评分法类似。

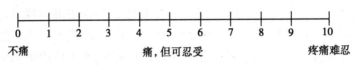

图 18-2　数字疼痛评分

（二）行为疼痛量表（BPS）

行为疼痛量表是监测内科、外科和外伤（脑外伤除外）的成年 ICU 患者疼痛的最有效和可靠的行为疼痛量表，这些患者不能自述，但运动和行为能力完整可见。BPS 包含 3 个指标：面部表情、上肢运动和呼吸机依从性，每个指标评分范围 1～4 分，1 分：没有疼痛，4 分：极度疼痛。BPS>5 分，有临床意义。

（三）重症疼痛观察工具（CPOT）

CPOT 包括四个指标：面部表情、身体动作、呼吸机依从性和肌肉紧张度，每个指标评分范围 0～2 分，0 分：没有疼痛，2 分：极度疼痛。CPOT 量表得分大于 2 的敏感性为 86%，特异性为 78%，可以评估术后的 ICU 成年患者暴露在伤害性操作过程时经历的重度疼痛。

（四）术后疼痛评分法（Prince-Henry 评分法）

该方法主要用于胸腹部手术后疼痛的评估。从 0 分到 4 分共分为 5 级，评分方法见表 18-1。对于术后因气管切开或保留气管导管不能说话的患者，可在术前训练患者用 5 个手指来表达自己从 0～4 的选择。

表 18-1　术后疼痛评分法

分值	描述	分值	描述
0	咳嗽时无疼痛	3	安静状态下有较轻疼痛，可以忍受
1	咳嗽时有疼痛	4	安静状态下有剧烈疼痛，难以忍受
2	安静时无疼痛，深呼吸时有疼痛		

三、镇痛药物

2013PAD 建议对危重患者首选静脉注射阿片类药物治疗非神经性疼痛（+1C）。药物镇痛治疗应考虑患者对镇痛药耐受性的个体差异，为每个患者制订治疗计划和镇痛目标。对血流动力学稳定的患者，镇痛应首先考虑选择吗啡；对血流动力学不稳定和肾功能障碍患者，可考虑选择芬太尼或瑞芬太尼；急性疼痛患者的短期镇痛可选用芬太尼。瑞芬太尼是新的短效镇痛药,可用于短时间镇痛或持续输注的患者,也可用于肝、肾功能障碍患者。

(一)阿片类镇痛药

临床中应用的阿片类药物多为 μ 受体激动药,主要通过兴奋 μ 受体,缓解患者疼痛,减弱对伤害性刺激的反应,使患者感觉舒适。常用的阿片类药物有吗啡、芬太尼、舒芬太尼、瑞芬太尼、二氢吗啡酮、美沙酮和哌替啶等。阿片类药物的不良反应主要有呼吸抑制、恶心呕吐、便秘、尿潴留、药物成瘾等。阿片类药物诱导的意识抑制可干扰对危重患者的病情观察,在一些患者还可引起幻觉、加重烦躁。

1. **吗啡** 镇痛作用强大可靠,同时还具有一定的镇静作用。成年患者镇痛时常用剂量 5~10mg,静脉注射后 5~10 分钟起效,清除半衰期为 3~4 小时,根据需要,每间隔 1~2 小时可追加静注 2~4mg。除了具有阿片类药物的主要不良反应,还有肝、肾累积损伤和组胺释放等副作用,肝、肾功能障碍时其活性代谢产物可造成延时镇静及不良反应加重。

2. **芬太尼** 具有强效镇痛效应,其镇痛效价是吗啡的 100~180 倍,静脉注射(0.1mg)后起效快(1~2 分钟),作用时间短(清除半衰期 2~4 小时,时量半衰期 200~300 分钟),每间歇 0.5~1 小时,可静脉给药 0.35~0.5μg/kg,通常静注速率为 0.7~10μg/(kg·h)。对循环的抑制较吗啡轻。但重复用药后可导致明显的蓄积和延时效应。快速静脉注射芬太尼可引起胸壁、腹壁肌肉僵硬而影响通气。

3. **瑞芬太尼** 是新的短效 μ 受体激动剂,起效快(1~3 分钟),持效短(时量半衰期 3~4 分钟)。在 ICU 可用于短时间镇痛的患者,多采用持续输注。其静注负荷量:1.5μg/kg,静脉维持量:0.5~15μg/(kg·h)。瑞芬太尼的代谢途径是被组织和血浆中非特异性酯酶迅速水解。受肝、肾功能影响小。对呼吸有抑制作用,但停药后 3~5 分钟可恢复自主呼吸。

4. **舒芬太尼** 镇痛作用为芬太尼的 5~10 倍,作用持续时间为芬太尼的两倍。一项与瑞芬太尼的比较研究证实,舒芬太尼在持续输注过程中随时间剂量减少,但唤醒时间延长。

5. **氢吗啡酮** 是吗啡的半合成衍生物,纯 μ 受体激动药。静脉给药起效时间 10~15 分钟,消除半衰期 2~3 小时,根据需要,每间隔 1~2 小时可静脉追加 0.2~0.6mg,静注速率通常为 0.5~3mg/h。

6. **美沙酮** 与吗啡作用相似。不建议静脉注射。口服本品起效慢(1~3 天),作用时效长(清除半衰期 15~60 小时),适用于慢性疼痛,对急性创伤疼痛少用。还用于各种阿片类药物的戒毒治疗,尤其是用于海洛因依赖。

7. **哌替啶(杜冷丁)** 镇痛效价约为吗啡的 1/10,大剂量使用时,可导致神经兴奋症状(如欣快、谵妄、震颤、抽搐),肾功能障碍者发生率高,可能与其代谢产物去甲哌替啶大量蓄积有关。此外,哌替啶具有潜在的神经毒性作用,所以在 ICU 不推荐重复使用哌替啶。

(二)非阿片类中枢性镇痛药

近年来合成的镇痛药曲马多属于非阿片类中枢性镇痛药。曲马多可与阿片受体结合,但亲和力很弱,对 μ 受体的亲和力相当于吗啡的 1/6000,对 κ 和 δ 受体的亲和力则仅为对 μ 受体的 1/25。临床上此药的镇痛强度约为吗啡的 1/10。治疗剂量不抑制呼吸,大剂量则可使呼吸频率减慢,但程度较吗啡轻,可用于老年人。主要用于术后轻度和中度的急性疼痛治疗。

1. **非甾体类抗炎镇痛药(NSAIDs)** NSAIDs 的作用机制是通过非选择性、竞争性抑制前列腺素合成过程中的关键酶——环氧合酶(COX),从而达到镇痛效果。代表药物如对乙酰氨基酚等。对乙酰氨基酚可用于治疗轻度至中度疼痛,它和阿片类联合使用时有协同作用,可减少阿片类药物的用量。美国最近已经批准静脉注射对乙酰氨基酚,用于外科 ICU 患者术后疼痛或者心脏手术后疼痛时与阿片类药物联合应用。对于神经病理性疼痛患者,单独应用阿片类药物治疗不恰当,具有良好胃肠道吸收功能和胃动力的 ICU 患者可以口服加巴喷丁和卡马西平治疗。

非甾体类抗炎镇痛药用于急性疼痛治疗已有多年历史。虽然有不同的新型 NSAIDs 问世,但其镇痛效果和不良反应并无明显改善。其主要不良反应包括胃肠道出血、血小板抑制后继发出血和肾功能障碍。在低血容量或低灌注患者、老年人和既往有肾功能障碍的患者,更易引发或加重肾功能损害。选择性 COX-2 抑制剂如帕瑞昔布的胃肠道副作用较小以及几无血小板抑制作用,在临床较常与阿片类药物使用。

2. 局麻药物 局麻药物主要用于术后硬膜外镇痛,其优点是药物剂量小、镇痛时间长及镇痛效果好,目前常用药物为布比卡因和罗哌卡因。布比卡因的镇痛时间比利多卡因长 2 ~ 3 倍,比丁卡因长 25%;但其高浓度会导致肌肉无力、麻痹、从而延迟运动恢复。罗哌卡因的心脏和神经系统安全性比布比卡因高,小剂量对痛觉神经纤维具有选择性,对痛觉神经纤维的阻滞优于运动神经纤维。

大量资料证实,局麻药加阿片类药物用于硬膜外镇痛,不但可降低局麻药的浓度及剂量,镇痛效果也得到增强,同时镇痛时间延长。但应注意吗啡和芬太尼在脑脊液中的长时间停留可能导致延迟性呼吸抑制。除此之外,临床上还应关注硬膜外镇痛带来的恶心、呕吐、皮肤瘙痒、血压下降及可能发生的神经并发症。合理选择药物、适时调整剂量及加强监测是降低并发症的保证。

四、镇痛方法

1. 静脉或硬膜外给予镇痛药 持续静脉注射阿片类镇痛药物是 ICU 常用的镇痛方法,局麻药物联合阿片类药物经硬膜外镇痛也是 ICU 术后患者的常用镇痛方法之一。通过医护人员控制或患者自控镇痛(patient controlled analgesia, PCA),经过静脉或硬膜外途径,镇痛药持续应用或者有计划地间断给药并按需补充,维持血药浓度的稳定,良好的镇痛,较少引起镇静,阿片药用量减少和副作用减少,呼吸抑制的发生率低,还可提高患者睡眠质量。硬膜外给予吗啡较芬太尼的镇痛效果好。硬膜外联合给予局部麻醉药和阿片药物的镇痛效果较单纯给予阿片药物好,且副作用小,对自主神经和运动神经的作用影响小。

2. 区域阻滞或切口浸润 区域阻滞或切口浸润能提供术中和术后镇痛。用局麻药切口浸润能抑制损伤组织神经信号的传导和通过阻滞轴突反射与交感神经传出而减轻神经源性炎症。临床研究表明,术前用局麻药施行神经阻滞或切口浸润能减轻炎症反应,降低疼痛强度和减少术中及术后镇痛药的用量;神经干阻滞能降低术后死亡率,并能使深静脉血栓、肺水肿、输液量、肺炎和呼吸抑制的发生率分别降低 44%、55%、50%、39% 和 59%。

3. 多模式镇痛(multimodal analgesia) 多模式镇痛是指联合多种药物或不同镇痛方式进行镇痛,镇痛机制互补、镇痛作用相加或协同;又因为每种药物用量减少,可减轻药物的不良反应。理论上讲,多模式镇痛是通过联合应用能减弱 CNS 疼痛信号的阿片类药和区域阻滞,和主要作用于外周以抑制疼痛信号的触发为目的的非甾体类抗炎药(NSAIDs)而实现的,是一种合理而有效的镇痛方法。多模式镇痛是目前术后镇痛的一种常用方法。围术期 NSAIDs 和切口浸润或阻滞更适合于小型门诊外科手术;而对于经历严重疼痛的患者,联合全身性阿片类药、NSAIDs 和硬膜外镇痛或切口浸润或阻滞可提供更加有效的术后镇痛作用,多模式镇痛也有利于患者的术后康复,因此,多模式镇痛值得临床推广应用。

多模式镇痛在住院患者中的应用方法有:①对于施行大型外科手术的患者,联合应用全身性阿片类药和 NSAIDs,镇痛的效应优于单独用药方案;②联合切口浸润和 NSAIDs 和(或)阿片类药与单独应用吗啡比较能明显降低疼痛评分或镇痛药的需求量;③在行上腹部手术患者切口注射布比卡因能增强硬膜外布比卡因和吗啡的镇痛作用;④硬膜外应用局麻药和阿片类药能获得良好的镇痛效果,且呕吐和过度镇静的发生率明显降低。

4. 脊髓联合镇痛治疗（spinal analgesic combined therapy）　是指椎管内（硬膜外或蛛网膜下隙）应用多种药物作用于不同脊髓受体,抑制与持续性疼痛相关的脊髓水平的重组和中枢敏感化的发生。治疗主要包括:①阿片类药与阿片类药的联合应用;②阿片类药和局部麻醉药的联合应用;③阿片类药与可乐定的联合应用;④阿片类药与 NMDA 拮抗剂的联合应用。主要优点包括:①增强镇痛效应;②减少副作用;③降低阿片类药耐受性的发生。

第二节　危重患者的镇静

镇静是产生一种放松而平静的状态。轻度镇静是指患者可对语言和指令刺激作出适当的反应。深度镇静是指对语言刺激无反应,但对触摸、疼痛或其他伤害行刺激有反应。在 ICU,通常的镇静水平是既能保持患者镇静而又能被容易唤醒,以维持正常的睡眠-苏醒周期。有些患者可能需要深度镇静以便机械通气。理想的镇静水平应在治疗开始时就明确,并且随着患者临床状态的变化随时评估。

一、镇静的目的和适应范围

危重患者镇静的目的是增加患者舒适感、消除焦虑、促进睡眠、减少机械通气时的人机对抗、治疗急性精神障碍、增加患者床旁诊断操作和治疗的依从性、减轻或抑制生理应激反应过度等。但必须指出,镇静不能被医护人员当作是方便自己工作而约束患者的手段。适用范围主要包括:

（一）焦虑、谵妄、躁动

焦虑是一种强烈的忧虑,不确定或恐惧状态,指不伴有认知功能障碍的、令人不愉快的情绪及情感的改变。其特征包括躯体症状（如心慌、出汗）和紧张感。焦虑患者应在充分镇痛和处理可逆性原因的基础上实施镇静。镇静后患者仍具有一定的思考和理解能力。

躁动是一种伴有不停动作的易激惹状态,或者说是一种伴随着挣扎动作的极度焦虑状态。引起焦虑的原因均可以导致躁动。另外,某些药物的副作用、休克、低氧血症,低血糖、酒精及其他药物的戒断反应、机械通气不同步等也是引起躁动的常见原因。研究显示:最易使重症患者焦虑、躁动的原因依次为:疼痛、失眠、经鼻或经口腔的各种插管、失去支配自身能力的恐惧感以及身体其他部位的各种管道限制活动。躁动可导致患者与呼吸机对抗,耗氧量增加,意外拔除身上各种装置和导管,甚至危及生命。在充分祛除可逆诱因的前提下,躁动的患者应该尽快接受镇静治疗。

谵妄是多种原因引起的一过性的意识混乱状态。短时间内出现意识障碍和认知功能改变是谵妄的临床特征,意识清晰度下降或觉醒程度降低是诊断的关键。研究表明,4 项基线危险因素与 ICU 发生谵妄有显著正相关:已经存在的痴呆、高血压和（或）酗酒病史、入院时病情高度危重;昏迷是 ICU 患者发生谵妄的独立危险因素。谵妄表现为精神状态突然改变或情绪波动,注意力不集中,思维紊乱和意识状态改变,伴有或不伴有躁动状态。伴有躁动的谵妄,往往需要镇静治疗。

处理躁动时,首要的任务是确认并处理紊乱的生理状况,如低氧血症、低血糖、低血压、疼痛和酒精及其他药物的戒断反应。

（二）增加患者床旁检查和治疗的依从性

危重患者在进行床旁检查和治疗时,常需要不同程度的镇静。插胃管、导尿管及动脉或中心静脉穿刺置管时,可静脉注射少量地西泮或咪达唑仑,床旁摄片或 CT 检查也可在同样方法下完成。胃镜或支气管镜检查时要求较高,往往需要静脉麻醉药镇静,例如单次静注丙泊酚 30～50mg,必要时加用芬太尼。用药剂量不宜固定,应按患者体重和全身情况而定,以免抑制呼吸和循环功能。气管切开或插入颅内压监测装置时,可用小剂量镇静药和镇痛药后,在局麻下进行。但对不合作患者,有时必须用全身静脉麻醉药才能完成。

（三）机械通气

清醒患者施行机械通气常感不适和焦虑,有时患者自主呼吸与呼吸机发生对抗,应用镇静药和镇痛药可使患者安静,促进睡眠,患者呼吸易与呼吸机同步。需要时,可单次静注,也可静脉连续输注,后者镇静深度易于调节,对血流动力学的影响也较小。因为撤离呼吸机时需要患者合作,所以常选用作用时间较短的镇静药。

（四）生理应激反应

气管插管、气管内吸引、疼痛及其他不良刺激,可致血压升高,心率增快,心肌耗氧和呼吸做功增加,颅内压也可升高。特别是对疼痛或烦躁不安的患者,应用吗啡和咪达唑仑可降低颅内压,如静脉连续滴注小剂量硫喷妥钠或丙泊酚则效果更佳,既可降低颅内压,又可减少脑代谢,有利于患者恢复。新生儿由于疼痛或其他恶性刺激,也可发生应激反应,导致肺高压危险,应用镇静药和镇痛药也是十分必要的。

（五）睡眠障碍

睡眠是人体不可或缺的生理过程。睡眠障碍可能会延缓组织修复、减低细胞免疫功能。睡眠障碍的类型包括:失眠、过度睡眠和睡眠-觉醒节律障碍等。失眠是一种睡眠质量或数量达不到正常需要的主观感觉体验,失眠或睡眠被打扰在 ICU 极为常见。患者在 ICU 睡眠的特点是短暂睡眠,醒觉和快速动眼(REM)睡眠交替。患者快速动眼睡眠明显减少,非快速动眼睡眠期占总睡眠时间的比例增加,睡眠质量下降,使得患者焦虑、抑郁或恐惧,甚至躁动,延缓疾病的恢复。多数患者需要结合镇痛、镇静药物以改善睡眠。

二、镇静和躁动程度的评估

经常评估镇静深度和躁动程度,结合危重患者临床病情所需的镇静目标,及时调整镇静药物及剂量,从而减少镇静的副作用,同时增加镇静的有效性。临床常用的镇静评分系统有 Ramsay 评分、Riker 镇静躁动评分(SAS),肌肉活动评分法(MAAS)等主观性镇静评分以及脑电双频指数(BIS)等客观性镇静评估方法。2013PAD 推荐 Richmond 躁动-镇静评分(RASS)与镇静-躁动评分(SAS)是成人 ICU 患者测量镇静质量与深度的最真实与可靠的镇静评估工具(B),而 Ramsay 评分少用。

（一）Ramsay 评分

Ramsay 评分是临床上使用最为广泛的镇静评分标准,简单实用。其分为 6 级,分别反映 3 个层次的清醒状态和 3 个层次的睡眠状态(表 18-2)。Ramsay 评分被认为是可靠的镇静评分标准,但缺乏特征性的指标来区分不同的镇静水平。

表 18-2　Ramsay 评分

分数	描 述
1	患者焦虑、躁动不安
2	患者配合,有定向力、安静
3	患者对指令有反应
4	嗜睡,对轻叩眉间或大声听觉刺激反应敏捷
5	嗜睡,对轻叩眉间或大声听觉刺激反应迟钝
6	嗜睡,无任何反应

(二) Riker 镇静躁动评分(sedation-agitation scale,SAS)

SAS 是第一个证明在成年危重病患者中可靠、有效的评分系统,根据患者七项不同的行为对其意识和躁动程度进行评分(表 18-3)。

表 18-3　Riker 镇静躁动评分(SAS)

分值	定义	描 述
7	危险躁动	拉拽气管内插管,试图拔除各种导管,翻越床栏,攻击医护人员,在床上辗转挣扎
6	非常躁动	需要保护性束缚并反复语言提示劝阻,咬气管插管
5	躁动	焦虑或身体躁动,经言语提示劝阻可安静
4	安静合作	安静,容易唤醒,服从指令
3	镇静	嗜睡,语言刺激或轻轻摇动可唤醒并能服从简单指令,但又迅即入睡
2	非常镇静	对躯体刺激有反应,不能交流及服从指令,有自主运动
1	不能唤醒	对恶性刺激无或仅有轻微反应,不能交流及服从指令

注:恶性刺激指吸痰或用力按压眼眶、胸骨或甲床 5 秒

(三) Richmond 躁动-镇静评分(Richmond agitation-sedation scale,RASS)

RASS 是根据具有心理测验性质的镇静评分表进行评估躁动与镇静。2013PAD 得出的结论:RASS 和 SAS 是评价重症患者躁动与镇静的最有效和最可靠的方法(表 18-4)。

表 18-4　Richmond 躁动-镇静评分

+4	有攻击性	有暴力行为
+3	非常躁动	试着拔出呼吸管,胃管或静脉点滴
+2	躁动焦虑	身体激烈移动,无法配合呼吸机
+1	不安焦虑	焦虑紧张但身体只有轻微的移动
0	清醒平静	清醒自然状态
−1	昏昏欲睡	没有完全清醒,但可保持清醒超过 10 秒
−2	轻度镇静	无法维持清醒超过 10 秒
−3	中度镇静	对声音有反应
−4	重度镇静	对身体刺激有反应
−5	昏迷	对声音及身体刺激都无反应

（四）谵妄评估（delirium）

谵妄的诊断主要依据临床检查及病史。目前推荐使用"ICU谵妄诊断的意识状态评估法（the confusion assessment method for the diagnosis of delirium in the ICU，CAM-ICU）"。CAM-ICU主要包含以下几方面：患者出现突然的意识状态改变或波动；注意力不集中；思维紊乱和意识清晰度下降（表18-5）。CAM-ICU是对ICU患者进行谵妄评估的可靠方法。

表18-5　ICU谵妄诊断的意识状态评估法（CAM-ICU）

临床特征	评价指标
1. 精神状态突然改变或起伏不定	患者是否出现精神状态的突然改变？ 过去24h是否有反常行为。如：时有时无或者时而加重时而减轻？ 过去24h镇静评分（SAS或MAAS）或昏迷评分（GCS）是否有波动？
2. 注意力散漫	患者是否有注意力集中困难？ 患者是否有保持或转移注意力的能力下降？ 患者注意力筛查（ASE）得分多少？（如：ASE的视觉测试是对10个画面的回忆准确度；ASE的听觉测试患者对一连串随机字母读音中出现"A"时点头或捏手示意）
3. 思维无序	若患者已经脱机拔管，需要判断其是否存在思维无序或不连贯。常表现为对话散漫离题、思维逻辑不清或主题变化无常。 若患者在带呼吸机状态下，检查其能否正确回答以下问题： （1）石头会浮在水面上吗？ （2）海里有鱼吗？ （3）一磅比两磅重吗？ （4）你能用锤子砸烂一颗钉子吗？ 在整个评估过程中，患者能否跟得上回答问题和执行指令？ （1）你是否有一些不太清楚的想法？ （2）举这几个手指头（检查者在患者面前举两个手指头） （3）现在换只手做同样的动作（检查者不用再重复动作）
4. 意识程度变化（指清醒以外的任何意识状态，如：警醒、嗜睡、木僵或昏迷）	清醒：正常、自主的感知周围环境，反应适度 警醒：过于兴奋 嗜睡：瞌睡但易于唤醒，对某些事物没有意识，不能自主、适当的交谈，给予轻微刺激就能完全觉醒并应答适当 昏睡：难以唤醒，对外界部分或完全无感知，对交谈无自主、适当的应答。当予强烈刺激时，有不完全清醒和不适当的应答，强刺激一旦停止，又重新进入无反应状态 昏迷：不可唤醒，对外界完全无意识，给予强烈刺激也无法进行交流

注：* 若患者有特征1和2，或者特征3，或者特征4，就可诊断为谵妄

（五）睡眠评估

患者自己的主诉是睡眠是否充分的最重要指标，应重视对患者睡眠状态的观察及患者的主诉（主动地询问与观察）。如果患者没有自诉能力，由护理人员观察患者睡眠时间不失为一种有效措施，也可采用图片示意等方式来评估睡眠质量。

（六）镇静的客观评估

过度镇静或当治疗性使用神经肌肉阻滞剂掩盖患者的动作行为时，客观测试患者的镇静

水平是有帮助的。客观镇静评估方法可使用心率变化和食管下段收缩性等指标,但是大部分是以脑电图(EEG)变化为基础。脑电图的原始信号通过一系列处理,从而简化床旁解读并提高可信度,例如:双谱指数(BIS)使用从100(完全苏醒)至0(等电位 EEG)的数字评分。

尽管 BIS 可能是一个客观评估镇静或催眠药物效果的有前途的方法,但它在 ICU 环境中却有局限性。在相同的主观镇静水平下,会得到不同的 BIS 评分,而在轻度镇静时主观评分可能有更好的可重复性。如果患者没有接受神经肌肉阻滞剂,肌肉的电活动可以干扰性地提高 BIS 评分。2013PAD 建议,对非昏迷、非肌松的重症患者不推荐客观脑功能检测方法,如脑电双频指数(BIS)等。在应用肌松药物的成年 ICU 患者推荐使用 BIS 作为补充,因为无法取得这些患者的主观镇静监测。

三、常用镇静药物和镇静治疗

ICU 理想的镇静药应具备下述特征:①对呼吸和循环功能抑制轻微;②不影响其他药物的生物降解;③消除方式不依赖于肝、肾和肺功能;④消除半衰期短,且代谢产物无生物活性;⑤无药物蓄积作用。事实上,目前尚无类似理想的药物。药物选择往往是复杂的。目前 ICU 常用的镇静药物为苯二氮䓬类、丙泊酚和右美托咪啶等,其药理学见表 18-6。

表 18-6　ICU 常用的镇静药物

药物	静脉使用后起效时间(min)	半衰期(h)	活性代谢产物	负荷剂量	维持剂量	副作用
咪达唑仑	2~5	3~11	有	0.01~0.05 mg/kg	0.02~0.1mg/(kg·h)	呼吸抑制,低血压
劳拉西泮	15~20	8~15	无	0.02~0.04 mg/kg(≤2 mg)	0.02~0.06mg/kg,q2~6h,prn 或 0.01~0.1mg/(kg·h)或≤10mg/h	呼吸抑制,低血压,酮症酸中毒,肾毒性
地西泮	2~5	20~120	有	5~10mg	0.03~0.1mg/kg,q 0.5~6h	呼吸抑制,低血压,静脉炎
丙泊酚	1~2	短期3~12 长期 50±18.6	无	5μg/(kg·min),大于5min	5~50μg/(kg·min)	注射部位疼痛,呼吸抑制,高甘油三酯血症,胰腺炎,过敏,丙泊酚输注综合征,长期使用并发症显著增多
右美托咪定	5~10	1.8~3.1	无	1μg/kg,大于10min	0.2~0.7μg/(kg·h)	心动过缓,负荷量低血压,气道反射消失

(一) 常用的镇静药物

1. 苯二氮䓬类药物　苯二氮䓬类药物是脑 GABAa 受体激动剂,具有抗焦虑,遗忘,镇静,催眠和抗惊厥作用。遗忘作用可在镇静作用消失后发生。苯二氮䓬类是较理想的镇静、催眠药物。它通过与中枢神经系统内 γ-氨基丁酸受体的相互作用,产生剂量相关的催眠、抗焦虑和顺行性遗忘作用;其本身无镇痛作用,但与阿片类镇痛药有协同作用,可减少阿片类药物的用量。老年患者、肝肾功能受损者药物清除减慢,肝药酶抑制剂亦影响药物的代谢。苯二氮䓬类药物负荷剂量可引起血压下降,尤其是血流动力学不稳定的患者;反复或长时间使用可导致药物蓄积或诱导耐药的产生。用药过程中应经常评估患者的镇静水平,以防镇静延长。ICU

常用的苯二氮䓬类药为咪达唑仑(midazolam)、劳拉西泮(lorazepam)及地西泮(diazepam)。劳拉西泮镇静作用强于咪达唑仑,两者又都强于地西泮。咪达唑仑和地西泮较劳拉西泮易溶于水,因此起效更快,分布更广。

咪达唑仑是苯二氮䓬类中相对水溶性最强的药物。其作用强度是地西泮的2~3倍,血浆清除率高于地西泮和劳拉西泮,故其起效快,持续时间短,清醒相对较快,适用于治疗急性躁动患者。但注射过快或剂量过大时可引起呼吸抑制、血压下降,低血容量患者尤为显著,持续缓慢静脉输注可有效减少其副作用。咪达唑仑长时间用药后会有蓄积和镇静效果的延长,在肾衰竭患者尤为明显;部分患者还可产生耐受现象。丙泊酚、西咪替丁、红霉素和其他细胞色素P450酶抑制剂可明显减慢咪达唑仑的代谢速率。

劳拉西泮是ICU患者长期镇静治疗的首选药物。由于其起效较慢,半衰期长,故不适于治疗急性躁动。劳拉西泮的优点是对血压、心率和外周阻力无明显影响,对呼吸无抑制作用。缺点是易于在体内蓄积,苏醒慢。

地西泮具有抗焦虑和抗惊厥作用,作用与剂量相关,依给药途径而异。大剂量可引起一定的呼吸抑制和血压下降。静脉注射可引起注射部位疼痛。地西泮单次给药有起效快,苏醒快的特点,可用于急性躁动患者的治疗。但其代谢产物去甲西泮和奥沙西泮均有类似地西泮的药理活性,且半衰期长。因此反复用药可致蓄积而使镇静作用延长。

2. 丙泊酚 丙泊酚与中枢神经系统内能干扰神经传导的多种受体有关,这些受体包括GABAa、甘氨酸、烟碱和M_1毒蕈样受体。丙泊酚有镇静、催眠、抗焦虑、止吐和抗惊厥的作用,一般认为无镇痛作用。丙泊酚具有较好的脂溶性,能快速透过血脑屏障,所以其镇静作用起效较快。由于其脂溶性较高,丙泊酚还能快速在外周重新分布。快速肝脏内外代谢双重作用导致丙泊酚能快速起效,效果也能迅速消失。由于其短时间的镇静效应,丙泊酚尤其适用于需要经常被唤醒作神经系统评估的患者。撤药后迅速清醒,且镇静深度呈剂量依赖性,镇静深度容易控制。也适用于日常需要打断的镇静治疗方案。然而,长期应用丙泊酚可导致周围组织的饱和,并延长作用时间。丙泊酚亦可产生遗忘和抗惊厥作用。

丙泊酚单次注射时可出现暂时性呼吸抑制和血压下降、心动过缓,对血压的影响与剂量相关,尤其在心脏储备功能差、低血容量的患者。丙泊酚使用时可出现外周静脉注射痛,因此临床多采用持续缓慢静脉输注的方式。另外,部分患者长期使用后可能出现诱导耐药。

丙泊酚具有减少脑血流、降低颅内压(ICP)以及降低脑氧代谢率($CMRO_2$)的作用。用于颅脑损伤患者的镇静可减轻ICP的升高。而且丙泊酚半衰期短,停药后清醒快,利于进行神经系统评估。此外,丙泊酚还有直接扩张支气管平滑肌的作用。

肝、肾功能障碍对丙泊酚的药动学参数影响不明显。丙泊酚的溶剂为乳化脂肪,提供热量1.1kcal/ml,长期或大量应用可能导致高甘油三酯血症;2%丙泊酚可降低高甘油三酯血症的发生率,可能更适宜于ICU患者镇静应用。

3. 中枢 α 受体激动剂——右美托咪定(dexmedetomidine) 右美托咪定是选择性α_2受体激动剂,具有镇静、镇痛、少量的阿片样作用和抗交感作用,没有抗惊厥作用。右美托咪定的镇静模式明显不同于其他镇静药,用右美托咪定镇静的患者更容易唤醒,呼吸抑制较少。应用时,首先给予右美托咪定静脉负荷剂量(0.25~1.0μg/kg,推注时间>10分钟),静脉给药15分钟内起效,1小时左右到达镇静高峰,对于重症患者可能引起血压下降和心率减慢。右美托咪定能快速分布于周围组织并被肝脏代谢。对于肝功能正常的患者来说,清醒半衰期约为3小时。重度肝功能障碍患者的右美托咪定清除延长,应给予低剂量。虽然右美托咪定在ICU患者中24小时内使用0.7~1.0μg/(kg·h)的方案只在美国得到批准,但是各种大型临床试验证明了该方案的安全性和真实性,甚至使用1.5μg/(kg·h),连续使用28天也是安全的。

右美托咪定最常见的副作用是低血压和心动过缓。右美托咪定在美国ICU中不插管的患者中用于镇静,证实对呼吸功能没有显著影响。右美托咪定也可用于拔管后的序贯镇静。然而,右美托咪定可导致口咽部的肌紧张缺失,这样可能使不插管患者发生气道梗阻,所以应监测这些患者的呼吸功能,以防止低氧血症或通气不足。右美托咪定的阿片样作用可使 ICU 患者对阿片药物的需求减少。右美托咪定的镇痛机制至今尚有争论。虽然脊髓背侧的神经部分存在 α_2 受体,但是一般认为右美托咪定具有非脊髓的镇痛作用。根据 2013PAD,在机械通气的成人 ICU 患者采用非苯二氮䓬类的镇静药物方案(丙泊酚或右美托咪定),可能优于苯二氮䓬类药物(咪达唑仑或劳拉西泮),并可改善临床结局(+2B);对于有发生谵妄风险的成人 ICU 机械通气治疗患者,应用右美托咪定的谵妄发生率可能低于苯二氮䓬类药物(B)。

4. 瑞芬太尼和基于镇痛的镇静　瑞芬太尼已作为单一药物,为患者提供基于镇痛基础上的镇静。它为纯 μ 受体激动剂,通过血液和组织中非特异性酯酶代谢。其半衰期为环境敏感性,为 3~10 分钟,与输注持续时间无关。一项大型随机双盲对照研究发现,大多数患者应用瑞芬太尼而不需丙泊酚即可提供有效和快速的镇静。与基于催眠的传统镇静相比,基于镇痛的镇静可缩短机械通气持续时间最多达 10 天。然而,应用瑞芬太尼伴有戒断症状、停药后镇痛不足等问题。在瑞芬太尼停止输注前应该开始给予长效阿片药,并且待其起效后停药。

(二) 镇静药物的给药方式

镇静药的给药方式应以持续静脉输注为主,首先应给予负荷剂量以尽快达到镇静目标。间断静脉注射一般用于给予负荷剂量,以及短时间镇静且无须频繁用药的患者。对急性躁动患者可以使用咪达唑仑或丙泊酚,以达到快速的镇静;需要快速苏醒的镇静,可选择丙泊酚;短期的镇静可选用咪达唑仑或丙泊酚。

丙泊酚与咪达唑仑产生短期镇静(≤3 天)的临床效果相似,但是丙泊酚停药后清醒较快,拔管时间明显短于咪达唑仑,然而并不能缩短患者的 ICU 滞留时间。劳拉西泮起效慢,清除时间长,易发生过度镇静。因此,ICU 患者短期镇静宜主要选用丙泊酚与咪达唑仑。

长期(>3 天)镇静,丙泊酚与咪达唑仑相比,丙泊酚苏醒更快、拔管更早。在诱导期,丙泊酚较易出现低血压,而咪达唑仑易发生呼吸抑制;用药期间,咪达唑仑可产生更多的遗忘。长期应用劳拉西泮的苏醒时间更有可预测性,且镇静满意率较高,因此劳拉西泮更适用于需要长期镇静的患者。

为避免药物蓄积和药效延长,可在镇静过程中实施每日唤醒计划,即每日定时中断镇静药物输注(宜在白天进行),以评估患者的精神与神经功能状态,该方案可能减少用药量、缩短机械通气时间和 ICU 滞留时间。但患者清醒期须严密监测和护理,以防止患者自行拔除气管插管或其他装置。

大剂量使用镇静药治疗超过一周,可产生药物依赖性和戒断症状。苯二氮䓬类药物的戒断症状表现为:躁动、睡眠障碍、肌肉痉挛、肌阵挛、注意力不集中、经常打哈欠、焦虑、躁动、震颤、恶心、呕吐、出汗、流涕、声光敏感性增加、感觉异常、谵妄和癫痫发作等。因此,为防止戒断症状,停药不应快速中断,而是应有计划地逐渐减量。

(三) 谵妄治疗

对谵妄状态必须及时治疗。一般不宜用苯二氮䓬类镇静药物,以免加重意识障碍。但对于躁动或有其他精神症状的患者则必须给药予以控制,防止意外发生。镇静镇痛药使用不当可能会加重谵妄症状。一般认为氟哌啶醇(haloperidol)是治疗谵妄的常用药物,其副作用为锥体外系症状(EPS),还可引起剂量相关的 Q-T 间期延长,增加室性心律失常的危险。既往有心脏病病史的患者更易出现此类不良反应。临床使用氟哌啶醇的方式通常是间断静脉注射。氟哌啶醇半衰期长,对急性发作谵妄的患者需给予负荷剂量,以快速起效。使用氟哌啶醇过程中须严密监测心电图变化。目前根据2013PAD,推荐成人ICU患者早期活动并尽早恢复日常生活规律,以减少谵妄的发生率与持续时间(+1B);不推荐在成人ICU患者使用预防谵妄的药物治疗方案,因为在此类患者没有明确的依据显示其能减少谵妄的发生率与持续时间(0,C);不建议在成人ICU患者使用氟哌啶醇或非典型抗精神病药物来预防谵妄(-2C);在成人ICU中与酒精或苯二氮䓬类药物戒断无关的谵妄患者可持续输注右美托咪定镇静,而不是苯二氮䓬类药物进行镇静,以在此类患者缩短谵妄的持续时间(+2B)。

四、镇静的管理和注意事项

根据2013PAD,ICU患者维持轻度镇痛的受益大于风险,对于机械通气的成人ICU患者,推荐常规实行每日唤醒和较浅目标镇静水平(+1B)。每日镇静唤醒对ICU患者具有临床价值,但对酒精依赖或非ICU患者的影响还不确定。这项规范对手术、创伤、神经内科和神经外科患者的真实性与安全性还需要更多的研究。避免过度镇静的规范化管理具有临床价值,但是还不确定镇静规范化与每日镇静唤醒相结合是否能产生更多的临床价值。

注意事项:①对ICU患者的镇静镇痛治疗更加强调"适度"的概念,"过度"与"不足"都可能给患者带来损害。为此,需要对重症患者疼痛与意识状态及镇痛镇静疗效进行准确的评价。过度镇静能导致机械通气时间和ICU留滞时间延长,并增加医院内感染的风险。②应对每个患者定期评估所需要的镇静程度,并运用评分系统监测患者镇静水平。③目前尚无理想的镇静药,每种药物均有潜在的副作用,因此都应谨慎使用。

(朱科明)

感染是 ICU 患者死亡的常见原因,死于感染及继发的器官功能衰竭比原发病更加常见。危重患者感染的临床表现悬殊,有些患者即使存在严重的感染也可能缺乏典型的发热反应,如老年、尿毒症、晚期肝病、免疫力低下及接受皮质类固醇治疗的患者。另外,某些感染如感染性心内膜炎、自发性细菌性腹膜炎、腹腔脓肿、脑膜炎等,虽然仅有轻微症状,但实际病情极其严重。免疫抑制、中性粒细胞减少、长期应用静脉药物或酒精滥用以及高龄患者在 ICU 较为常见,此类患者出现发热但无其他症状和体征时,要求 ICU 医师能尽早尽快评估并作出诊断。因此,感染患者的预防、诊断和治疗对 ICU 医师极具挑战。

第一节 危重患者感染的流行病学

国外流行病学调查显示,ICU 内 50% 以上的患者发生感染,而 ICU 留滞时间超过 7 天的患者中有 70% 以上发生感染。ICU 感染患者与非感染患者相比,病死率明显增加。危重患者感染的发生率与 ICU 的设置、收治对象、侵入性治疗及 ICU 管理水平等许多因素有关。一般认为,高龄(>70 岁)、长期卧床、休克、化疗、烧伤、颅脑外伤、昏迷、既往长期使用抗生素、机械通气、使用免疫抑制药、留置导管、ICU 留滞时间延长(>3 天)和急性肾损伤是 ICU 患者感染的易感因素。

一、宿 主 因 素

危重患者基础疾病多且重,病情复杂多变,各器官功能及营养状况差,免疫功能低下,机体的解剖屏障和生理屏障破坏后,在机体内定植的正常菌群即可成为条件致病菌造成局部感染或全身性感染,甚至危及生命。高龄患者脏器功能减退、免疫功能降低,对感染的易感性增加。糖尿病患者对尿路感染具有特有的易感性,且容易并发尿路感染的严重并发症,甚至需要外科手术进行治疗。长期接受皮质类固醇治疗的患者,除了对社区获得性感染的易感性增加外,对细胞内病原体的易感性也显著增加,如军团菌属、沙门菌属及结核分枝杆菌等。

多发伤、多处伤和复合伤,如空腔脏器穿孔、破裂、表皮撕脱和开放性骨折等,伤口的直接污染是感染的重要因素。同时这些患者常伴发休克,导致组织和器官低灌注,脏器功能障碍。例如失血性休克导致消化道缺血,肠道黏膜屏障破坏,出现菌群易位,是内源性感染的重要原因。烧伤面积>40% 时,感染的死亡率会大大增加。

二、病原微生物学因素

危重患者的感染多属于医院内感染,即入院 48 小时后发生的感染。多由致病力强、对抗生素耐药的内源性菌群引起,包括革兰阴性、革兰阳性需氧菌和厌氧菌、真菌、病毒和寄生虫等。

致病微生物中 90% 以上为细菌,其中以革兰阴性细菌最为多见,约占 2/3,包括大肠埃希菌、肺炎克雷伯菌、铜绿假单胞菌和不动杆菌属等。而革兰阳性菌在 ICU 医院获得性感染的比例也逐渐增加,包括金黄色葡萄球菌、表皮葡萄球菌和肠球菌。随着广谱抗生素的大量应用和长期胃肠外营养支持,危重患者的真菌感染率有上升的趋势,主要是白念珠菌感染,非白念珠菌感染的比例也渐有抬头趋势。

不同部位的感染,其致病微生物有所不同。多数尿路感染由大肠埃希菌和肠球菌引起,伤口感染以葡萄球菌和大肠埃希菌最多见,呼吸系统感染多由革兰阴性细菌引起,烧伤创面则以铜绿假单胞菌为主,腹腔感染如阑尾炎、胆囊炎、胰腺炎或腹腔脓肿多混有厌氧菌感染。

近年来由于抗生素的不合理使用,包括无适应证的预防用药、术前用药时间过早、术后停药过晚或大剂量联合用药过多,引起菌群失调和二重感染。而广谱抗生素的大量应用,增加了耐药菌株的产生,如耐万古霉素的肠球菌(VRE)、耐甲氧西林的金黄色葡萄球菌(MRSA)、耐糖肽类的金黄色葡萄球菌(GISA)、产超广谱 β-内酰胺酶的革兰阴性杆菌(ESBLs)、多重耐药的铜绿假单胞菌(MDR-Pa)及对多种抗菌药物天然耐药的鲍曼不动杆菌属。细菌耐药现象日益普遍,耐药菌株的大量繁殖,常可导致严重的医院内感染,增加 ICU 危重患者的死亡率。

三、医源性因素

危重病患者接受越来越多的支持治疗,尤其是侵入性检查治疗的增加,如留置各种导管、机械通气、血液净化、器官移植等,破坏了机体的天然屏障,损伤了机体的免疫功能,为病原微生物的入侵创造了条件。

导尿管、鼻胃管、深静脉导管、伤口引流管及气管内导管等外置管道很有可能成为外源性感染的通道,也可导致机体正常定植菌群易位至其他部位,引起内源性感染。由于无菌技术的进步和监测治疗方法的改进,外源性感染的发生率逐渐下降,内源性感染成为危重患者主要的感染来源。未严格掌握各种侵入性操作适应证、无菌观念淡漠、技术操作不规范或留置管道时间过长等,都可能增加患者的感染风险。

危重病患者经常需要使用镇静、镇痛药物,这些药物均可抑制患者的咳嗽反射和呼吸道黏膜的纤毛运动,使呼吸道分泌物在肺内聚集、不能及时排出。而吞咽反射的抑制导致口咽分泌物不能正常下咽,即使气管导管有密封作用的套囊,也不能有效防止误吸的发生。酸性胃液的保护作用抑制了革兰阴性菌在胃部的过度繁殖及向口咽部的移位,而 H_2 受体阻断药及制酸药的使用使胃液 pH 升高,导致胃内细菌异常增殖,随胃液或胃食管壁反流至口咽部及气道,成为口咽部和气道内致病菌的重要来源。

ICU 危重患者的感染率与 ICU 规模、科室设置、收治对象、管理水平和感染监测方法等因素也有关。ICU 内仪器设备密集,医疗操作频繁,人员流动多杂,极易造成环境污染,引起细菌播散。ICU 建筑设计与布局不当,清洁区、半清洁区、污染区划分不清;病床间距过小,物品放置过多;缺乏消毒、灭菌和隔离设施及制度;未定期进行 ICU 内细菌培养监测;入住 ICU 前可能已经携带了不同病种病原微生物的患者集中在 ICU 诊治;这些均易引起条件致病菌在 ICU 内播散并致交叉感染。

第二节 危重患者感染的临床表现与诊断

感染引起的全身反应包括体温、心率、呼吸和白细胞计数的改变,但上述反应并非感染所特有,也可见于烧伤、创伤、胰腺炎等,实质上是各种严重打击造成机体大量炎症介质释放而引起的全身效应。

最新的脓毒症(sepsis)定义为,机体对感染的反应失调而导致危及生命的器官功能障碍。该定义强调机体对感染的反应失调为核心,即机体反应失调本身就能引起器官功能障碍,体现为细胞层面的生理及生化异常。脓毒性休克(septic shock)是指脓毒症合并出现严重的循环障碍和细胞、代谢紊乱,其死亡风险显著高于脓毒症。因此,脓毒性休克患者的病情更重,死亡风险更高。脓毒性休克的临床表现为持续性低血压,在充分容量复苏后仍需血管收缩药以维持平均动脉压≥65mmHg,血清乳酸>2mmol/L(18mg/dL)。若照此诊断标准,脓毒性休克患者的病死率>40%。

危重患者往往由于严重原发病而发生感染,本身病情复杂多变,加之病原微生物呈多样性和多源性,甚至出现少见致病菌感染,因此临床表现不尽相同。体温升高和白细胞计数增多是最常见的改变,但均缺乏特异性。在外科应激情况下,有时很难区分是感染抑或非感染性全身炎症反应综合征。高龄、小儿和虚弱患者,感染可不伴发热或白细胞计数升高,甚至可能出现体温不升、白细胞减少;免疫功能低下患者,感染的局部体征有时相当隐蔽,寻找感染灶或许更为困难;而肠道菌群易位根本就不存在局部病灶,只表现为全身感染。因而明确的感染定位诊断对临床治疗具有非常重要的意义。

危重患者感染的诊断可从以下几点着手:①仔细复习病史,详细了解原发病;②分析感染的易发因素;③根据感染的全身表现,如发热和白细胞计数的变化等;④根据感染的局部表现:红、肿、热、痛;⑤通过视、触、叩、听仔细查体,利用影像学检查如X线、CT、MRI及穿刺等手段,明确感染部位,尽可能不遗漏潜在的多发性感染灶;⑥实验室检查:血电解质、肾功能、肝功能检查等可帮助感染灶的定位,同时有助于发现感染的并发症,如急性肾损伤、肝功能障碍;动脉血气分析、血浆乳酸及凝血功能检查分别可以发现呼吸功能不全、乳酸性酸中毒和DIC;⑦获取培养标本:留取伤口引流液、痰、中段尿、深静脉导管、气管导管,穿刺腹腔、胸腔、蛛网膜下腔和关节腔收集标本,以及抽取血液样本等进行革兰染色、微生物培养和药敏试验,以明确微生物种类;⑧鉴别排除临床情况:类似的非感染性全身炎症反应,如肿瘤、药物热、过敏反应、下丘脑功能不全、肺栓塞、多发创伤、急性心肌梗死、严重烧伤、代谢异常等。

对ICU内危重病患者而言,延误诊断及治疗可导致脓毒症病理生理进展迅速,使发病率和病死率升高。很多学者都致力于寻找更容易测量的生物学指标作为脓毒症患者早期诊断、及时评估和预测死亡的手段。近年来已取得一些突破,如C反应蛋白(CRP)、降钙素原(procalcitonin,PCT)、B型钠尿肽(BNP)等,均对脓毒症的早期诊断、评价严重程度和治疗效果方面有指导意义。而血清内毒素测定和血清半乳甘露聚糖试验(GM试验)分别对早期诊断革兰阴性杆菌和曲霉菌感染有参考意义。

最新研究认为,下述三项临床变量对脓毒症诊断的预测价值较高,分别是呼吸频率≥22次/分、Glasgow昏迷评分≤13及收缩压≤100mmHg。因此提出了床旁快速脓毒症相关器官衰竭评价(quick sepsis-related organ failure assessment,qSOFA)的概念,结果表明qSOFA对非ICU疑似感染患者住院死亡率的预测效能显著高于SOFA和SIRS。

脓毒症和脓毒性休克的临床识别和诊断参见图19-1。对于疑似感染患者,当qSOFA(呼吸频率≥22次/分、意识状态改变及收缩压≤100mmHg,每项各计1分)≥2时,应进一步评估患者是否有器官功能障碍的证据。此时,若患者SOFA评分变化≥2,表示存在器官功能障碍。例如,若患者在感染前无急慢性器官功能障碍病史,可假定其SOFA基础值为0;当患者此时SOFA≥2时,可诊断为脓毒症,其院内整体死亡风险为10%。值得注意的是,SOFA并非患者临床救治和管理水平的工具,而是医师及早判断患者是否发生脓毒症的工具。

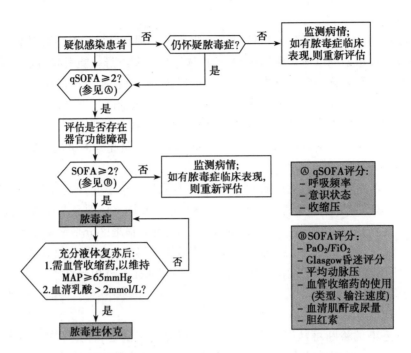

图 19-1　脓毒症和脓毒性休克的临床识别和诊断流程图

第三节　危重患者感染的预防

ICU 是院内感染发生和散播的重要区域,危重患者病情复杂多变,一旦存在感染源极易发生感染,因此必须采取预防措施,降低感染的发生率。关键在于尽量减少耐药病原微生物的产生及有效地实施干预传播的具体措施。30% ~ 50% 的院内感染是可以预防的,部分院内感染是因医护人员的无菌观念不强,缺乏感染控制措施,应用侵入性诊疗方法不当,滥用抗生素、激素、免疫抑制剂,环境卫生、膳食管理不当等所致。

一、制订制度、严格管理

建立健全完善的感染控制组织,定期对 ICU 的院内感染情况和设备、环境进行抽查;对全院各类工作人员进行感染控制知识的宣传教育,自检并改进工作中不合要求的部分;制定危重患者特定的消毒隔离制度,对免疫力极度低下、严重感染、多重耐药患者,实施床旁隔离;严格遵守无菌原则,各种体内置入导管不宜放置过久,严密观察、发现异常及时处理;室内禁止摆放或养植花卉,以免污染或造成花粉过敏;ICU 内的一切物品,包括仪器和清洁工具等,禁止同其他病房混用,从外面带入的物品应进行适当的清洁和消毒处理;严格参观探视制度,减少病室空气污染和病原菌带入。

二、加强 ICU 环境及建筑设施的清洁与消毒

设立 ICU 于最清洁的区域内,远离人流量大的交通要道;进入 ICU 前的缓冲间备有更衣更鞋柜,洗手消毒池最好采用非手接触式开关(如脚踩式或红外开关),减少致病菌通过手传播;最理想的 ICU 病床设置是单人间,如无条件,单个房间内患者人数控制在 3 位以内,床间距 >1m,减少尘埃粒子和飞沫感染的机会。

机械通风,层流过滤除菌,净化空气;定期开窗换气,电子杀菌机消毒,有条件者可使用空气净化装置,降低肺部感染的发生率。定期封闭 ICU 病房,采用紫外线照射、药物熏蒸及喷雾,有效地控制由于空气污染而造成的交叉感染。

保持墙壁、天花板的无尘和清洁,每天用含氯消毒液擦拭室内床头柜、床栏、治疗车、监护仪和呼吸机等设备设施。地面必须用 0.2% 过氧乙酸消毒剂湿拖后清扫,减少细菌数;如被血液、呕吐物、分泌物或粪便污染,可使用次氯酸盐水溶液擦拭。各监护间各类抹布必须分开使用、分类放置,并定期消毒;各类清洁工具必须每天用热水巴氏消毒。

三、ICU 内器械与设备的消毒

对室内的各种装备、器械和物品严格按照要求进行消毒,消毒后保持干燥、避免污染。氧气湿化瓶要一人一换,每 24 小时换一次,并用含氯消毒液浸泡消毒,避免在患者中循环使用而造成感染流行;雾化吸入器接触患者的喷头、管道和盛装药液的容器在使用前后都应采用 0.2% 过氧乙酸浸泡 20 ~ 30 分钟。对 ICU 内使用的一切外科器械、敷料和换药碗等必须严格消毒灭菌达到灭菌要求。定期进行空气、敷料、呼吸机管道等的生物学培养。

四、一次性医疗用品的使用

一次性使用的医疗器械在生产过程中灭菌较彻底,能够有效地预防交叉感染。

五、合理使用抗生素

长期大量使用抗生素,不仅增加患者的住院费用,也增加了耐药菌株的产生,更增加了真菌感染的机会。不适当的抗生素治疗可导致院内感染的死亡率上升,而合理使用抗生素对危重病患者感染的控制和治疗意义非凡。因此,对于严重感染的危重病患者,抗生素的使用宜早期足量足程使用,并在治疗过程中严密监测细菌耐药情况及菌群失调现象;如果是经验性治疗,则应及时根据生物学培养与药敏试验结果选用敏感的抗生素。导尿、深静脉置管和气管切开者应定期进行尿、痰和血培养;观察患者引流物、排泄物的量、色和性质气味,及时留取标本送生物学涂片、培养和药敏,了解细菌繁殖和清除状况。

六、加强危重患者的基础护理

加强对危重患者的护理,特别是长期卧床、高位截瘫和昏迷患者的皮肤、口腔护理,及时发现隐蔽病灶、预防新的感染灶的形成,以及气管插管行机械通气、气管切开患者的气道护理,常规给予床头抬高 15° ~ 30° 的平卧位及侧卧位,注意湿化加温、无菌吸痰及"黏液湖"的处理,减少反流误吸、降低肺部感染的发生;深静脉置管尽量不选股静脉,并每天对置管部位进行检查和消毒。

七、对 ICU 工作人员的要求

对 ICU 内工作人员,包括医护人员及护工等,必须牢固树立 ICU 与院内感染预防和消毒管理的工作观。必须更换干净的衣鞋、戴帽子和口罩后方可进入 ICU;外出时必须外加隔离衣并更换外出鞋;上班期间不得佩戴戒指、手镯等首饰,不能留长指甲;工作人员不得在监护病房内进食;所用衣帽、口罩应每天更换,保持清洁。严格洗手制度和无菌操作,减少与防止操作感染的发生;在接触一位患者后必须对手及听诊器、纤维支气管镜等检查工具进行消毒,减少病原微生物通过工作人员在危重患者之间造成交叉感染的可能性。ICU 工作人员应定期进行手、鼻、口咽部生物学培养,凡带有致病菌株者,应立即开始除菌治疗或更换工作岗位。

第四节　危重患者感染的治疗

不同于一般患者的感染,危重患者的感染随时可能向脓毒症和脓毒性休克进展,因此需要立即给予积极有力的医疗干预。应同等重要地考虑以下三个原则:①病原学治疗——消除致病菌;②病理生理学治疗——阻断疾病进展的恶性循环;③对症治疗——争取足够的时间以利痊愈。

一、感染灶的处理

及早发现并处理原发感染灶及迁徙病灶是治疗感染最重要的手段之一。脓肿应及时穿刺或切开引流;化脓性胆管炎、坏死性胰腺炎、绞窄性肠梗阻应及时手术祛除病因;创面的坏死组织和异物应及时去除,并敞开无效腔、充分引流;怀疑中心静脉导管相关性血流感染时,应首先拔除留置导管并剪下导管尖端进行微生物培养。

二、支持治疗

危重患者感染可引起或加剧全身生理功能紊乱,必须进行生命支持来争取治疗时间。首先要保证机体的氧供,通过鼻导管或面罩给氧,必要时使用呼吸机供氧。通过静脉补液、应用血管活性药物及输注红细胞以维持血红蛋白>80g/L,从而保证机体组织和器官的灌注。目前认为脓毒症或脓毒性休克患者在复苏的前 6 小时积极进行早期目标导向疗法(EGDT)并不能降低患者的死亡率,并认为复苏关键在于早期常规复苏,复苏的精准导向目标尚有待探讨。当静脉充分补液后血压仍然持续偏低,可能是因为全身血管阻力异常低下或心肌收缩力下降。可适当使用血管活性药物及增强心肌收缩力的药物,维持患者收缩压≥90mmHg,保证机体的灌注。在循环容量充足的情况下,首选去甲肾上腺素来纠正低血压,多巴胺已不再推荐作为一线血管活性药物使用。

另外,积极纠正低蛋白血症、水电解质紊乱和酸碱平衡失调,改善机体内环境。对原有基础疾病,如糖尿病、肝硬化和肾功能不全等给予对应处理。随着现代治疗技术的进步,还可采用血液滤过治疗来过滤血浆中的炎症反应因子,减轻全身炎症反应。

三、抗生素治疗

危重患者感染来势凶猛,发展迅速,不能按常规采取逐步升级的用药策略,而应根据感染的部位、可能的致病菌缩窄考虑范围,在留取培养标本后,经验性给予强效、广谱和足量的抗生素治疗,随后根据治疗效果、病情进展、细菌培养及药敏测定来调整用药,针对性选用抗感染药物。否则盲目等待不但延误治疗时机造成全身损害,而且用更强的抗生素疗效也不理想。如果患者现有的临床表现被确认为非感染因素引起,应迅速停止抗生素治疗,以减少患者可能被耐药菌引起的感染及与药物相关的副作用。由于危重患者对抗菌治疗的反应迟钝,故常联合两种或两种以上的抗生素;对治疗指数较低的药物(即易引起器官功能损害的药物)应限制使用,以免加重器官功能障碍,增加患者死亡率。

近年来,随着抗生素的滥用造成大量耐药菌株的出现,增加了临床治疗的难度。抗生素使用不当可引起病情早期迅速进展,感染持续存在,或病情好转后再度恶化,使病情延缓、入住ICU时间延长。病情迅速进展往往是错过了早期、有效的抗生素治疗;感染持续存在说明抗生素选择不当;病情好转后又恶化,可能是诱导产生了β-内酰胺酶,也可能存在耐药菌的双重感染或出现了局部并发症。因此,必须强调合理使用抗生素。合理使用抗生素是指在明确适应证下选用合适的抗生素种类,并遵循科学的量效关系用药。按照抗生素的药动学和药效学特点给药,并根据患者的肝功能和肾脏清除率,给予合适的剂量、合理的给药间隔时间和疗程,以达到清除细菌、控制感染且尽量减少不良反应的目的。通常在体温正常、白细胞计数及中性粒细胞比例恢复、局部病灶控制及全身情况好转后停止用药。

四、辅 助 治 疗

除非合并肾上腺皮质功能不全,否则不建议给予皮质类固醇类药物;或仅在血压对液体复苏和血管加压药治疗不敏感时小剂量使用。曾有研究表明重组人活化蛋白C(rhAPC)对脓毒症具有一定治疗价值,但是最新临床试验证实其可能增加脓毒症死亡率,在美国已被撤出临床市场。而内毒素抗体、粒细胞集落刺激因子和非皮质类固醇类抗炎因子的应用尚在实验阶段。

第五节 常见危重患者的几种感染

一、脓 毒 症

脓毒症(sepsis)属全身性严重感染,起病急、病情危重,尤其是医院获得性感染脓毒症病原菌耐药程度高,病死率可高达20%~50%。

血液感染的主要病原以革兰阳性细菌为主,革兰阴性菌较少见,另有少数为真菌(白念珠菌)所致。病原菌种类与原发病灶和入侵途径密切相关。真菌脓毒症的原发病灶以肺部感染为多见。院内感染的病原菌对常用抗菌药的耐药程度明显高于院外感染者,并常呈多重耐药,如耐甲氧西林的金黄色葡萄球菌(MRSA)、耐甲氧西林的表皮葡萄球菌(MRSE)。

脓毒症临床表现轻重程度不一,表现为发热、白细胞增多、高代谢和组织灌注不足。危重伴衰竭患者有时并无发热和白细胞增多的表现,尤其是老年人,常表现为体温不升及白细胞减少。尿中尿素氮排出过多是严重蛋白质破坏的高代谢状态,除与肿瘤、创伤及坏死组织存在有关外,也可能是持续性脓毒症的表现。血小板计数迅速下降而没有其他DIC征象,也常是脓毒症的伴随表现。低血压,尤其是动脉舒张压低伴心前区压迫感,应怀疑脓毒症。肺内感染所致脓毒症或脓毒性休克常常伴有急性呼吸窘迫综合征(ARDS)。

根据病史、发热、畏寒和低血压等临床表现,生物学培养阳性即可诊断脓毒症。正确的病原学诊断有赖于尽早行血培养及其他体液生物学培养,在应用抗生素前即应送血培养3~4次,每次间隔1小时左右,取血量10~30ml。如应用抗生素后仍有发热,仍可继续送血培养,疑有厌氧菌或真菌所致脓毒症时,需加送血厌氧菌及真菌培养。对条件致病菌所致脓毒症,如两次血培养获同一细菌,或血培养与脓液、胸腹水等其他标本结果相同时,可确诊为该菌所致脓毒症。对病原菌的估计首先应区别属革兰阳性和革兰阴性菌,此外尚需估计有无厌氧菌或真菌感染的可能。

脓毒症治疗至少包括抗生素治疗和生命功能支持,而找到感染源并立即去除感染灶是治疗成功的关键。由于脓毒症病情危急,而病原菌常无法在短期内检出,故在脓毒症临床诊断初步确立并留取血和其他体液标本送培养后,1 小时内即应开始经验药物治疗。根据患者原发病种类、免疫缺陷情况、流行病学资料、可能的入侵途径等,对病原菌种类作初步估计,选用合适的抗生素,随后可根据药敏结果调整用药。脓毒症的抗菌治疗一般可采用两种有效抗生素的联合,疗程一般为 7 ~ 10 天,如临床治疗反应慢、有迁徙病灶或白细胞减少症者则需更长。局部病灶需配合外科引流等措施。

生命支持治疗包括:①维持灌注压和血流动力学平稳,通常需同时静脉补液和应用血管收缩药物,一方面保证有效循环容量,另一方面运用升压药物维持足够的灌注压,保证重要生命脏器的灌注;②如患者发生呼吸功能的变化,常有必要进行机械通气,以减少患者的无效通气,保证机体的氧供需平衡,进行机械通气时,应将镇静程度降至最低;③如果急性肾衰竭并发严重的酸中毒、高钾血症、尿毒症等则需要进行间断或持续肾脏替代治疗(CRRT);④若凝血功能检查和血小板计数提示发生严重的弥散性血管内凝血(DIC),则可输入血小板或新鲜冷冻血浆予以纠正;⑤仅在血压对于液体复苏和血管加压药物治疗不敏感时使用肾上腺皮质激素;⑥对于灌注不足导致乳酸性酸中毒 pH<7.15 的患者,可应用碳酸氢钠来改善血流动力学或减少血管活性药物的应用;⑦控制血糖在 10.0mmol/L 以下,监测血糖至少每 4 小时 1 次;⑧在患者无血小板减少、严重凝血功能障碍、活动性出血及近期脑出血等禁忌证时,可使用低分子量肝素或普通肝素预防深静脉血栓,或联合使用加压袜、间歇压迫器等机械方法;⑨可使用 H_2 受体阻断药或质子泵抑制剂预防应激性溃疡导致的上消化道出血,同时要考虑胃内 pH 升高可能增加呼吸机相关性肺炎的风险;⑩在可耐受的情况下,应尽早启用肠内营养或肠内营养合并静脉输注葡萄糖,避免全胃肠外营养或胃肠外营养联合肠内营养。

二、肺　部　感　染

肺部感染是院内感染患者死亡的最常见原因。与社区获得性肺炎不同,院内肺部感染多为多种细菌混合性感染,最常见的致病菌为铜绿假单胞菌,其次为金黄色葡萄球菌、肺炎克雷伯菌、大肠埃希菌。近几年,不动杆菌属和真菌感染的比例日渐升高。气管内插管或气管切开、机械通气>72 小时,昏迷、胸腹部联合手术后、既往肺部慢性疾患、经鼻胃插管、经鼻胃空肠营养以及吸烟史等,均为术后肺部感染发生的危险因素。

肺部感染包括 3 种发病机制:吸入性肺炎、血行播散型肺炎和误吸性肺炎。误吸口咽部定植菌是引起医院内肺部感染最常见的发病机制。通常情况下,健康人群的口咽部定植菌不包括需氧革兰杆菌,但是由于危重患者为预防应激性溃疡而应用的 H_2 受体拮抗剂和制酸剂引起肠源性革兰杆菌的过度繁殖,而且口咽部革兰杆菌的定植率随住院时间延长而增加。

肺部感染的诊断依据有脓痰,肺功能变化,胸部听诊有啰音或呼吸音的变化,X 线发现肺部浸润或实变,及呼吸道分泌物染色涂片或培养出致病菌,也有些病例可能培养阴性。定量气管内吸痰、保护性标本毛刷或支气管肺泡灌洗可增加微生物培养阳性率。由于多数危重患者几乎都存在多种潜在致病性的定植细菌,因此,必须对所获得的呼吸道分泌物培养结果进行仔细分析。如患者出现胸腔积液,也应进行胸腔穿刺抽取积液并进行革兰染色和细菌学培养。危重患者的肺部感染需与 ARDS、肺梗死、心源性肺水肿、肺癌或肺部转移瘤等相鉴别。

怀疑肺部感染的危重病患者,应在留取微生物标本后,根据患者的临床表现、流行病学特点及患者因素尽快开始经验性治疗,包括抗菌治疗和支持治疗。应了解本院 ICU 内肺部感染的菌群及细菌耐药特点,并根据患者的革兰染色、细菌培养和药敏结果合理调整抗生素。另外对不能有效咳嗽的危重患者,需加强翻身、叩背,适当给予吸引呼吸道分泌物、体位引流等措施有效地引流呼吸道分泌物,必要时可使用纤维支气管镜检查。

预防医源性肺部感染是降低危重患者并发症和死亡率最重要的措施,其关键是发现潜在误吸可能的患者。在可能的情况下,保证所有的患者时常变换体位;进行机械通气的患者,应处于半卧位,床头抬高 15°~30°;避免长时间经鼻插管,经鼻胃管或鼻空肠管行胃肠内营养的患者,应将床头抬高 30°~45°;行气管切开的清醒患者,进食时应避免呛咳的发生;对呼吸机、湿化罐等设备进行消毒灭菌;使用无菌吸痰技术并定期清理痰液,检查患者后严格洗手。

三、腹　部　感　染

腹部感染包括腹腔内脏器的炎症性疾病或空腔脏器穿孔后所致的腹膜炎和腹腔脓肿,亦可是继发于腹部手术或外伤术后的感染。在胃肠手术中最常见者为吻合口漏。腹部感染多由来自胃肠道的内源性细菌所致,如为腹部贯通性损伤所造成的腹部感染,则外源性细菌也参与致病作用。腹部感染多为需氧菌和厌氧菌的混合感染。因此治疗腹部感染时,选用抗生素应主要针对大肠埃希菌和脆弱类杆菌。

胃肠道穿孔或手术后感染在早期可通过积极应用抗生素而可能获痊愈,而在形成腹腔或盆腔脓肿后,应立即给予彻底引流,方能使抗生素的治疗奏效。抗生素可选用对口腔厌氧菌有效的青霉素及对肠道需氧菌有抗菌活性的氨基糖苷类或氨苄西林,亦可用哌拉西林或头孢唑林联合甲硝唑,或按药敏结果调整用药。

急性化脓性腹膜炎是一种严重的腹部感染,必须尽早进行手术治疗,尽早去除原发病灶,并根据需要作引流、扩创,而抗生素的应用是一种重要的辅助治疗。抗生素必须全身用药,才能在组织内达到相当浓度而发挥抗菌作用。急性腹腔感染应在诊断已明确或决定进行手术后开始采用抗生素治疗,选用药物有氨基糖苷类、广谱半合成青霉素、头孢菌素类、氟喹诺酮类等;并加用甲硝唑、克林霉素或氯霉素等对厌氧菌有效的药物。常用的治疗方案为克林霉素联合氨基糖苷类,哌拉西林、氟喹诺酮类或第二、三代头孢菌素联合氨基糖苷类及甲硝唑等;严重感染可选用亚胺培南等。

急性胆囊炎及胆管感染多伴有胆囊结石或胆管结石,一旦结石引起胆囊或胆管梗阻,影响胆汁排出时即导致感染。常见致病菌为大肠埃希菌、肠球菌属、肺炎杆菌、甚或伤寒杆菌,尚有其他革兰阴性杆菌和厌氧菌。抗生素治疗并不能代替手术治疗,而仅是手术前的准备措施之一。各种抗生素在胆汁中的浓度不一,如胆管通畅,则氨苄西林、哌拉西林、头孢哌酮、头孢曲松、多西环素、四环素等在胆汁中的浓度远较血药浓度为高,其中尤以哌拉西林、头孢哌酮和头孢曲松等可为血药浓度的 10 倍以上。但当胆囊管及胆管有梗阻时,则胆囊和胆管中的药物浓度可显著下降。以上各类药物应根据病情及患者具体情况结合细菌药敏结果选用。急性梗阻性化脓性胆管炎,病情凶险,有造成脓毒症的可能,其治疗关键在于及早手术以解除胆管梗阻,同时应用足量、有效的抗生素,在解除梗阻的前提下才能有助于控制脓毒症,故手术治疗和抗生素的应用在处理胆系感染中有相辅相成的作用。

急性胰腺炎的病死率高达 10%~15%,其中 80% 死于感染,因而控制感染极为重要。胰腺感染的常见病原菌与其他腹腔感染相似。易透过血胰屏障、在胰腺中能达到相当高的药物浓度而又对感染菌有效的抗生素有氧氟沙星、环丙沙星、头孢他啶、亚胺培南及甲硝唑等,其胰腺药物浓度均高于细菌 MIC 至少 10 倍以上,其他如头孢噻肟、奈替米星、克林霉素及氯霉素等也有相当量的胰腺药物浓度,可根据感染病原菌的药敏而选用。治疗急性胰腺炎除应用抗生素控制肠道易位的细菌外,还应重视和加强保护肠黏膜屏障的措施,包括强有力的抗休克措施、胃肠外营养成分中加入肠黏膜保护剂等,避免滥用免疫抑制剂,以保护患者的免疫功能等。

四、尿　路　感　染

危重患者常需留置导尿管,常用它解除暂时性尿路梗阻及精确地测定尿量等,而80%的尿路感染与留置导尿管有关。导尿管可损伤尿道黏膜,操作过程中可带入细菌或外接管口接触不洁容器时,细菌可沿包裹导管外层的胶膜上行。

危重患者院内尿路感染的主要病原菌为革兰阴性杆菌,其中大肠埃希菌最为多见。与其他感染部位明显不同的是,尿路发生真菌感染的比例高达23%,最常见者为白念珠菌(14%),多见于接受皮质类固醇和广谱抗生素治疗及糖尿病患者。

留置尿管发生尿路感染患者出现尿频、尿痛等症状,尿常规检查有脓尿和白细胞管型即可诊断,尿液细菌学检查可明确致病菌及其对抗生素的敏感性。

一旦发生尿路感染,应选择合适和在泌尿道内浓度高的抗生素,可用适量1∶5000呋喃西林液进行膀胱冲洗,每日2~3次,冲洗液注入后,须待全部抽出后再注入,反复3~4次;同时尽可能早日拔除导尿管。尿路感染如果不作处理或延误处理,可能并发急、慢性肾盂肾炎以及肾脓肿、尿脓毒症。

五、中心静脉导管相关性血流感染

随着ICU病房的发展,中心静脉导管广泛应用于危重病患者的抢救用药、测定中心静脉压、完全胃肠外营养、抗生素治疗、补充液体和电解质等,同时血管内置导管引起的感染也成为临床严重的并发症,其发生率高,严重影响危重患者的预后。

中心静脉导管相关性血流感染(central line associated blood-stream infection,CLABSI)主要有4种感染途径:最常见的感染机制为皮肤定植的细菌从穿刺部位迁移至导管尖端;在置管或使用过程中反复调整导丝或导管的位置时,医护人员的无菌操作不到位是长期导管感染的重要因素;输液污染及其他原发性感染灶血行播散至静脉导管是较为少见的原因。股静脉导管感染的概率远高于颈内静脉与锁骨下静脉,发生感染的时间也明显提前。这可能与腹股沟区皮肤凹凸不平导致穿刺点密封性差,股静脉血流缓慢、血小板和红细胞易聚集形成血栓,腹股沟距离会阴部较近不容易护理、受污染机会较多有关。

CLABSI以革兰阳性球菌为主,包括葡萄球菌和肠球菌,其次为大肠埃希菌、铜绿假单胞菌、不动杆菌属,真菌尤其是白念珠菌近年来显著增多,这与ICU内感染致病菌的变迁规律基本一致。

CLABSI根据其感染的部位不同,可分为3种:①出口部位感染:导管在皮肤出口部位的皮肤红斑、触痛、硬结并有渗出;②隧道感染:距离皮肤出口部位至少2cm深的部位出现硬结、红斑、触痛,而出口部位未见脓性分泌物;③导管脓毒症:临床表现发热、呼吸急促、心动过速,伴血培养阳性而无其他部位的明确感染。

CLABSI的并发症包括:感染性血栓性静脉炎、感染性心内膜炎。相关危险因素包括:高龄、小儿、宿主免疫功能低下、穿刺部位潮湿多汗、更换接头过于频繁、留置导管时间过长、导管以外的部位有感染。

危重患者留置静脉导管后,需每日检查消毒并更换敷料,如出现中心静脉导管相关性血流感染的症状,应在无菌条件下拔除导管,并作导管尖端培养,培养分离出有意义的病原菌,并且临床表现符合下述四条即可诊断为中心静脉导管相关性血流感染:①静脉穿刺部位有脓性分泌物或有弥散性红斑;②沿导管皮下走行部位出现疼痛性、弥散性红斑并除外药物性静脉炎所致;③体温>38℃,穿刺局部有压痛,无其他原因可解释;④拔除静脉导管后,患者体温及白细胞计数恢复正常。

　　怀疑可能为 CLABSI 时,应在无菌条件下拔除导管,并剪下尖端送微生物学培养;如需要重新留置导管,必须更换穿刺部位。拔除导管后体温正常也提示导管相关性感染。

　　近年来出现的 PICC 导管经肘窝插入上腔静脉,这种静脉内置导管的机械性并发症少、静脉炎的发生率低、血流感染少,且临床护理简便。应用浸有氯己定、磺胺嘧啶银的中心静脉导管,可以有效降低导管的细菌定植及血流感染,但这些导管是否会引起抗生素耐药,目前还不得而知。很多 ICU 采用在导丝引导下于同一部位更换中心静脉导管或肺动脉导管,这种操作可以降低机械并发症的发生率,但显著增加了导管的细菌定植、导管部位的感染及导管相关菌血症的倾向。

六、呼吸机相关性肺炎

　　呼吸机相关性肺炎(ventilator associated pneumonia,VAP)定义为机械通气(不包括非创伤性)48 小时后,或停用机械通气、拔除人工气道后 48 小时内发生的新的感染性肺实质性炎症,是急性呼吸衰竭患者接受呼吸机治疗后的严重并发症。以其发生时间在机械通气启动后 5 天为界,分为早发性和迟发性 VAP,其在 ICU 内发病率高达 18% ~ 60%,病死率高达 24% ~ 54%,延长危重病患者 ICU 入住时间,也造成了医疗资源的浪费。VAP 必须与其他医源性肺炎相鉴别,因为其诊断、治疗和预后都有显著不同。

　　气管插管破坏了机体的自然防御机制,会厌部正常的生理屏障被破坏后,环绕气管插管气囊处的咽喉部下行的分泌物及细菌进入气管、肺组织,损伤气管纤毛上皮细胞及纤毛运动,降低咳嗽反射及气管、支气管清除细菌及分泌物的能力,从而增加 VAP 的发生。危重患者本身免疫力低下,其发生 VAP 的高危因素还包括:胸腹部手术、胃肠内营养、仰卧体位、留置鼻胃管或鼻空肠管、H_2 受体阻断药、糖皮质激素、多种抗生素、重复气管插管、插管时间延长等。

　　VAP 的临床诊断需满足下述前 3 条中的任意 2 条+第 4 条:①插管后 48 小时发热,T ≥ 38.0℃或较基础体温升高;②外周血白细胞>10.0×10⁹/L 或<4.0×10⁹/L;③脓性气道分泌物,涂片白细胞>25 个/LP,鳞状上皮细胞<10 个/LP,培养出潜在的呼吸道病原菌;④胸片显示新的或进展中的浸润性阴影。上述诊断标准敏感性高,但特异性低。上述 4 条+氧合水平+痰细菌学培养一共 6 条,并采用临床肺部感染计分法进行诊断,其准确性可显著提高。由于气管插管的管道内和上呼吸道内存在定植菌株,所以从上呼吸道所获取的标本并不可靠。现在又发展了支气管肺泡灌洗和带保护的标本刷等有创的定量培养技术,它们大大提高了临床诊断的特异性和敏感性。但目前尚无循证医学表明确诊治疗的临床预后优于经验性治疗,也未能证明侵入性技术优于传统技术,故临床上并未常规采取侵入性采样的方法。

　　可以根据临床上影响 VAP 病原菌类型的主要因素,如发病时间、先期抗生素治疗、ICU 内流行菌株等情况,在怀疑 VAP 时尽早采取有效的治疗措施。迟发性 VAP 多见于革兰阴性菌属,偶有革兰阳性菌如金黄色葡萄球菌。可先根据临床资料及经验选择有效抗生素治疗,一旦确诊 VAP,应根据细菌培养及药敏结果,敏感、联合、足量应用抗生素治疗。同时,注意患者原发病的治疗及加强支持疗法,提高患者抵抗力,降低病死率。

（邓小明）

第二十章 | 急性肺水肿

急性肺水肿是由不同原因引起肺组织血管外液体异常增多,液体由间质进入肺泡,甚至呼吸道出现泡沫状分泌物。临床表现为急性呼吸困难、发绀,呼吸做功增加,两肺布满湿性啰音,甚至从气道涌出大量泡沫样痰液。急性肺水肿的发病机制和病理生理变化随不同病因和病程而异,了解急性肺水肿的发病机制和病理生理变化,将有助于肺水肿的早期诊断和预防。

第一节 发 病 机 制

一、Starling 理论

肺内液体分布通常受肺毛细血管内流体静水压、肺毛细血管通透性、血浆胶体渗透压、肺淋巴循环及肺泡表面活性物质的影响。当其中某一因素发生变化并超过机体的代偿范围时,就可发生肺水肿。

1896 年,Starling 提出液体通过血管内皮屏障的方程式:

$$Qf = kf[(Pmv-Ppmv)-\delta f(\pi mv-\pi pmv)]$$

式中,Qf 为单位时间内液体通过单位面积毛细血管壁的净流量。生理状态下,肺淋巴引流量接近于 Qf,否则将出现肺组织间隙液体的异常积聚。kf 为液体滤过系数,即单位压力改变所引起的管壁通透液量的改变,代表每单位压力变化时通过毛细血管膜的液体量,表示通透膜的生理特性;δf 为反应系数(0.8),表明肺毛细血管膜对蛋白的障碍作用的有效性,其有效率为80%;kf 和 δf 反映毛细血管膜的通透性。Pmv 是肺毛细血管静水压,Ppmv 是毛细血管周围间质的静水压。πmv 是血浆胶体渗透压,πpmv 是肺间质的胶体渗透压,与肺淋巴液蛋白浓度相关,正常约为 πmv 的 1/2。

二、肺水肿的形成机制

Starling 公式表明,Pmv 和 πmv 是起主导作用的力学因素,Ppmv 和 πpmv 则是防止肺水肿的制约因素。

(一) 肺毛细血管静水压(Pmv)

Pmv 是使液体从毛细血管流向间质的驱动力。正常情况下 Pmv 约 8mmHg,其升高促进肺水肿形成。Pmv 有时易与 PCWP 相混淆,后者反映肺毛细血管床的压力,可估计左房压(LAP),正常情况下较 Pmv 高 1～2mmHg。肺水肿时 PCWP 和 Pmv 并非呈直接相关,两者关系取决于总肺血管阻力(肺静脉阻力)。

（二）肺间质静水压（Ppmv）

Ppmv 与 Pmv 相对抗，阻止毛细血管内液体流出。正常情况下 Ppmv 为负值，范围为$-17 \sim -8$mmHg，这可能与肺组织的机械活动、弹性回缩，以及大量淋巴液回流对肺间质的吸引有关。Ppmv 下降可使静水压梯度增加，促进肺水肿形成。肺不张复张后出现的复张性肺水肿可能与 Ppmv 骤降有关。

（三）肺毛细血管胶体渗透压（πmv）

πmv 由血浆蛋白所形成，正常值为 $25 \sim 28$mmHg，但随个体的营养状态和输液量而有所差异。πmv 是对抗 Pmv 的主要力量，单纯的 πmv 下降能使毛细血管内液体外流增加。但临床上血液稀释并不意味着患者会出现肺水肿，这是由于虽然血液稀释后血浆蛋白浓度下降，但滤至肺组织间隙的蛋白也不断地被淋巴系统所转移，πpmv 的下降可与 πmv 的降低相平行，故 πmv 与 πpmv 间梯度可保持相对的稳定。πmv 和 PCWP 间的梯度与血管外肺水压呈非线性关系。当 Pmv<15mmHg 而毛细血管通透性正常，πmv-PCWP≤9mmHg 可作为出现肺水肿的界限，也可作为治疗肺水肿疗效观察的动态指标。

（四）肺间质胶体渗透压（πpmv）

肺间质胶体渗透压取决于间质中具有渗透活性的蛋白质浓度，受反应系数（δf）和毛细血管内液体流出率（Qf）的影响，是调节毛细血管内液体流出的重要因素。πpmv 正常值为 $12 \sim 14$mmHg，难以直接测定。

临床上可通过测定支气管液的胶体渗透压鉴别肺水肿的类型：如支气管液与血浆蛋白的胶渗压比值<60%，则为血流动力学改变引起的肺水肿；如比值>75% 则为毛细血管渗透增加所致的肺水肿，亦称为"肺毛细血管渗漏综合征"。

（五）毛细血管通透性

各器官毛细血管的通透性（δf）有所差异：血浆蛋白无法通过脑毛细血管，δf 为 1；血浆蛋白能够完全通过肝脏毛细血管，δf 为 0；肺毛细血管的 δf 介于两者之间，为 0.8。肺毛细血管通透性增加时（如 δf 从正常的 0.8 降至 $0.3 \sim 0.5$），血管内蛋白尤其是白蛋白外渗，使对抗肺水肿的（πmv-πpmv）梯度下降。通透性正常时，Pmv 需上升至 15mmHg 以上才能形成肺水；通透性增加时，较低的 Pmv 即可使肺水形成。

目前临床上对改善毛细血管通透性还缺乏有效的方法，只能通过降低 Pmv、增加 Ppmv 来减少肺水。危重患者往往既要补充液体以维持血容量，又需要限制输液以降低 Pmv，此时就需要权衡处理。

第二节　病因与病理生理

临床上有许多疾病、药物及损伤因素可引起急性肺水肿，尤其是老年、危重患者和大量输血输液的情况下。围术期急性肺水肿的发生率也有增高趋势。导致急性肺水肿的病因和病理生理主要有以下几方面。

一、急性心源性肺水肿

正常情况下，两侧心腔的排出量是均衡的。当因心肌严重受损和（或）左心负荷过重而引起左心排血量降低时即发生肺瘀血,此时过多的液体从肺泡毛细血管进入肺间质甚至肺泡内,产生急性肺水肿。这实际上是严重左心衰竭的表现,多见于急性左心衰竭和二尖瓣狭窄患者。

当左心室舒张末压>12mmHg、肺静脉平均压>30mmHg、毛细血管平均压>35mmHg时,肺毛细血管静水压超过血管内胶体渗透压及肺间质静水压,可导致急性肺水肿;若同时有肺淋巴管回流受阻,则更易发生急性肺水肿。临床表现为肺顺应性减退,气道阻力和呼吸做功增加,缺氧和呼吸性酸中毒。肺间质静水压增高会导致肺毛细血管受压和肺动脉压升高,这会增加右心负荷,继而导致右心功能不全。

二、非心源性肺水肿

根据 Starling 理论,改变肺毛细血管内流体静水压、肺毛细血管通透性、血浆胶体渗透压、肺淋巴循环及肺组织间隙负压之中某一因素并超过机体的代偿范围时,就可能发生肺水肿。

(一) 高静水压性肺水肿

是指因肺毛细血管内静水压升高,使进入肺间质的液体增多所形成的肺水肿;肺毛细血管的通透性和液体的传递方面均无任何变化。导致围术期肺毛细血管内静水压升高的最常见因素是快速输注大量液体。围术期输血输液过快或输液过量时右心负荷增加。当输液量为血浆容量的25%时,心排血量可增加300%。此时虽通过交感神经兴奋能够维持心排血量,但神经性静脉舒张作用减弱,对肺血管压力和容量的骤增已起不到有效的调节作用,肺毛细血管内静水压的增加导致肺组织间隙水肿。

(二) 高通透性肺水肿

是指因各种原因导致肺毛细血管通透性增加,大量富含蛋白的液体进入组织间隙而导致的肺水肿。常见的有感染性肺水肿和毒素吸入性肺水肿。

感染性肺水肿指继发于全身感染和(或)肺部感染的肺水肿,如革兰阴性杆菌感染所致的脓毒症和肺炎球菌性肺炎均可引起肺水肿,主要是由于肺毛细血管壁通透性增加所致。肺水肿亦可继发于病毒感染,流感病毒、水痘病毒所致的病毒性肺炎均可引起肺水肿。

毒素吸入性肺水肿是指吸入有害性气体或毒物所致的肺水肿。有害性气体包括二氧化氮、氯、光气、氨、氟化物、二氧化硫等,毒物以有机磷农药最为常见。其病理生理为:①有害性气体引起过敏反应或直接损害,使肺毛细血管通透性增加、肺泡表面活性物质减少;并通过神经体液因素引起肺静脉收缩和淋巴管痉挛,使肺组织水分增加;②有机磷通过皮肤、呼吸道和消化道进入人体,与胆碱酯酶结合并抑制其活性,使乙酰胆碱在体内积聚,导致支气管痉挛、分泌物增加、呼吸肌麻痹和呼吸中枢抑制,导致缺氧和肺毛细血管通透性增加。

(三) 血浆胶体渗透压降低与肺水肿

血浆胶体渗透压降低的原因有血浆蛋白丢失和血浆蛋白稀释。血浆蛋白丢失的常见原因有消耗性疾病、血管壁通透性增加(如大面积烧伤、感染中毒性休克)、大量失血等。围术期大量输注晶体液是导致血浆蛋白稀释的主要原因。血管内胶体渗透压下降会增加液体从血管内滤出,聚集到肺组织间隙中。在心功能不全、肾功能不全、静脉压增高或淋巴循环障碍患者,易导致肺水肿发生。

(四) 肺淋巴回流受阻与肺水肿

肺间质液体可通过肺内丰富的淋巴管系统回流,每日淋巴液回流量达 500ml。恶性肿瘤、肺移植术后、矽肺症等原因可导致淋巴管受压、阻断,淋巴液回流受阻、组织间液蓄积导致肺水肿。

（五） 负压性肺水肿与复张性肺水肿

指肺组织间隙负压增加而导致的肺水肿,见于呼吸道梗阻后用力吸气时或萎陷肺复张时。呼吸道梗阻后肺水肿的发生率约为 0.1% 。围术期患者出现如喉痉挛、喉头水肿、气道异物、支气管痉挛等急性呼吸道梗阻时,患者吸气负压峰值可超过 $-50cmH_2O$ 。此负压可以促使液体从肺毛细血管渗漏至肺泡和组织间隙,形成肺水肿。

复张性肺水肿是各种原因所致肺萎陷后在肺复张时或复张后 24 小时内发生的急性肺水肿。其原因一般认为与肺组织间隙负压增加有关,如负压抽吸迅速排除大量胸膜积液或大量气胸导致突然肺复张时可造成单侧性肺水肿。临床上多见于气胸或胸腔积液 3 个月后出现进行快速肺复张时,1 小时后可表现为肺水肿的临床症状。肺萎陷越久,复张速度越快,胸膜腔负压越大,越易发生复张性肺水肿。

三、其他急性肺水肿

（一） 神经源性肺水肿

继发于急性中枢神经系统损伤的肺水肿称为神经源性肺水肿或称"脑源性肺水肿"。目前认为下丘脑受损引起的神经功能紊乱是其主要原因:下丘脑部疾病(如出血、肿瘤或创伤)或近脑干手术可引起交感神经过度兴奋,导致去甲肾上腺素大量释放;外周血管收缩使外周血流进入体循环,增加回心血量和心输出阻力,同时引起心室舒张间期缩短,也可直接导致左心衰竭,引起肺水肿(图 20-1)。也有认为持续的交感神经兴奋通过引起肺内 α_1 受体增加而 β 受体减少,使肺血管通透性增加并收缩肺血管而引起肺水肿。

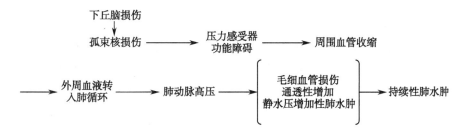

图 20-1 神经源性肺水肿的发生机制

（二） 高原性肺水肿

高原性肺水肿见于由低海拔地区急速进入海拔 3000m 以上地区的人员,是导致登山者死亡的主要原因。症状有胸闷、咳嗽、呼吸困难、无力等;体征可出现发绀、呼吸浅快、哮鸣音或捻发音、心动过速等。其发病机制主要是肺血管阻力极度升高或缺氧性肺血管收缩,肺泡毛细血管内压力的增加导致通透性增加和机械性损伤,大分子蛋白和红细胞在无炎症的情况下渗漏至肺泡。此外,交感神经系统激活、血管内皮损伤、肺泡上皮损伤等也在高原性肺水肿的发生机制中发挥作用。

（三）淹溺性肺水肿

指淡水和海水淹溺所导致的肺水肿。淡水为低渗性，大量吸入后很快通过肺泡-毛细血管膜进入血液循环，产生肺泡的组织损伤和全身血容量增加，肺泡-毛细血管膜损伤较重或左心代偿功能障碍时，诱发急性肺水肿。高渗性海水进入肺泡后，会吸引血管内水分进入肺泡引起肺水肿。肺水肿引起的缺氧可加重肺泡上皮和毛细血管内皮的损伤，增加毛细血管通透性，进一步加重肺水肿。

（四）尿毒症性肺水肿

肾衰竭患者常伴肺水肿和纤维蛋白性胸膜炎。主要病理生理机制有：①高血压导致左心衰竭和心源性肺水肿；②少尿患者循环血容量增多，导致高静水压性肺水肿；③血浆蛋白浓度较低，血管内胶体渗透压降低，肺毛细血管静水压与胶体渗透压的差距增大，促进肺水肿形成。

（五）氧中毒性肺水肿

指长时间吸入高浓度（>60%）氧引起的肺组织损伤所致的肺水肿。一般在常压下吸入纯氧 12 ~ 24 小时、高压下 3 ~ 4 小时即可发生氧中毒。氧中毒的损害以肺组织为主，表现为上皮细胞损害、肺泡表面活性物质减少和肺泡透明膜形成，结果是肺泡和肺间质水肿，以及肺不张。氧的毒性作用是由于氧分子被还原成水时所产生的中间产物自由基（如超氧阴离子、过氧化氢、羟自由基和单线态氧等）所致。正常时氧自由基为组织内抗氧化系统如超氧化物歧化酶（SOD）、过氧化氢酶、谷胱甘肽氧化酶所清除。吸入高浓度氧时，氧自由基形成加速，当其生成量超过组织抗氧化系统清除能力时即可造成肺组织损伤，形成肺水肿。

四、与麻醉相关的肺水肿

（一）麻醉药过量

麻醉药过量引起的肺水肿可见于吗啡、美沙酮、急性巴比妥酸盐和海洛因中毒。发病机制仍不清楚，可能与下列因素有关：①抑制呼吸中枢，引起严重低氧，使肺毛细血管通透性增加，同时伴有肺动脉高压，产生急性肺水肿；②缺氧刺激下丘脑引起周围血管收缩，血液重新分布而致肺血容量增加；③海洛因所致肺水肿可能与神经源性发病机制有关；④个别患者的易感性或过敏反应。

（二）呼吸道梗阻

围术期喉痉挛常见于麻醉诱导期插管强烈刺激，亦见于术中神经牵拉反应，以及甲状腺手术因神经阻滞不全对气道的刺激。

气道通畅时，胸腔内负压对肺组织间隙压力的影响不大。但急性上呼吸道梗阻时，用力吸气造成胸膜腔负压增加几乎全部传导至血管周围间隙，促进血管内液进入肺组织间隙。上呼吸道梗阻时，患者处于挣扎状态，缺氧和交感神经活性极度亢进，可导致肺小动脉痉挛性收缩、肺小静脉收缩、肺毛细血管通透性增加。而酸中毒又可增加对心脏做功的抑制。除非呼吸道梗阻解除，否则将形成恶性循环，加速肺水肿的发展。

（三）误吸

围术期呕吐或胃内容物反流,可引起吸入性肺炎、支气管痉挛、肺表面活性物质灭活和肺毛细血管内皮细胞受损,从而使液体渗出至肺组织间隙内,发生肺水肿。患者表现发绀、心动过速、支气管痉挛和呼吸困难。肺组织损害的程度与胃内容的 pH 直接相关,pH<2.5 的胃液所致的损害要比 pH>2.5 者严重得多。

（四）肺过度膨胀

一侧肺不张时单肺通气,全部潮气量进入一侧肺内,导致肺过度充气膨胀,随之出现肺水肿,其机制可能与肺牵张损伤有关。

第三节 临床表现与检查

一、症状与体征

发病早期一般都先出现肺间质水肿,肺泡间隔肿胀会刺激附近的肺毛细血管旁感受器（"J"感受器）,反射性引起呼吸频率增快,表现为过度通气;同时胸腔内负压的增加也促进肺静脉血和淋巴液回流。水肿液在肺泡周围积聚后会沿肺动脉、静脉和小气道延伸,在支气管集聚到一定程度会引起支气管狭窄。患者常主诉胸闷、咳嗽、呼吸困难,听诊可闻及哮鸣音和少量湿啰音。若不及时发现和治疗,可继续发展为肺泡性肺水肿。肺泡性肺水肿时,水肿液进入末梢细支气管和肺泡;当水肿液溢满肺泡后会出现典型的粉红色泡沫痰。充满液体的肺泡后不能参与气体交换,通气/血流比值下降,引起低氧血症,患者会出现发绀。插管患者可表现呼吸道阻力增大,经气管导管喷出或涌出大量的粉红色泡沫痰。

二、实验室检查

动脉血气分析在肺水肿发展过程中表现不一。肺间质水肿时 $PaCO_2$ 下降、pH 增高,呈呼吸性碱中毒;肺泡水肿时 $PaCO_2$ 升高、PaO_2 下降、pH 下降,表现为低氧血症和呼吸性酸中毒。

三、特 殊 检 查

（一）X 线表现

早期肺上部血管扩张和瘀血,肺纹理显著增加。间质水肿时肺血管纹理模糊,肺门阴影不清楚,肺小叶间隔加宽,形成 Kerley A 线和 B 线。Kerley A 线少见,在肺野中央区,呈弧形斜向肺门,较 B 线为长;Kerley B 线常见于二尖瓣狭窄患者,在两肺下野肋膈角区最清楚,呈横行走向,而在膈上部呈纵行走向,与胸膜垂直。由于间质内积液,肺野密度普遍增多。肺泡水肿时出现致密阴影,形状大小不一,可融合成片状,弥漫分布或局限于一叶,肺门两侧由内向外逐渐变淡,形成"蝴蝶状"典型表现。虽肺水肿多表现为两侧,但单侧肺水肿也常可见（图 20-2）。

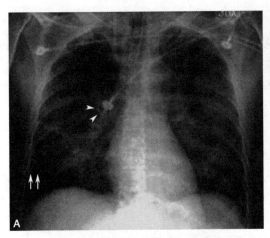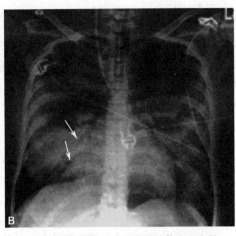

A:男性,51岁,急性前壁心肌梗死和急性心源性肺水肿,胸部X线片示支气管血管周间隙扩大,间隔线(Kerley B线)(箭头),腺泡区的不透X线性增加,融合成明显的实变

B:女性,22岁,肺炎并发脓毒症性休克和急性呼吸窘迫综合征,X线胸片示伴支气管含气像的斑片状浸润(箭头)和双肺的弥漫性肺泡浸润,病变虽累及左上叶,但受累相对较轻

图 20-2　心源性肺水肿和非心源性肺水肿的胸部 X 线片

(二) 超声表现

超声诊断急性肺水肿的敏感性和特异性可高达93%。B 线(火箭征)是急性肺水肿的特征性表现。肺水肿早期,液体聚集在胸膜下并被周围的肺泡包围,形成胸膜-液体-气体混杂交界面,超声波经过这些交界面时被重复反射,形成高亮垂直线(B 线),多条 B 线形似火箭发射时的尾部,称之为"火箭征"(图 20-3)。

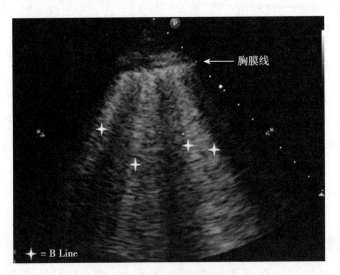

图 20-3　急性肺水肿的超声表现
白色箭头指胸膜,白色星号为 B 线(火箭征)

(三) 有创监测

Swan-Ganz 导管检查可提供肺动脉楔压(PCWP),被认为是判断急性肺水肿的"金标准"。PCWP 正常值范围 5 ~ 10mmHg,大于 18mmHg 时心源性肺水肿可能性大。

PiCCO 是经肺热稀释技术和脉搏波形轮廓分析技术的综合,可以监测心排血量、全心舒张末期容积、胸腔内血容积、血管外肺水、肺血管通透性指数等重要参数。使用 PiCCO 进行肺水监测可以为诊断肺水肿提供可靠的数据。

第四节　诊断和鉴别诊断

发病早期多为间质性肺水肿。若未及时发现和治疗,可进展为肺泡性肺水肿,加重心肺功能紊乱。故应重视早期诊断和治疗(图 20-4)。

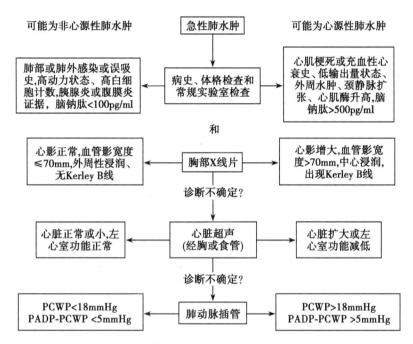

图 20-4　急性肺水肿的诊断与鉴别诊断流程图

肺水肿的诊断主要根据症状、体征、影像学表现和实验室检查,一般并不困难。临床上可同时测定 PCWP 和 πmv,πmv-PCWP 正常值为(9.7±1.7)mmHg;当 πmv-PCWP≤4mmHg 时提示肺水增多,有助于早期诊断。复张性肺水肿常伴有复张性低血压。血管外肺水指数的正常值范围为 3~7ml/kg,临床研究显示该指数增加时肺水肿可能性大,且与病情严重程度及死亡率成正比。

由于心源性肺水肿和非心源性肺水肿在治疗上完全不同,因此鉴别诊断非常重要(见图 20-4)。

第五节　治　疗

急性肺水肿的治疗原则:①病因治疗,是缓解和消除肺水肿的基本措施;②维持气道通畅,充分供氧和机械通气治疗,纠正低氧血症;③降低肺血管静水压,提高血浆胶渗压,改善肺毛细血管通渗性;④保持患者镇静,预防和控制感染。

一、呼吸治疗

(一)维持气道通畅

肺泡性肺水肿时,水肿液进入肺泡、细支气管后汇集至气管,使呼吸道阻塞,增加气道压。

当水肿液从气管喷出时形成大量粉红色泡沫痰,即使用吸引器抽吸,水肿液仍大量涌出。采用去泡沫剂能提高水肿液清除效果,常用的去泡沫剂有95%乙醇或1%硅酮溶液置于湿化器内,通过吸氧吹入,但要避免长时间使用;用二甲硅油喷雾吸入,去泡沫作用也很好。

(二)　充分供氧

轻度低氧患者可用鼻导管给氧,每分钟6~8L;重度低氧血症患者可行无创机械通气,注意保证呼吸道通畅。部分急性肺水肿患者需行气管插管机械通气。

(三)　无创通气

普通吸氧仍不能提高 PaO_2 时可采用无创通气。常用无创通气模式有持续气道正压(CPAP)和无创正压通气(NPPV)。CPAP模式在呼气相和吸气相均提供持续气道正压,NPPV模式在呼气相和吸气相提供不同的气道压。CPAP能够维持气道开放、减少肺不张、维持功能残气量,NPPV在此基础上还能维持满意的肺通气。两种通气模式均可提高肺组织间隙压力、减少肺泡毛细血管渗出。但应注意患者的耐受性。研究显示心源性肺水肿患者采用无创通气可降低死亡率。

(四)　有创通气

不适合无创通气治疗(如神志不清或无法维持气道通畅),或无创通气治疗1~2小时后病情无改善的患者应进行有创通气治疗。通过增加肺泡压和肺组织间隙压力,阻止肺毛细血管内液滤出;同时还能减低右心房充盈压和肺内血容量,缓解呼吸肌疲劳,降低组织氧耗量。常见通气模式有持续气道正压(CPAP)、辅助控制通气(ACV)、同步间歇指令通气(SIMV)、压力支持通气(PSV)、双水平气道正压通气(BIPAP)等。机械通气参数的设置需结合血流动力学与通气、氧合监护。通常潮气量根据体重选择6~8ml/kg,呼吸频率为12~20次/分,吸气峰值压力应小于30mmHg,吸入氧浓度(FiO_2)≤50%,PEEP≥5cmH$_2$O。

二、降低肺毛细血管静水压

(一)　增强心肌收缩力

适当应用的正性肌力药物能降低左心室充盈压、增加心排血量,通过降低非毛细血管内静水压而减少肺水生成。常用的正性肌力药物包括儿茶酚胺类(多巴胺、多巴酚丁胺、多培沙明、肾上腺素、去甲肾上腺素、异丙肾上腺素)、磷酸二酯酶抑制剂(氨力农、米力农、依诺昔酮、茶碱)、洋地黄类、钙剂、钙增敏剂(左西孟旦)、血管紧张素Ⅱ类花生酸类(前列腺素)、胰高血糖素、胰岛素等。正性肌力药物对因高血压心脏病、冠心病等引起的左心衰竭所造成的急性肺水肿疗效明显。氨茶碱除增加心肌收缩力、降低后负荷外,还可舒张支气管平滑肌。

(二)　降低心脏前、后负荷

对心源性或输液过多引起的急性肺水肿,应限制输液并静脉给予利尿药如呋塞米等;若不见效,可加倍剂量重复给药。其目的是迅速将液体从肾脏排出体外,降低肺毛细血管静水压,减少肺内液体。使用利尿药时应注意补充氯化钾,并避免血容量过低。

血管扩张剂(如硝酸酯类药物、双氢吡啶类钙通道阻滞剂、α受体阻断药和硝普钠)可扩张全身动静脉血管、减少回心血量、降低后负荷,改善肺水肿。但对二尖瓣狭窄引起的肺水肿要慎用。

患者体位对回心血量有明显影响,取坐位或头高位有助于减少静脉回心血量、减轻肺瘀血、降低呼吸做功、增加肺活量,但低血压和休克患者应取平卧位。

东莨菪碱、山莨菪碱及阿托品可用于有机磷中毒引起的急性肺水肿。该类药物具有较强的解除阻力血管及容量血管痉挛的作用,可降低心脏前、后负荷;同时还具有解除支气管痉挛、抑制支气管分泌过多液体、兴奋呼吸中枢及抑制大脑皮质活动的作用。

三、镇痛和镇静

(一)镇痛药物

吗啡是肺水肿患者的传统药物,可解除焦虑、松弛呼吸道平滑肌,同时具有降低外周静脉张力、扩张小动脉作用,可减少回心血量、降低肺毛细血管静水压(图20-5)。吗啡的上述作用有助于缓解症状、改善通气。吗啡小剂量使用时呼吸抑制不明显,但仍可能导致恶性呕吐,后者可引起误吸。但吗啡的使用似乎并未改善患者预后。相反,有研究提示失代偿心力衰竭患者使用吗啡伴随死亡率增加,但还有待进一步证实。休克患者禁用吗啡。

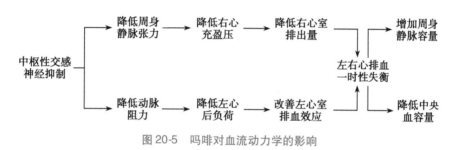

图 20-5　吗啡对血流动力学的影响

(二)镇静药物

对于机械通气患者,在吗啡作用基础上仍有躁动者可给予镇静药物,以减少患者的惊恐和焦虑,减慢呼吸频率、减少呼吸做功,促进患者呼吸与呼吸机同步。丙泊酚、咪达唑仑和右美托咪定是目前最常使用的镇静药物,三者在维持目标镇静深度方面作用相当。其中右美托咪定组患者在镇静期间的沟通合作能力保持更好,但心动过缓发生率更高;咪达唑仑会增加谵妄的发生;大剂量时丙泊酚有一定的循环抑制作用。需要镇静时一般首选丙泊酚或右美托咪定。

四、复张性肺水肿的防治

防止跨肺泡压的急剧增大是预防复张性肺水肿的关键。行胸腔穿刺或引流复张时,应逐步减少胸内液气量,稳妥的办法是放置引流管接水封瓶引流;如行负压吸引,吸引负压不应超过10cmH$_2$O,每次抽液量不应超过1000ml。若患者出现持续性咳嗽,应立即停止抽吸或钳闭引流管。术中膨肺时应注意潮气量和压力适中,采用双腔插管有助于避免健侧肺过度扩张;肺复张后应持续一段时间的PEEP,以保证复张过程中跨肺泡压差不致过大,防止复张后肺毛细血管渗漏的增加。

肺复张性肺水肿治疗的目的在于维持患者足够的氧合和血流动力学的稳定。无症状者无须特殊处理,低氧血症较轻者予以吸氧,较重者则需正压通气,首选无创通气。其他还可给予利尿药和血管活性药物。采用患肺向上侧卧位也有助于减少患肺灌注和水肿、减少肺内分流。在肺复张期间要避免输液过多、过快。

（王东信）

急性呼吸衰竭(acute respiratory failure,ARF)是指各种原因引起的肺通气和(或)换气功能严重障碍,以致在静息状态下亦不能维持足够的气体交换,导致缺氧伴(或不伴)二氧化碳潴留,从而产生一系列生理功能和代谢紊乱的临床综合征。

尽管近年来,在诊断、监测和治疗手段方面有许多技术进步,ARF 依然是重症监护病房最主要的收治和死亡原因。由于 ARF 可由许多疾病诱发,而其中相当一部分病因需要快速诊断和治疗来逆转,因而确切掌握其诊断、鉴别诊断和治疗对于每一位临床医师来说,都是至关重要的。

第一节　病因和分类

一、病　因

引起低氧血症和高碳酸血症的原因很多,多为呼吸系统疾病,但也有相当一部分系肺外其他系统疾病引起。参与呼吸运动过程任一环节的病变,都会导致呼吸衰竭。

(一) 呼吸道阻塞性病变

急性病毒或细菌性感染、烧伤等理化因子所引起的黏膜充血、炎症、水肿均可造成上呼吸道急性梗阻。各种原因所致的支气管哮喘、阻塞性肺气肿等可致急性下呼吸道梗阻。此外,异物阻塞、肿瘤、声带麻痹、气道痉挛也是常见原因。

(二) 肺实质病变

各种累及肺泡和(或)肺间质的病变。重症肺炎、重度肺结核、肺气肿、弥漫性肺纤维化、急性呼吸窘迫综合征是此类病因中的主要疾患。不同原因所致的肺不张、肺尘埃沉着症、放射性肺炎;侵及肺的结缔组织病;心源性肺水肿;肺静脉阻塞或狭窄、过量输液、体循环血液转移到肺循环、复张性肺水肿等血流动力性肺水肿;淡水、海水淹溺等通透性肺水肿。

(三) 肺血管疾病

肺血管栓塞、弥散性血管内凝血、肺动脉炎、肺血管收缩或肺部病变破坏肺泡毛细血管床等,使肺泡血流不足。

(四) 胸廓、胸膜及横膈病变

胸廓畸形、各种胸部创伤、自发性气胸或创伤性气胸、大量胸腔积液;大量腹水、膈神经麻痹、病态肥胖导致横膈抬高。

（五）神经中枢及其传导系统和呼吸肌疾患

呼吸中枢、神经肌肉系统等疾病造成胸廓运动受限或肌肉麻痹。如脑血管病变、脑炎、脑外伤、电击、药物中毒等直接或间接抑制呼吸中枢；脊髓灰质炎，Guillain-barré 综合征、多发性肌炎、重症肌无力等神经肌肉疾病，导致呼吸肌无力和疲劳。

以上病因可概括为表 21-1，该表列举了呼吸运动涉及的各器官系统，以及与之相应可导致呼吸衰竭的各种临床常见病理过程。

表 21-1　按器官系统分类的 ARF 原因

按器官系统分类	ARF 原因
脑	延髓麻痹 药物作用 中枢性肺泡低通气综合征
脊髓	Guillain-Barré 综合征 脊髓创伤 脊髓灰质炎 肌萎缩性侧束硬化
神经肌肉	重症肌无力 破伤风 药物沮滞：卡那霉素、多黏菌素 肉毒杆菌中毒 有机磷杀虫剂 周围神经炎 肌营养不良
胸腔	病态肥胖 脊柱后凸症 胸壁软化 风湿性强直性脊柱炎
上呼吸道	睡眠呼吸暂停综合征 声带麻痹 气管堵塞
心血管	心源性肺水肿 肺栓塞
下呼吸道和肺泡	慢性阻塞性肺疾病（COPD） 哮喘 肺囊性纤维化 细支气管炎 急性呼吸窘迫综合征（ARDS） 间质性肺病 弥漫性双侧肺炎（如严重急性呼吸道综合征 SARS 等）

二、分 类

依据按动脉血气分析可以将 ARF 分为以下两型。

Ⅰ型呼吸衰竭，又称急性低氧血症型呼吸衰竭：$PaO_2 < 60mmHg$，但 $PaCO_2$ 正常甚至降低，即有缺氧而无 CO_2 潴留，主要由换气功能障碍所引起。

Ⅱ型呼吸衰竭，又称急性高碳酸血症型呼吸衰竭：$PaO_2 < 60mmHg$，但 $PaCO_2 \geqslant 50mmHg$，主要见于肺泡通气不足。

第二节 发病机制和病理生理

机体外呼吸包括肺通气和肺换气，而呼吸衰竭属于外呼吸功能障碍，因此根据发病机制的不同可将其分为肺通气功能障碍或(和)肺换气功能障碍，其中肺通气障碍包括限制性通气障碍和阻塞性通气障碍，肺换气功能障碍包括弥散障碍、肺泡通气与血流比例失调以及解剖分流增加。除此之外，低吸入氧分压(P_iO_2)与组织高氧耗状态亦参与了 ARF 的发生。

一、肺通气功能障碍

(一) 限制性通气功能障碍

由吸气时肺泡的扩张受限引起的肺泡通气不足称为限制性通气功能障碍，主要原因如下：①呼吸肌运动障碍：直接或间接抑制呼吸中枢以及中枢或周围神经的器质性病变，如脑外伤、脑血管意外、脑炎、脑脊髓灰质炎、多发性脊神经炎等；由过量镇静药、安眠药、麻醉药所引起的呼吸中枢抑制；由长时间呼吸困难和呼吸运动增强所引起的呼吸肌疲劳或严重营养不良所致呼吸肌萎缩等引起吸气肌本身的收缩功能障碍；由严重低钾血症、缺氧、酸中毒等所致呼吸肌无力等，均可使呼吸肌收缩功能降低，引起限制性通气不足；②胸廓顺应性降低：严重的胸廓畸形、胸膜纤维化、多发性肋骨骨折等可限制胸廓扩张，使胸廓顺应性降低，从而限制肺的扩张；胸腔大量积液或张力性气胸压迫肺，严重的腹水、肝脾大等使胸部扩张受限；③肺顺应性降低：如严重的肺纤维化或肺泡表面活性物质减少可降低肺的顺应性，使肺泡扩张的弹性阻力增大而导致限制性通气不足。

(二) 阻塞性通气功能障碍

气管痉挛、管壁肿胀或纤维化，管腔被黏液、渗出物、异物等阻塞，肺组织弹性降低以致对气道管壁的牵引力减弱等，均可使气道内径变窄或不规则而增加气流阻力，从而引起阻塞性通气功能障碍。根据阻塞部位，可分中央性气道阻塞与外周性气道阻塞：①中央性气道阻塞：指气道阻塞的部位位于气管分叉处以上，如声带麻痹、喉头炎症、水肿等，患者可表现为吸气性呼吸困难；②外周性气道阻塞：主要指位于气管分叉处以下内径小于 2mm 的小支气管或细支气管部分阻塞。由于小支气管软骨呈不规则块状，而细支气管完全无软骨支撑，壁薄且与周围肺泡紧密相连，因此在吸气与呼气时，其内径将随着胸膜腔内压的改变而扩大或缩小。在吸气时，因胸腔内压降低和肺泡扩张对细小气道的牵张作用，小气道口径容易变大，阻塞部位对气流的阻塞作用有一定程度的减轻；在呼气时，胸腔内压增加，小气道缩短变窄，加上肺组织对细支气管的牵张作用比正常时降低，故呼气时气道阻力明显增加，患者主要表现为呼气性呼吸困难。

无论何种通气功能障碍,最终均导致肺泡总通气量不足,肺泡二氧化碳分压(P_ACO_2)上升,肺泡氧分压(P_AO_2)下降,从而引起 PaO_2 降低和 $PaCO_2$ 升高,且 $PaCO_2$ 的增值与 PaO_2 的降值成一定比例关系。这一系列改变可由下面两个公式来解释。在海平面呼吸空气条件下(吸入氧浓度为20.93%,二氧化碳浓度接近零):

$$P_ACO_2 = 0.863 \times VCO_2/V_A$$
$$P_AO_2 = 150 - (P_ACO_2 \times 1.25)$$

式中,VCO_2 为体内 CO_2 生成量,V_A 为肺泡通气量。

若体内每分钟二氧化碳产量(VCO_2)不变,V_A 的减少必然会引起 P_ACO_2 相应升高,由于 CO_2 弥散力较强,因此,$PaCO_2$ 和 P_ACO_2 基本上一致,即 $PaCO_2$ 也随之相应升高,而 P_AO_2 及 PaO_2 则相应降低。

二、肺换气功能障碍

(一) 弥散障碍

肺泡气与肺泡毛细血管血液之间进行气体交换是一个弥散过程。弥散速度取决于:肺泡毛细血管膜两侧的气体分压差,肺泡膜的面积、厚度和通透性,气体与血液接触的时间,气体弥散常数,其他因素诸如心排血量、血红蛋白含量、V/Q 比值等。气体的弥散常数又与气体的分子量和溶解度相关。当肺实变、肺不张、肺叶切除等致肺泡膜面积减少,或因肺水肿,肺泡透明膜形成、肺纤维化等致肺泡膜厚度增加时,均可引起弥散速度减慢。正常时血液流经肺泡毛细血管的时间为 0.75 秒,而血液氧与肺泡气氧平衡只需 0.25 秒。所以,肺泡膜面积减少和膜增厚的患者,只有当血液和肺泡气体接触时间过短(如剧烈运动),或肺泡膜面积明显减少,肺泡膜明显增厚等情况下,才会由于弥散不充分而发生低氧血症。因此,在静息状态下,肺间质纤维化、慢性阻塞性肺病、肺水肿患者的低氧血症更可能是 V/Q 比例失调或肺内分流所致,而非弥散功能障碍所引起。CO_2 弥散能力是氧的 20 倍,血液中的 CO_2 很快就能充分地弥散入肺泡,使 $PaCO_2$ 与 P_ACO_2 取得平衡。所以,肺泡通气量正常的患者,$PaCO_2$ 与 P_ACO_2 可能正常;若存在代偿性通气过度,则在 $PaCO_2$ 降低的同时,P_ACO_2 与 $PaCO_2$ 可低于正常。

(二) 通气与血流比例失调

血流流经肺泡时能否获得足够的氧和充分地排出二氧化碳,使血液动脉化,还取决于肺泡通气量与血流的比例。如肺的总通气量虽正常,但肺通气或(和)血流不均匀,造成肺泡通气与血流比例(V/Q)失调,也可引起气体交换障碍,导致呼吸衰竭。这不仅是引起低氧血症最常见的病理生理改变,也是肺部疾患引起呼吸衰竭最常见、最主要的机制。

正常人,由于重力作用、胸腔内负压及各部位肺泡顺应性不同,肺各部分通气与血流分布是不均等的,两者总体比率约为 0.8。这种生理性的肺泡通气与血流比例的不匹配,是形成正常的 PaO_2 与 P_AO_2 稍低的主要机制之一。另一方面,低氧性肺血管收缩反应(hypoxic pulmonary vasoconstriction, HPV)参与了生理状态下的通气/血流趋于匹配的调节。肺血管对低氧的直接反应与体血管相反,肺泡低氧及混合静脉血的氧分压降低都可引起肺小动脉收缩,从而使低氧的肺泡区域血流量减少,血流转向通气良好的肺泡区域。如低氧血症是由肺泡通气量减少引起,则肺血管收缩反应所导致的低氧区域肺血流的减少有利于维持肺泡通气与血流比例,使流经这部分肺泡的血液仍能获得较充分的氧,从而维持较高的 PaO_2。当 V/Q 失衡超越了 HPV 反应的代偿能力时,就会形成低氧血症。但肺泡严重缺氧或肺血管持续收缩则可导致肺动脉压力升高,肺循环阻力增加,右心负荷加重,甚至发生右心衰竭。临床上,肺部病变程度分布不匀使得各部分肺的通气与血流比例不一,可造成严重的肺泡通气/血流比例失调,导致换气功能障碍。通气/血流比例失调可大致分为以下三类。

1. 部分肺泡通气不足 支气管哮喘、慢性支气管炎、阻塞性肺气肿等引起的气道阻塞,以及肺纤维化、肺水肿等引起的限制性通气功能障碍,均可导致肺泡气体分布严重不均。病变重的部位肺泡通气明显减少,但因血流未相应减少,甚至还可因炎性充血等使血流增多,故使V/Q显著降低,以致流经这部分肺泡的静脉血未经充分气体交换便掺入动脉血内,这种情况称之为静脉血掺杂,因类似动-静脉短路,故称为功能性分流。正常成人功能性分流约占肺血流量的3%,当发生上述肺部疾患时,功能性分流可增加到占肺血流量的30%～50%,从而严重影响换气功能,导致呼吸衰竭。

2. 部分肺泡血流不足 当肺动脉栓塞、弥散性血管内凝血、肺血管收缩或肺的病变破坏了毛细血管床,使得部分肺泡有通气无血流或血流不足,称为"无效腔样通气",V/Q可显著大于正常。在正常人,生理无效腔(V_D)约占潮气量(V_T)的30%,当发生肺部疾病时,无效腔样通气增多,V_D/V_T可达高60%～70%,从而导致呼吸衰竭。

V/Q比例失调,无论是无效腔样通气,还是静脉血掺杂,其后果均导致PaO_2降低,而无明显CO_2潴留。其主要原因是:动脉与混合静脉血的氧分压差为59mmHg,比二氧化碳分压差(5.9mmHg)大10倍;氧离曲线呈S形,正常肺泡毛细血管血氧饱和度已处于曲线的平台,无法携带更多的氧来代偿低PaO_2区血氧含量的下降。而二氧化碳解离曲线在生理范围内呈直线,有利于通气良好区对通气不足区的代偿,排出足够的CO_2,不致出现CO_2潴留。然而,严重的通气/血流比例亦可导致CO_2潴留。

3. 肺内分流增加 肺内分流是V/Q比例失调的极端情况。在正常生理情况下肺内存在解剖分流,即一部分静脉血经支气管静脉和极少数的肺内动静脉交通支直接流入肺静脉,心肌内少量静脉血经心小静脉注入左心室,这些解剖分流的血流量正常是动脉血氧分压低于肺泡氧分压的主要原因,占心排血量的2%～3%。当肺部发生严重病变,例如肺水肿、肺实变和肺不张等时,该部分肺泡完全无通气但仍有血流,这部分血流未进行气体交换就掺入动脉血,致分流率(Qs/Qt)明显增加。有人将这种类似解剖分流的分流和解剖分流都称为真性分流,以区别于V/Q降低,但仍可进行气体交换的功能性分流。

在临床实践中,Qs/Qt增加与V/Q失调可通过比较吸入纯氧后PaO_2上升反应加以鉴别。当Qs/Qt≥30%时,吸入纯氧不能有效地纠正低氧血症,而V/Q失调所致的低氧血症通常对纯氧有反应。肺内分流很少引起高碳酸血症,一旦发生则提示右向左分流量大于50%。

三、吸入氧分压降低

当海拔高于3048m(10 000英尺)时,吸入氧分压(partial pressure of inspired oxygen,PiO_2)的降低才会有临床意义,特别是肺部潜在病变的患者。一般情况下,临床上很少发生显著的低吸入氧分压。但由于不经意地下调吸入氧浓度,甚至气源差错,将会导致严重的临床后果,因此应当常规监测吸入氧浓度(FiO_2)。

四、氧耗量增加

氧耗量增加是加重缺氧的原因之一。发热、呼吸困难、严重烧伤、胰腺炎、感染性休克等均可增加氧耗量。氧耗量增加时,混合静脉血氧分压(P_vO_2)下降,若患者并存肺炎、ARDS或

COPD 等病理状态所致的换气功能受损,则可导致低氧血症。

总之,在 ARF 发生过程中,单纯的通气不足、V/Q 比例失调、肺内分流增加、弥散障碍或氧耗量增加的情况发生较少,往往是一种以上的病理生理学改变同时存在或相继发生作用,从而临床上可表现为Ⅰ型、Ⅱ型或Ⅰ型与Ⅱ型并存型呼吸衰竭。

第三节　临床表现与诊断

ARF 的诊断,应从以下几方面综合分析,作出判断。

一、病　史

严重感染、腹膜炎、胰腺炎、严重创伤、大面积烧伤、大量输入液体或库存血、大手术等可导致 ARF,尤其是有肺部基础疾病史的患者。

二、临 床 表 现

低氧血症和高碳酸血症所引起的症状与体征是 ARF 时最主要的临床表现,同时也需注意造成呼吸衰竭的各种基础病因的临床表现。

(一) 低氧血症

1. **神经系统**　脑细胞对缺氧耐受性较差,急性缺氧可引起头痛、情绪激动、思维障碍、记忆力和判断力降低或丧失以及运动不协调等症状。严重缺氧可导致烦躁不安、谵妄、癫痫样抽搐、意识丧失以致昏迷、死亡。正常人脑静脉血氧分压约为 34mmHg;当低于 28mmHg 时可出现精神错乱等症状,低于 19mmHg 时意识丧失,低于 12mmHg 时将危及生命。

2. **心血管系统**　低氧常引起心率增快、血压升高。严重缺氧时可出现各种类型的心律失常如窦性心动过缓、期前收缩等。如进一步加重,可发展为周围循环衰竭、心室纤颤甚至心脏停搏。

3. **呼吸系统**　常有胸部重压感或窒迫感,兴奋、烦躁、不安,出现喘息性呼吸困难,端坐呼吸,同时呼吸频率明显增快,每分钟可达 30 次以上,鼻翼扇动,辅助呼吸肌运动增强,可出现明显的“三凹”现象,即吸气时胸骨上窝、锁骨上窝和肋间隙下陷,同时呼吸节律紊乱。严重缺氧可引起中枢神经和心血管系统功能障碍,出现呼吸变浅、变慢,甚至呼吸停止。

4. **皮肤黏膜**　当 PaO_2 低于 50mmHg 时,患者口唇黏膜、甲床部位可出现发绀。

5. **血液系统**　慢性低氧血症可刺激造血功能,而急性缺氧常来不及产生这种代偿,反而引起凝血功能障碍、造血功能衰竭和弥散性血管内凝血。

6. **消化系统**　呼吸衰竭引起的缺氧可造成微血管痉挛,后者可加重肠道组织的缺血缺氧,引起急性胃肠黏膜应激性溃疡出血及肝细胞功能损害。

7. **泌尿系统**　缺氧使肾血管收缩,血流量减少,再加上缺氧所致的心力衰竭、弥散性血管内凝血等因素,易产生肾功能障碍,表现为尿素氮及血肌酐增高、代谢性酸中毒等,个别病例可能出现尿蛋白、红细胞和管型。

8. **代谢**　缺氧时线粒体代谢转为乏氧代谢,呈现能量供应不足,并产生大量乳酸,导致代谢性酸中毒,继而钠泵功能受损,K^+ 向细胞外溢,Na^+、H^+ 进入细胞内,从而产生高钾血症和细胞内酸中毒。

（二）高碳酸血症

ARF 时,二氧化碳可严重蓄积且往往进展快,常产生严重的中枢神经系统和心血管功能障碍。急性 CO_2 潴留可使脑血管扩张,血流量增加,颅内压升高,临床表现为头痛、头晕、烦躁不安、言语不清、精神错乱、嗜睡、昏迷、抽搐和呼吸抑制等。扑翼样震颤是二氧化碳蓄积的一项重要体征。

二氧化碳蓄积对心血管的影响与低氧血症相似,两者具有协同作用。其临床表现因血管扩张或收缩程度而异,如多汗、球结膜充血水肿、颈静脉充盈、血压下降等。

二氧化碳潴留可引起呼吸性酸中毒。急性呼吸性酸中毒时,若通气功能未获改善,且又过量补充碱性药物,可加重呼吸性酸中毒;若同时应用激素和(或)利尿,可导致 K^+、Cl^- 等电解质失衡,产生多重酸碱失衡。

（三）引起呼吸衰竭基础疾患的临床症状与体征

基础疾患的特征常与上述低氧血症和高碳酸血症的临床表现并存,例如感染时的畏寒、高热,肺炎时的咳嗽、胸痛等。应当及时辨认,以便诊断和治疗。

三、血 气 分 析

呼吸衰竭诊断很大程度上依靠血气分析的结果。血气分析除了能确诊呼吸衰竭外,还能反映其性质和程度,并指导治疗。一般来说,成年人,位于海平面水平,在静息状态,呼吸空气时,若 $PaO_2 < 60mmHg$,$PaCO_2$ 正常或低于正常时即为低氧血症型或 I 型呼吸衰竭;若 $PaO_2 < 60mmHg$,$PaCO_2 \geq 50mmHg$ 时即为高碳酸血症型或 II 型呼吸衰竭;另一种临床常见的情况是患者在吸氧状态下作动脉血气分析,$PaCO_2$ 升高,但 $PaO_2 > 60mmHg$,这是 II 型呼吸衰竭吸氧后的表现。

四、胸部 X 线

胸部 X 线是明确呼吸衰竭的发生原因和病变范围、程度的重要辅助检查。能了解心脏及气管的状态,有无骨折、气胸或血胸的存在以及肺炎、肺水肿、肺不张等改变。但胸部 X 线片所见与临床上出现呼吸功能衰竭或血气分析结果,在时相上可能不同步或不一致。

五、其 他 检 查

胸部 CT 较普通 X 线摄片更为灵敏,能够捕捉相当微细的病理改变。纤维支气管镜可对气道灼伤、支气管阻塞或肺不张以及气管内出血等进行诊疗。

第四节 治 疗

ARF 可直接危及生命,是需要紧急抢救的急症,要求处理正确、迅速、果断、有效。其治疗原则是在保持呼吸道通畅的条件下,改善通气和氧合功能,纠正缺氧、二氧化碳潴留和代谢功能紊乱,防治多器官功能损害,从而为基础疾病和诱发因素的治疗争取时间和创造条件。具体措施应结合患者的实际情况而定。

一、病因治疗

急性呼吸功能衰竭原发病的治疗至关重要,必须充分重视治疗和祛除诱发 ARF 的基础病因,如重症肺炎时抗生素的应用,心源性肺水肿时强心、利尿、扩血管治疗等。上呼吸道阻塞、严重气胸、大量胸腔积液、药物中毒等所引起的呼吸衰竭,只要上述原因解除,呼吸衰竭就有可能自行缓解。对于原因尚不明了的 ARF,也应积极寻找病因,针对病因进行治疗。

二、呼吸支持疗法

(一) 建立通畅的气道

无论何种原因引起的呼吸衰竭,保持气道通畅是最基本、最首要的治疗措施,是进行各种呼吸支持治疗的必要条件。因此,通过采取合适的体位,经气道吸引或者建立人工气道(气管插管或气管切开)以保证呼吸道通畅,是 ARF 处理的第一步。对于深部大量分泌物积聚不易排出者,也可考虑通过纤维支气管镜吸除。对有小气道痉挛的患者,可予雾化吸入 β_2 受体激动剂或选择性 M 受体阻断剂等,有利于舒张支气管,增加纤毛运动和稀释痰液。

(二) 氧疗

呼吸衰竭所导致的缺氧可给机体造成严重危害,其程度远超 CO_2 潴留。首先,重要脏器如脑、心等耗氧量大,对缺氧敏感,耐受性差;其二机体氧贮备很少。氧疗目的是通过提高 FiO_2 来提高 P_AO_2,改善 PaO_2 和血氧饱和度(SaO_2)。合理的氧疗还能减少呼吸做功并降低缺氧性肺动脉高压,减轻右心负荷。

给氧途径有多种,包括鼻导管、鼻塞、简单面罩、Venturi 面罩以及无复吸入面罩给氧。各种给氧方式提供的 FiO_2 都有最高限值。在高氧流量情况下,鼻导管提供的最高 FiO_2 为 40%,简单面罩为 60%,无复吸入面罩为 70% ~ 80%(与患者的每分钟通气量有关),而 Venturi 面罩可较精确地提供 24% ~ 50% 的 FiO_2。

氧疗方法因呼吸衰竭类型有所不同。Ⅰ型呼吸衰竭以氧合功能障碍为主,通气量足够,因而可吸入高浓度氧(>35%)可迅速提高 PaO_2 至 60mmHg 以上。最近的研究表明,经大口径双侧鼻塞行高流量(~ 50L/min)氧疗可产生一个低水平的上呼吸道正压,在降低生理无效腔量的基础上可有效减少呼吸做功,从而提升患者的舒适度;与标准面罩给氧(10L/min)或无创正压通气相比,该法可显著降低Ⅰ型呼吸衰竭患者 90 日内的死亡率以及机械通气时间。

对于严重的 V/Q 失调和肺内右向左分流,氧疗无法增加分流静脉血的氧合,即使吸入50% 以上的氧,亦较难纠正缺氧。临床长时间氧疗时应尽可能将 FiO_2 控制于50% 以内,减少氧中毒发生机会。Ⅱ型呼吸衰竭时,高 $PaCO_2$ 抑制了呼吸中枢,低 PaO_2 引起的 HPV 改善了V/Q 比例;当吸入高浓度氧时,可能因中枢失去刺激,V/Q 失调,进一步升高 $PaCO_2$,甚至进入严重的二氧化碳麻醉状态。因而,通常Ⅱ型呼吸衰竭主张低浓度(<35%)氧疗。但上述情况多见于存在慢性 CO_2 潴留的 COPD 患者。对于急性 CO_2 潴留患者,应优先快速处理低氧血症,因为缺氧所致的代谢性酸中毒可在数分钟内出现,而高浓度氧疗引起的严重 CO_2 潴留需半小时以上才会形成。低 PaO_2 逆转后,选择既可纠正低 PaO_2,又不影响呼吸驱动的合适氧浓度。

（三）机械通气

ARF 时机械通气的主要目的:维持合适的通气量;改善氧合功能;减少呼吸做功;维护心血管功能稳定。一般认为,若经过一般给氧治疗仍不能纠正低氧血症和(或)二氧化碳蓄积者,均应视为机械通气的适应证。机械通气主要包括有创和无创两种方式。

目前有创机械通气仍是临床上治疗呼吸衰竭的主要手段,特别适用于以下情况:意识障碍、呼吸不规则者;气道分泌物多且有排痰障碍者;呕吐反流误吸可能较大,如延髓性麻痹或腹胀呕吐者;全身状况差,疲乏明显者;严重低氧血症或(和)CO_2 潴留(如 $PaO_2 \leq 45mmHg$,$PaCO_2 \geq 70mmHg$)者;合并多器官功能损害者等。通气模式的选择应依据 ARF 的病因和病理生理改变。为了减少呼吸机相关性肺损伤,ARDS 患者均应采用"保护性通气策略",即小潮气量($4 \sim 6ml/kg$)+呼气末正压通气(positive end expiratory pressure,PEEP)+肺复张策略。无创机械通气(noninvasive ventilation,NIV)是以鼻(面)罩连接患者和呼吸机的一种机械通气方式,其主要优势在于操作无创,不需进行气管插管或切开,有助于减少呼吸机相关肺炎的发生。原则上,NIV 适用于意识清醒、配合度高且反流误吸风险小的 ARF 患者(详见第十四章和二十二章)。当然,NIV 并非适用于所有类型的呼吸衰竭。对既往有心、肺疾病或合并胸部创伤的患者,NIV 治疗效果较好,而对社区获得性肺炎患者、H1N1 型流感病毒所致的 ARF 效果较差;对术后 ARF 患者,CPAP 和 NIV 治疗效果相近,均可改善患者预后,尤其是对心脏和胸腹腔手术的 ARF 患者。值得注意的是,NIV 应慎用于 ARDS 患者,即便使用也应局限于病情较轻、无休克或代谢性酸中毒的 ARDS 患者。

呼吸机撤离是呼吸支持中的一个重要环节,尽早撤机是公认的原则。撤机的最佳时机应根据导致呼吸衰竭的原因是否得到控制,心肺功能和呼吸肌力是否恢复,及有无水、电解质与酸碱失衡等情况综合判断。可采用压力支持通气模式、SIMV 及 T 形管技术等方法。撤机过程需密切观察,一旦出现需要重新呼吸支持的征象,则应及时恢复。无创通气也可作为有创通气的过渡,缩短有创通气时间,从而减少后者相关的并发症。一般来说,机械通气时间越长,撤机中遇到的困难可能越多。

（四）体外膜肺氧合与体外二氧化碳清除

体外膜肺氧合(extracorporeal membrane oxygenation,ECMO)是利用体外膜肺来提高 PaO_2 和(或)降低 $PaCO_2$,从而部分或完全替代肺功能。过去,ECMO 主要用于新生儿呼吸窘迫综合征患者以及少数严重的成人肺部疾病患者。近年来,随着 ECMO 技术的进步和使用经验的日益成熟,已越来越多地用于支持严重的成年呼吸衰竭患者。ECMO 不仅有助于改善氧合,还可显著减轻严重高碳酸血症所导致的致死性酸中毒,从而促进"保护性肺通气策略"的顺利实施,进而避免高容、高压通气所致的呼吸机相关性肺损伤。目前,ECMO 已不再局限于传统的严重 ARDS 患者,已逐渐拓展至各种类型的严重低氧和(或)高碳酸型呼吸衰竭,肺移植前的桥接治疗,严重肺动脉高压危象的处理等。与 ECMO 不同,体外二氧化碳清除装置(extracorporeal carbon dioxide removal,$ECCO_2R$)仅促进 CO_2 排出,不提供氧合,主要用于高碳酸血症型呼吸衰竭或不那么严重的 ARDS 患者。采用此类装置,有助于患者尽快脱离有创机械通气并进行深入的物理治疗。随着研究的深入,今后可能出现有商用价值的真正的"人工肺",从而改变成人急、慢性,尤其是慢性肺部疾病的治疗模式。

三、控 制 感 染

严重感染,尤其是胸、腹腔感染往往是引起 ARF 的主要原因。ARF 病程中,又常因气管切开、机体抵抗力下降、机械通气等原因而并发肺部乃至全身感染。因此,控制感染是 ARF 治疗的一个重要方面。

感染时需合理选用抗生素。无感染的临床症状时,不宜将抗生素作为常规使用。但是为预防感染,危重患者可选用适当的抗生素。原则上,应根据患者血、尿、粪、痰、分泌物、脑脊液等标本的细菌培养及药敏试验结果选择合适的抗生素,但在结果出来之前,可根据病情经验性选用抗生素,以免延误治疗。对严重感染、混合感染及中枢神经系统感染,均应联合应用抗生素,兼顾患者的全身状况及肝、肾功能状态,以增加疗效及减少不良反应。对应用多种广谱抗生素剂量足、疗程够,而效果不明显的病例,应考虑抗生素选择是否合理、细菌是否耐药、有无菌群失调或二重感染、是否合并真菌感染、感染灶引流是否通畅以及机体是否存在免疫功能抑制等影响抗菌效果的因素。

四、维持循环稳定

低氧血症和二氧化碳潴留本身会影响心功能,加之 PEEP 的作用,使静脉回流减少、肺泡膨胀后肺血管阻力(PVR)增加,右心室后负荷加重。随着右心室的扩大,改变了左、右心室的形状、容量及舒张末压,使室间隔发生移位,从而使左心室充盈减少,结果均使心排血量降低。此外,常与 ARF 并存的心血管疾患也将加重心脏负荷。故 ARF 治疗过程中,应维持血流动力学及循环功能的稳定。这不仅是 ARF 治疗的重要环节,也是一切治疗的基础。因此,除注意观察各项心血管系统功能的指标外,对血流动力学不稳定的危重患者,可持续监测有创动脉压,间断行动脉血气分析,了解患者水、电解质与酸碱平衡状况,必要时可采用 Flotrac/Vigileo 系统监测 CO、每搏量变异度(SVV)等血流动力学指标,为液体治疗以及血管活性药物的使用提供依据。

CO_2 排出综合征是指患者在 $PaCO_2$ 较高且持续状态下,血液中 CO_2 快速排出时出现血压降低,心率减慢,心律失常,甚至心搏骤停等症状,常见于 II 型呼吸衰竭行机械通气治疗的患者。$PaCO_2$ 愈高,持续时间愈长,CO_2 快速排出后血压愈易下降,且下降程度愈甚,甚至可致心搏骤停。此种综合征常见于肺源性心脏病患者不适当地使用呼吸机治疗后。其机制为:CO_2 快速排出后,血中儿茶酚胺浓度也随之下降;呼吸机正压通气时胸膜腔内压增高,静脉回流受阻,加之 CO_2 排出后骨骼肌等组织的血管扩张,使回心血量减少,易致心脏充盈不足;高 CO_2 血症使脑和冠状血管扩张,CO_2 骤然排出后脑和冠状血管收缩,易致脑和心脏缺血;在慢性呼吸性酸中毒患者,骤然消除高 CO_2 血症,原已存在的血和脑脊液中代偿性碳酸氢根增高将占优势,以至脑脊液和血液变碱,脑脊液变碱可引起抽搐,血液变碱,使血钾、血氯减低,氧合离解曲线左移,加上冠状动脉收缩,可出现室性心动过速,低血压甚至心搏骤停。有计划地逐步降低 $PaCO_2$,可避免这种现象。

五、营 养 支 持

能量供给不足是产生或加重呼吸肌疲劳的重要原因之一,因而 ARF 患者补充足够的营养及热量十分重要。长期低蛋白血症患者的呼吸肌也可能出现萎缩,在低蛋白血症未得到纠正前,不能撤离机械通气。能量的供应应尽量选择经胃肠道的方式,不适当地补充过量的糖类,会增加二氧化碳产量,加重呼吸肌的负担。

六、预防并发症

ARF 时由于低氧及(或)高二氧化碳血症,常可导致心、脑、肾、肝等功能障碍。因此,脑水肿的预防与治疗,肾血流量的维持,应激性消化道出血的防治以及各种电解质与酸碱平衡的维持都是不可忽视的环节。这些环节治疗有效与否,不仅影响到 ARF 的治疗效果,而且也直接影响到患者预后,一旦发展成多脏器功能障碍,则死亡率很高。

(缪长虹)

第二十二章 急性呼吸窘迫综合征

1967 年,Ashbaugh 报道了一组 12 例的病例,这些患者具有共同的特点:呼吸急促、难治性发绀、肺顺应性降低、胸部 X 线显示双肺弥漫性浸润影。因与新生儿呼吸窘迫综合征(infant respiratory distress syndrome,IRDS)相似,Ashbaugh 把这样的一组临床表现称为成人呼吸窘迫综合征(adult respiratory distress syndrome,ARDS)。1992 年召开的 ARDS 欧美共识会议(American-European Consensus Conference,AECC)上,提出用急性(acute)代替成人(adult),称为急性呼吸窘迫综合征(acute respiratory distress syndrome,ARDS);并引入急性肺损伤(acute lung injury,ALI)的概念。1994 年,AECC 在此基础上提出了在一段时间内被广泛接受的有关 ALI 和 ARDS 的定义与诊断标准,认为 ALI 和 ARDS 具有相同的病理生理改变,重度的 ALI 被定义为 ARDS。2011 年欧洲重症医学会倡议,美国胸外学会和重症医学会共同参与的专家组,根据多中心临床研究荟萃分析的结果,提出 ARDS 全新的 Berlin 诊断标准,并发表在 2012 年的 *JAMA* 杂志。ALI 的概念在 2012 年的 Berlin 诊断标准中被去除。

第一节 病因与发病机制

一、病 因

多种危险因素可诱发 ARDS,主要包括:

1. **直接肺损伤因素** 严重肺部感染,误吸(胃内容物、新生儿胎粪等),胸部外伤,吸入有毒气体,淹溺,氧中毒,肺栓塞以及放射性肺损伤等。

2. **间接肺损伤因素** 严重感染,严重非胸部创伤,急性重症胰腺炎,大面积烧伤,大量输血,体外循环,休克,神经源性损害以及弥散性血管内凝血等。

二、发 病 机 制

ARDS 的发病机制错综复杂,至今仍不十分清楚,可能是细胞和体液因素相互作用下炎症反应和免疫调节失控的结果。根据近年研究进展,可将其归结为全身炎症反应综合征(systemic inflammatory response syndrome,SIRS)与代偿性抗炎反应综合征(compensatory anti-inflammatory response syndrome,CARS)的失衡。目前认为,感染、创伤后的全身炎症反应是导致 ARDS 的根本病因。

(一) ARDS 与 SIRS 和 CARS

1. SIRS 是指各种严重的感染、损伤等原因引起的全身炎症反应的一种临床过程。在 ARDS 的发病过程中,致病因子作用于机体,可导致多种炎症细胞的激活和一系列炎症介质的释放,造成机体的损伤。更为重要的是,它们可再激活炎症细胞,以自分泌和旁分泌的方式,释放更多的炎症介质和细胞因子,形成瀑布式级联反应,使机体的损伤信号进一步放大和加强。SIRS 是全身性的,而肺脏是首先受累的靶器官之一,ARDS 被视为 SIRS 在肺部的表现。

2. CARS　指机体在创伤、感染和休克等引起 SIRS 的同时伴发代偿性抗炎反应,释放内源性抗炎介质以对抗炎症过程,这有助于防止和减轻 SIRS 引起的自身组织损伤。目前发现的内源性抗炎介质有 IL-1 受体拮抗剂、可溶性肿瘤坏死因子受体和 IL-8 自身抗体等。

3. ARDS　在炎症反应发展过程中逐渐形成,可分为三个阶段:①局限性炎症反应阶段:局部损伤或感染导致炎症介质在组织局部释放,诱导炎症细胞向局部聚集,促进病原微生物清除和组织修复,对机体发挥保护作用。②有限全身炎症反应阶段:少量炎症介质进入循环诱发 SIRS,由于内源性抗炎介质释放增加导致 CARS,使两者处于动态平衡状态,炎症反应仍为生理性,可增强局部防御作用。③SIRS 与 CARS 失衡阶段:两者失衡可表现为大量炎症介质释放入循环引起炎症介质瀑布样释放,而内源性抗炎介质又不足以抵消其作用,结果导致严重的 SIRS。另一种情况为内源性抗炎介质释放过多导致过度 CARS。失衡的后果是炎症反应扩散和失控,使其由保护性作用转变为自身破坏作用,不但损伤局部组织细胞,同时也损伤远端器官,可导致肺、肾等器官功能损害。

(二) 导致 ARDS 的介质

如上所述,就其本质而言,ARDS 是机体炎症反应失控的结果,该过程涉及诸多细胞与体液因子,它们之间又相互作用,最终介导了 ARDS 的发生。

1. 效应细胞　效应细胞包括:①巨噬细胞:在创伤、休克或内毒素等致病因素作用下,肺巨噬细胞首先被激活,数量亦迅速增加。活化的肺血管巨噬细胞不仅产生氧自由基、溶酶体酶和花生四烯酸代谢产物(如前列腺素、血栓烷 A_2、白三烯、血小板激活因子)等直接作用于血管内皮细胞,而且也可产生肿瘤坏死因子(TNF)和白介素(IL-1、IL-6、IL-8 等),增加中性粒细胞(PMN)与血管内皮细胞的黏附,促进其大量向肺组织微血管内聚集。同样,活化的肺泡巨噬细胞在肺泡上皮细胞附近产生和释放 TNF、氧自由基和一氧化氮,对肺泡上皮产生损伤作用,因此,肺泡巨噬细胞启动了肺组织原位的炎症反应过程。②中性粒细胞:在致病因子和其他炎症介质的刺激下,中性粒细胞与血管内皮细胞黏附、趋化、聚集和激活,大量向肺血管床聚集并产生“呼吸爆发”,释放出多种造成肺损伤的物质包括各种蛋白酶(胶原酶、弹性蛋白酶、组织蛋白酶等)、氧自由基(超氧阴离子、羟自由基、次氯酸等)和细胞因子等,从而造成肺泡上皮和肺毛细血管内皮细胞损伤,毛细血管膜通透性增加而出现肺水肿。中性粒细胞经肺脏上皮细胞移行是 ARDS 的重要特征。③血管内皮细胞(VEC):VEC 不仅是被动受损的靶细胞,而且有着复杂的代谢功能,在 ARDS 的发生、发展中发挥积极、主动的作用。VEC 可选择性地代谢循环中一些具有生物活性的物质,如 5-HT、去甲肾上腺素、缓激肽、血管紧张素 I 等;可释放内皮素、氧自由基、花生四烯酸代谢产物、前炎症因子和生长因子;也可表达某些黏附分子。炎症刺激时,VEC 生成的大量一氧化氮与氧反应,生成毒性很强的过氧化亚硝酸离子,损伤细胞和组织。此外,VEC 还可通过调节血管张力、影响凝血、纤溶过程等参与 ARDS 发病。

2. 细胞因子　细胞因子是由机体细胞产生的小分子可溶性蛋白质,能够影响机体细胞的行为和特征。机体大多数细胞均可或多或少地产生细胞因子,如肺泡巨噬细胞、肺泡上皮细胞和肺血管内皮细胞均是重要的局部细胞因子源。细胞因子按在炎症反应中的作用可分为促炎细胞因子(pro-inflammation cytokines)和抗炎细胞因子(anti-inflammation cytokines)。参与 ARDS 发病的细胞因子众多,任何一种或几种细胞因子的单独改变都不能完全解释 ARDS 的发生机制,必须将它们看作相互作用的一个网络来进行全面观察。①促炎因子:主要有 TNF、IL-1、IL-6、IL-8、血栓烷 A_2、血小板活化因子(PAF)等,促炎细胞因子释放通过细胞间的信息转导使炎症反应进一步放大,导致肺损伤加重、机体凝血与抗凝系统失衡、免疫系统受到破坏,最终诱发 ARDS;②抗炎因子:ARDS 时除有炎症因子的释放增加外,还有抗炎因子如 IL-4、IL-10、IL-11 等的释放明显不足。

一般认为,ARDS 发病的关键是致病因素(如内毒素、创伤、缺血/再灌注等)激活了机体的单核-吞噬细胞系统,导致炎症细胞因子如 TNF、白细胞介素(IL-1、IL-6、IL-8 等)的释放,后者使中性粒细胞激活,白细胞和血管内皮细胞的黏附分子表达增高,导致白细胞在肺微循环中趋化、集聚并与血管内皮黏附,大量释放氧自由基、蛋白水解酶、花生四烯酸类脂质代谢物等。这些炎症介质造成肺血管内皮细胞的损伤,使肺微血管通透性增高,血浆蛋白质渗入肺间质造成肺间质水肿。炎症细胞在趋化因子和黏附分子的作用下,移行入肺间质继续释放炎症介质,最终造成肺泡上皮的损伤,气-血交换屏障破坏,肺水肿、肺组织炎症及低氧血症呈进行性加重。

此外,通过观察到对相同诱发因素下患者 ARDS 发病及预后截然不同的表现,人们提出遗传异质性在 ARDS 发病机制中的作用,并致力于研究相关的分子靶点,加深了人们对 ARDS 的认识。

第二节 病 理 生 理

一、基本病理改变

ARDS 病理改变的特征是弥漫性肺泡损伤(diffuse alveolar damage,DAD),其病理变化呈进行性,病程进展可经过 3 个病理过程,即渗出期、增生期及纤维化期;这三期实际上是一个连续过程,很难截然分开,临床上往往是渗出、浸润和纤维增生同时并存。实际上,肺部病变也非对称均匀分布,往往是肺实质病变重的与较轻者相邻并存,肺下垂部位病变要重于肺上部。

肉眼观,两侧肺膨隆,肺实变,触之较韧,呈灰红或灰黑色,表面皱纹减少。肺体积增大,重量增加,切面显灰红色,可流出红染的水肿液,含气少。

二、基本病理生理改变

ARDS 的基本病理生理改变是肺泡上皮和肺毛细血管内皮通透性增加所致的非心源性肺水肿。由于肺泡水肿、萎陷导致严重的通气/血流比例失调,特别是肺内分流明显增加,从而产生严重的低氧血症。肺血管痉挛和肺微小血栓形成,从而诱发肺动脉高压。

1. 非心源性高通透性肺水肿 ARDS 早期的病理特征为非心源性高通透性肺水肿。ARDS 时发生肺水肿的主要原因是由于肺泡毛细血管膜损害,内皮细胞的间隙增加,液体和蛋白通过损伤的内皮细胞的速度加快。ARDS 初期,液体多聚集于肺间质,称为间质性肺水肿;当水肿继续进展,液体进入并充盈肺泡称为肺泡性肺水肿。

肺水肿是 ARDS 发病过程中的重要环节,它可以引起合成肺泡表面活性物质相关磷脂和蛋白含量降低,磷脂酰胆碱和磷脂酰甘油的含量相对减少,而脂质的含量相对增加。肺泡表面活性物质组成成分的改变可影响其功能的发挥,导致肺泡表面张力增加,肺间质及血管周围组织的压力降低,促使液体向间质和肺泡内移动,破坏肺泡内外的液体平衡,从而加重肺水肿。此外,血浆蛋白的渗出也可降低肺泡表面活性物质的活性,增加肺泡表面张力,引起肺泡萎陷和肺不张。

2. 肺呼吸功能变化

(1) 肺内分流量增加:由于 II 型肺泡上皮细胞表面活性物质生成、分泌不足和活性下降,以及肺泡液对表面活性物质的稀释和破坏,导致肺表面张力升高,肺顺应性下降,引起弥漫性肺泡萎陷,致肺内分流量增加,有时高达 30% 以上。肺血管内微血栓形成、血管活性物质引起的肺血管收缩,以及肺间质水肿对微血管的压迫,不仅可增加肺血管阻力使肺动脉压升高,而且使流经肺泡的血流量减少,造成无效腔样通气。因此肺泡通气/血流比值严重失调、肺内分流量增加,是 ARDS 时出现进行性低氧血症的主要原因。

（2）气体弥散功能障碍:ARDS 患者由于肺间质和肺泡水肿、透明膜形成、肺纤维化,导致弥散功能障碍,使肺泡血液间气体达到平衡的时间延长（正常 0.3 秒）,流经肺泡周围毛细血管内的静脉血得不到充分氧合,引起静脉血的掺杂增加,从而加重低氧血症。

（3）肺泡通气量减少:ARDS 患者由于肺水肿、肺顺应性下降和小气道的阻塞,可引起部分肺泡通气量减少,这也是 ARDS 低氧血症的重要原因之一。未受累或病变轻的肺泡则代偿性通气增强,呼吸加快,排出二氧化碳过多,故早期患者常表现为过度通气、低碳酸血症。到了晚期,肺泡-毛细血管膜损伤更为严重,肺通气量进一步减少,可引起 CO_2 潴留而发生高碳酸血症。

（4）肺顺应性降低和呼吸功增加:功能残气量减少、肺间质水肿、肺组织充血以及肺泡表面活性物质减少等原因导致肺顺应性下降,后期发展为肺纤维化,肺顺应性进一步减退。其必然引起机体代偿性呼吸频率增加,呼吸肌耗氧量上升。ARDS 患者呼吸肌作功的耗氧量可占全身耗氧量的 30% ~50%。

3. 肺循环功能改变 肺血管阻力增高是 ARDS 肺循环功能改变的主要表现。由于缺氧、酸中毒、细菌内毒素及血管活性物质作用,引起肺小动脉痉挛收缩。此外,由于白细胞和血小板的黏附,造成肺毛细血管网的栓塞,也是肺循环阻力增加的因素之一。晚期由于肺纤维化使肺毛细血管床破坏,肺血管阻力的增加,使右心室后负荷加重,甚至发生右心衰竭。

第三节　临床表现与诊断

1. 症状与体征 典型的症状为呼吸频快和呼吸窘迫。通常在创伤、休克或大手术后 1 ~3 日突发呼吸窘迫,呼吸频率可达 30 ~50 次/分,重症患者呼吸频率可达 60 次/分以上。随着呼吸增快、呼吸困难症状的发展,缺氧症状也愈明显。患者表现为烦躁不安、心率增速、唇及指甲发绀,吸气时锁骨上窝及胸骨上窝下陷,缺氧症状并不因吸入氧气而获得改善。部分患者胸部听诊可闻及干性啰音或湿性啰音。此外,在疾病后期,多伴有肺部感染,表现为发热、畏寒等症状。

ARDS 分期 一般可分为四期,但在临床未必可见到如此典型的过程,且各期间也并无绝对界限。

（1）第一期:有原发病如创伤、感染、休克等临床症状。呼吸困难表现不明显,但呼吸频率开始增快,出现过度通气,并发展为低碳酸血症,此期动脉血氧分压尚属正常或在正常低值,X 线胸片无阳性发现。

（2）第二期:多在原发病发生 24 ~48 小时以后,此期呼吸频率增快,浅速而有轻度困难,肺部可闻及湿性啰音或少数干性啰音。PaO_2 下降,$A-aDO_2$ 与 Qs/Qt 增加,胸部 X 线可见肺纹理增多、细网状浸润阴影,反映肺间质液体含量增加。

（3）第三期:此期病情发展迅速,表现呼吸窘迫,肺部听诊啰音增多。PaO_2 进一步下降,患者呼吸困难十分严重,即使吸氧也难以纠正。X 线胸片因间质及肺泡水肿而出现典型的弥漫性雾状浸润阴影。

（4）第四期:严重呼吸窘迫,患者严重高碳酸血症,最后导致心力衰竭、休克和昏迷。X 线呈"白肺"（磨砂玻璃状）。

不同病因所致的 ARDS,发病和临床表现可能会有所差别,在创伤、肺挫伤、胃酸误吸等直接肺损伤的患者,浅而快的呼吸可能在受伤后 1 小时就出现,但在脓毒症患者气促症状往往在发病后 3~4 日才出现,多数患者急性呼吸衰竭的症状和体征发生于起病 24~48 小时以后。总的来说,ARDS 的病程往往是急性过程,但也有一部分经治疗渡过急性期,病程较长,最终可能死于进行性肺纤维化、气压伤和难以纠正的顽固性低氧血症。

2. 实验室检查与诊断 ARDS 患者往往在临床症状出现后 12~24 小时才出现胸部 X 线异常。尽管呼吸困难已趋显著,PaO_2 已经下降,但 X 线胸片仍可呈阴性,或仅有边缘略显模糊的纹理增多;当肺间质水肿、肺泡水肿、肺出血比较明显时,双肺野可见边缘模糊的斑片状阴影。随着 ARDS 病变的进一步发展,肺实变、肺泡壁增厚、肺泡内透明膜形成,X 线胸片显示浸润性阴影扩大,融合为大片阴影。ARDS 后期,肺内继发炎症、坏死及纤维性改变,有的甚至有小脓肿形成,X 线表现为两肺弥漫性阴影,或形成小脓肿,有的伴气胸或纵隔气肿。CT 片显示有斑点样浸润,CT 检查与气体交换及肺顺应性具有较好的相关性。

血气分析尤为重要,早期低氧血症是其特点,且吸氧无改善,氧合指数(PaO_2/FiO_2)是诊断 ARDS 与判断预后的重要指标,正常值为 400~500mmHg。2012 年新的 ARDS 柏林诊断标准根据 PaO_2/FiO_2 及呼气末正压通气(positive end expiratory pressure,PEEP)的不同,将 ARDS 分为轻度、中度和重度(表 22-1)。

表 22-1 ARDS 的 Berlin 诊断标准

项目	诊断标准
发病时间	具有已知危险因素后 1 周内发病 新出现的或原有呼吸系统症状加重后 1 周内发病
胸部 X 线或 CT 成像	无法用渗出、肺叶/肺萎陷或结节完全解释的双肺透光度降低
水肿原因	无法完全用心力衰竭或容量负荷过多解释的呼吸衰竭
氧合指数*	如无危险因素,则需通过客观检查(如超声心动图)排除静水压性肺水肿
轻度	200mmHg<PaO_2/FiO_2≤300mmHg,且 PEEP 或 CPAP≥5cmH$_2$O
中度	100mmHg<PaO_2/FiO_2≤200mmHg,且 PEEP≥5cmH$_2$O
重度	PaO_2/FiO_2<100mmHg,且 PEEP≥5cmH$_2$O

注:* 海拔>1000m 时,校正氧合指数为:PaO_2/FiO_2×大气压/760

ARDS 的诊断应与其他原因引起的急性肺水肿和呼吸衰竭相鉴别。

1. 心源性肺水肿 常见于高血压心脏病、冠心病、主动脉瓣膜病变、心肌炎、心肌病等引起的左心衰竭。患者均有心脏病病史和相应的体征;结合胸部 X 线和心电图变化,一般诊断不难。要注意心源性肺水肿和 ARDS 可同时存在,特别是在老年患者。心源性肺水肿的形成主要由于肺静脉压增高,其水肿液蛋白质含量不高,使用利尿药、血管扩张药降低肺动脉压可使肺水肿缓解;ARDS 引起的肺水肿主要由于肺毛细血管内皮损伤,通透性增加,其水肿液蛋白质含量较高。心源性肺水肿引起的呼吸困难常可因吸氧而缓解,但 ARDS 引起的呼吸窘迫吸氧往往不能奏效。

2. 非心源性肺水肿 可见于输液过量,肺静脉闭塞性疾病如纵隔肿瘤、肺静脉纤维化,血浆胶体渗透压降低如肝硬化、肾病综合征、营养不良,其他还可见于胸腔抽液过快所致的复张性肺水肿等。此类患者均有相应的病史、临床特征和实验室检查所见。在肺水肿发生后,胸部 X 线肺水肿征象出现较快,治疗后消失也快,低氧血症程度一般不甚严重,比较容易纠正。而 ARDS 患者低氧血症比较顽固,肺部阴影一旦出现,短期内难以消失。

3. 急性肺栓塞 血栓多来自下肢深静脉和盆腔静脉,手术后或长期卧床制动者多见,脂肪栓塞常见于长骨骨折。本病起病突然,以呼吸困难、胸痛、咯血、发绀等为主要临床表现。血

气分析 PaO_2 与 $PaCO_2$ 均降低,与 ARDS 有些相似,但胸部 X 线检查肺内可见典型的圆形或三角形阴影,心电图 I 导联出现 S 波加深;II 导联出现大 Q 波及倒置 T 波。放射性核素肺扫描及肺动脉造影可明确诊断。

4. 特发性肺间质纤维化 此病原因不明,临床表现为干咳、进行性呼吸困难、持续低氧血症,可与 ARDS 相混淆。但本病多为慢性病程,肺部听诊闻及连续高调的爆裂性细湿啰音,是本病的一个特征。X 线胸片可见双肺网状结节影由下向上发展,免疫指标检查如 IgG 和 IgM 等常有异常。

第四节 治 疗

对 ARDS 目前尚无特效的治疗方法,其治疗原则是消除原发病因、支持呼吸、改善循环和组织氧供及防治并发症,维护重要脏器的功能,遏制全身失控性炎症反应。

(一) 控制原发病与抗感染治疗

原发病是影响 ARDS 预后和转归的关键,控制致病因素是治疗的首要原则。感染是导致肺损伤及 ARDS 的第一高危因素,也是 ARDS 患者死亡的常见原因。因此,积极防治各种感染以避免肺损伤进一步加重十分重要,主要措施包括充分引流感染灶、有效的清创与合理使用抗生素等。局部应用非吸收性抗生素可减少肺内微生物数量,有助于防治 ARDS。

(二) 呼吸支持治疗

1. 氧疗 氧疗是纠正 ARDS 患者低氧血症的基本手段。ARDS 患者吸氧治疗的目的是改善低氧血症,使动脉氧分压(PaO_2)达到 60 ~ 80mmHg。可根据低氧血症改善的程度和治疗反应调整氧疗方式,并应在保证氧合的情况下尽量使用最低吸入氧浓度(FiO_2),因较长时间吸入氧浓度超过 50% 可能发生氧中毒。ARDS 患者往往低氧血症严重,大多数患者一旦诊断明确,常规的氧疗常常难以奏效,机械通气仍然是最主要的呼吸支持手段。

2. 机械通气治疗 机械通气的主要目标是维持合适的气体交换和充分的组织氧合,避免或减少对血流动力学的干扰,减少呼吸机相关肺损伤(ventilator associated lung injury,VALI)的发生,避免发生氧中毒,为病因治疗和肺损伤的修复赢得时间。

(1) 无创机械通气:无创机械通气(NIV)可以避免气管插管和气管切开引起的并发症;但最近的研究表明,与标准氧疗比较,NIV 虽然在应用第 1 小时明显改善 ARDS 患者的氧合,但不能降低气管插管率,也不能改善患者预后。可见,ARDS 患者应慎用 NIV。对于神志清楚、血流动力学稳定,并能够得到严密监测和随时可行气管插管,预计病情能够短期缓解的早期 ARDS 患者,可以尝试 NIV 治疗,并应严密监测患者的生命体征及治疗反应。合并免疫功能低下的 ARDS 患者早期可首先试用 NIV。而神志不清、休克、气道自洁能力障碍的 ARDS 患者不宜应用 NIV。

(2) 有创机械通气:ARDS 患者经高浓度吸氧仍不能改善低氧血症时,应气管插管进行有创机械通气。ARDS 患者呼吸功明显增加,表现为严重的呼吸困难,气管插管和有创机械通气能更有效地改善低氧血症,降低呼吸功,缓解呼吸窘迫,并能够更有效地改善全身缺氧,防止肺外器官功能损害。

(3) 机械通气的辅助方法

1) 机械通气与体位:俯卧位通气通过降低胸腔内压力梯度、促进分泌物引流和促进肺内液体移动,明显改善氧合。常规机械通气治疗无效的重度 ARDS 患者,若无禁忌证,可考虑采用俯卧位通气或半卧位。ARDS 患者合并呼吸机相关性肺炎(VAP)往往使肺损伤进一步恶化,机械通气患者平卧位易发生 VAP。研究表明,由于气管插管或气管切开导致声门的关闭功能丧失,机械通气患者胃肠内容物易反流误吸进入下呼吸道,可导致 VAP。除非有脊髓损伤等体位改变的禁忌证,机械通气患者均应保持 30°~45°半卧位,预防 VAP 的发生。

2）镇静与肌松药物:对机械通气的 ARDS 患者,应制订镇静方案(镇静目标和评估),以缓解焦虑、躁动、疼痛,减少过度的氧耗。合适的镇静状态、适当的镇痛是保证患者安全和舒适的基本环节。危重患者应用肌松药后,可能延长机械通气时间、导致肺泡萎陷和增加 VAP 发生率,并可能延长住院时间。不推荐常规使用肌松药。

3）部分液体通气:是在常规机械通气的基础上经气管插管向肺内注入相当于功能残气量的全氟碳化合物(PFC),以降低肺泡表面张力,促进肺重力依赖区萎陷肺泡复张。部分液体通气可改善 ARDS 患者气体交换,增加肺顺应性,可作为严重 ARDS 患者常规机械通气无效时的一种选择。

4）体外膜肺氧合(extracorporeal membrane oxygenation,ECMO):ECMO 由体外循环发展而来,是将静脉血引到体外经膜氧合器使其动脉化后再泵回到患者体内的治疗方法,可使受损的肺脏得到充分休息和修复愈合。使用 ECMO 可进行较长时间的心肺支持,适用于治疗可逆性呼吸衰竭,尤其新生儿和小儿呼吸衰竭的存活率可明显提高。肝素预处理的膜氧合器和管路使 ECMO 更为安全,但因其技术设备复杂、价格昂贵、创伤较大而使应用受到限制。随着 ECMO 技术的改进,需要进一步的大规模研究结果来证实 ECMO 在 ARDS 治疗中的地位。

(4)肺保护性通气策略:在机械通气治疗过程中,如果呼吸参数设置不合理,可能导致气道峰压过高、肺泡过度膨胀、炎症介质释放,从而导致气压伤、容积伤、萎陷伤和生物伤,又称为呼吸机相关肺损伤(VALI)。为防止这种医源性肺损伤,提出了“肺保护性通气策略”(lung protective ventilation strategy,LPVS)。

1）呼吸末正压通气:呼吸末正压通气是最常用的通气模式。PEEP 能有效提高 PaO_2,改善动脉氧合,降低 FiO_2,改善通气效果。但 PEEP 本身不能防治 ARDS,只能作为一种支持手段,为综合治疗赢得机会。PEEP 的选择一般从低水平(3~5cmH_2O)开始,然后根据情况逐渐增加。有条件的情况下,应根据静态 P-V 曲线低位转折点压力+2cmH_2O 来确定 PEEP。

2）小潮气量和容许性高碳酸血症(permissive hypercapnia,PHC):这是 LPVS 的重要组成部分,即采取小潮气量(4~6ml/kg)通气,允许一定程度的 CO_2 潴留($PaCO_2$ 60~80mmHg)和呼吸性酸中毒(pH 7.25~7.30)。研究证实 PHC 并非只是小潮气量通气的被动结果,它本身即可减轻 ARDS,其机制非常复杂,包括提高了肺通气/灌注比例协调程度、增加心排血量、扩张体循环血管,使氧离曲线右移和降低组织代谢水平,改善组织中氧的供需平衡等。

3）肺复张策略:在实施 LPVS 的同时,仅靠 PEEP 无法达到足够的压力使已经萎陷的肺泡复张。采取肺复张手法促进萎陷的肺泡重新复张,可明显改善 ARDS 患者肺的顺应性和氧合,改善肺内分流,对 ARDS 治疗具有重要意义。目前临床常用的肺复张手法包括控制性肺膨胀、PEEP 递增法及压力控制法(PCV 法),其中实施控制性肺膨胀采用恒压通气方式也可在小潮气量通气时或高频通气时给予较高的压力(30~45cmH_2O)持续 30~40 秒,使萎陷的肺泡充分开放。

(5)尽量保留或加强自主呼吸的作用,促进机械通气与自主呼吸的协调。这样可降低气道峰压和胸膜腔内压,减少正压通气对血流动力学的影响。由此增加自主呼吸的效率和膈肌收缩的有效性还可促使肺泡的复张,减少或避免应用镇静药或肌松药,改善患者咳嗽功能和气管分泌物的清除。可采用能辅助或增加自主呼吸用力的通气模式,如双相气道正压通气(biphasic positive airways pressure,BIPAP)、气道压力释放通气(airway pressure release ventilation,APRV)和成比例辅助通气(proportional assist ventilation,PAV)等。

（三）药物治疗

1. 液体管理 液体管理是 ARDS 治疗的重要部分。在保证组织器官灌注的前提下,对 ARDS 患者实施限制性的液体管理,有助于改善 ARDS 患者的氧合,减少机械通气时间和 ICU 停留时间,但未降低病死率。应慎用胶体液,以免其通过渗透性增加的呼吸膜积聚于肺泡和间质而加重肺水肿,但存在低蛋白血症(血浆总蛋白<50～60g/L)的 ARDS 患者,可通过补充白蛋白等胶体溶液和应用利尿药,有助于实现液体负平衡,并改善氧合。在严格限制液体的同时,维持足够的心排血量是其重要前提,应避免低容量状态导致的心排血量降低和全身组织缺氧。在血流动力学状态稳定的情况下,可酌用利尿药以减轻肺水肿。

2. 糖皮质激素治疗 目前有关应用糖皮质激素治疗 ARDS 仍有争议。临床研究表明,糖皮质激素既不能预防 ARDS,也不能降低 ARDS 患者的病死率,反而显著增加感染的发生率。但在 ARDS 中晚期出现纤维化时,适时应用中小剂量的糖皮质激素对抑制肺纤维化的形成具有一定的治疗价值。对刺激性气体吸入、创伤性骨折所致的脂肪栓塞等非感染性 ARDS,宜尽早、大量和短时使用糖皮质激素。

3. 一氧化氮（NO）吸入 NO 吸入可选择性地扩张肺血管,显著降低肺动脉压,减少肺内分流,改善通气/血流比例失调,并且可减少肺水肿形成。但吸入 NO 并不作为 ARDS 的常规治疗手段,仅在一般治疗无效的严重低氧血症时可考虑应用。应用过程中需监测 NO 的浓度,以防止肺损害。

4. 肺泡表面活性物质 ARDS 患者存在肺泡表面活性物质减少或功能丧失,易引起肺泡萎陷。肺泡表面活性物质能降低肺泡表面张力,减轻肺炎症反应,阻止氧自由基对细胞膜的氧化损伤。但是,目前肺泡表面活性物质的应用仍存在许多尚未解决的问题,如最佳用药剂量、具体给药时间、给药间隔、给药方式和药物来源等。因此,尽管早期补充肺表面活性物质有助于改善氧合,但还不能将其作为 ARDS 的常规治疗手段。有必要进一步研究,明确其对 ARDS 预后的影响。

5. 前列腺素 E_1 前列腺素 E_1(PGE_1)不仅是血管活性药物,还具有免疫调节作用,可抑制巨噬细胞和中性粒细胞的活性,发挥抗炎作用。但是 PGE_1 没有组织特异性,静脉注射 PGE_1 会引起全身血管舒张,导致低血压。只有在 ARDS 患者低氧血症难以纠正时,才考虑吸入 PGE_1 治疗。

6. 鱼油 鱼油富含 ω-3 脂肪酸,也具有免疫调节作用,可抑制二十烷花生酸样促炎因子释放,并促进 PGE_1 生成。补充二十碳五烯酸(EPA)和 γ-亚油酸,有助于改善 ARDS 患者的氧合,缩短机械通气时间。

7. 其他 包括:①抗氧化剂 N-乙酰半胱氨酸(NAC)和丙半胱氨酸(procysteine)通过提供合成谷胱甘肽(GSH)的前体物质半胱氨酸,提高细胞内 GSH 水平,依靠 GSH 氧化还原反应来清除体内氧自由基,从而减轻肺损伤;②环氧化酶抑制剂布洛芬等可抑制 ARDS 患者血栓素 A_2 的合成,对炎症反应有强烈的抑制作用;③炎症细胞因子在 ARDS 发病中具有重要作用。动物实验应用单克隆抗体或拮抗剂中和肿瘤坏死因子(TNF)、白细胞介素(IL)-1 和 IL-8 等细胞因子可明显减轻肺损伤,但多数临床试验获得阴性结果;④己酮可可碱(pentoxifylline)及其衍化物利索茶碱(lisofylline)均可抑制中性粒细胞的趋化和激活,减少促炎因子 TNFα、IL-1 和 IL-6 等释放,利索茶碱还可抑制氧自由基释放;⑤重组人活化蛋白 C(rhAPC 或称 Drotrecogin alfa)具有抗血栓、抗炎和纤溶特性,已被试用于治疗严重感染;⑥酮康唑是一种抗真菌药,但可抑制白三烯和血栓素 A_2 合成,同时还可抑制肺泡巨噬细胞释放促炎因子,有可能用于 ARDS 治疗。尽管这些药物在动物实验中效果明显,但是在 III 期临床试验中都没有得出有力的证据。

（四） 营养代谢支持

ARDS 患者分解代谢增强,处于负氮平衡和能量摄入不足状态,这些均影响肺组织损伤的修复,严重时机体免疫和防御功能下降而易发生感染,故应尽早给予强有力的营养支持治疗。肠道内营养可预防肠黏膜萎缩及肠道细菌和内毒素易位,可优先采用,而对于病情急重、消化功能差者,也可采用全胃肠外营养(TPN)。

（五） 维护重要脏器功能,防止多器官功能障碍综合征

由于肺脏接受全身的血液循环并具有最为丰富的毛细血管内皮等因素,ARDS 可能是 SIRS 的首发表现。随着病情的进展,可能序贯出现多个脏器衰竭,也可由于 ARDS 导致的严重缺氧、合并感染以及不适当的治疗使其他脏器损伤,而肺外器官功能衰竭反过来又可加重 ARDS。在有力的通气功能支持下,因严重低氧血症死亡者已较少见,多器官功能障碍综合征(MODS)是在病程后期的主要死因。所以在 ARDS 治疗中,应对循环功能、肾功能、肝功能及胃肠等器官功能予以支持和监测,如减轻心脏负荷和增加心肌氧供、监测肾功能、防治消化道出血以及监测出凝血功能和预防 DIC 等。

（六） 综合疗法

临床研究显示对于 ARDS 的治疗,选用单一的治疗措施效果有限。以小潮气量通气策略作为治疗常规,同时选用限制性液体治疗以缩短机械通气时间,综合应用多种治疗措施,ARDS 的病死率有望进一步降低。

（李文志）

围术期许多疾病、麻醉、手术和血流动力学变化等均可诱发或引起心律失常;对某些严重的心律失常处理不当,常可危及患者的生命。因此,围术期间应密切监测心电图的变化,及时发现心律失常,分析心律失常的原因。对严重影响血流动力学的心律失常,应采取积极有效的治疗措施,以降低围术期并发症发生率和死亡率。

第一节 围术期心律失常的病因

围术期心律失常的病因,不仅与患者术前基础疾病有关,还与麻醉方法、麻醉用药、手术的操作以及自主神经功能失调等多种因素综合作用有关。

一、术前存在的疾病

常见的有:①严重心脏疾病如缺血性及瓣膜性心脏病、高血压、心肌炎以及充血性心力衰竭等;②呼吸系统病变如慢性阻塞性肺疾病(COPD),特别是 COPD 合并肺源性心脏病,哮喘,呼吸道梗阻和呼吸衰竭等;③内分泌疾病如嗜铬细胞瘤和甲亢等;④神经系统疾病如颅内肿瘤、颅脑外伤、脑血管意外以及高节段脊髓损伤等;⑤严重创伤或烧伤等组织损伤。此外,术前治疗药物亦易诱发术中心律失常的发生,如术前洋地黄中毒可引起各种心律失常,术前应用拟交感神经药可增强交感神经兴奋性引起心律失常,术前应用利尿药引起电解质紊乱也可诱发心律失常。

二、麻醉用药

大多数麻醉药对心肌有直接抑制作用,并可通过自主神经系统间接影响心脏。此外,麻醉药物过量、低氧、酸中毒以及药物之间相互作用等,也可能诱发心律失常。

(一) 吸入麻醉药

吸入麻醉药物氟烷、恩氟烷、异氟烷、七氟烷和地氟烷对复极有直接影响,从而延长健康人群的 Q-T 间期。还多呈剂量相关性地增加心肌对儿茶酚胺的敏感性,降低肾上腺素致心律失常作用的阈值而间接诱发心律失常。其促敏作用强弱依次为氟烷>甲氧氟烷>恩氟烷>异氟烷、地氟烷>七氟烷,如吸入浓度过高且时间较长,或不当应用肾上腺素可致严重心律失常。近年来广泛应用的地氟烷和七氟烷都比较安全,不易诱发心律失常。

(二) 静脉麻醉药

大剂量快速推注硫喷妥钠、丙泊酚,可引起血压下降而反射性心动过速;氯胺酮能刺激交感神经,使交感神经兴奋和副交感神经抑制而引起心动过速;γ-羟基丁酸钠可激活副交感神经,导致心率减慢;依托咪酯对心率的影响较小;芬太尼类可影响心脏的传导致心动过缓。

(三) 局麻药

在常用局麻药物中,利多卡因和普鲁卡因可抑制心肌细胞舒张期除极,减低心室肌及心肌传导纤维的自律性及兴奋性,可用于治疗异位型心律失常和快速型心律失常。但当局麻药超量或直接入血,可引起心率减慢甚至心搏骤停。布比卡因对心脏毒性最大,用量过大时可致心脏传导系统抑制和心肌收缩力下降,血压下降、P-R 和 Q-T 间期延长、QRS 波增宽、房室传导阻滞、结性心律和严重的室性心律失常,甚至心搏骤停。一旦出现心搏骤停,复苏极其困难。与布比卡因相比,罗哌卡因和左旋丁哌卡因对心率、心肌收缩强度和房室传导抑制较弱,较少引起室性心律失常,能在保证神经阻滞效果的同时又使其心血管毒性明显降低。

(四) 肌松药

一般认为肌松药对心律的影响较小,但某些肌松药也可致心律失常。琥珀酰胆碱不仅可刺激自主神经胆碱能受体,而且还可作用于窦房结、房室结和房室交界处组织内的毒蕈碱受体使心率减慢,若重复注射琥珀酰胆碱,更易引起心动过缓。琥珀酰胆碱去极化时可继发高血钾导致心律失常甚至心搏骤停。烧伤、大面积肌肉损伤、某些神经肌肉疾病、颅脑闭合伤和肾衰竭等高钾易发患者,应避免使用琥珀酰胆碱。此外,非去极化肌松药可引起组胺释放,可导致心率增快。非去极化肌松药中的泮库溴铵可抑制窦房结的迷走神经,增强交感神经神经活性而致心率增快。大剂量阿曲库铵也可使心率增快。

三、电解质或酸碱平衡紊乱

各种离子失衡都会引起心律失常,其中以钾、钙离子的影响最大。危重患者的代谢紊乱,围术期禁食禁饮状态、大量液体出入、不合理的补充或肾功能异常,均可能是电解质紊乱的原因。血钾过低时,心肌细胞的静息膜电位降低,动作电位 4 相自动除极时间缩短,心肌细胞兴奋性增高,异位起搏点自律性增高,易引起期前收缩和快速型心律失常,有时也会引起房室传导异常;相反,血钾过高,心肌自律细胞动作电位 4 相自动除极速度减慢,心肌细胞兴奋性降低,主要表现为缓慢型心律失常。严重高钾血症可导致心脏停搏。血镁降低可以影响血钾和血钙的代谢,诱发各种心律失常,常与低钾血症合并存在。

四、低氧血症和二氧化碳蓄积

麻醉处理不当往往导致低氧血症和二氧化碳蓄积,这两者无论单独或同时发生都可导致心律失常。低氧早期通过颈动脉体化学感受器,使脑干血管收缩中枢兴奋,交感神经传出纤维的活性增强,内源性儿茶酚胺分泌增多,引起心动过速,但严重低氧时多为心动过缓,并可发展为室性心律失常,甚至室颤。二氧化碳除可直接作用于血管运动中枢外,同时可使自主神经系统平衡失调,心肌的应激性增强,易致心律失常。

五、低 体 温

围术期,患者体温低于34℃,室性心律失常发生率增加,低于30℃,室颤阈降低。低体温时,随体温下降,心率可逐渐变慢,P-R 间期、QRS 波群、ST 段和 Q-T 间期均可逐渐延长。降温过程中,心电图变化的一般规律如下:①心率随体温下降而逐渐减慢,由常温降至29℃时心率呈直线下降,在29℃以下则变化较小,且近乎缓慢的下降。②心电图上各波段改变的一般规律为随体温下降而逐渐加宽或延长,P-R间期及Q-T间期的延长,较心房内或心室内传导时间的延长(P波及QRS波的增宽)为明显。③T波改变的一般规律为随体温下降由直立转为低平、平坦及倒置。④ST段无大改变。⑤降温过程中心律的改变,最常见为期前收缩,尤以室性为最多见,也可发生心房纤颤。频发室性期前收缩是心室纤颤的预兆。

六、麻醉操作和手术刺激

麻醉操作如气管插管、气管内抽吸、气管拔管及中心静脉穿刺置管等可引起一过性心律失常。手术操作亦可致心律失常,如胆道手术的胆心反射、眼科手术的眼心反射、刺激骨膜、肺门周围操作、颅后窝及脑干手术,特别是心脏手术,当器械接触心肌可引起期前收缩等各种心律失常。心内手术常可引起各种传导阻滞及房性或室性心律失常。

七、再灌注心律失常

再灌注性心律失常(RA)是指冠状动脉内血栓形成后自溶或药物溶栓、经皮冠状动脉腔内成形术(PTCA)等方法使闭塞的冠状动脉再通及冠状动脉痉挛的缓解等恢复心肌再灌注所致的心律失常。它常发生在冠状动脉再通的瞬间。一般多出现在再灌注后即刻至12小时内,多表现为快速型自主心律及室性期前收缩,多呈良性经过,无明显症状时不需特殊治疗,当出现严重心律失常时则要及时处理。

第二节　围术期心律失常严重程度的判断

一、心律失常的性质

根据心律失常的性质,可将心律失常分为良性、潜在恶性和恶性3类。良性心律失常通常指无器质性心脏病,发作后无明显症状,对血流动力学影响很小,预后良好的心律失常。如轻度的窦性心动过缓和过速、偶发的房性期前收缩,对血流动力学几乎无影响,也不引起明显症状;恶性心律失常又称为致死性心律失常,其特点为多发于器质性心脏病,发作后症状明显,对血流动力学影响严重,预后差,治疗效果不好。如多源性室性心动过速等可明显降低心排血量;尖端扭转型室性心动过速的心排血量更少,以致不能维持最基本的生理需要,可出现阿-斯综合征;室颤时心脏不能排出血液,循环停止,数分钟即可死亡。潜在恶性心律失常则介于良性和恶性之间,发作后容易恶化或转变为恶性心律失常,预后较差。如阵发性室性心动过速。

二、心律失常对血流动力学的影响程度

心律失常的严重程度主要取决于心律失常的性质以及所造成的血流动力学改变。当心率极度增快、减慢或心律十分不规则时,可以显著影响心脏排血功能,有时甚至可导致心脏停搏。此外,必须注意心脏的基础功能状态,同种类型的心律失常发生在不同器质性心脏病患者身上,对血流动力学的影响亦不同。

（一）心律失常影响血流动力学的因素

心律失常影响血流动力学的决定因素是心率和每搏量,而每搏量依赖于左室充盈压及心肌收缩力,左室充盈程度决定于前负荷、舒张期充盈时间、左室顺应性及房室顺序活动等。

1. **心率** 心率减慢时,每搏量增加,心排血量得以维持或接近正常,但心率小于40次/分时,心排血量将减少;心率增快时,尽管每搏量降低,但由于心率增快,心排血量仍然能保持正常,当心率超过150~180次/分时,由于每搏量下降过多,心排血量降低,同时心肌作功过度而供血减少,影响心肌收缩力使心排血量更加减少。

2. **房室顺序失调** 正常心房收缩发生于心室舒张晚期,当房室传导时间明显缩短或延长,或心房心室收缩顺序失调以及心房失去收缩能力时,心室充盈将受到不同程度的影响,可使心排血量减少。

3. **节律** 心律不规则使心室的舒张期血液充盈与心室收缩不相适应,使心排血量减少。

4. **心室收缩顺序异常** 正常心室收缩从心尖部开始,向流出道发展,当出现室性期前收缩、室速或房室传导阻滞时,心室收缩顺序异常,使心排血量下降。

（二）对血流动力学影响较严重的心律失常

1. **心脏传导阻滞** 主要由于心室率较慢及房室顺序失调而影响血流动力学如重度窦房传导阻滞与房室传导阻滞等。在Ⅱ度Ⅱ型房室阻滞,心室率较慢时可严重影响心排血量,如应激状态时,心房率增加,由于3相阻滞反而使心室率更慢,心排血量可更低;在Ⅲ度房室阻滞时由于心室率常慢于45次/分,房室顺序失调使得心室充盈受到限制,尽管心室舒张期延长亦不能提高心排血量,在心室自律点较高时,心室收缩顺序并无异常,如自律点较低时,心室收缩顺序异常将使心排血量更加减少。采用心室起搏治疗时,因心室率增快,血流动力学可明显改善,如采用房室顺序起搏效果更好。

2. **阵发性室上性心动过速** 发作时心室率可达160~250次/分,心室的快速充盈时间缩短,房室顺序亦丧失,心排血量显著减少。

3. **心房颤动** 影响因素主要有三方面:①节律不整;②心房收缩功能丧失;③心室率的快慢。当心室率在60~80次/分时,心功能可代偿,当心室率过快时,心排血量显著减少,甚至诱发肺水肿。

4. **室性心动过速** 影响因素主要是:①心室率增快,可达130~200次/分;②房室顺序异常;③心室收缩顺序异常。在心底部先收缩时更严重,心排血量可能仅为正常的30%~40%,常出现晕厥、休克、抽搐,甚至昏迷。

5. **心室扑动和心室颤动** 主要影响因素为:①心室收缩功能丧失;②心室收缩顺序异常;③心室率快,室扑心室率为150~250次/分,室颤时可达500次/分;④室扑时节律规则,室颤时节律不规则,发作时心脏射血突然终止,心、脑、肾等重要脏器的灌注停止,需紧急复苏。室颤前有明显低血压、心力衰竭或呼吸衰竭,电解质和酸碱失调等综合因素时,预后较差。

第三节 围术期常见心律失常及其治疗

一、治疗原则

围术期心律失常的治疗特点是要迅速、正确地作出诊断,了解并消除引起心律失常的病因和诱因,选择适当的抗心律失常方法,主要方法包括电学治疗及药物治疗,其治疗原则如下。

1. 严重(或恶性)心律失常必须立即处理,甚至要紧急处理,如心室颤动、心室扑动、室性心动过速、尖端扭转型室速、多源性室性期前收缩、R-on-T 现象以及Ⅲ度房室传导阻滞等。

2. 当心律失常伴有对血流动力学明显影响时,也应及时治疗,在治疗的同时分析病因或诱因并设法消除诱因。

3. 若心律失常时血流动力学尚能维持相对稳定,应分析引起心律失常的病因和诱因,并消除诱发因素,如暂停手术操作,解除气道梗阻,改善通气功能及纠正电解质紊乱等,然后或同时进行适当的治疗。

二、围术期常见心律失常及其治疗

(一) 窦性心律失常

窦性心律的正常心率为 60~100 次/分,心电图显示 P 波在Ⅰ、Ⅱ、aVF、V_5、V_6导联直立,aVR 导联倒置。P-R 间期为 0.12~0.20 秒。

1. 窦性心动过速　窦性频率>100 次/分,多为生理性"适应"现象,很少需处置,手术中若心率不超过 130 次/分,血压尚在正常范围,可查明原因(疼痛、发热、低氧或二氧化碳潴留、低血容量、电解质紊乱等),对症处理。如经相应处理仍不好转,可使用 β 受体阻断药如艾司洛尔;若伴有心力衰竭者,则给予毛花苷丙静注。

2. 窦性心动过缓　窦性频率<60 次/分,原因可为生理性,如运动员、老年人或睡眠状态;心源性,如急性心肌梗死、病态窦房结综合征;非心源性疾病如颅内压增高、胆管阻塞、胃肠道反射等引起的迷走神经张力增高,高颈段脊髓损伤,甲状腺功能减退和其他原因,如低体温、过量应用洋地黄、β 受体阻断药等药物以及电解质酸碱紊乱等。治疗上可应用阿托品,必要时可应用异丙肾上腺素。反应欠佳且有明显症状者可考虑应用心脏起搏器。

3. 窦性停搏　窦性心律时出现长间歇内无 P-QRS-T 波。停搏时间长短不等(常>2 秒),常呈间歇性发作。停搏的长 P-P 间期与正常 P-P 间期不成倍数关系,长间歇后可恢复窦性心律,但长 P-P 间期中可出现逸搏或逸搏心律(图 23-1)。主要原因是窦房结本身的损害,多由器质性心脏病所致,如冠心病、急性心肌炎、心肌病、病态窦房结综合征,也可见于迷走神经张力增高、颈动脉窦过敏、抗心律失常药物过量或中毒等。窦性停搏短暂出现无临床意义,若心室停搏时间过长,患者出现慢心率相关症状(如昏厥,甚至阿-斯综合征),则需要植入心脏起搏器。

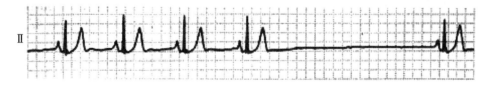

图 23-1　窦性停搏

4. 窦房阻滞　是指窦性激动传出受阻或被延迟,处理同窦性心动过缓。

5. 病态窦房结综合征　是由于窦房结或其周围组织的器质性病变导致起搏和(或)传导功能渐进性衰弱,引起的心律失常和血流动力学障碍的综合征。临床表现由缓慢型窦性心律失常为基础(窦性心动过缓、窦性停搏、窦房阻滞)而产生的头晕、晕厥等症状。常合并各种逸搏、逸搏心律,快速型心律失常及心动过缓-心动过速综合征。在非围术期病例常见于冠心病、心肌病或窦房结区退行性病变以及甲状腺功能减退及药物中毒等。治疗原则同窦性心动过缓,病情较重者需安装永久心脏起搏器,如并发心动过速,还需加用抗快速型心律失常药物。

（二）房性心律失常

1. 房性期前收缩 系窦房结以外的心房起搏点提前自发性除极引起的心律失常。心电图显示:①提前出现的房性 P′波,与窦性 P 波形态不同;②P′-R 间期>0.12 秒;③房性 P 波后可有一个正常的 QRS 波;④代偿间歇多不完全(图 23-2)。见于心肌炎、心肌缺血及在心房中手术操作时。亦可由于精神情绪紧张,烟、酒、茶过量等诱发的无明显器质性心脏病者。一般房性期前收缩不需治疗,也可给予镇静药或相关抗心律失常药物;对于房性期前收缩频发或有明显症状者,为防止其发展为快速型心律失常,可用 β 受体阻断药、普鲁帕酮(心律平)、维拉帕米或胺碘酮等。

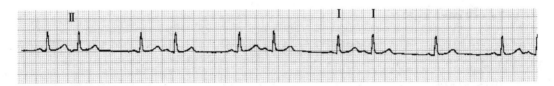

图 23-2 房性期前收缩二联律

2. 阵发性房性心动过速 可分为 3 种:①自律性房性心动过速:系由心房内异位兴奋灶自律性增高所致,常见不稳定型心绞痛、急性心肌梗死、主动脉夹层。治疗:控制心室律,使用 β 受体阻断药如艾司洛尔,钙通道阻滞剂如维拉帕米;洋地黄中毒引起,应停用洋地黄,补钾;射频消融。②折返性房性心动过速:电冲动传导时于手术瘢痕、解剖缺陷区形成折返,可射频消融治疗。③紊乱性(多源性)房性心动过速(图 23-3):多见于慢性阻塞性肺部疾病和充血性心衰的老年人。治疗原发病,补充钾盐和镁盐可抑制心动过速,也可用维拉帕米和胺碘酮等。

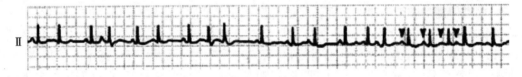

图 23-3 多源性房性心动过速

3. 心房扑动 心电图特点:窦性 P 波消失,代之快速、连续、规则的锯齿状 F 波。心房率为 250～350 次/分,伴不同的房室传导比例,常为 2∶1(图 23-4),心室率常为 150 次/分。QRS 波形及时限多正常,但可伴室内差异性传导。常见于风湿性心脏病、冠心病、肺源性心脏病和心肌病,偶见于无心脏病者,最有效的疗法是使用同步直流电复律终止房扑。

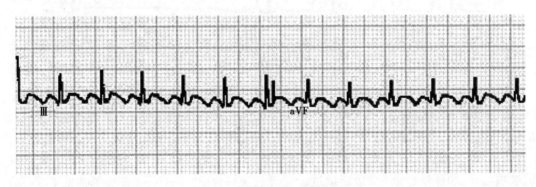

图 23-4 心房扑动 2∶1传导

4. 心房颤动　指心房肌纤维出现 350~600 次/分的不协调、不规则颤动。心电图显示：窦性 P 波消失，代之以大小不等、形态各异、间隔不等的心房颤动波（f 波），频率为 350~600 次/分。一般情况下 QRS 形态正常，R-R 间期绝对不齐，当发生心室内差异性传导时可出现宽大畸形的 QRS 波（图 23-5）。心房颤动是常见的心律失常，随年龄增长而增加，多见于风湿性心脏病、缺血性心脏病、甲状腺功能亢进，在房间隔缺损、心包炎、慢性肺疾病、充血性心力衰竭，急性缺氧、高碳酸血症、脑血管意外亦可发生。对快速房颤，多采用静脉抗心律失常药以减慢心室率或直流电复律予以终止。

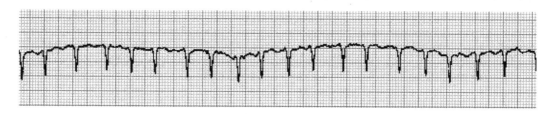

图 23-5　宽大畸形的 QRS 波

房颤的治疗：目前药物治疗依然是治疗房颤的重要方法，药物能恢复和维持窦性心律，控制心室率以及预防血栓栓塞并发症。转复窦性心律药物：对于新发房颤因其在 48 小时内自行复窦的比例很高（24 小时内约 60%），可先观察，也可采用普罗帕酮或氟卡尼顿服的方法。房颤已经持续大于 48 小时而小于 7 天者，能用静脉药物转律，包括氟卡尼、多非利特、普罗帕酮、伊布利特和胺碘酮等，成功率可达 50%。房颤发作持续时间超过一周，药物转律的效果大大降低，常用和证实有效的药物有胺碘酮、伊布利特、多非利特等。

控制心室率的药物：控制心室率可以保证心脏基本功能，尽可能降低房颤引起的心脏功能紊乱。常用药物包括：①β 受体阻断药：如艾司洛尔或倍他洛克；②钙通道拮抗剂：如维拉帕米和地尔硫䓬。尤其多用于无器质性心脏病或左心室收缩功能正常以及伴有慢性阻塞性肺疾病的患者；③洋地黄：在紧急情况下控制房颤心室率的一线用药，目前临床上多用于伴有左心衰时的心室率控制；④胺碘酮：可降低房颤时的心室率，不建议用于慢性房颤时的长期心室率控制，只是在其他药物控制无效或禁忌时，在房颤合并心力衰竭需紧急控制心室率时可首选胺碘酮与洋地黄合用。

房颤的非药物治疗包括电复律（转复窦性心律）、射频消融治疗和外科迷宫手术治疗（彻底根治房颤）。另外抗凝治疗是预防房颤患者血栓形成和栓塞的必要手段，但抗凝治疗并不能消除房颤，不能改善患者的临床症状如心悸、乏力、心衰等。

（三）房室交界性心律失常

1. 房室交界性期前收缩　在窦性冲动之前，由房室交界区自律性增高发放提前冲动而引起的期前收缩。一般无须治疗。

2. 房室交界性逸搏及逸搏心律　前者为一个较窦性周期更长的心室间歇之后出现一两个起源于房室交界区的逸搏，后者为出现连续多个逸搏。见于血钾过高、洋地黄或奎尼丁中毒、窦房结或心房损伤或病变所致。主要为病因治疗，如心率过慢，需用异丙肾上腺素静滴以提高窦性心律，改善房室传导，必要时可安装起搏器。

3. 阵发性房室交界性心动过速　是由房室结区次级起搏点固有频率增快超过窦性心律所致，QRS 波形态正常，R-R 间期匀齐。心率 70~130 次/分，常见于洋地黄中毒、心肌炎及急性下壁心肌梗死。主要针对病因治疗。

（四）室性心律失常

1. 室性期前收缩 由希氏束分支以下异位起搏点提前产生的心室激动。心电图特点：①提前出现的 QRS-T 波群，其前无 P 波或无相关的 P 波；②提前出现的 QRS 形态宽大畸形，时限通常>0.12 秒，T 波方向多与 QRS 的主波方向相反；③往往为完全性代偿间歇，即期间收缩前后两个窦性 P 波的间距等于正常 P-P 间距的 2 倍（图 23-6）。期前收缩可见于正常人，因机械、电和化学刺激或感染所诱发，精神情绪紧张、烟酒茶过量而触发。各种器质性心脏病，尤其是病情变化及手术时常有室性期前收缩发生。

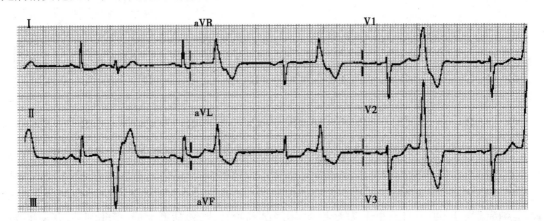

图 23-6 室性期前收缩二联律

经过全面详细的检查不能证明有器质性心脏病的室性期前收缩可认为是良性的，无须治疗。有器质性心脏病并具有下列条件之一者认为是具有潜在恶性或恶性室性期前收缩，必须治疗：①平均频率≥5 次/分；②多形性或多源性，但要注意除外房性期前收缩伴差异传导；③呈二联律或三联律；④连续 3 个以上呈短暂阵发室速；⑤急性心肌梗死，即使偶发室性期前收缩，亦应及时治疗。

治疗：除针对病因治疗外，可选用抗心律失常药物治疗，多选用作用于心室的 I 类和Ⅲ类药。对于期前收缩患者，应综合考虑患者长期应用抗心律失常药物治疗的风险和收益，伴有心衰和心肌梗死的患者禁用 I 类抗心律失常药物。有潜在致命危险的室性期前收缩常需紧急静脉给药。急性心肌梗死初期可选静脉内使用胺碘酮或利多卡因。心肌梗死后若无禁忌，则常用 β 受体阻断药或胺碘酮治疗。部分单源性频发室性期前收缩可行射频消融治疗。长 Q-T 间期综合征患者禁用 I 类抗心律失常药物，原发性长 Q-T 间期综合征患者可选用 β 受体阻断药、苯妥英钠或卡马西平，继发性者在病因治疗的基础上，宜用异丙肾上腺素或心房或心室起搏治疗。

2. 室性逸搏和逸搏节律 心电图特点：在较长间歇后出现一个畸形的 QRS 波，时限≥0.12 秒，T 波与 QRS 方向相反。连续 3 个以上的室性逸搏称为逸搏节律。室率缓慢，常<40次/分，发生在窦房结、心房、交界区起搏点自律性降低，或房室传导阻滞，室性起搏点代替发放冲动时，应及时给予阿托品或异丙肾上腺素等治疗，严重者需植入心脏起搏器。

3. 室性心动过速 室性心动过速是一种严重的心律失常，其基本心电图特征为：①连续出现 3 个或 3 个以上的室性期前收缩，QRS 波宽大畸形，时限>0.12 秒，其前无 P 波；②频率≥100 次/分，一般 100~280 次/分；③大多数患者 R-R 间期规则；④心电图 P 波与 QRS 波之间无固定关系，呈房室分离；⑤部分可出现房室逆行传导，有时可见心室夺获和室性融合波（图 23-7）。持续的室性心动过速多并发于急性心肌梗死、慢性缺血性心脏病、心肌病、风湿性心脏病、洋地黄中毒等。

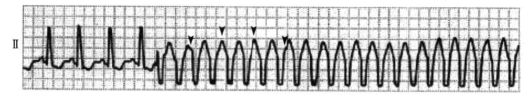

图 23-7 单形性室性心动过速

（1）室性心动过速的药物治疗：终止持续性室性心动过速首选的方法是立即静脉注射抗心律失常药物，对于单形性室性心动过速或 Q-T 间期正常的多形性室性心动过速，一般采用静脉注射药物治疗。①利多卡因；②胺碘酮；③普罗帕酮，选择其中之一，有效则可继续滴注上述药物。多形性室性心动过速的处理方法类似于单形性，但要仔细寻找可能存在的可逆性原因，例如药物副作用和电解质紊乱。

（2）室性心动过速的非药物治疗：①直流电复律：原理是使折返环内所有的细胞均被去极化后，产生了心电的同一性，折返环也就不复存在。大量实践证明，直流电复律是终止室性心动过速十分安全、有效的治疗措施，在许多情况下应作为首选措施，方便且效率高。②射频消融术：目前主要用于治疗特发性室速，束支折返性室速等，手术并发症少，并可以根治室速。对于并发心脏结构性病变，如扩张型心肌病，心动过速的起源点常是较弥漫性的病变，射频消融比较困难，对于心肌梗死后的室性心动过速，射频消融治疗有一定效果。③植入埋藏式心脏复律除颤器：能立即有效地终止室性心动过速的发作，而且是迄今为止降低心脏性猝死的最有效手段。

4. 尖端扭转型室性心动过速　尖端扭转型室性心动过速是指室性心动过速发作时，QRS 波主波方向围绕基线扭转，并伴有频率和振幅周期性改变，Q-T 间期通常超过 0.5 秒，U 波显著（图 23-8）。临床上常见病因为各种原因所致的 Q-T 间期延长综合征、严重的心肌缺血或其他心肌病变、使用延长心肌复极药物（如奎尼丁、普鲁卡因胺、胺碘酮等）以及电解质紊乱（如低钾、低镁）。治疗原则：①首先祛除病因，如停用致病的药物；②纠正电解质紊乱，如低钾低镁时应补钾补镁；③如系高度严重房室传导阻滞，应立即放置临时人工心脏起搏器；④若无严重传导阻滞，可静滴异丙肾上腺素使心率保持在 100～120 次/分，亦可静滴硫酸镁；⑤忌用各种抗心律失常药，在非不得已时，尽量不用电击复律。

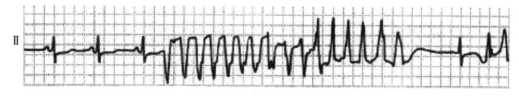

图 23-8 尖端扭转型室性心动过速

5. 心室扑动和颤动　心室扑动和颤动是致命性心律失常，患者心脏已失去排血功能，心音、脉搏消失，临床出现抽搐、晕厥、阿-斯综合征、呼吸停止甚至心脏性猝死。心室扑动的心电图特点为规则、快速、大正弦图形，QRS 波和 T 波分辨不清，频率为 150～250 次/分，持续时间较短暂，易转为室颤（图 23-9）。心室颤动为 QRS 波及 T 波完全消失，代之以形态不一、大小不同、极不规则的颤动样波形，频率为 250～500 次/分（图 23-10）。多发生于抗心律失常药物中毒、严重心肌缺氧、缺血、电击伤、预激综合征伴快速室率的房颤及各种疾病的临终前；应迅速电击除颤及进行心肺复苏等抢救。

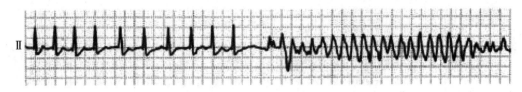

图 23-9　心室扑动

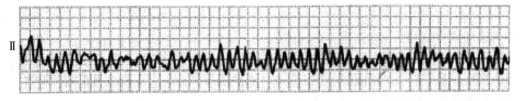

图 23-10　心室颤动

（五）预激综合征

　　房室传导过程中,冲动经旁路下传,提早兴奋心室,引起部分心室肌提前激动,称为"预激",合并室上性心动过速称为预激综合征。典型的心电图特点为:①P-R 间期缩短,小于 0.12 秒,一般在 0.06~0.10 秒;②QRS 波增宽,大于 0.10 秒;③出现预激波(QRS 波起始部粗钝,又称 Delta 波);④P-J 间期恒定(约为 0.27 秒);⑤ST-T 呈继发性改变,与预激波方向相反(图 23-11)。多发生于无器质性心脏病者,少数可发生于三尖瓣下移畸形、三尖瓣脱垂及扩张型心肌病等。预激综合征的临床危害性是合并快速型心律失常,以阵发性室上性心动过速为主,少数为心房颤动甚至演变成心室颤动。

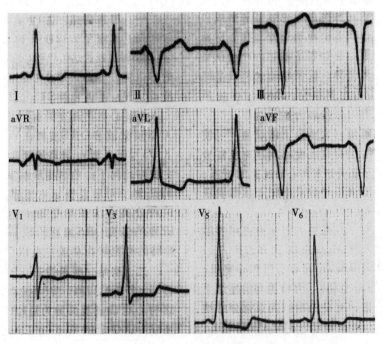

图 23-11　预激综合征

　　预激本身不需特殊治疗。并发室上性心动过速时,治疗同一般室上性心动过速。并发房颤或房扑时,如心室率快且伴循环障碍者,宜尽快采用同步直流电复律。利多卡因、普鲁卡因胺、普罗帕酮与胺碘酮减慢旁路的传导,可使心室率减慢或使房颤和房扑转复为窦性心律。洋地黄加速旁路传导,维拉帕米和普萘洛尔减慢房室结内传导,都可能使心室率明显增快,甚至发展成室颤,因而不宜使用。如室上性心动过速或房颤、房扑发作频繁,宜应用上述抗心律失常药物长期口服预防发作。药物不能控制、电生理检查确定旁路不应期短或旁路不应期于快速心房调搏时间缩短、或房颤发作时心室率达 200 次/分左右者,有定位后射频消融,或手术切断旁路,预防发作的适应证。近年来用射频消融术使多数室上速患者获得治愈。

(六) 房室传导阻滞

指因房室交界区不应期延长所引起的房室间传导延迟或阻断。阻滞部位可发生在房室结、希氏束及其束支等不同水平。常见于急性下壁心肌梗死、病毒性心肌炎、急性风湿热、主动脉瓣疾病、心肌病;严重低氧血症和酸中毒;低钾血症和高钾血症;传导系统退行性变,以及心脏手术损伤等。

1. **Ⅰ度房室传导阻滞心电图诊断要点**　①心律规则;②每个 P 波均伴有正常波形的 QRS波;③P-R 间期>0.20 秒,一般在 0.24~0.40 秒(图 23-12A)。

2. **Ⅱ度Ⅰ型房室传导阻滞心电图诊断要点**　①心房率不受影响,心房律规则;心室律不规则,室率少于房率;②QRS 波正常;③P-R 间期进行性延长终至脱漏,以后周而复始;④脱落前后的 R-R 间期<2 倍前周期(图 23-12B)。Ⅱ度Ⅱ型心电图诊断要点:①带有多于一个的连续脱漏,而脱漏前的 P-R 间期可不延长或略有延长,但保持固定;②通常一侧束支完全阻滞而对侧呈间断性传导中断,因此 QRS 波增宽,若阻滞部位在希氏束,QRS 正常(图 23-12C)。

3. **Ⅲ度房室传导阻滞心电图主要特征**　P 波与 QRS 波完全无关,P 波可出现在心动周期的任何时间内,故 P-R 间期长短不等(图 23-12D)。Ⅲ度房室传导阻滞如发生在房室结,交界逸搏起搏点将启动心室除极,频率为 40~60 次/分,QRS 波形态正常;如发生在结下水平,则频率低于 40 次/分,QRS 波增宽,形态变异,此外可出现室性停搏。若心室率不慢,不需治疗;若心室率过慢或伴有血流动力学障碍,应积极治疗。

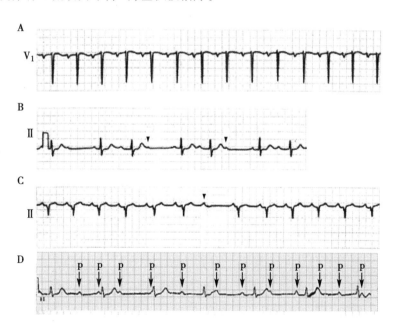

图 23-12　房室传导阻滞

A. Ⅰ度房室传导阻滞;B. Ⅱ度Ⅰ型房室传导阻滞;C. Ⅱ度Ⅱ型房室传导阻滞;
D. Ⅲ度房室传导阻滞

房室传导阻滞的治疗：可静注适量阿托品，必要时可应用异丙肾上腺素。对于严重的房室阻滞，植入心脏起搏器是最有效的治疗方式。

（七）　电解质紊乱引起的心律失常

电解质紊乱以血钙、血钾浓度改变对心电图的影响最明显，其心电图特征可参阅第三章。

（赵国庆）

每年全球非心脏手术相关并发症的发生率和病死率分别为7%～11%和0.8%～1.5%，其中42%是心脏并发症。由于紧张、各种刺激(术中麻醉干扰和手术创伤)以及疼痛等因素的影响，围术期急性心肌缺血并不少见(8%～37%)，重者可发生急性冠状动脉(冠脉)综合征(ACS)。急性冠状动脉综合征(ACS)指的是由于冠状动脉血流急剧减少，引起急性心肌缺血或梗死所导致的一系列症状。2014年，美国心脏协会/美国心脏病学会(AHA/ACC)将不稳定型心绞痛(UA)和非ST段抬高型心肌梗死(NSTEMI)合并定义为非ST段抬高急性冠状动脉综合征(NSTE-ACS)，强调UA和NSTEMI之间发病机制和临床表现的相似性及连贯性。从病理上来看，如果血栓未完全阻塞血管，心电图多表现为非ST段抬高，如果合并心肌标志物(TnI)的升高则诊断为NSTEMI，不合并有心肌标志物的升高，则诊断为不稳定型心绞痛(UA)，两者统称为NSTE-ACS。相反，如果血栓完全阻塞血管，心电图表现为ST段抬高，心肌标志物阳性，诊断为ST段抬高心肌梗死(STEMI)。多数NSTEMI发展为非透壁心肌梗死(NQ-MI)，STEMI发展为透壁心肌梗死(QWMI)。NSTE-ACS发病率占ACS的90%。围术期ACS大多见于原有冠状动脉疾病(CAD)的手术患者，随着手术患者高龄化的趋势，这部分患者数量也逐年增加。术前无CAD者，术后ACS的发生率小于1%；而CAD患者的围术期死亡率为一般患者的2～3倍。症状性或隐匿性CAD患者是围术期发生急性心肌缺血和急性心肌梗死的高危人群。因此，及时、有效地诊断和治疗围术期心肌缺血可明显降低ACS的发生，并改善患者的预后。

第一节　围术期心肌缺血的原因

围术期发生心肌缺血的两个重要机制为：①冠脉血流供需失衡：冠心病患者由于冠脉狭窄血流量减少，围术期血流动力学不稳定造成冠脉需血量增加(表24-1)；②发生急性冠状动脉综合征：由于炎症反应，血管舒缩运动改变，血流动力学失衡，加之氧化应激诱发易损斑块破裂，发生急性冠脉事件。

表24-1　围术期心肌缺血的常见原因

心肌氧供下降	心肌氧耗增加
冠脉血流下降	心率增快：麻醉过浅、发热、疼痛等
冠状动脉狭窄：CAD、冠状动脉痉挛等	室壁张力增加
主动脉舒张压降低：低血压、主动脉瓣关闭不全等	前负荷增加：容量过多等
心率增快：麻醉过浅、血容量不足等	后负荷增加：高血压等
血液携氧能力降低	收缩性增加：正性肌力药、交感-肾上腺兴奋
血红蛋白含量减少：失血、贫血	
血氧饱和度下降：肺换气或(和)通气功能下降	
氧合血红蛋白离解曲线异常：碱中毒	

一、心肌氧供下降

决定心肌氧供的因素主要是冠状动脉灌流量和血氧含量。其中影响最大的是冠状动脉狭窄,包括冠状动脉粥样硬化,冠状动脉痉挛等。

(一) 冠状动脉灌流量下降

1. 冠状动脉狭窄

(1) 冠状动脉粥样硬化:冠状动脉粥样硬化是造成冠脉血流受阻的主要因素,亦是术前心肌缺血的重要原因。冠状动脉粥样硬化引起冠状动脉管腔狭窄程度,临床上常以造影所见狭窄部分直径比其附近未狭窄血管直径减少多少的百分率来表达,但是血管截面积的改变较血管直径改变对血流影响更为明显。依据直径与面积为平方比关系,经计算当血管直径减小50%等于其截面积减少75%,而血管直径减小80%相当于截面积减少96%。

粥样斑块有60%~80%的病变是偏心性的,只有20%~40%的病变是同心性的,即全周血管壁均为粥样斑块。同心性血管硬化的管腔固定不变,不能扩张或收缩。偏心性血管硬化的血管壁因还有一部分相对正常的血管壁和平滑肌,仍有一定的舒缩功能,舒张时可增加血流,但在痉挛时常将狭小的管腔完全闭塞而引起血流终止,结果造成急性心肌缺血,甚至梗死。

(2) 冠状动脉痉挛:冠状动脉痉挛可发生在正常血管或有硬化病变的血管。心电图表现为 ST 段抬高时往往是由于透壁性缺血所致,心电图表现为 ST 段降低时往往提示心内膜下缺血。冠状动脉痉挛可能与钙引起冠状动脉平滑肌收缩有关,亦可能与自主神经系统功能失调、交感肾上腺兴奋、创伤应激以及局部血管活性物质如组胺、白介素、血管加压素、5-羟色胺、前列腺素、血栓素及血小板聚集因子等的释放有关。

2. 主动脉舒张压降低

冠状动脉灌注压为主动脉舒张压与右房压之差。在收缩期心腔内压等于或稍大于主动脉压,由于心肌收缩张力必然压迫心肌内血管,造成收缩期心肌几乎无灌流。因此,心肌灌流主要发生在心动周期的舒张期,此时主动脉舒张压升高,灌流流速增快,灌流量就越大。当失血过多、麻醉过深等因素导致血压过低时,主动脉舒张压降低可引起心肌灌流不足、缺血,尤其是伴主动脉瓣关闭不全的患者。

3. 心率增快

心肌每分钟灌流量=流速×每分钟舒张总时间。心率加快,每个心动周期的时间缩短,舒张期的缩短远比收缩期显著,所以每分钟舒张总时间缩短,从而导致心肌灌流量减少,甚至出现心肌缺血。围术期麻醉过浅、容量过多或过少、疼痛、感染和发热等均可引起心率增快。

(二) 冠状动脉血氧含量下降

冠状动脉血氧含量与血红蛋白浓度和动脉血氧饱和度呈正相关,但酸碱平衡和药物等亦会影响氧合血红蛋白离解曲线。因此,围术期严重贫血、呼吸功能不全或通气管理不当造成低氧血症及急性碱中毒等,均可能诱发心肌缺血。

正常心肌摄取冠状动脉灌流血中65%的氧,而其他组织一般仅从动脉血中摄取约25%的氧。因此,正常时心肌对冠状动脉血氧的摄取已接近最大限度。当心肌氧耗增加时,则难以从血中摄取更多的氧,而几乎只能依靠冠状动脉血流量的增加来弥补。当冠状动脉因粥样硬化造成的狭窄或冠状动脉痉挛而氧供减少,经调动一切扩血管因素包括建立侧支循环仍不能满足心肌氧耗时,就可发生心肌缺血。

二、心肌氧耗增加

决定心肌氧耗的主要因素是心率、心肌收缩性（力）及室壁张力（包括前、后负荷），其中临床上心率最为重要。

1. 心率　研究表明心动过速是临床上影响心肌氧耗的最重要因素。围术期血流动力学处理与维持的重要目标是强调控制心率。心率不仅是决定心肌氧耗的一个关键性因素，而且是心肌氧供的一个重要决定因素。当围术期心率明显增快可显著增加心肌氧耗，降低心肌氧供，从而可能诱发心肌缺血。

2. 心肌收缩力　心肌收缩力或收缩速率增加时，心肌氧耗量增加。正性肌力药物如毛花苷丙、多巴酚丁胺等均可增加心肌收缩力和收缩速率，增加每搏心排血量，因此增加氧耗量。但其又可减小心室容积，降低室壁张力，减少氧耗量。所以其对心肌氧耗的影响由两者的净效应而定。

3. 室壁张力　室壁张力取决于主动脉收缩压（后负荷）、LVEDP（左室舒张末压，前负荷）与心室容积。心肌能量主要用于产生室壁张力。根据 Laplace 定律，室壁张力（T）与左心室半径（r）和左心室内压（P）成正比，而与室壁厚度（h）成反比，即 $T \propto P \cdot r/2h$。

（1）前负荷：前负荷是指左心室舒张末期的静息张力，它主要决定于左心室舒张末期容积和左心室的顺应性。前负荷增加时，心室容积和半径增加，根据 Laplace 定律，室壁张力就增加，即心肌收缩要消耗较大的能量，氧耗增加。同时前负荷增加的情况下，室壁张力增加，心肌灌注下降，氧供减少。围术期输血输液过多、区域麻醉恢复期间回心血量增加等均可使前负荷增加，可诱发心肌缺血，尤其是心功能不全患者。

（2）后负荷：左心室内压是反映收缩期时为维持射血，心室内所必须达到的压力。因为射血时的主要阻力是后负荷，因而一般可粗略地用收缩压表示左心室内压。围术期后负荷增加的主要原因是高血压，尤其是收缩压升高为主的高血压。通常高血压可增加而不是降低冠状动脉灌注压力。控制收缩压可以尽量减少心肌氧耗，但是禁忌将舒张压降低至危及冠状动脉灌注压水平。如果降低收缩压而导致心动过速或交感张力增高，那么此时的心肌氧耗量可超过较高收缩压下心肌氧耗量，可能出现心肌缺血。

为了较好地反映心肌氧耗量，临床上常采用简便的二因素乘积，即收缩压×心率。收缩期心内膜下心肌张力大于心外膜下心肌，在舒张期又处于冠状动脉灌注的远端，所以心内膜下心肌的氧耗较大而氧供条件较差。正常时心内膜下的小动脉张力低（易扩张），尚能维持其血流量；一旦较大的冠状动脉狭窄引起灌流量降低，心外膜下冠状动脉代偿性扩张，而心内膜下的心肌小动脉由于已处于最大扩张状态，再没有更多的扩张潜力。所以心内膜下心肌容易发生缺血，产生损伤电流，引起心电图 ST 段压低。

第二节　围术期急性冠状动脉综合征的诊断

一、临床表现及体征

围术期少数 ACS 患者包括原有心脏疾病患者可主诉心前区不适或心绞痛。但是围术期大多数心肌缺血患者因麻醉、手术、术后疼痛与镇静、镇痛等而掩盖或不能主诉心肌缺血所致的可能症状与体征。医务人员亦将主要精力注意到患者其他更重要的生命体征上。

对于围术期冠心病患者，特别是有高血压或心肌梗死病史的患者，以及手术中曾发生血压急剧波动者，围术期突然出现不明原因的皮肤湿冷，面色苍白、烦躁不安、呼吸困难、心动过速、颈静脉怒张及焦虑惊恐等症状,听诊出现新的肺部啰音或啰音增加,心律不齐,心脏杂音和奔马律等体征时,均应考虑到发生急性心肌梗死的可能性,应立即行心电图和心肌损伤标志物检查,以便及时诊断和正确处理。建议使用 Killip 分级法评估心功能(表 24-2)。体格检查时应注意非心源性胸痛表现(如主动脉夹层、急性肺栓塞、气胸、肺炎、胸膜炎、心包炎、心瓣膜疾病),以有助于鉴别诊断。

表 24-2　Killip 心功能分级法

分级	症状与体征
Ⅰ级	无心力衰竭征象,但 PCWP(肺毛细血管楔压)可升高,病死率 0~5%
Ⅱ级	轻至中度心力衰竭,肺啰音出现范围小于两肺野的 50%,可出现第三心音奔马律、持续性窦性心动过速或其他心律失常,静脉压升高,有肺瘀血的 X 线表现,病死率 10%~20%
Ⅲ级	重度心力衰竭,出现急性肺水肿,肺啰音出现范围大于两肺野的 50%,病死率 35%~40%
Ⅳ级	出现心源性休克,收缩压小于 90mmHg,尿少于 20ml/h,皮肤湿冷,发绀,呼吸加速,脉率大于 100 次/分,病死率 85%~95%

二、心　电　图

心肌缺血最常见的体征是心电图异常。该异常差别颇大,很大程度上取决于冠状动脉狭窄程度与性质以及缺血区域有无侧支循环。一支冠状动脉急性阻塞时 ECG 的首先变化是与缺血心肌相对应导联的 T 波改变。如果阻塞是完全性的,则 T 波高尖;如果阻塞不完全或系供血不足,则 T 波低平或倒置;如果原有 T 波异常,则不易确定该 T 波变化的意义。原来低平或倒置的 T 波可能转为 T 波向上,这可掩盖缺血性 T 波变化,即所谓 T 波假性正常化。

冠状动脉完全阻塞时,可有同一导联 ST 段抬高。超急性 ST 段抬高提示跨壁性心肌缺血,如冠状动脉旁路移植术患者常见这种透壁性心肌缺血,其发生可能由于冠状动脉痉挛或冠状动脉栓塞(空气或微粒)等。如果 1~6 小时内应用溶栓药物或其他方法使闭塞的冠状动脉重新开放,则心肌细胞死亡很少,ST 段可能恢复正常。心外膜冠状动脉不完全阻塞或供血不足时,ST 段可能并不抬高,而仅有受累心肌相对应导联 ST 段抑制或 T 波变化。这种 ECG 变化常见于围术期冠心病或心肌损害患者的心肌氧供下降和(或)氧耗增加的情况。

心肌缺血的 ECG 诊断标准是:J 点后 0.06 秒 ST 段水平或下垂压低至少 0.1mV;J 点后 0.08 秒 ST 段弓背向上压低至少 0.2mV;ST 段上升至少 0.15mV。心肌缺血的心电图其他表现有 T 波倒置、Q-T 间期延长、QRS 波增宽、新出现的心律失常或传导异常。

多导联 ECG 监测是临床检测围术期心肌缺血最有效的方法。联合监测 Ⅱ 导联与 V5 导联或 Ⅱ 导联、V4 导联与 V5 导联的敏感性亦很高。亦可采用改良胸前导联如 CM5 监测。

除心肌缺血外,许多因素可引起 ST 段抑制与 T 波变化,如地高辛等某些心血管药物、低钾血症等电解质紊乱以及左心室肥大、急性左心室压力负荷过高和室上性心动过速等。

急性心肌梗死的 ECG 诊断依据:①有 Q 波的 AMI 者,其 ECG 特点为:面向梗死心肌的导联上出现宽而深的 Q 波,ST 段抬高呈弓背向上型,T 波倒置;背向心肌梗死区的导联则出现相反的改变,即 R 波增高、ST 段压低和 T 波直立并增高;②在无 Q 波 AMI 者,其心内膜下心肌梗死的特点为:无病理性 Q 波,有普遍性 ST 段压低 0.1mV,但 aVR 导联 ST 段抬高,或有对称性 T 波倒置。

三、心肌损伤标志物

肌钙蛋白(cTn)是明确 NSTE-ACS 诊断和危险分层的重要依据之一,心肌坏死标志物

（酶）及其检测时间见表24-3。

表24-3 心肌坏死标志物（酶）检测时间表

时间	肌红蛋白	cTn		CK-MB
		cTnT	cTnl	
开始升高时间（h）	1~2	2~4	2~4	6
峰值时间（h）	4~8	10~24	10~24	18~24
持续时间（h）	0.5~1.0	10~21	7~14	3~4

cTn 为目前优先采用的心肌损伤指标,特异性及时间窗较 CK-MB 或肌红蛋白均佳,对短期(30天)及长期(1年)预后有预测价值。CK-MB 正常但 cTn 增高的 NSTE-ACS 患者,其死亡风险增高。且 cTn 水平越高,NSTE-ACS 患者死亡风险越大。高敏肌钙蛋白(hs-cTn)较传统检测方法具有更高的敏感性。如果症状发作后 3~4 小时内 cTn 测定结果为阴性,应该在症状出现后 6~9 小时、12~24 小时再次监测。但是,cTn 升高也见于以胸痛为表现的主动脉夹层和急性肺栓塞、非冠脉性心肌损伤(例如慢性和急性肾衰竭、严重心动过速和过缓、严重心力衰竭、心肌炎、脑卒中、骨骼肌损伤及甲状腺功能减低等疾病),应注意鉴别。对于高危组 ACS 患者,可考虑在术前及大手术后 48~72 小时内进行肌钙蛋白检测。

肌酸激酶同工酶(CK-MB)对判断心肌坏死的临床特异性较高,STEMI 时其测值超过正常上限并有动态变化。溶栓治疗后梗死相关动脉开通时 CK-MB 峰值前移(14 小时以内)。CK-MB 测定也适于诊断再发心肌梗死。肌红蛋白测定有助于 STEMI 早期诊断,但特异性较差。

四、BNP/NT-proBNP 及 hs-CRP

BNP/NT-proBNP 是反映左心室功能不全的敏感且相对特异的指标。最近的临床试验结果提示,BNP 和(或)NT-proBNP 与其他风险评分系统联合使用,则可提高评估心肌梗死预后的价值。在 cTn 阴性的 NSTE-ACS 患者,hs-CRP 升高程度可预测其 6 个月至 4 年死亡风险,但其对 NSTE-ACS 的诊断并不提供帮助。

五、其他检查手段

术前非侵入性检查的目的在于提供患者三方面的信息:左室功能、心肌是否缺血和瓣膜病变。术前左心室收缩功能障碍,轻至中度二尖瓣反流,主动脉瓣压差增大等指标均增加术后不良事件的发生率。

1. **经食管超声心动图（TEE）** 超声心动图检查可发现缺血时左心室射血分数(LVEF)减低和心肌节段性运动减弱,甚至消失。负荷超声心动图的阴性预测值较高。超声心动图对主动脉夹层、肺栓塞、主动脉瓣狭窄、肥厚型心肌病及心包积液等疾病的鉴别诊断具有重要价值。若患者手术期间或围术期出现 ST 段抬高或严重血流动力学紊乱时,可行 TEE 检查或监测。若患者心肌缺血风险高,可考虑在高危非心脏手术前行 TEE 检查。

2. **肺动脉导管** 经肺动脉导管测定肺毛细血管楔压(PCWP)亦是心肌缺血早期敏感的指标,但是其敏感性与特异性不如 ECG 和 TEE。

(1) 心排血指数[CI,L/(min·m²)]:正常值2.7~4.3,一般均>2.2;若 CI≤2.2,反映 CO 降低。

(2) 肺毛细血管楔压(PCWP):PCWP 是心肌缺血早期、敏感的指标,但是其敏感性与特异性不如 ECG 和 TEE。正常值为 5～15mmHg,一般均≤20mmHg;若 PCWP>20mmHg,提示左心功能不全;若 PCWP>30mmHg,则出现急性肺水肿。

3. 冠状动脉造影 冠状动脉造影仍是发现 CAD 和 CAD 定量的标准方法。该检查可获得血流动力学参数、心脏与冠状血管的解剖以及 RWMA 等信息。临床表现明显阻塞症状时,冠状动脉管腔狭窄一般已达 70% 以上。

目前用于临床检测围术期心肌缺血的 3 种方法,即 ECG、经食管超声心动图(TEE)和肺动脉导管(PCWP)的特点与局限见表 24-4。

表 24-4　围术期心肌缺血检测方法的临床评价

	ECG	TEE	PCWP
缺血检测	电变化:异常	室壁运动、顺应性变化	顺应性变化
其他途径	心律、传导	容积、收缩力、CO、瓣膜功能	CO、压力、阻力
创伤性	低	中	高
局限性	束支和其他传导阻滞 Q 波导联、开胸	食管疾病、技术因素 (心脏与食管的空间关系)	瓣膜病变 严重肺动脉高压
缺血敏感性	中	高	低
缺血特异性	高	中	低
分析	易、自动	困难、人工	居前两者之间
用途	围术期	手术中	围术期

4. 负荷 MR 心肌灌注成像 心肌灌注是指单位时间内通过心肌微循环的血流量。假设可以独立地测量出静息状态和冠脉最大限度舒张时的心肌灌注,用充血时血流量除以静息时血流量就可以计算出心肌灌注储备。在正常人的冠脉循环中,冠状动脉血流储备与心肌灌注储备基本一致;但在心外膜疾病的患者中,由于存在冠脉侧支循环,会出现一个心外膜血流储备,使得病灶灌注储备低于其下游测得的心肌灌注储备,此时,局部心肌的灌注储备就比单纯的冠状动脉血流储备更加准确。心肌灌注储备和冠状动脉血流储备不完全相同,它可能是一个更准确的测量冠脉循环提供氧合血液给感兴趣心肌区域的能力的方法。因此,心肌灌注储备的降低被认为是心肌缺血标志之一。

负荷 MR 心肌灌注成像不仅能够早期准确地发现由于冠状动脉病变所引起的心肌灌注及心肌代谢的改变,而且可以观察局部和整体的心功能、冠状动脉的血流量等。负荷心肌成像检查只推荐于中高危的冠心病患者[=2 个临床危险因素,运动耐量<4 代谢当量(METs)];临床危险因素包括缺血性心脏病[心绞痛和(或)既往心肌梗死病史]、心力衰竭、卒中或短暂脑缺血发作、肾功能不全[SCr>170μmol/L 或肌酐清除率<60ml/(min·1.73m^2)]。

六、鉴 别 诊 断

在 ACS 的鉴别诊断时,应强调对包括胸痛特点、危险因素、家族史在内的病史询问,全面考虑心源性和非心源性胸痛。主动脉夹层是最先需要考虑的疾病,超声心动图、CT 或 MRI 检查均有助于鉴别。应注意,当主动脉夹层累及冠脉时可能伴发 ACS,并使病情恶化。急性肺动脉栓塞表现为突发呼吸困难、胸痛、心动图改变、cTn 升高。血气分析、D-二聚体、超声心动图和肺动脉 CT 是首选的检查方法,肺动脉 MRI、肺灌注扫描也可作为选择性检查手段。

某些基础心脏病[例如肥厚型心肌病和主动脉瓣狭窄和(或)反流]患者可出现胸痛症状、

心肌损伤标志物升高及相关心电图改变。当这些疾病同时伴有冠脉病变时,使诊断变得复杂。各种病因所致的心肌炎和(或)心包炎可出现类似 NSTE-ACS 的心绞痛症状、心肌损伤标志物升高、心电图改变及室壁运动异常,但详细分析这些疾病的临床特点,并作相关检查,鉴别诊断常不困难。

同时还需与自主神经功能紊乱相鉴别。

第三节　围术期急性冠状动脉综合征的预防

对于接受低中度危险非心脏手术的心脏病患者,建议在麻醉医师辅助下评估其 CAD 风险,优化治疗。对于接受高危非心脏手术的已知心脏病患者或 CAD 高风险患者,建议进行多学科会诊评估围术期 ACS 风险率。术前心脏风险评估采取七步走的阶梯式方法:患者是否须进行急诊手术;患者是否具有活动型或不稳定型心脏病;所进行手术 30 天心脏死亡和心肌梗死的风险高低评估;患者躯体功能状态评估;对于功能状态差的患者,考虑手术风险高低;考虑高风险手术中的心脏危险因素;进行无创术前检查。

一、术前评估

1. 手术引起的心血管事件风险评估　手术引起机体包括体液、交感神经系统及温度在内多方面的应激反应,这些应激导致心肌氧耗增高,CVD 风险增加;手术可导致凝血功能及纤溶功能紊乱,在冠状动脉上表现为血液高凝状态;减少有创性操作的麻醉可以降低 CAD 中高危患者的死亡率,减少围术期 ACS 的发生及并发症的发生。手术方式 CAD 风险差异见表 24-5。

表 24-5　手术方式 CAD 风险差异表

低风险:<1%	中度风险:1%~5%	高度风险:>5%
表浅手术	腹膜内手术	主动脉及主要大血管手术
胸部	症状型颈动脉手术	开放式下肢血运重建术
牙科	外周动脉成形术	开放式下肢截肢术
甲状腺	血管瘤修复术	开放式下肢血栓栓塞清除术
眼部	头颈部手术	十二指肠-胰腺手术
置换型手术	大型神经手术	肝部分切除术
无症状颈动脉手术	大型妇科手术	胆管手术
微小整形术	大型整形术	食管切除术
微小妇科手术	大型泌尿外科手术	肠穿孔修复术
微小泌尿外科手术	肾移植	肾上腺切除术
	非大型胸腔内手术	胆囊全切术
		肺切除术
		肺或肝移植

2. NSTE-ACS/STEMI 危险分层　ACS 的临床情况是动态演变,因此 NSTE-ACS/STEMI 危险分层是一个连续的过程。早期风险评估是根据心绞痛症状、体检发现、心电图变化和心肌损伤标志物等指标进行的评估,目的是明确诊断并识别高危患者,以采取不同的治疗策略(缺

血指导或血供重建），并初步评估早期预后。NSTE-ACS 早期危险分层见表 24-6。

表 24-6　NSTE-ACS/STEMI 早期危险分层

项目	高风险 （至少具备下列一条）	中度风险 （无高风险特征但具备 下列任一条）	低风险 （无高、中度风险特征但具 备下列任一条）
病史	48h 内缺血症状恶化	既往心肌梗死，脑血管疾病，冠脉旁路移植术或使用 ASA	
胸痛特点	长时间（>20min）静息时胸痛	长时间（>20min）静息时胸痛但目前缓解，有高或中度冠心病可能，静息时胸痛（<20min）或因休息或含服硝酸甘油后缓解	过去 2 周内新发 CCSⅡ～Ⅳ级心绞痛，但无长时间（>20min）静息时胸痛，有中或高度冠心病可能
临床表现	缺血引起肺水肿，新出现二尖瓣关闭不全杂音或原杂音加重，第三心音或新出现啰音或原啰音加重，低血压、心动过速，年龄>75 岁	年龄>70 岁	
心电图	静息时胸痛伴一过性 ST 段改变（>0.05mV），avR 导联 ST 段抬高>0.1mV，新出现束支传导阻滞或持续性心动过速	T 波倒置 > 0.2mV，病理性 Q 波	胸痛时心电图正常或无变化
心脏损伤标志物	明显增高（即 cTnT>0.1μg/L）	轻度增高（即 cTnT>0.01μg/L，但<0.1μg/L）	正常

注：NSTE-ACS 患者短期死亡和非致死性心脏缺血事件的风险评估是一个涉及多因素的复杂过程，该表仅提供总的原则和解释，并非一成不变的教条，标准不一致时以最高为准

高龄、女性、Killip 分级Ⅱ～Ⅳ级、既往心肌梗死史、心房颤动（房颤）、前壁心肌梗死、肺部啰音、收缩压<100mmHg、心率>100 次/分、糖尿病、cTn 明显升高等，是 STEMI 患者死亡风险增加的独立危险因素。溶栓治疗失败、伴有右心室梗死和血流动力学异常的下壁 STEMI 患者病死率增高。合并机械性并发症的 STEMI 患者死亡风险增大。冠状动脉造影可为 STEMI 风险分层提供重要信息。

3. 以往接受过血供重建患者手术时机的选择　若患者以往 6 年间曾接受冠脉旁路移植手术（CABG）治疗，除非风险率较高，否则行非急诊、非心脏手术时无须行血管造影评估。若患者接受过裸金属支架（BMS）治疗，则至少 4 周后、最佳 3 个月后才考虑行非急诊、非心脏手术。若患者接受过药物洗脱支架（DES）治疗，非急诊、非心脏手术宜在术后至少 12 个月后进行；对于二代 DES，则至少 6 个月后进行；若患者近期接受球囊扩张术，则非心脏手术至少推迟 2 周。

4. 药物的调整

（1）β 受体阻断药：若患者近期正在服用 β 受体阻断药，推荐术前继续服用；若患者存在两个以上风险因素或 ASA 评分≥3，可考虑术前使用 β 受体阻断药治疗；若患者诊断有缺血性心脏病（IHD）或心肌缺血，可考虑术前 β 受体阻断药治疗。

（2）硝酸酯类药：对于常有心绞痛发作者，可于手术日晨给予硝酸甘油贴剂，或于麻醉前舌下含服硝苯地平，必要时可预先静脉滴注硝酸甘油。

（3）他汀类：若患者服用的他汀类为长半衰期或缓释型，推荐术前继续使用，若患者接受

血管手术,可考虑至少在术前2周开始他汀治疗。

（4）抗血小板药物:若患者以往服用阿司匹林,可权衡利弊后尽量继续使用。若患者服用P2Y12阻滞剂,且需行手术治疗,除非有严重缺血事件,否则可考虑停用替卡格雷或氯吡格雷5天后再手术,或停用普拉格雷7天后再手术。

二、选择适当的麻醉药物与麻醉方法

1. 合理地选择术前用药 ①苯二氮䓬类药:手术前晚口服适量的苯二氮䓬类药,手术日晨口服地西泮或肌内注射咪达唑仑,以发挥镇静和消除焦虑作用;②镇痛药:手术日晨肌内注射吗啡或哌替啶,但是剂量不宜过大;③颠茄类药物:除因术前应用β受体阻断药等而致心动过缓者外,一般不宜用阿托品,可改用东莨菪碱,以防止心动过速而增加心肌氧耗。

2. 麻醉药物 许多麻醉药可通过直接抑制心肌(如吸入麻醉药)或扩张外周血管,加重心肌缺血。吗啡类和非吗啡类静脉麻醉药均有不同程度的血管扩张作用。阿曲库铵可引起单位时间内剂量相关性的组胺释放,导致低血压与心动过速,宜缓慢给药,并仔细观察患者的心率与血压反应。泮库溴铵尽管较少释放组胺,但亦能引起明显心动过速,从而可能诱发CAD患者心肌缺血。维库溴铵、哌库溴铵等对心血管的影响较小,可优先选用。

3. 麻醉方法 多年来对区域麻醉与全身麻醉用于高危患者的优缺点争议很大。一般来说,对于手术范围小、精神不易紧张的患者,可以采用局部麻醉、神经丛阻滞或椎管内麻醉;对于手术广泛、创伤性大和精神易紧张的患者,采用全身麻醉更为安全。必须指出,麻醉实施的技术与经验比麻醉选择更为重要。许多临床比较研究表明,麻醉方法对冠心病患者手术的预后并无明显影响,关键在于麻醉管理。

（1）全麻:术中麻醉处理更为重要:①加强监测:为了及时了解心血管功能变化,发现心律失常、心肌缺血等情况,麻醉期间应选择适当的监测项目。②麻醉诱导与维持力求平顺:心脏病患者在麻醉诱导期最易发生意外,应尽力避免激动、屏气、呛咳、血压剧烈波动等情况。一般是可选用效能较弱的静脉麻醉药(如咪达唑仑)使患者意识消失,强效麻醉性镇痛药(如芬太尼)产生镇痛,肌松药产生肌肉松弛,必要时辅以强效吸入麻醉药(七氟烷或脱氟烷)。全麻麻醉深度应根据手术进程适时调整。麻醉一般不宜过深,以免抑制心肌;但是刺激强烈的手术操作前,应追加阿片类药物如芬太尼或(和)加大吸入麻醉药浓度,以抑制疼痛反应。对于不能耐受麻醉加深的患者,应在手术区局部辅以神经阻滞。③保证满意的通气:通气不足所致的缺氧和二氧化碳蓄积对心脏病患者的有害作用是显而易见的。④维护心血管功能相对稳定。⑤维持接近正常的血容量:手术中应根据出血量、尿量、中心静脉压和PCWP随时调整输血、输液速度。在因急性大失血而需快速大量输血时,要考虑心肌耐受力。必要时,应先用多巴酚丁胺等药物增加心肌收缩力,再予以补足血容量。

（2）区域麻醉:只要能防止患者心动过速与低血压或高血压,即可应用区域麻醉。持续区域麻醉技术-硬膜外腔阻滞或蛛网膜下腔麻醉,可使麻醉平面逐渐上升(同时伴可控制性交感神经阻滞诱发的血压变化),适用于四肢手术;而腹腔或胸腔大手术联合应用硬膜外麻醉与全身浅麻醉可能最大限度地发挥两种麻醉的优点。区域麻醉时较少量药物,尤其是脊麻可产生长时间、可预测的、效果完善的手术麻醉与肌松作用,可明显减轻或完全阻滞患者的应激反应。血管手术期间血管扩张作用可有利于手术吻合及移植物血流,并且可减少深静脉血栓形成。为避免心动过速,局麻药中不宜加用肾上腺素。

然而,效果欠佳的区域麻醉可引起患者显著不适,其所诱发的应激反应程度大大超过完善的全麻,危重患者可能因高血压与心动过速而出现或加重心肌缺血。如果鞘内或硬膜外应用过量麻醉药,或不迅速给予适当的支持方法,高位交感神经阻滞引起的低血压与心动过缓可能显著地危及生命。

术后硬膜外镇痛(麻醉性镇痛药或加用局麻药)可使患者舒适,降低心肌缺血患者心肌梗死的发生率,改善患者预后。大量研究显示大手术前应尽可能放置硬膜外导管。

三、调控围术期氧供与氧耗的相关因素

氧供因素可比较容易得到控制,如维持适当的血细胞比容、正确的气道处理、最佳氧供浓度就能保证氧合良好。围术期处理目标应集中在维持心率与血压尽量接近术前水平或术前无心绞痛范围。控制心率较血压更为重要,尤其应避免心动过速。

1. **控制心率** 控制合适的心率,既可降低氧耗,又可通过延长舒张期灌注增加氧供。如果心动过速是心肌缺血的原因,则必须迅速处理。心动过速患者应用 β 受体阻断药前必须保证适当容量。低血容量患者可能必须维持较快的心率来保证重要器官的灌注。如果吸入麻醉药过量致血压下降引起心动过速,则宜降低吸入浓度,改换其他吸入麻醉药或辅助用镇痛药(如芬太尼、舒芬太尼)。如上所述,泮库溴铵能诱发明显心动过速,如伴缺血,则可能需用 β 受体阻断药,并避免再用泮库溴铵。心率应维持在心排血量充分满足外周和心肌氧耗的最低水平。大多数患者的心率为 70 次/分或以下为理想水平。

2. **控制血压** 关于维持血压于什么水平,包括收缩压、舒张压与平均动脉压哪个最重要尚有争议。多数主张维持血压波动于术前平均压的 ±20% 之内。但是,有时难以确定住院患者的平均血压水平。麻醉状态下血管已显著扩张,已明显受损的冠状血管远端的自主调节反应可显著降低,甚至消失,因此同样低压水平下,心率较快患者的危险性高于心率较慢者。

处理低血压或高血压时,一般首先必须纠正其发生原因。如果患者为低血容量,则应及时补充血管内容量。手术牵拉影响到腔静脉回流,或由于夹闭的主动脉突然开放而引起的低血压,则必须将病情通知手术医师,并共同予以纠正。通过逐渐开放夹闭的大血管,预先适当补充血容量、减少或停止吸入麻醉药与血管扩张药的使用,尽可能地维持血流动力学稳定。术中麻醉过浅、术后剧烈疼痛所引起的血压增高,则应适当地分别处理。

3. **术后处理** 围术期心肌梗死危险高峰的发生并不是在麻醉期间,而是在术后 1 周内,尤其在术后 3 日内发生最多,约占总发生率的 87%,其中以第 2 日为高峰。手术后心肌梗死的症状常不典型,据报道 21% ~ 37% 为无痛型。常见的临床表现为严重低血压。

对手术后心肌梗死应注重预防,一方面要防止心肌氧供不足,另一方面要防止心肌氧耗增加。为此应特别注意以下一些问题:①防止低血容量和其他原因所致的低血压,一旦发生,应针对原因及时予以纠正;②防止高血压和心动过速:对单纯高血压,可给予舌下含服硝苯地平,静脉滴注硝酸甘油或其他降压药;对伴高血压的心动过速,可静脉注射艾司洛尔或拉贝洛尔,使心率降至 100 次/分以下;③纠正水、电解质与酸碱紊乱,尤其是脱水和低钾血症;④充分给氧,预防肺部并发症;⑤避免高热和寒战使氧耗增加;⑥消除疼痛;⑦维持适当水平的血细胞比容。

对于 CAD 患者,特别是伴有高血压或既往有心肌梗死者,以及手术中曾发生血压急剧波动者,术后应持续监测心电图,每日至少做一次全导联心电图,并与术前心电图比较。术后突然出现低血压,呼吸困难、发绀、心动过速、心律失常或充血性心力衰竭征象时,均应考虑到急性心肌梗死的可能,应立即进行心电图和有关血清酶学检查,以便及早诊断和治疗。

第四节 围术期急性冠状动脉综合征的治疗

围术期心肌缺血的有效治疗必须迅速评价临床病情,判定影响心肌氧平衡的哪个或哪些

因素异常。在积极处理病因的同时,根据危险分层采取适当的药物治疗和冠脉血供重建策略,以改善严重心肌耗氧与供氧的失衡,缓解缺血症状,稳定斑块、防止冠脉血栓形成发展,降低并发症发生率和病死率。

一、药 物 治 疗

1. 硝酸酯类药物 用于有胸痛或心肌缺血表现的患者,该药通过扩张容量血管,减少静脉回流,降低心脏前负荷和心肌耗氧量,发挥抗心绞痛作用。较大剂量给药时,可以降低外周血管阻力,并扩张冠脉血管。对无禁忌证的 NSTE-ACS 患者,应立即舌下含服硝酸甘油 0.3 ~ 0.6mg,每 5 分钟重复 1 次,总量不超过 1.5mg,同时评估静脉用药的必要性。静脉给药用于 NSTE-ACS 合并顽固性心绞痛、高血压或心力衰竭患者。起始剂量 5 ~ 10μg/min,每 3 ~ 5 分钟以 5 ~ 10μg/min 剂量递增,但一般不超过 200μg/min,收缩压一般应不低于 110mmHg。病情稳定后尽快转换成口服制剂。硝酸酯类与 β 受体阻断药联合应用,可以增强抗心肌缺血作用,并互相抵消药物的不良反应(例如心率增快)。急性期持续给予硝酸酯类可能会出现耐药性,应维持每天至少 8 小时的无药期。期间可用舌下含服硝酸甘油以缓解症状,也可以用钙通道阻滞剂预防心绞痛发作;对心绞痛发作频繁的患者,应评估冠脉病变情况,必要时行血供重建治疗。如患者收缩压<90mmHg 或较基础血压降低>30%、严重心动过缓(<50 次/分)或心动过速(>100 次/分)、拟诊右心室梗死的 STEMI 患者不应使用硝酸酯类药物。

2. 抗血小板治疗 阿司匹林(ASA)通过抑制血小板环氧合酶使血栓素 A_2 合成减少,达到抗血小板聚集的作用。诊断 NSTE-ACS/STEMI 患者应尽快给予 ASA(负荷量 150 ~ 300mg),如能耐受,长期持续治疗(75 ~ 100mg)。对 ASA 过敏或因胃肠道疾病而不能耐受 ASA 时,应使用氯吡格雷(负荷量后每日维持量)。对胃肠道出血史、溃疡病或存在多个消化道出血危险因素的患者(如幽门螺杆菌感染、>65 岁、同时使用抗凝药或类固醇激素),应使用质子泵抑制剂和胃黏膜保护剂,减低胃肠道出血风险(但尽量不用奥美拉唑)。如无禁忌(如过度出血风险),建议在阿司匹林的基础上使用 P2Y12 受体拮抗剂治疗 12 个月。

3. 抗凝治疗 所有 NSTE-ACS 患者在无明确禁忌证时,均推荐接受抗凝治疗,以抑制凝血酶生成和(或)活性,减少相关心血管事件。根据缺血和(或)出血风险、疗效和(或)安全性选择抗凝剂。

准备行 PCI 的 NSTE-ACS 患者,建议开始选择依诺肝素(1mg/kg,皮下注射 2 次/天)或普通肝素、比伐卢定或磺达肝癸钠。使用磺达肝癸钠时,需静脉推注普通肝素以减少导管内血栓形成。如没有磺达肝癸钠或依诺肝素,则推荐使用普通肝素,并维持 APTT 50 ~ 70 秒;其他推荐剂量的低分子量肝素也有指征。

单纯保守治疗且出血风险增高的 NSTE-ACS 患者,选择磺达肝癸钠优于依诺肝素或普通肝素,抗凝治疗应维持至出院。不准备 24 小时内行血供重建的 NSTE-ACS 患者,建议低分子量肝素抗凝。

4. β 受体阻断药 如无明确的禁忌证(例如急性收缩性心力衰竭时)或对 β 受体阻断药不能耐受,NSTE-ACS 患者应常规使用 β 受体阻断药。对心绞痛基本缓解、血流动力学稳定的患者,发病后 24 小时内开始 β 受体阻断药治疗。该类药物通过阻断心脏 $β_1$ 受体减慢心率,抑制心肌收缩力,从而降低心肌耗氧量;通过延长心肌有效不应期,提高心室颤动阈值,可减低恶性心律失常发生率。β 受体阻断药治疗在缓解心绞痛症状的同时,降低患者的病死率。治疗时宜从小剂量开始,逐渐增加剂量,并观察心率、血压和心功能状况。常用药物包括阿替洛尔、美托洛尔、比索洛尔、卡维地洛等。对心绞痛发作频繁、心动过速、血压较高的患者,可先采用静脉 β 受体阻断药(美托洛尔、艾司洛尔等),以尽快控制血压、心率,缓解心绞痛发作。

β受体阻断药有利于缩小心肌梗死面积,减少复发性心肌缺血、再梗死、心室颤动及其他恶性心律失常,对降低急性期病死率有肯定的疗效。无禁忌证的 STEMI 患者应在发病后 24 小时内常规口服 β受体阻断药。

5. 他汀类治疗　ACD 患者或既往有 ACS 的患者应在入院 24 小时内测定空腹血脂水平。如无禁忌证,无论基线低密度脂蛋白胆固醇(LDL-C)水平如何,所有患者均应给予他汀类药物治疗,使 LDL-C 达到 <2.60mmol/l(100mg/dl)(Ⅰ,A),进一步降至 <1.82mmol/l(70mg/dl)。LDL-C 达标后,长期维持治疗,有利于冠心病二级预防。

6. 血管紧张素转换酶抑制剂(ACEI)　ACEI 不具有直接的抗心肌缺血作用,但通过阻断肾素-血管紧张素系统(RAS)发挥心血管保护作用。多项荟萃分析显示,ACEI 显著降低冠心病高危患者的心血管死亡、非致命性心肌梗死和卒中的联合终点,并使全因死亡率降低14%。因此,除非不能耐受,所有 NSTE-ACS 患者均应接受 ACEI 治疗。对于不能耐受 ACEI 的患者,可考虑应用血管紧张素受体拮抗剂(ARB)。

7. 钙通道阻滞药(CCB)　CCB 用于 NSTE-ACS 治疗的主要目的是缓解心绞痛症状或控制血压。在应用 β受体阻断药和硝酸酯类药物后,患者仍然存在心绞痛症状或难以控制的高血压,可加用长效二氢吡啶类 CCB;如患者不能耐受 β受体阻断药,应将非二氢吡啶类 CCB(例如维拉帕米或地尔硫䓬)与硝酸酯类合用。由于短效 CCB 易引起血压波动和交感神经激活,因此禁用于 NSTE-ACS 患者。二氢吡啶类 CCB 对血管亲和力高,对心脏收缩、传导功能的影响弱。非二氢吡啶类 CCB 不宜用于左心室收缩功能不良的 NSTE-ACS 患者。

8. 溶栓治疗　对有适应证的围术期 STEMI 患者,静脉内溶栓仍是较好的选择。决定是否溶栓治疗时,应综合分析预期风险/效益比、发病时间、临床及血流动力学特征、并发症、手术类型及可能导致的出血风险、禁忌证和预期 PCI 延误时间。左束支传导阻滞、大面积梗死(前壁心肌梗死、下壁心肌梗死合并右心室梗死)患者溶栓获益较大。溶栓剂优先采用特异性纤溶酶原激活剂。重组组织型纤溶酶原激活剂阿替普酶可选择性激活纤溶酶原,对全身纤溶活性影响较小,无抗原性,是目前最常用的溶栓剂。但其半衰期短,为防止梗死相关动脉再阻塞,需联合应用肝素(24～48 小时)。其他特异性纤溶酶原激活剂还有兰替普酶、瑞替普酶和替奈普酶等。非特异性纤溶酶原激活剂包括尿激酶和尿激酶原,可直接将循环血液中的纤溶酶原转变为有活性的纤溶酶,无抗原性和过敏反应。

9. 血供重建治疗　心肌血供重建可缓解 NSTE-ACS 患者症状、缩短住院期和改善预后。其指征和最佳时间以及优先采用的方法(PCI 或 CAGB)取决于临床情况、危险分层、并发症和冠脉病变的程度和严重性。

二、心律失常的治疗

急性心肌梗死由于缺血性心电不稳定,可出现室性期前收缩、室性心动过速、心室颤动或加速性心室自主心律;由于泵衰竭或过度交感兴奋可引起窦性心动过速、房性期前收缩、心房颤动、心房扑动或室上性心动过速;由于缺血或自主神经反射可引起缓慢型心律失常(如窦性心动过缓、房室传导阻滞)。

(1)室性期前收缩或室性心动过速用利多卡因,情况稳定后,改用美西律。

(2)心室颤动时,采用非同步直流电除颤,药物治疗室性心动过速不满意时,及早用同步直流电复律。

(3)缓慢型心律失常可用阿托品静注。

(4)Ⅱ、Ⅲ度房室传导阻滞宜用临时人工心脏起搏器。

(5)室上性心律失常药物不能用洋地黄,维拉帕米控制时,用同步直流电复律或用抗快速型心律失常的起搏治疗。

三、心源性休克的治疗

心源性休克的病死率颇高,半数患者死于休克发生后 10 小时内。因此,临床应尽可能早期识别心源性休克,在形成不可逆的代谢性改变和器官损害或微循环障碍之前开始病因治疗至关重要,目的是使心排血量达到保证周围器官有效灌注的水平。病因治疗指应用全身或冠状动脉局部溶纤维治疗、急性冠状动脉旁路手术、急性心瓣膜置换术、急性室间隔穿孔修补术等。如果暂时没有病因治疗的条件,则应采取紧急维持生命功能的对症治疗。心源性休克的对症治疗要求达到以下指标:动脉平均压维持在 70 ~ 80mmHg;心率 90 ~ 100 次/分;左室充盈压(LVFP)20mmHg,心脏做功降低。最好的指标是心排血量提高,动脉血氧分压(PaO_2)和血压、尿量可以作为病情转归的判定指标。

1. **输液**　除非静脉压明显上升达 $20cmH_2O$ 以上,或有明显肺水肿处,首先可以 20ml/min 的速度静注 5% 葡萄糖 200 ~ 300ml,每 3 分钟测定一次尿量、静脉压。如有效则尿量增加、静脉压暂时性上升。嗣后滴注液体速度则可依据尿量、静脉压、血压、肺部体征或肺毛细血管楔压、心排血量而定。肺毛细血管楔压应控制在 20 ~ 24mmHg,静脉压的上升限于 15 ~ $20cmH_2O$,并结合临床肺水肿体征适当掌握输液量和速度。

2. **通气及纠正酸中毒**　采取合适的氧疗方式,保证机体的氧供充分。对于肺水肿患者,采用呼吸机正压呼吸,有减轻和防止肺水肿的作用。

3. **药物治疗**

（1）儿茶酚胺类:常用药物有多巴胺、多巴酚丁胺等。多巴胺是去甲肾上腺素的前体,具有正性心力作用,用药后心率增加不明显。用量从 1μg/(kg·min)开始,逐渐可增加到 15μg/(kg·min)。多巴酚丁胺有与多巴胺相似的正性心力作用,有轻微的增加心率和收缩血管的作用,用药后可使心脏指数提高,用量为 5 ~ 10μg/(kg·min)。

（2）强心苷:在心源性休克时除特殊情况不应使用,因为洋地黄不能增加心源性休克时的心排血量,却可引起周围血管总阻力增加,反而减少心排血量。还可诱发心律失常,因此只有在伴发快速型心律失常时方考虑应用。

（3）其他药物:高血糖素、皮质激素、极化液对心源性休克均有其有利的一面,但其疗效不确切。

4. **主动脉内气囊泵反搏术（IABP）**　当 NSTE-ACS 患者存在大面积心肌缺血或濒临坏死、血流动力学不稳定时,可在血供重建前后应用 IABP,降低心脏负担,改善心肌缺血,提高患者对手术的耐受能力,有助于术后心功能恢复。但 IABP 对围术期 ACS 预后的影响尚存争议。

（袁世荧）

急性心力衰竭(acute heart failure,AHF)是指心脏功能因各种急性病变而引起心排血量急剧降低,导致组织灌注不足,不能满足全身氧代谢需求的临床综合征。急性心力衰竭患者多合并有严重心脏疾患,由于突发心肌损害或心脏负荷过重而引起心肌收缩或舒张功能障碍,心排血量急剧下降,肺循环及体循环充血,尤以左室充盈压及肺静脉压急剧上升导致急性肺水肿为多见。AHF 可以是初次发作的心力衰竭,也可以是原有慢性心力衰竭的急性发作。

第一节　病因与分类

一、病　　因

心力衰竭的病因可归纳为心源性及非心源性两大类。

(一) 心源性病因

1. **冠状动脉病变**　如冠状动脉粥样硬化,冠状动脉阻塞所致心肌梗死以及冠状动脉痉挛等。

2. **心脏瓣膜病变**　以风湿性心脏病为常见,受累瓣膜以二尖瓣为多见,其次是主动脉瓣,肺动脉瓣及三尖瓣病变。

3. **心肌病因**　如病毒性心肌炎、扩张型心肌病,以及中毒、营养缺乏、内分泌紊乱等引起的心肌病变。

4. **先天性心脏病**　各种先天性心脏病,因其血流动力学发生改变,可加重心脏负荷,如不纠正,可导致心力衰竭。

5. **严重心律失常**　如果原有心脏病变,严重心律失常就更易导致心力衰竭。

6. **心包病变**　如缩窄性心包炎以及由各种原因所致的急性或慢性心包压塞等。

(二) 非心源性病因

1. **高血压**　各种原因引起的高血压,因周围血管阻力增加可使心脏后负荷加重,导致左心衰竭。在麻醉中可导致左心衰竭和急性肺水肿,应予重视。

2. **肺部疾病**　肺部慢性严重疾病如老年性慢性支气管炎、支气管哮喘等,可使右心后负荷日益加重,终将导致右心衰竭。急性右心衰竭远比急性左心衰竭少见,在临床上仅见于大片肺梗死或肺动脉主干发生栓塞。肺循环具有低压、低阻的特点,如果肺血管痉挛致肺循环阻力剧增和肺动脉高压,也可导致急性右心衰竭。

3. **大血管畸形**　如主动脉缩窄及动静脉瘘等。

4. **输血输液过量**　入量过多、过快可导致急性心力衰竭,主要为左心衰竭。当患者原有心脏病、肺疾患或肾衰竭,或合并有周围血管痉挛等因素时,则更易发生。

5. **其他**　如甲状腺功能亢进、严重贫血等。

应当指出,上述两大类病因在临床实际中是互相联系的,且可同时存在,但应有主次之分,这对决定治疗方案十分重要。

二、分　类

心力衰竭的分类随病程缓急、心排血量高低以及衰竭涉及的部位不同而各异。

(一) 急性心力衰竭

目前常见的急性心力衰竭是急性大面积心肌梗死导致的心衰。此外,在原有心脏病的基础上,如有加重心脏负担的诱因,使心排血量锐减,可致急性心力衰竭,如风湿性心瓣膜病出现快速房颤,高血压心脏病遇血压骤升,心脏病患者在麻醉期间发生缺氧、内源性或外源性儿茶酚胺增多、输血或输液过量、血压骤升以及药物对心肌的抑制等,均可发生急性心力衰竭。正常心脏在遇到一些非心脏性因素时,如血容量剧增,周围血管强烈收缩以及麻醉过程药物对心肌产生显著抑制等,当其程度超越了心脏的代偿能力,亦可发生急性心力衰竭。

(二) 低排出量或高排出量心力衰竭

凡心力衰竭时伴心排血量下降者,称为低排出量心力衰竭。临床上多数心力衰竭均属于这一类型,如冠心病、心脏瓣膜病、心肌病、高血压心脏病以及各种先天性心脏病等所致的心衰。

凡心力衰竭时伴心排血量增多者称为高排出量心力衰竭。此时心排血量的绝对值高于正常,如甲状腺功能亢进、贫血、动静脉瘘等所致的心衰。

对上述两种类型的心力衰竭,其治疗原则应有区别。对于低排出量心力衰竭,提高心排血量仍是一种传统、有效的方法,而对高排出量心力衰竭,虽然使用强心苷类药物并非禁忌,但作为治疗的根本仍是控制原发病因,如纠正贫血,控制甲状腺功能亢进等。

(三) 左、右或全心衰竭

1. **左心衰竭**　凡左心病变或非心脏性病因主要影响左心时,一般均先出现左心衰竭,如二尖瓣或主动脉瓣膜病变,体循环血压急剧升高等。在麻醉和术后期间,以左心衰竭为常见。左心衰竭主要引起肺血管充血,导致急性肺水肿。

2. **右心衰竭**　凡肺部疾病使右心压力负荷过度,或心脏病变(例如三尖瓣或肺动脉瓣狭窄等)使右心容量负荷过度,或右心室收缩性受到抑制,均可导致右心衰竭。此时,大量血液将淤滞于体循环的静脉系统以及肝脏中,患者表现为面部发绀、颈静脉怒张、肝脏增大、下肢水肿,甚至出现腹水等体征。急性右心衰竭在临床上虽不多见,一旦发生,病情发展极快,如大片肺梗死时,右心室急剧扩张、衰竭,预后甚差。

3. **全心衰竭**　全心衰竭通常是在左心衰竭的基础上发展而来。当左心衰竭时,随着左房压的升高,肺毛细血管楔压与肺动脉压亦逐渐升高;增高的肺动脉压必然累及右心,右心先呈代偿性肥厚,最终发生衰竭。此外,某些特殊病因亦可导致全心衰竭,例如急性心包压塞等。

第二节　病理生理与发病机制

一、心肌结构和功能改变

根据 Frank-Starling 定律,心室的收缩力与舒张末期心肌纤维的长度以及心腔内的容积成正比。当心脏充盈增加、心肌纤维拉长时,心肌的收缩力和收缩速度均增强,心脏每搏量增多,这是心脏代偿的一种重要方式。但这种代偿关系是有其生理限度的,若超出此限度时,心肌纤维的缩短程度降低、收缩速度减慢,心脏表现为扩大、收缩无力,每搏量下降,虽增加心率亦不能维持正常的心排血量,导致心力衰竭。当前负荷不变,后负荷逐渐增加时,可使心室容积逐渐增大,心肌纤维不断伸长,开始时心肌的收缩力与收缩速度均增加,根据 Laplace 定律(张力=压力×半径),在心脏扩大时,其半径也增大,张力也增高,而心肌张力增高时心肌耗氧量也相应增加,致使收缩效能降低,导致心力衰竭。

心肌肥厚是在心脏负荷不断加重的情况下为使心肌收缩力增加的另一个代偿方式,但是由于心肌肥厚的同时供应心肌血流的血管并不增加,相反,当心肌肥厚到一定程度还可增加血管的外部压力,从而使心肌血流减少,心肌供氧更加不足,心肌收缩力更加减弱,导致心力衰竭。

临床上影响心室功能的因素主要有:

1. 心肌收缩力减弱　如心肌缺血、坏死、退行性改变、中毒或感染等因素直接损害心肌,影响心肌功能。围术期特别是麻醉期间发生缺氧、心肌缺血、电解质平衡失常、麻醉药对心肌抑制等,均可使心肌收缩力减弱。

2. 心脏负荷增加　①前负荷:如输液过多、体液超负荷、回心血量过多、心脏分流和瓣膜关闭不全所致的反流等均可使前负荷增加,一般可由左室舒张末压(LVEDP)或左室舒张末容积(LVEDV)所反映。当心室充盈量明显增加时,有导致肺水肿的危险。②后负荷:如血管收缩导致体循环和肺循环阻力增加,主动脉瓣狭窄等均可使后负荷增加。

3. 心律和心率的影响　心率过慢或过快,严重心律失常均可影响心排血量。

4. 心室顺应性　主要是舒张期顺应性降低,在这种情况下当心室容量增加时,舒张期压力增加会更显著,造成瘀血和心排血量下降。

5. 心脏各部分的功能协调障碍　如心肌电传导障碍导致房室不能序贯协调收缩,室壁瘤使心室肌收缩不协调等,均可使心排血量下降。

二、心肌代谢改变

心力衰竭的主要原因是心肌收缩力下降,而心肌收缩力与心肌细胞的能量代谢有关。心肌的能量代谢包括能量产生、能量储存及能量利用三个过程。高排出量心力衰竭主要影响能量的产生和储备,如严重贫血或缺氧时,三磷酸腺苷(ATP)的产生减少,从而减少了心肌的能量来源;当甲状腺功能亢进时,由于磷酸化氧合作用增加,可使 ATP 的效能降低,使心肌相对缺乏能量。在低排出量心力衰竭中,主要由于能量的利用,例如心肌磷酸腺苷的含量与活力降低等。

在心力衰竭时,心肌内 Na^+ 滞留,K^+ 和 Mg^{2+} 减少,心肌收缩力减弱。心肌肥大时,可因 Ca^{2+} 的移动受到限制,而使心肌收缩力减弱。此外,舒张机制异常也与钙泵受抑制和肌质网摄取 Ca^{2+} 减少有关。

三、神经内分泌系统激活

交感神经系统的过度激活和一系列神经内分泌反应,是心力衰竭发生和发展过程中的一个重要病理生理因素。心排血量的降低或低血压通过动脉压力感受器引起的减压反射,激活交感神经-肾上腺系统,使肾上腺儿茶酚胺分泌增多,产生心率增快、心肌收缩力增强、全身外周血管收缩等作用。交感神经张力持续及过度增高可引起 β 受体下调,使 β 受体介导的腺苷酸环化酶活性降低,并激活肾素-血管紧张素-醛固酮(RAAS)系统。RAAS 系统被激活后,血管紧张素 Ⅱ 和醛固酮增多使心肌、血管平滑肌、血管内皮细胞等发生一系列变化,产生细胞和组织的重构。

心力衰竭时还有多种体液细胞因子发生改变,如血管加压素、心钠素、脑钠肽、缓激肽、肿瘤坏死因子-α、白介素-1、白介素-6 等,这些细胞因子在心力衰竭时心肌代偿和炎症反应过程中发挥了重要作用。

四、血流动力学改变

心力衰竭的一系列血流动力学改变是心室收缩和舒张功能受损的结果,表现如下。

↓每搏量/心排血量　　　　↑心率

↓射血分数　　　　↑心室收缩末期容积/舒张末期容积

↓心脏指数　　　　↑心室舒张末压/左房压/肺毛细血管楔压

↓心室舒张期顺应性　　　　↑心肌耗氧量

1. 心排血量　心力衰竭患者的主要特点是心排血量减少,或随着耗氧量的增加而心排血量不能相应地增加。在低排出量心力衰竭中,心脏指数亦相应下降。当心脏指数低于 2.5L/(min·m²)时,即为心力衰竭。

2. 右心房压力　右心房的压力不仅反映右心室舒张末期压(前负荷),亦可反映中心静脉压。当右心室舒张期容量增加并伴有右心衰竭时,右心房、右心室及中心静脉压均增加,在临床上可出现静脉怒张、肝大及外周水肿。

3. 肺毛细血管楔压　当急性心力衰竭伴有左心室舒张期容量增加时,肺静脉压力即升高,并导致肺毛细血管楔压增加。肺毛细血管楔压增高是肺充血的血流动力学原因,其结果可导致液体从血管内渗出到组织间隙和肺泡内,临床上可出现呼吸困难及缺氧,X 线胸片提示肺充血水肿。若患者胶体渗透压正常,急性肺充血的程度常与肺毛细血管楔压密切相关,其具体关系如下:①肺毛细血管楔压达 18~20mmHg:开始出现肺充血;②21~25mmHg:中度肺充血;③26~30mmHg:重度肺充血;④大于 30mmHg:可出现急性肺水肿。

但是,对于慢性肺充血的患者,上述关系就不那么显著。例如二尖瓣狭窄的患者,经过较长的病程后,肺毛细血管楔压达到 30mmHg 时,患者可无明显上述症状。

4. 动脉压　心力衰竭时,周围血管阻力通常是增加的,动脉压可正常甚或偏高,但脉压差值可缩小。只有当病情严重时才出现血压下降。应当指出,尽管动脉压改变不大,但是周围血管仍处于低灌流状态,组织供氧明显不足。

应当强调的是,心排血量减少引起的低灌流状态以及肺毛细血管楔压升高导致的肺充血是心力衰竭的两项基本血流动力学异常。因此,进行血流动力学指标的监测十分重要,是决定治疗方案和判断预后不可缺少的措施。一般心脏前负荷以左心室舒张末期容量(LVEDV)、左心室舒张末期压(LVEDP)和肺毛细血管压(PCP)或肺毛细血管楔压(PCWP)作为指标,后负荷以左心室收缩压(LVP_S)和动脉收缩压(AP_S)以及平均动脉压(MAP)作为指标,心肌收缩性则以心脏指数(CI)、每搏指数(SI)和左心室射血分数(EF)等作为指标,有关细节可参阅第七章(血流动力学监测)。

第三节 临床表现与诊断

一、临床表现

心力衰竭的临床特征随部位不同(左心或右心)和病程缓急而有所差别。临床上主要表现分为心脏本身、肺充血和外周充血三方面。

(一) 心脏

主要有心慌、心动过速或过缓以及心律的改变。心率增快是对心排血量减少的一种代偿,常与心力衰竭的程度相应。心律失常常与原发疾病有关。原有心脏病者如发生心律失常可成为心力衰竭的诱因,但心力衰竭时亦可由于心排血量减少、心脏缺血等因素而并发心律失常。

(二) 肺充血

患者呼吸急促,主诉气急,这是由于肺充血使肺容量和肺顺应性降低以及缺氧的结果。肺充血进一步加剧时可出现心源性哮喘。当仅有间质水肿时,湿性啰音常不明显。因此,发生急性左心衰竭时,哮鸣音及呼气性呼吸困难常是诊断的主要根据之一,也是发生急性肺水肿的前奏征象,应注意观察并识别。

胸部 X 线征对心力衰竭患者颇有价值,早期肺静脉高压表现为肺上叶静脉扩张,肺下叶静脉收缩变细,可有肺动脉扩张及肺门增大。急性肺水肿时,肺门模糊,两肺呈云雾状阴影。

(三) 外周充血

这是全心衰竭或右心衰竭的常见征象。当右房压超过 $10 \sim 15 cmH_2O$ 时,便可出现周围静脉压升高、周围静脉充血等征象。

末梢循环可出现发绀。肝大亦很常见,但肝功能仍可在正常范围,有时亦可伴有轻度黄疸或 SGPT 升高。急性右心衰竭或全心衰竭时可有肝大而无明显外周水肿,但是 CVP 及周围静脉压均升高,包括胃肠道淤血、水肿,可引起食欲缺乏、消化和吸收不良,有时引起恶心、呕吐和腹泻等。

肢体水肿并非是静脉充血的直接结果,常提示肾小球滤过率降低。心力衰竭的患者,肾血流量可随心排血量的减少而下降。肾血管可因肾缺血使血液中肾素、血管加压素增加而发生痉挛,加上醛固酮增加,可使水钠潴留而发生水肿。实验室检查可发现肌酐清除率正常或偏低,而尿钠减少。

二、诊　　断

对心力衰竭的诊断一般并不困难,但应注意下列要点。

(一) 确立诊断

结合病史、症状、体征及实验室检验检查等可确立诊断,同时应评估心力衰竭的程度。

1. 病史　根据可导致急性心力衰竭的心源性或非心源性疾病病史。

2. **临床症状** 突发阵发性呼吸困难、端坐呼吸、皮肤苍白、四肢发冷、发绀等。

3. **临床体征** 心脏扩大、心脏杂音、舒张期奔马律、脉搏细弱,可有交替脉。两肺底闻及湿啰音及哮鸣音。

4. **实验室检验** 目前血浆生物标记物 B 型钠尿肽(B-type natriuretic polypeptide,BNP)或 N 末端钠尿肽前体(N-terminal pro-brain natriuretic polypeptide,NT-proBNP),在心力衰竭的诊断和鉴别诊断中的作用受到高度关注。一般认为,BNP<100pg/L 时可以不考虑心力衰竭,但 BNP>500pg/L 高度提示心力衰竭,BNP 值介于两者之间时应当结合参考其他检查。动态监测 BNP 水平的变化,可能意义更大。

5. **评估心力衰竭的程度** Killip 分级常用于急性心力衰竭严重程度的评估,分 I ~ IV 级。 I 级:无心力衰竭,无心功能失代偿症状;II 级:心力衰竭,有肺部中下野湿啰音、心脏奔马律、X 线胸片示肺瘀血;III 级:严重心力衰竭,明显肺水肿,满肺湿啰音;IV 级:心源性休克。

(二) 病因诊断

必须查明导致心力衰竭的基础病因及诱因,这对治疗是有意义的。通常,冠心病、高血压是高龄患者发生急性心力衰竭的主要病因,而年轻患者急性心力衰竭多由扩张型心肌病、心律失常、先天性心脏病、心脏瓣膜病或心肌炎引起。同时,应特别注意甲状腺疾病、结缔组织疾病、中毒(包括药物、酒精、重金属或生物毒素)等病因。

(三) 鉴别诊断

对易于与心力衰竭混淆的疾病或体征要认真鉴别,不致误诊而影响治疗。左心衰竭常需与以下情况鉴别:①非心源性肺水肿;②慢性阻塞性肺疾患;③支气管哮喘;④急性肺部感染;⑤肺栓塞反复发作;⑥肥胖症等。右心衰竭需与下列情况鉴别:①心包疾患;②肾疾患;③肝硬化;④周期性水肿;⑤周围静脉疾患等。

(四) 临床监测

除上述临床表现外,应进行如下检查和监测:①生化检查,包括血常规、电解质及肝、肾功能等。②心电图及超声心动图。③血流动力学监测,包括 MAP、CVP、RAP、PCWP、RAEDP、PAP、PVR 及 SI、CI、SvO_2、SVRI 等。如漂浮导管(Swan-Ganz 导管)监测:肺毛细血管楔压(PAWP)增高、心脏指数(CI)下降。当 PAWP>18mmHg,CI 正常,提示肺瘀血。PAWP 为 25 ~ 35mmHg,CI 为 2.2 ~ 2.5L/(min·m²),提示肺水肿。PAWP>18mmHg,CI<2.2L/(min·m²),提示心源性休克。 ④对于冠状动脉相关病变如不稳定型心绞痛或心肌梗死,应进行心血管造影检查。⑤所有急性心力衰竭患者都应进行动脉血气分析检查,评估动脉血氧合情况,心力衰竭患者动脉血气分析表现为氧分压降低,血氧饱和度降低,二氧化碳分压早期降低和后期升高,可合并代谢性酸中毒。

第四节 治 疗

一、治疗原则

1. **病因治疗** 心力衰竭是由多种病因引起的心功能不全综合征,因此,其治疗的关键首先是纠正病因及诱因,特别是非心脏性病因或诱因的控制是相当重要的。

2. **控制心力衰竭** 急性心力衰竭如不及时治疗,可危及患者生命。对急性心力衰竭治疗的基本原则是:①减轻心脏负荷,包括前负荷和后负荷。②增强心肌收缩力,使心排血量增加。 ③维持心肌供氧与耗氧的平衡。供氧主要取决于血液的氧合状态和冠状动脉血流,耗氧则主要与动脉压、心率、前负荷及心肌收缩性有关。

二、急性左心衰竭的治疗

急性左心衰竭的治疗措施如表 25-1 所示。

表 25-1　急性左心衰竭主要治疗措施

1. 病因治疗	6. 吗啡
2. 坐位或半卧位	7. 强心药:洋地黄类、多巴胺、多巴酚丁胺、肾上腺素
3. 吸氧	8. 扩血管药:硝酸甘油、硝普钠、ACE 抑制药
4. 利尿	9. 心室辅助装置等
5. 正压通气	

(一) 减轻心脏负荷

1. 利尿　使用利尿药的目的有:①减轻心脏前负荷,降低心室充盈压,可缓解体循环和肺循环充血症状;②纠正由代偿机制造成的钠和水的潴留。

关于利尿药的药理作用在《麻醉药理学》中已有详细叙述,目前用于急性左心衰竭及(或)急性肺水肿的治疗,首选药物是袢利尿药呋塞米(速尿),剂量可选 0.5 ~ 1.0mg/kg 静注。

心力衰竭患者应用利尿药后如无明显效果,则应观察并分析以下问题:①肾血流量是否减少:若存在肾血流量减少的情况,则应从提高心排血量,维持适当的动脉压以及配合应用血管扩张药等方法进行处理;②血氯是否过低:血氯过低多常存在低氯性碱中毒,使利尿药减效,适量补充氯离子即可奏效;③继发性醛固酮增加:多见于大量利尿后,因血容量骤减使肾素-血管紧张素-醛固酮系统活性增多,引起继发性醛固酮增多,遇此情况可换用醛固酮的竞争性拮抗药物,如螺内酯(安体舒通)等;④其他因素:如原有肝硬化,或应激反应亢进,或肾上腺皮质功能不全等。

应当指出,利尿药使用的主要指征是存在肺充血,或肺充血伴有外周低灌流的心力衰竭病例,或有体循环充血的病例。对仅有外周低灌流而无肺充血的心力衰竭病例效果并不理想。

2. 血管扩张药　心力衰竭患者应用血管扩张药对改善血流动力学具有重要价值,可使心排血量增加,肺毛细血管楔压下降,但心率改变甚少。其机制一方面是由于减少周围小动脉的阻力,从而减少心脏后负荷,使心脏每搏量和心排血量增加;另一方面还可扩张小静脉,使小静脉容纳的血量增加,以减少回心血量,从而减轻心脏的前负荷,而血液重新分布亦必然会有利于肺毛细血管楔压的降低,如图 25-1 所示。

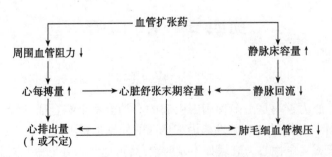

图 25-1　血管扩张药有利于肺毛细血管楔压的降低

临床常用的血管扩张药有以下几种。

（1）硝酸甘油：主要通过扩张静脉使前负荷减少，剂量为每分钟静注 0.5~2μg/kg，并按需随时调整。

（2）硝普钠：具有动静脉扩张作用，以动脉为主，剂量开始为每分钟静注 0.3~0.6μg/kg，随使用时间延长剂量会相应增加，可达每分钟 2.5μg/kg。

（3）肼屈嗪（hydralazine）：主要作用于小动脉，剂量为 0.15mg/kg，静脉缓注（5 分钟以上）。

（4）血管紧张素转换酶抑制剂（angiotensin converting enzyme inhibitors，ACEI）：可减少前、后负荷，使心排血量增加，即使血压下降也不激活交感神经系统，因此，有利于心肌氧供需平衡。其制剂卡托普利（captopril）静注量为 0.625mg，每日可用 2~3 次。

血管扩张药的剂量不同，其血流动力学效应亦不同。以左心房压（LAP）、左心房充盈压（LAFP）和心排血量（CO）为指标，血管扩张药小剂量时 LAP 变化不明显，LAFP 下降，CO 增加；中剂量时 LAP 下降，LAFP 明显下降，CO 明显增加；大剂量时 LAP 下降，LAFP 明显下降，但 CO 减少。因此，根据血流动力学监测的结果调整血管扩张药的用量是非常重要的。

使用血管扩张药还要注意下列问题：①凡前负荷不足者，使用血管扩张药将使病情恶化；②当使用利尿药或正性肌力药已使左心室充盈下降到正常，血管扩张药使血压下降并反射性地引起心动过速；③心肌收缩功能正常而舒张期顺应性降低以致发生肺充血者，血管扩张药不仅无益，反可导致低血压，要慎重；④应用血管扩张药必须进行血流动力学监测，根据监测结果指导治疗。

（二）增强心肌收缩力

临床上主要应用具有正性肌力作用的药物，这类药物可以增强心肌的收缩力，增加心排血量，并降低肺毛细血管楔压。因此，可以应用于肺充血及（或）外周低灌注的心力衰竭患者，但是，这些药物在增加心肌收缩力的同时使心肌耗氧量也相应增加，因此在急性心肌缺血并发急性心力衰竭的患者中要慎用。临床主要药物及其用法如下。

1. 多巴胺 作用与药物剂量有关，小剂量（每分钟 1~5μg/kg）具有多巴胺受体兴奋作用，使内脏和肾血流量增多，有轻度 $β_1$ 受体作用，可使 SV 轻度升高；多巴胺中等剂量（每分钟 5~15μg/kg）时，以 $β_1$ 受体作为主，使 SV、CO 增加和 HR 增快，因作用于 $β_2$ 受体较轻，使周围血管和肺血管略有扩张，SVR 和 PAWP 无明显变化；多巴胺大剂量（每分钟>15μg/kg）时，作用于 $α_1$ 受体，引起周围血管收缩，影响心排血量和肾血流。心力衰竭时，选择多巴胺小至中等剂量，临床上证明短期内可获得良好效果。

2. 多巴酚丁胺 主要作用于 $β_1$ 受体，其作用远超过 $β_2$ 和 $α_1$ 受体。心力衰竭时，多巴酚丁胺能使体循环血管阻力下降，同时心排血量增加，PAWP 降低，SV 升高，HR 增快，但对血压作用结果不一，也使心肌氧耗增多。Gillespie 等在 16 例急性心肌梗死患者中每分钟静滴多巴酚丁胺 1~40μg/kg，未发现室性期前收缩发生率和心肌梗死范围增加。

3. 肾上腺素 本品小剂量主要作用于 $β_1$ 受体，而大剂量作用于 $α_1$ 受体，肾上腺素可使 MAP、心排血量上升，HR 增快与剂量有关，心律失常发生率较低。其给药方式是通过静滴（选择较大静脉，以预防药液外溢所致皮肤坏死），经 5~10 分钟，血浆药物浓度即稳定。肾上腺素的成人剂量一般为每分钟 1~15μg，而多巴胺剂量为每分钟 100~1500μg，其剂量可按监测结果随时加以调整。肾上腺素应用于心力衰竭患者，通常是多巴胺、多巴酚丁胺无效时，可单独使用，或与多巴胺、血管扩张药等合用。

4. 磷酸二酯酶抑制剂 磷酸二酯酶抑制剂通过抑制磷酸二酯酶Ⅲ，使心肌细胞内 cAMP 水平和 Ca^{2+} 水平升高，以增强心肌收缩力。氨力农（amrinone）是常用的磷酸二酯酶抑制剂之一,适用于:①低心排血量综合征伴左心室充盈压明显升高;②体外循环后左心室功能不全;③非心脏手术时发生左心室功能不全;④急性心肌梗死伴心力衰竭;⑤慢性充血性心力衰竭等。

5. 洋地黄　地高辛口服或静注、毛花苷丙是常用的正性肌力药,能增强心肌收缩力,改善心脏做功与心室舒张末压的关系。但可直接或通过兴奋交感神经,使周围血管阻力增加。地高辛的负荷剂量 1.0~1.5mg 分成 3~4 次静注,每 4~6 小时 1 次,维持量为 0.125~0.5mg/24h。为预防中毒反应,有条件时宜于静注 1 小时后测血药浓度,若地高辛血药浓度>2μg/ml,则有中毒可能。使用地高辛时仍应观察临床表现,以早期诊断地高辛中毒。

（三）其他治疗措施

1. 吗啡　是治疗急性左心衰竭肺水肿的常用药物,虽其作用机制尚未完全阐明,已知主要与吗啡的下列作用有关:①周围血管扩张;②轻微的正性肌力作用;③中枢镇静作用。急性左心衰竭伴急性肺水肿的患者应用吗啡静脉注射,可降低肺毛细血管楔压并增加心排血量,但亦应注意,当吗啡用量过大,或吗啡与血管扩张药同时使用时,有时可导致心排血量减少和动脉压下降。虽然吗啡可使呼吸抑制,但是,急性肺水肿时使用常规剂量的吗啡不会造成通气功能障碍。

2. 氧治疗　吸入一定浓度的氧气是治疗急性左心衰竭的重要措施之一,特别是肺动脉高压者尤为重要。吸入氧气能提高 PaO_2 和 SaO_2,有利于改善心排血量减少所造成的外周低灌注时的组织缺氧状态。急性左心衰竭短期可吸入高浓度氧气,但长期维持氧浓度不宜>60%。

3. 机械通气　分无创机械通气和有创机械通气。无创机械通气是应用无创呼吸机给予心力衰竭患者面罩辅助呼吸,主要采用持续气道正压通气(continuous positive airway pressure,CPAP)和双水平气道正压通气(bi-level positive airway pressure,BiPAP)两种通气方式,能有效促进氧弥散,改善通气/血流比值,提高 PaO_2,减轻心脏后负荷,改善左心功能。有创机械通气治疗是针对伴有严重肺水肿的急性左心衰竭患者,采取气管插管机械通气方法,应用呼气末正压通气(PEEP)模式,控制和辅助患者呼吸,减少肺水渗出,增加氧的弥散能力,改善缺氧,从而改善心功能。

（朱科明）

第二十六章 | 休克

休克(shock)是由多种病因(如创伤、感染、失血、过敏等)引起的以有效循环血容量减少、组织灌注不足、细胞代谢紊乱和功能受损为特征的急性循环衰竭状态,如治疗不及时,可出现一个或多个重要器官的功能衰竭。

第一节　病因与分类

休克的分类方法众多,本章依据病理生理机制的不同,将其大致分为4类(表26-1)。

表 26-1　休克分类

分　类	血流动力学参数	病　因
低血容量性休克	↓前负荷 ↑外周血管阻力 ↓心排血量	出血,胃肠道失液,第三间隙液增加,烧伤
血流分布性休克	↓前负荷 ↓外周血管阻力 ↑/↓心排血量	脓毒症,过敏反应,神经源性休克,胰腺炎
心源性休克	↑前负荷 ↑外周血管阻力 ↓心排血量	心肌梗死,有症状的心动过缓,瓣膜病,终末期心力衰竭,心肌病
梗阻性休克	↓前负荷 ↑外周血管阻力 ↓心排血量	肺栓塞,张力性气胸,心包压塞

(一) 低血容量性休克

由前负荷降低的各种病因所致。主要包括失血(如外伤,消化道出血,动脉瘤破裂,血肿破裂,出血坏死性胰腺炎及骨折等)和失液(如腹泻,呕吐,热射病,隐性失水过多且补充不足,烧伤及肠梗阻、胰腺炎、肝硬化等疾病所致体液潴留于第三间隙)。

(二) 血流分布性休克

由外周循环阻力显著降低所致,常伴随心排血量增加。主要包括:感染性休克、全身炎症反应综合征、中毒性休克、过敏或类过敏反应、药物或中毒反应、肾上腺危象、黏液性昏迷、中枢或脊髓损伤致神经源性休克及心肺转流后等。

(三) 心源性休克

由心泵功能障碍引起的心排血量降低所致。主要包括:心肌疾病(如心肌梗死,扩张型心肌病,肥厚型心肌病,长时间缺血或心肺转流所致心肌顿抑以及脓毒性休克进展所致心肌抑制等)、心律失常(如房颤/房扑,室颤,室速,室上速,心动过缓及完全性房室传导阻滞等)和机械性异常(如乳头肌或腱索断裂所致二尖瓣反流,重度主动脉瓣狭窄,室间隔缺损,心房黏液瘤及室壁瘤破裂等)。

(四) 梗阻性休克

主要由前负荷急剧减少或左、右心室流出道梗阻所引起。常见的病因包括张力性气胸、缩窄性心包炎、心包压塞、膈疝、肺栓塞、重度肺动脉高压以及主动脉缩窄等。

上述分类简明,但休克病因繁多、机制多样,常见多种休克可同时或相继发生,如严重创伤失血性休克并发急性心肌梗死,可同时兼具低血容量和心泵功能障碍,故休克的病因可相互重叠且可变。

第二节　病　理　生　理

休克是一种以急性微循环障碍为特征的综合征,其共同的病理生理机制是:有效循环血量减少,交感肾上腺髓质系统兴奋,使体内重要器官处于低灌注状态致组织缺氧,持续氧供不足将导致广泛细胞性缺氧和生化代谢紊乱,并迅速进展为不可逆性细胞坏死、器官功能障碍,甚至多器官功能衰竭直至死亡。

一、休克的微循环障碍

微循环(microcirculation)是指微动脉与微静脉之间微血管的血液循环,是血液和组织间进行物质代谢交换的最小功能单位,主要受神经体液的调节。休克早期,交感-肾上腺髓质系统极度兴奋,使得血中儿茶酚胺水平急剧升高,进而引起皮肤、内脏血管严重痉挛,大量动静脉短路开放,形成微循环非营养性血流通道,使得器官微循环血液灌流锐减而发生缺血缺氧。同时,全身也将启动以下代偿反应:全身血管收缩,组织液吸收入血,部分逆转回心血量的减少;肾素-血管紧张素-醛固酮系统激活,抗利尿激素的释放,促使肾小管对钠、水重吸收增强;交感神经兴奋和血中儿茶酚胺增多也使得心率增快,心肌收缩力增强。因此,休克早期心排血量、血压可维持正常甚至轻度升高。由于心、脑血管的自我调节效应,休克早期心、脑灌注基本维持正常。若休克的原始病因未及时祛除,交感-肾上腺髓质系统长时间过度兴奋,内脏终末血管床对儿茶酚胺的反应性将降低而出现扩张,血液大量涌入毛细血管网,使毛细血管静水压增高,加之细胞缺氧、组胺释放、毛细血管通透性增高,液体从毛细血管大量进入组织间隙,使得有效循环血量锐减,导致心排血量和血压进行性下降,加剧了组织的低灌注。此时动脉血压进行性降低,当平均动脉压<55mmHg时,心、脑血管失去自身调节,冠状动脉和脑血管灌注不足,出现心脑功能障碍,甚至衰竭;脉搏细弱频速,静脉塌陷,皮肤发绀并出现花斑,神志由淡漠转入昏迷;肾血流量严重不足,出现少尿甚至无尿;组织低灌注引起的细胞损伤和代谢障碍引起酸性代谢产物增多,酸中毒及一系列炎症介质的产生加重了心血管系统的功能障碍。

因血液浓缩,血细胞比容和纤维蛋白原浓度增加、血细胞聚集、血液黏滞度增高、血液处于高凝状态,加上血流速度显著变慢,酸中毒加重,可继发弥散性血管内凝血(DIC)。此时微循环内微血管扩张,大量微血栓阻塞,随后出现凝血因子耗竭、纤溶活性亢进,进而发生出血,组织氧供严重障碍,微血管平滑肌麻痹,对血管活性药物均失去反应。虽然DIC并非休克的必经过程,但一旦并发DIC,将使病情恶化,加剧器官急性功能障碍,最终出现多器官功能衰竭。

二、重要器官功能障碍

（一）急性肾衰竭

各种类型休克均可引起急性肾衰竭。由于肾灌注不足，临床可表现为少尿、氮质血症、高钾及代谢性酸中毒。尚未发生肾小管坏死时，恢复肾灌注可使肾功能迅速恢复，可称为肾前性肾衰竭；休克持续时间较长，严重的肾缺血或肾毒素可引起急性肾小管坏死，即使恢复肾灌注后，肾功能亦无法迅速逆转，只有在肾小管上皮修复再生后肾功能才能恢复，称为器质性肾衰竭。

（二）急性呼吸功能衰竭

严重休克患者，即使循环稳定后，仍可并发急性呼吸功能衰竭。尸检时见肺重量增加，呈红褐色，有充血、水肿、血栓形成及肺不张、肺出血和胸膜出血、透明膜形成等重要病理变化，称为休克肺（shock lung），属于急性呼吸窘迫综合征（acute respiratory distress syndrome，ARDS）之一。休克肺约占休克死亡人数的 1/3，其发生机制与补体、白细胞、氧自由基损伤血管内皮和肺泡上皮有关，所造成的病理变化可影响肺的通气/弥散功能，改变部分肺泡通气和血流的比例，引起进行性低氧血症和呼吸困难，从而导致急性呼吸衰竭甚至死亡。

（三）心功能障碍

除心源性休克外，在其他类型休克的中晚期，血压进行性降低可使冠脉血流减少，心肌氧供需失衡，从而发生急性心力衰竭。休克持续时间越长，心衰越重，可并发心肌局灶性坏死和心内膜下出血。发生机制为：休克时，低血压及心率加快所致的心室舒张期缩短，可使冠脉灌注减少，而心率加快和心肌收缩加强可使心肌耗氧量增加，导致心肌的氧供需失衡；酸中毒、高钾血症和心肌抑制因子（MDF）等使心肌收缩性减弱；心肌内 DIC 使心肌受损；细菌毒素（尤其是内毒素）通过其内源性介质引起心功能抑制。

（四）脑功能障碍

休克早期，由于血液的重分布和脑循环的自身调节保证了脑的血液供应，因而除了因应激引起的烦躁不安外，没有明显的脑功能障碍表现。当血压降至<55mmHg 或脑循环出现 DIC 时，脑的血液循环障碍加重，脑组织缺血缺氧致脑水肿，表现为神志淡漠，甚至昏迷。

（五）消化道和肝功能障碍

胃肠道可因缺血、瘀血和 DIC 的发生，出现功能紊乱。肠壁水肿，消化腺分泌抑制，胃肠运动减弱，黏膜糜烂，可发生应激性溃疡，肠道细菌大量繁殖，肠道屏障功能严重削弱，大量内毒素甚至细菌可入血引起大量致炎介质释放，导致全身炎症反应综合征（systemic inflammatory response syndrome，SIRS），使休克加重。同时肝缺血瘀血可引起肝功能障碍，使由肠道入血的细菌内毒素不能被充分解毒，引起内毒素血症，而乳酸也不能转化为葡萄糖或糖原，加重酸中毒，促使休克恶化。

（六）多器官功能障碍综合征

重度持续性低血压使血流动力学障碍和细胞损伤逐步恶化，重要脏器发生不可逆性损伤，导致多器官功能障碍综合征（multiple organ dysfunction syndrom，MODS）。休克发展到 DIC 或生命重要器官功能衰竭对临床治疗带来极大的困难,表现为难治性休克,与全身炎症反应综合征有关。

三、休克的细胞损伤

休克时的细胞损伤取决于休克的持续时间和严重程度。乏氧细胞可发生一系列代谢障碍,从有氧代谢转化为无氧酵解,ATP 水平因合成减少、持续消耗和 ATP 酶的作用而降低,继而使细胞膜上的钠泵(Na^+-K^+-ATP 酶)失灵,发生细胞水肿和高钾血症,细胞膜损伤,跨膜电位明显下降;细胞内乳酸、氢离子和无机磷酸盐堆积,加之灌流障碍、CO_2 不能及时清除,引起并加重局部酸中毒。线粒体肿胀、破坏,造成呼吸链障碍、氧化磷酸化障碍,能量物质进一步减少。细胞内钙增加亦加剧了 ATP 储备的耗竭。同时缺血的肠、肝、胰等器官释放溶酶体酶,引起细胞自溶,基底膜破坏,激肽系统激活,形成心肌抑制因子(MDF)等毒性多肽,心肌收缩力下降,加重循环障碍,其非酶性成分可以引起肥大细胞脱颗粒,释放组胺及增加毛细血管通透性和吸引白细胞,加重休克的病理过程。某些炎症介质(TNF、IL-1、IL-6 等)过度表达、抗炎介质稳态失衡以及在呼吸爆发和缺血再灌注时释出的氧自由基,溶酶体酶继发产生的 NO、PAF、Gs、LTs 等,均可导致细胞的损伤。

第三节　休克的临床表现、评估与监测

一、临床表现与评估

休克的临床表现因休克的类型和病因而异,但具有一些共同的特点,可参照休克的诊疗路径从以下几点进行评估。

1. 循环的变化　休克患者可表现为低血压和心动过速。低血压指收缩压(SBP)＜90mmHg 或较基础值降低 40mmHg,或平均动脉压(MAP)＜65mmHg。休克的本质是组织灌注不足,仅有低血压并不能诊断为休克,早期休克也可不伴有低血压,因此对疑似休克但血压正常的患者,应注意查找有无组织低灌注的表现。只有当休克病情发展至一定阶段才会出现低血压,而此时可能需要使用血管活性药物来维持灌注压。

2. 皮肤湿冷　为代偿休克时的有效灌注血量减少,外周血管收缩,血流向重要脏器重分布以保证冠脉、脑和内脏灌注,从而造成典型的皮肤湿冷表现。但血流分布性休克则表现为皮肤充血潮红,休克终末期失代偿后也可表现为周围血管扩张。

3. 少尿　由肾血流向其他重要器官重分布所致,是血管内容量不足的重要体征。其他血容量不足的体征还有心动过速、直立性低血压、无汗、皮肤及黏膜干燥等。

4. 意识改变　开始常表现为兴奋,逐渐发展为意识模糊或谵妄,最终出现昏迷。

5. 代谢性酸中毒　休克初期可出现呼吸性碱中毒,之后则发展为代谢性酸中毒,反映了肝脏、肾脏和骨骼肌对乳酸的清除率降低。若已出现循环衰竭、组织严重缺氧,则可因无氧代谢产生乳酸增加而加重酸中毒。

除了典型症状,详细的病史和体格检查可为寻找休克病因提供重要信息。休克患者常伴有意识改变,可通过患者亲属、急救人员以及目击者采集病史。重要病史包括已患疾病、食物药物过敏或毒性反应、免疫情况和是否存在高凝状态等。对休克患者,尤其是创伤患者,尤须按系统从头到脚地进行迅速、准确的体格检查,注意巩膜黄染、瞳孔变化、颈静脉怒张、呼吸困难、反常呼吸、心律失常、腹部膨隆、腹部移动性浊音、搏动性肿块、肝脾大、便血、下肢血栓、皮肤瘀点瘀斑、荨麻疹、蜂窝织炎及意识改变等阳性体征。

对休克患者,须尽快建立静脉通路,并排查是否存在需紧急进行干预的急症情况,如严重的呼吸窘迫、张力性气胸、心包压塞、大血管出血等。如果存在以上情况,则应紧急进行气管插管、机械通气、胸腔闭式引流或外科止血。对不需要进行气管插管的患者,应给予吸氧治疗以尽可能提高组织的氧供。

二、监测、实验室检查与影像学检查

严密的实验室检查和监测是指导有效治疗的前提。

(一) 常规的检查和监测

常规监测患者的 NBP、ECG 和 SpO_2,动态观察患者意识状态、周围循环灌注、指趾端皮肤温度和颜色、尿量及尿色的改变。常规的实验室检查包括血常规、生化(含肾功能)以及肝功能,对疑有心功能不全或急性心肌梗死的患者,可行脑钠肽、心肌酶谱、心肌肌钙蛋白的检测;对疑似肺栓塞的患者可行 D-二聚体的检测;对疑有 DIC 的患者,可检测凝血酶原时间、纤维蛋白原、血小板及其他凝血因子;对疑有感染的患者,应视情况尽快留取血液、尿液、脑脊液、胸腹水、深部痰以及引流液,以行微生物学培养+药敏试验。以上检测和监测有助于了解休克的病因和严重程度,为后续治疗方案的确立和制订提供依据。

(二) 有创血流动力学监测

1. 有创动脉压(ABP) 持续 ABP 监测可实时动态反映血压的改变,具有测量范围广、准确性高的特点,可用于指导液体治疗和血管活性药物的应用,因此可用于伴有严重低血压的休克患者。此外,动态观察 ABP 基线的稳定性,也有助于判断患者的容量情况。

2. 中心静脉压(central venous pressure,CVP) CVP 指腔静脉与右房交界处的压力,对右心功能和血容量状况的判断有一定的参考价值,为目前临床上休克治疗时常用的监测指标之一。但值得注意的是,CVP 数值受许多因素(如机械通气、右心功能、瓣膜功能、肺动脉压力等)的影响,其绝对数值与左心前负荷相关性较差,如单独作为液体治疗反应性的评判指标可能会导致液体治疗不足或过度,因此应结合其他血流动力学参数进行综合分析。

3. 肺毛细血管楔压 利用漂浮导管(Swan-Ganz 导管)经上腔或下腔静脉,通过右房、右室、肺动脉主干和左或右肺动脉分支,直至肺小动脉,可分别测得肺动脉压(pulmonary arterial pressure,PAP)和肺小动脉楔压(pulmonary arterial wedge pressure,PAWP,又称肺毛细血管楔压,PCWP)。在无左心房病变、二尖瓣病变、左心室顺应性降低和胸膜腔内压力增加等情况时,PCWP 监测可反映左心前负荷,指导休克液体复苏和治疗,又因 PAWP 和 PAP 密切相关,为避免因重复测定 PCWP 引起肺梗死、肺血管破裂等并发症,在无肺动脉栓塞、低氧血症、肺动脉高压和慢性肺部疾病时,临床上常将肺动脉舒张压减去 2 ~ 4mmHg 估算 PCWP。

4. 心排血量、心脏指数和每搏变异度(SVV) 心排血量是指一侧心室每分钟射出的总血量,是每搏量与心率的乘积。心脏指数(cardiac index,CI)是指单位体表面积的心排血量,是反映心泵功能的重要指标,受心肌收缩性、前负荷、后负荷、心率等因素的影响。休克时 CO 均有不同程度的降低,但感染性休克时可能正常或增加。过去,CO 测定大多采用漂浮导管热稀释测定,但因其创伤较大、操作相对复杂以及并发症较多等因素,临床应用一直存在争议。因此,临床开发出了新的创伤性小的 CO 监测系统,即 Flotrac/Vigileo 系统。它可通过传感器采集患者外周动脉压波形,结合患者年龄、性别、身高及体重计算出患者的 CO、CI、每搏量/每搏指数(SV/SVI)、外周血管阻力/外周血管阻力指数(SVR/SVRI)、每搏量变异度(SVV)等血流动力学指标,因此又被称为动脉压波形分析心排血量(APCO)监测。SVV可连续反映前负荷状态,对患者血容量状态的评估较为全面、准确,可为围术期液体治疗提供依据,目前已越来越多地应用于临床。

(三) 乳酸与碱剩余

动脉血气分析是休克患者不可缺少的监测项目,根据监测结果可作为酸碱平衡诊断的依据,也可反映肺的通气和换气功能,连续监测可判断病程进展和治疗效果,也有助于预测患者的预后。休克后,组织低灌注所引起的无氧糖酵解使得乳酸生成增多。当乳酸的生成速率超过了机体的清除速率,血乳酸水平将显著上升,因此血乳酸水平可作为休克严重程度及后续治疗效果评估的一个重要指标。无论何种原因引起的休克,初始乳酸水平越高,患者的预后越差。此外,碱剩余的测定也具有重要意义。碱缺失提示代谢性酸中毒,可作为碳酸氢钠补充并量化的依据。许多原因(如二氧化碳蓄积、外源性碳酸氢钠的补充以及胃液丢失等)可增加HCO_3^-浓度,因此碱剩余正常并不能排除代谢性酸中毒的存在。总之,持续的血乳酸浓度增高、pH降低和碱缺失均与器官功能衰竭和不良预后密切相关,重复评估可判断病情的严重程度和治疗效果,但须与其他非缺氧因素所致的代谢性酸中毒相鉴别,如肝肾功能不全、药物中毒、高氯血症及体温过低等。

(四) 微循环监测

微循环功能障碍在各种休克,尤其是感染性休克的发生、发展过程中起着至关重要的作用。休克状态下,即使体循环监测的各种指标如CVP、平均动脉压、尿量及乳酸等均正常的情况下,微循环障碍仍可存在。研究表明,微循环障碍是危重患者发生多器官功能衰竭的独立因素。手持式正交偏振光谱(orthogonal polarization spectral,OPS)和侧流暗视野成像(sidestream dark field imaging,SDF)是一种轻便、无创、可视化的微循环监测技术。该技术可通过半定量的方式分析微循环的灌注血管密度、灌注血管比例和微血管血流指数等来直接评估微血管的灌注情况。有临床研究显示,这些指标的异常与患者的预后相关。半定量的方式不能动态地评估微血管的反应性及功能储备情况,也易受人为因素的影响。近年来,随着激光多普勒流量测定及近红外光谱分析技术的发展,血管阻断实验(vascular occlusion test,VOT)已成为间接评价微血管反应性及功能储备情况的重要无创监测手段。

(五) 氧供与氧耗监测

休克时氧供(oxygen delivery,DO_2)与氧耗(oxygen consumption,VO_2)的变化和相互关系日益受到重视。氧供(DO_2)是指单位时间内循环系统向全身组织输送氧的总量。氧耗(VO_2)是单位时间内全身组织消耗氧的总量。氧摄取率是指全身组织氧的利用率,它反映组织从血液中摄取氧的能力,它们均可通过公式计算而得($DO_2 = 1.39 \times CO \times$血红蛋白$\times SaO_2 + PaO_2 \times 0.003$)。监测和调控氧供与氧耗对指导休克患者的治疗、降低严重休克患者死亡率有重要意义。

(六) 影像学检查

1. **彩色多普勒超声** 采用床旁心脏彩超,急诊室医师可了解左心射血功能、瓣膜功能、各心房心室结构以及腹主动脉瘤体的大小及形态,进而了解休克的病因。除此之外,彩超也逐渐被用来评估患者的血容量状况。目前有多个超声指标,如呼气末下腔静脉直径、呼吸周期下腔静脉直径的变化、颈内静脉直径以及右心室大小等,可用来判断右心充盈压水平。上述指标各有优劣,其中下腔静脉直径与CVP值相关性最高。总之,彩超在休克诊疗中的应用越来越广泛,已经被写入"应用超声评估休克患者腹部和心脏情况的草案"(abdominal and cardiac evaluation with sonography in shock protocol,ACES),将成为休克诊疗的重要手段。

2. 胸部 X 线检查 胸部 X 线检查可了解心脏的大小,有无肺组织的水肿、炎症浸润和渗出以及气胸,从而有助于诊断休克的病因。尽管胸部 X 线检查可提供一些有用的临床信息,但也具有局限性。例如,早期胸片检查未提示肺间质水肿并不能排除急性充血性心力衰竭的诊断。

3. CT 检查 CT 检查具有无创、快速、准确性高等特点,在诊断炎症、血管病变以及伤情等内在病理方面有明显的优势。但从急诊室转运至 CT 室的过程可能会给处于休克不稳定期的患者带来致命危险,因此是否施行 CT 检查必须权衡利弊。超声检查作为床旁影像学工具,在急诊室的应用越来越广泛,是与 CT 并重的一线影像学工具。

第四节 休克的治疗

一、治 疗 原 则

引起休克的原因各不相同,但其病理生理改变和临床表现基本相同,故对各类休克的治疗也有其共同的目标,即尽早祛除休克的病因,尽快恢复有效循环血量,纠正微循环障碍,改善组织缺氧和细胞氧代谢障碍,维护心血管功能。

二、液 体 复 苏

1. 早期积极的液体复苏 休克的基本病理生理机制是有效循环血量减少,因此早期积极的液体复苏是逆转组织氧供需失衡、改善患者预后的首要措施,尤其是对于低血容量性休克患者,快速补充血容量可起到立竿见影的效果。在进行液体治疗时,首先应判断患者的容量状态和对液体治疗的反应性,以提高液体治疗的有效性,降低因容量过负荷和肺水肿的风险。可在连续监测动脉压、CVP 和尿量的基础上,结合病史、患者皮肤温度、末梢循环、脉率及毛细血管充盈时间等情况,判断所需液体量。液体复苏应先快后慢,以尽快恢复血流动力学的平稳和组织灌注。

2. 液体复苏的目标 液体复苏的目标是通过恢复心脏的前负荷来改善心脏的做功,从而增加每搏量和 CO。依据 Frank-Staring 原理,当处于 Frank-Staring 曲线的上升段时,每搏量随着前负荷的增加而增加。一旦到达最佳前负荷,增加输液量并不能改善每搏量,反而可能出现液体过度的风险。对心源性休克患者,由于原有的舒张末期容积的增加以及心衰患者低平的 Frank-Staring 曲线,其对液体输注的反应不佳。

传统观念认为,CVP 能有效反映右心前负荷,CVP 低代表容量不足,CVP 高代表容量过多,因此 CVP 曾一直被用来指导液体复苏。2001 年,Rivers 等在单中心研究中首次提出早期目标导向治疗(early goal-directed therapy,EGDT)的概念并用来治疗脓毒症休克患者。2014—2015 年,欧美学者在《新英格兰医学杂志》连续发表了 3 篇多中心前瞻性的大样本随机对照研究,结果发现,早期目标导向治疗并不能改善脓毒症患者的预后。因此,就目前的临床证据而言,早期积极液体治疗是可取的,但究竟以什么作为液体治疗的目标则存在众多的争议。

"液体反应性"是指患者对容量复苏有效的可能性,可通过计算每搏量或 CO 的增加值获得。只有 50% 的低血压患者会对容量复苏有反应。被动抬腿试验一直被认为是快速、无创和简便易行的评估容量反应性的方法。将患者双下肢从水平位抬高至垂直位,有利于双下肢血液回流入心,进而增加心脏前负荷,这一过程类似于自体输血。进行被动抬腿试验时,可以采用 CO 监测来评估液体治疗的反应性。常见的监测方法主要有无创心排监测以及经食管多普勒心脏超声。对于机械通气患者,可以采用脉压变异度(pulse-pressure variation,PPV)或每搏量变异度(stroke volume variation,SVV)来测量容量反应性。临床上,呼吸周期中 PPV 或 SVV 无变化可基本视作容量治疗无反应。虽然具体的数值尚不确定,但临床上一般将 PPV 或 SVV> 13% 当作启动液体治疗的标准。该监测的局限性是仅适用于机械通气且行动脉置管的患者。

对于目标血压水平,应根据休克的原因和平时患者血压水平而有所不同,至于判断和评估复苏目标终点的最佳指标目前尚有争议,可结合传统评价指标,如血压、心率、尿量、血乳酸水平、神志变化、毛细血管充盈状态及皮肤温度等进行综合判断。

3. 液体复苏的种类　补充的液体可选择晶体液、胶体液,晶体液主要包括生理盐水、乳酸钠林格液等。胶体分天然胶体和人工合成胶体,天然胶体主要包括白蛋白、血浆和各种血液制品,人工胶体主要包括明胶类、羟乙基淀粉类等。液体复苏时,液体的选择与休克的原因、程度和病程有关。循证医学证据表明,对于血管内皮细胞功能受损、血管通透性显著增加的患者,如脓毒症休克、过敏性休克等,应选择晶体液,如患者存在低蛋白血症,则应补充白蛋白;而对于失血性休克患者,急救阶段可采取"有什么输什么"的原则,以尽快恢复有效循环血量,一旦获得血液制品,则应遵循"缺什么,补什么"的原则。此外,大量输注人工胶体可能会引起出血增加、肾功能损伤以及吞噬细胞功能下降等副作用,因此对输注量应有所限制。

三、纠正酸碱平衡失常

休克时因组织灌注不足和细胞缺氧,存在不同程度的代谢性酸中毒,随着液体复苏、补充血容量和改善微循环后,轻度代谢性酸中毒常可缓解而不需要用碱性药物。因此,盲目输注碳酸氢钠虽然能够提高细胞外液的 pH,但细胞内液 pH 可降低,输注碳酸氢钠也不能改善血流动力学指标,pH 升高反而可影响氧合血红蛋白的解离,不利于组织对氧的摄取。与此同时,盲目输注碳酸氢钠会增加脑组织中 $PaCO_2$,CO_2 可自由进入血脑屏障,加重神经细胞内的酸中毒。因此,当重度休克经扩容治疗仍有严重的代谢性酸中毒,且 pH<7.10~7.15 时方考虑输注碳酸氢钠。

四、血管活性药物应用

休克时血管活性药须在补充血容量的基础上应用,如循环血容量充足,患者仍处于低血压状态,则须加用血管活性药。去甲肾上腺素是强效的 α 受体激动剂,兼具部分的 β 受体激动效应,因此适用于各种类型的休克(过敏性休克除外,详见本章第五节),尤其是脓毒性休克。过去,人们认为多巴胺具有利尿和肾保护作用,故一直用于休克的治疗。但近年来的研究表明,多巴胺并不具有肾保护作用,反而可增加心肌氧耗和致心律失常的危险,且可能增加休克患者并发症的发生率及病死率,因此不再作为一线用药。如在满意的心脏前负荷和正常的动脉压条件下,仍存在组织灌注不足的临床表现或心排血量监测显示低心排,可加用正性肌力药物,常用的一线药有多巴酚丁胺、肾上腺素等,必要时应用血管扩张药降低外周血管阻力,减轻心脏后负荷,改善微循环和组织灌注,常用的药物有硝普钠、硝酸甘油和酚妥拉明。

第五节　临床常见休克处理

一、创伤性失血性休克

创伤性失血性休克是临床上常见的休克类型,其主要原因是创伤所致的体内有效循环血容量的不足,救治的关键在于外科止血与容量复苏。在有效的外科止血前,对不伴有颅脑外伤的患者,可施行限制性液体复苏,维持最低有效的灌注压(收缩压 80～90mmHg),在保证重要器官灌注的基础上尽可能减少失血量和稀释性凝血病的发生,改善患者的预后;对于伴有颅脑损伤的患者,则应进行相对积极的液体复苏,在没有血液制品的情况下可首选 3% 的高渗氯化钠溶液,不仅可快速提高有效循环血量,还可减少脑组织的水肿,改善灌注。一旦止血成功,则应积极进行液体复苏,纠正循环血量的不足,改善组织器官的灌注。补液量常为失血量的 2～4 倍,晶体液与胶体液比例为 3:1,可在给予含钠晶体溶液的基础上根据具体情况再给予平衡盐溶液和胶体液。对血细胞比容<25%、血红蛋白<60g/L 或中度休克者应补充全血。补液速度应先快后慢,以维持血流动力学和组织灌注的正常低限,再根据 CVP 或 PCWP 与血压的关系确定输液量及速度。

若在积极补液治疗时血压仍不能迅速回升,为避免低血压时间过长,可使用血管升压药物来暂时协助提升血压,以满足组织灌注所需最低水平。常用的药物有多巴胺和去甲肾上腺素。临床判断血容量已基本充足,中心静脉压、血压已维持在正常水平,而仍存在四肢冰冷、皮肤苍白、花斑、尿少等外周血管阻力增高的症状,可适当应用正性肌力药和血管扩张药物如多巴酚丁胺、肾上腺素及酚妥拉明、硝普钠等,以改善微循环及组织灌注。血管活性药物对血流动力学的影响较大,应用时应尽可能用输液泵持续泵注,并连续监测心率、动脉压等指标。

代谢性酸中毒最终有赖于组织灌注的改善,但组织长时间缺氧并有严重酸中毒存在时,为阻断休克恶性循环并保障患者生命安全,可考虑输注 5% 碳酸氢钠溶液,以减轻酸中毒及其继发损害。

二、心源性休克

心源性休克由心肌本身疾病或因机械因素造成心脏泵功能衰竭所致,故 CVP 往往不能正确反映左心情况,加上对其治疗常须反复监测 CO 指导用药和判断疗效,故最好能放置心脏漂浮导管或其他监测心脏前负荷和心排血量的装置。心源性休克治疗的关键在于改善心脏泵功能,增加心排血量,提升血压。治疗措施包括以下几点:

(1)一般治疗:吸氧,开放静脉,避免因疼痛、焦虑和容量不足引起的心动过速,以改善心肌的氧供需平衡。

(2)增加心肌收缩力:应用正性肌力药物,常用的有多巴酚丁胺、多巴胺、去甲肾上腺素、肾上腺素及米力农等。

(3)调整前负荷:避免容量不足和容量过荷,容量不足时左心室做功不能达到最佳状态,容量过荷心肌耗氧量增加。

(4)降低后负荷:对于后负荷过重的患者,正性肌力药的疗效可能不佳,此时使用扩血管药降低后负荷可能会取得良好效果。常用的药有硝普钠、硝酸甘油和酚妥拉明。

(5)改善心肌灌注的措施:对急性心梗引起的心源性休克,如所在医疗机构有经皮腔内冠状动脉成形术(PTCA)条件,则应在心梗确诊后 1 小时内行 PTCA 手术,如无 PTCA 条件但可在 120 分钟内转运至有 PTCA 条件医疗机构的患者,应积极转运。如 120 分钟内无法转运,则应立即进行溶栓治疗。

三、过敏性休克

过敏性休克系由 I 型变态反应所致,多为药物引起,可表现为喉头或气管水肿与痉挛、循环衰竭、神经系统症状及皮疹等,其主要的病理生理机制是:外周血管舒张、毛细血管通透性增高以及心肌抑制。一旦发生,须立即停用致敏药物,吸氧(必要时气管插管),测量血压,触摸脉搏,观察呼吸,开放静脉并立即给予肾上腺素治疗(增强心肌收缩力)。无静脉通路时,小儿每次用0.1%肾上腺素0.02~0.025ml/kg、成人0.3~0.5mg肌注,3~5分钟后可重复注射;有静脉通路时,可将肾上腺素1mg置于500ml盐水中持续快速静脉滴注,通过调节滴速控制血压。同时,静脉注射糖皮质激素(氢化可的松100~200mg或甲泼尼龙100~300mg)抗过敏。此外,由于外周血管麻痹扩张,血容量不足,补液量应加大加快,以改善全身及局部微循环,同时促进过敏物质的排泄,如患者出现肺水肿表现,则应减慢输液,以免加重病情。

四、脓毒性休克

详见第十九章第五节 常见危重患者的几种感染。

(缪长虹)

第二十七章 | 术后脑并发症

术后脑并发症指发生于术后的卒中或脑功能障碍。术后卒中是指发生于术后的一种急性缺血性或出血性的脑血管意外。术后脑功能障碍又称术后精神功能障碍(postoperative psychonosema,POP),指术前无明显精神异常的患者术后出现大脑功能活动紊乱,导致认知、情感、行为和意识等方面不同程度障碍,是老年患者和大手术患者术后常见的并发症之一。术后脑并发症常发病突然、原因复杂,可导致患者恢复延迟、诱发其他并发症,严重者还可能遗留远期症状,增加治疗费用和家属负担,故应加强对该并发症的认识和监测,早期发现并积极处理。

第一节 术后谵妄

一、定 义

术后谵妄(postoperative delirium,POD)是一种术后急性的精神紊乱状态,常伴有短暂性的注意力、感受、思维、记忆和睡眠周期障碍,其中注意力障碍是其核心症状。

根据临床表现不同,可将谵妄分为3个亚型:①躁狂型:警觉和活动增强,表现为无目的、重复的精神运动性过度兴奋,说话速度快,对刺激敏感,若有恐怖的视觉或错觉时,可出现逃避或攻击行为;②抑郁型:警觉和活动减弱,表现为对刺激反应减退,甚至呈现木僵状态,说话速度慢,动作迟缓,嗜睡;③混合型:躁狂和抑郁状态交替出现。

由于研究的目标人群和诊断标准不同,研究报道的术后谵妄发病率差异很大,为3%~61%。通常认为术后2~7天之内容易发生谵妄,其中术后24小时内发病率约为15%。

二、发 病 机 制

谵妄的发病机制目前仍不十分清楚,以下是有关发病机制的学说。

(一) 氧化应激学说

研究表明,大脑代谢水平降低与广泛认知损害有特异性联系,其中以大脑葡萄糖代谢水平、氧耗水平及血流量等方面明显相关。一些病理生理过程如组织损伤、缺氧、严重疾病、感染等,增加氧耗量,减少氧的供应和利用,同时伴有能量消耗增加和脑氧化代谢的降低,导致脑功能障碍,表现出谵妄的症状。凡能够减少氧化代谢基质的供应、吸收和利用的各种因素,如缺氧、低血压、低血糖等,均可引起谵妄。

(二) 神经递质学说

脑内神经递质系统功能障碍可能是谵妄发生的主要致病基础,其中以胆碱能系统尤为重要,可影响中枢胆碱能系统功能的药物均可能引起谵妄。不同症状可能是由于不同部位的胆碱能通道受损所致,如记忆损害可能与前脑基底节部位胆碱能功能障碍有关,而意识障碍则与额叶皮质和脑干处的胆碱能功能障碍有关。另外,多巴胺、5-羟色胺、组胺、阿片类药物和糖皮质激素等神经递质失调也与术后谵妄相关。

(三) 睡眠-觉醒周期障碍

睡眠紊乱可能是诱发谵妄的重要因素。志愿者的睡眠剥夺试验结果显示,受试者均表现出一定程度的精神功能受损症状,且受损程度与年龄明显相关,年龄越大者受损程度越重。导致术后患者睡眠紊乱的因素很多,如外科手术创伤、疼痛、饥饿、药物、监护病房噪声、夜间护理操作等。近年还发现褪黑素(melatonin)在术后患者特别是老年患者的睡眠紊乱中发挥着重要的作用。褪黑素是由松果体分泌的一种激素,其分泌表现出明显的昼夜节律变化,白天分泌减少而夜间分泌增多,以调节人体的"睡眠-觉醒周期"。老年患者术后褪黑素浓度比术前明显降低,且持续时间较久。有学者应用褪黑素和褪黑素受体激动剂预防与治疗老年患者术后谵妄,取得一定的疗效。

(四) 炎症反应学说

手术创伤、感染引起的炎症反应可使一些细胞因子(白介素、肿瘤坏死因子、干扰素)释放增加,这些细胞因子增加下丘脑-垂体-肾上腺皮质轴活动度并促进单胺循环,表现为活化去甲肾上腺素、5-羟色胺,增加脑内多巴胺,减少乙酰胆碱,进而可诱导谵妄的发生。应激时人血中肾上腺素、去甲肾上腺素水平增高,导致脑血流量加速,氧耗增加,如果持续时间较长,也可能导致谵妄的发生。

目前,术后谵妄的发病机制无法用单一学说来解释,可能与多种因素有关。

三、高 危 因 素

(一) 年龄

在促发术后谵妄的所有危险因素中,年龄可能是最突出的因素。老年患者围术期中枢神经系统并发症发生率明显高于年轻人,65岁以上的患者术后精神障碍发生率较年轻人高4~10倍,75岁以上的患者术后精神障碍发生率较65~75岁患者高3倍。老年人的基础认知功能多数已经下降,故围术期轻微损害就可能诱发术后谵妄。

(二) 术前状态

术前状态包括躯体和精神两方面。患者术前合并有器质性脑病(脑创伤、癫痫、痴呆、脑血管病和帕金森病等),心脏病、慢性心功能不全,慢性肝脏、肾脏疾病,触觉减退,视力或听力障碍,代谢紊乱和药物或酒精依赖等以及美国麻醉医师协会(ASA)体格分级≥2级者,术后谵妄的发病率较高。患者术前认知功能受损、心理障碍、过分紧张焦虑者,术后易出现谵妄。

(三) 手术创伤及麻醉

手术创伤大、时间长、出血多者,术后炎症反应程度也较大,炎症因子释放增加,且常伴有术后低血容量、凝血功能紊乱、电解质失衡等情况,易诱发术后谵妄。另外,手术时间长者麻醉时间也相应延长,特别是对于全身麻醉患者,麻醉药物用量增加,可能导致神经功能恢复延迟,出现谵妄症状。

（四）感染

发生全身性感染时,致病微生物(细菌、真菌等)及其分泌的毒素物质可大量入血,刺激机体释放炎症因子;以上物质通过血-脑脊液屏障后即可对中枢神经系统产生不良影响,促进谵妄发生。

（五）缺氧

有研究表明,术后血氧饱和度>90%者谵妄发生率为7.4%,而<90%者谵妄发生率为21.3%。低氧血症使全身氧供明显减少,降低脑代谢水平,加重脑功能障碍,是诱发谵妄的重要原因之一。

（六）疼痛

术后持续疼痛可引起焦虑、紧张、恐惧等情绪反应,引起生理功能紊乱,明显影响睡眠的时间和质量。有研究提示,术后静息痛是谵妄的独立危险因素,而运动痛与谵妄无显著关系。不同的术后镇痛方式(静脉、硬膜外、口服等)与谵妄的发生无显著关联。

（七）药物

中枢神经系统药物(如吩噻嗪类)、麻醉药物(如阿片类、苯二氮䓬类)、心血管系统药物(如地高辛、利尿药、钙通道阻断药)、中枢性抗胆碱能药物(如阿托品、东莨菪碱等)及抗生素(如头孢菌素)等药物均可能诱发谵妄。

（八）环境

患者对手术室、术后加强医疗病房的陌生环境感到恐惧,精神负担加重,再加上术后的各项治疗、夜间的护理操作、病房噪声、灯光等的影响,均为引起谵妄的诱因。

四、临 床 表 现

（一）注意力障碍

注意力的集中、保持、分配和转移障碍,选择性和有目的性地运用注意力的能力持续降低。注意力障碍是认知功能解体的基础。

（二）意识障碍

意识障碍是谵妄的基本症状,表现为表情茫然,对环境认识的清晰度降低,但尚未达到昏迷的程度。

（三）知觉障碍

知觉的鉴别和整合能力下降。患者视物可显大、显小或变形,出现各种形式的错觉和幻觉,特别以视听幻觉混合存在为常见,幻觉鲜明逼真,多数患者对幻觉有恐惧、愤怒的表情。知觉障碍常与意识障碍共消长。

（四）思维障碍

主要表现为思维结构解体和言语支离破碎。常见有:思维贫乏与不连贯,推理、判断、抽象概括能力、有计划的活动能力均困难或丧失,有时伴有不完整、不系统的类偏执症状,如短暂易变、与外界刺激相关的被害妄想。

（五）记忆障碍

以瞬时记忆障碍为主,近期记忆损害比远期记忆损害更常见,可有不同程度的顺行性或逆行性遗忘。不伴有痴呆者,其远期记忆可保持完整。

（六）睡眠-觉醒周期障碍

睡眠-觉醒周期失去其规律性,觉醒状态白天减少而夜间异常增多。部分患者的谵妄症状出现典型的昼轻夜重节律,即"落日现象"。

（七）精神运动行为障碍

活动过多或活动过少,一般白天活动减少,夜间活动增多,同一天内可从一个极端转向另一个极端。临床过程呈波动性,反复发作。

五、诊 断

谵妄的诊断主要依据病史及临床表现。目前推荐使用"ICU 谵妄诊断的意识状态评估法"(the confusion assessment method for the diagnosis of delirium in the ICU,CAM-ICU)。CAM-ICU 主要包含以下几方面内容:患者出现突然的意识状态改变或波动;注意力不集中;思维紊乱和意识清晰度下降(表 27-1)。

表 27-1　ICU 谵妄诊断的意识状态评估法(CAM-ICU)

1. 急性起病,病程波动,数小时到数天内精神状态出现改变
2. 注意力难以集中(注意力散漫或者无法完成谈话)
3. 思维无序(对话散漫离题)
4. 意识状态变化(从警觉到不能唤醒)

注:若患者有特征 1+2+3 或者 1+2+4,即可诊断为谵妄

CAM-ICU 量表虽对 ICU 内某些最危重的患者仍有局限性,但作为术后谵妄的简便评估方法,非精神科专科医师或 ICU 护士平均只需 2 分钟就能完成谵妄的临床诊断,且准确率高达 98%。

六、治疗与预防

目前尚无治疗术后谵妄的特异性方法和药物,因此重点在于预防。由于可能诱发谵妄的因素很多,故需在术前、术中和术后的各个环节上加以注意,积极纠正危险因素,尽量减少术后谵妄的发生。

（一）术前干预措施

完善各种检查,全面了解患者术前并存的基础疾病、营养状况等,评估主要脏器功能及代偿能力。对于可以通过内科治疗而得到改善的方面,如术前代谢异常、营养不良、电解质失衡、缺氧、脱水、心力衰竭和感染等,择期手术患者应最大限度地改善后再行手术治疗,急

诊手术的患者也应一边准备手术一边尽量纠正。对于高龄、术前合并神经系统功能障碍的高危患者,应谨慎选择术前用药,尽量避免使用中枢性抗胆碱能药物如阿托品、东莨菪碱等。同时还要注意患者的心理支持,医护人员应热情周到,认真做好患者的术前宣教,使患者保持最佳心理状态。

(二) 术中干预措施

主要的预防措施包括维持充足的氧供、合适的血压和血红蛋白水平、水电解质平衡和正确用药。麻醉方式应尽可能简单。由于老年人对药物反应敏感,而且代谢或肾功能异常,也使药物的半衰期延长,所以麻醉用药要慎重。尽量不用或少用中枢性抗胆碱能药物(如阿托品、东莨菪碱)。

(三) 术后干预措施

对手术后患者要严密观察生命体征及精神状态,一旦发现患者发生谵妄,需从以下三方面进行综合处理:①积极处理危险因素,尽量祛除诱因;②支持治疗,包括躯体营养支持和心理支持,可安排家属在床边陪护;③必要时给予药物治疗。

药物治疗的目的是镇静、控制精神症状、改善睡眠,应以短效药物为主,避免使用可能加重谵妄的药物。对于全麻苏醒期患者出现的急性谵妄,可用 30~50mg 丙泊酚复合 0.05~0.1mg 芬太尼静脉注射,或芬太尼与氟哌利多合剂,再配以面罩吸氧,多可迅速控制。对于术后康复期处于监护室或病房的患者出现躁狂型谵妄,可使用氟哌啶醇首剂负荷量 0.5~2mg 静脉注射,老年患者应从小剂量开始。若躁动症状不缓解,则每 15~20 分钟追加负荷量的双倍剂量。症状控制后根据需要可每 4~6 小时静脉注射负荷量的半量,可持续数日,然后逐渐减量至停药。应注意,氟哌啶醇累计用量达 35mg 时就可能引起明显的 Q-T 间期延长,用药期间需加强心电监测。另外,氟哌利多或氟哌啶醇还可能导致锥体外系症状,一旦出现需停药并试用苯海拉明或苯扎托品治疗。第二代抗精神病药物如利培酮、奥氮平、喹硫平等也可用于谵妄的治疗。一般不应使用苯二氮䓬类药物治疗谵妄,但是对于酒精或苯二氮䓬类药物戒断引起的谵妄,宜选用苯二氮䓬类药物。

第二节 术后认知功能障碍

一、定义与高危因素

认知功能指人类各种有意识的精神活动,它在觉醒状态下时刻存在,包括从简单对自己和环境的确定、感知、理解、判断到完成复杂的数学计算等。认知功能可以简单地理解为四方面:①接受功能,即通过各种感觉接受外界信息;②记忆和学习功能,包括新信息的识记、保存和再现;③思维功能,对即刻记忆信息和长久记忆信息,再进行组合找到两者的关系;④表达功能,通过语言、躯体或情感等行为表达。以上的过程均受意识和注意力的影响。

术后认知功能障碍(postoperative cognitive dysfunction,POCD)指麻醉和手术后出现的记忆能力下降、注意力不能集中、判断和解决问题的能力下降等认知功能改变,严重者还会出现人格和社会行为能力下降。该综合征可以在术后数天到数周发生,可能持续长久。按照北美精神障碍诊断和统计手册对认知功能障碍的分类,POCD 属于轻度认知障碍,又不属于谵妄、痴呆、遗忘障碍等临床类型。现国内外研究大多取术后 7 天以内为术后早期认知功能障碍,而术后 3 个月以上为术后长期认知功能障碍。

与 POCD 有关的高危因素很多,包括:年龄>70 岁、基因易感性、受教育水平低、术前疾病和术前脑功能状态、手术类型(心脏等大手术后好发)、再次手术、麻醉方式与时间、镇痛镇静药物的使用、术后感染、呼吸系统并发症等。

二、病因与发病机制

所有研究均一致认为年龄的增长与 POCD 有显著关系。老年患者 POCD 发病率较高的原因可能与其本身存在许多易感因素有关,包括:①与年龄相关的生理功能减退;②老年患者药动学和药效学的改变;③对麻醉用药更敏感,尤其是抗胆碱能药物;④年龄本身就与记忆损伤有关,老年人脑重量较 30 岁者减轻 18%;⑤老年人颅内特殊区域功能性神经元及神经递质减少。

POCD 的发病机制至今尚不明了,涉及中枢神经系统、内分泌系统和免疫系统的紊乱。目前认为,术后认知功能障碍是在老年患者中枢神经系统退化的基础上,由手术和麻醉诱发,多种因素联合作用所致的神经功能减退。可能参与的机制包括:①脑损伤;②中枢神经递质系统;③下丘脑-垂体-肾上腺皮质轴和免疫系统;④海马突触长时程增强;⑤细胞凋亡。

非心脏手术后长期的认知损害的病理生理主要是脑缺血,其次是脑内病灶、局部或全脑的低灌注。脑血流的自身调节机制避免了脑灌注因平均动脉压的变化而显著波动,但当超过大脑自身调节能力时,仅数分钟即可能发生低灌注和缺血。老年人,特别是患有脑血管疾病者,对低灌注更为敏感。非心脏手术期间,脑血流灌注和代谢主要与麻醉管理相关,而不是外科技术。每种麻醉技术理论上都可能影响脑灌注,如麻醉的管理包括血压、心排血量、脑代谢率、低碳酸血症的程度以及血管活性药物的药理学效应。

POCD 和术后谵妄同属术后认知功能并发症,两者的高危因素具有一定的相似性。研究显示:谵妄患者更容易发生 POCD,且谵妄时间越长,POCD 的风险越大。这提示两者在发病机制方面可能存在共同通路,但还缺乏相关的研究结果。

三、诊 断

POCD 主要表现为术后数周至数个月出现记忆力、精神集中能力、语言理解力下降,社会适应能力下降,甚至发展为永久性的认知障碍,丧失独立生活的能力。但到目前为止,尚无对于 POCD 统一的临床诊断标准。有学者推荐的诊断标准如下:①记忆障碍,表现为对信息的学习和回忆能力下降;②决策功能紊乱,如计划、组织、次序、抽象等;③注意力扰乱或信息处理速度缓慢;④语言障碍,如语言理解、组词等。

术后认知功能障碍和术后谵妄均是与手术等医疗行为相关的神经功能损害,但术后谵妄的临床表现易于被发现,而 POCD 并无特异性的临床表现,其诊断有赖于有效的术前术后认知功能评价和完善的精神心理测试。神经心理学测试是诊断 POCD 的重要方法,故有必要术前对患者进行认知基线测定。

(一) 神经心理学测试的主要类别

1. 按功能分类 ①智力测验;②记忆测验;③言语测验;④感知觉测验;⑤运动测验;⑥空间和结构能力测验;⑦抽象思维能力测验;⑧注意和定向测验。

2. 按测验与大脑功能定位的关系分类

(1) 主要涉及左半球功能的测验方法:包括各种语言测验和失语检查。如韦氏智力量表中的词汇测验和相似性测验。

（2）主要涉及右半球功能的测验方法：包括与空间结构、顺序技能和节律有关的测验。

（3）主要涉及额叶功能的测验：包括抽象思维能力、计划和概念转换能力的测验，如韦氏智力量表中的数字广度测验和图片排列测验、威斯康星卡片分类测验。

（4）主要涉及颞叶功能的测验：包括视听知觉、记忆等能力的测验，如图形记忆测验，神经心理成套测验中的节律测验和语音知觉测验、失语测验中的言语理解。

（5）主要涉及顶叶功能的测验：包括空间结构性运用功能测验、感知功能的测验，如韦氏记忆量表中的木块图案测验等。

（6）主要涉及枕叶功能的测验：包括人面认知测验、重叠图片认知测验。

（二）神经心理学测试的主要方法

1. 字旋转测验（空间表象效率）　空间能力是一般认知能力的重要组成部分，用汉字旋转测验空间能力。涉及大脑右半球功能。

2. 单词再忆测试　让患者念 5 个单词，2 分钟后要求回忆那 5 个单词，测验选用的词汇均为实词且不易产生歧义，考查工作记忆能力。

3. 简单计算能力（思维效率）　做几道简单的数学加减法来查看受试者的智力状态，了解其思维能力。

4. 图片再认　图形记忆反映大脑颞叶功能。采用的照片颜色鲜艳，细节清楚，能在 30 秒内描述清楚。可先让患者看 5 张图片，再混入 5 张未看过的图片，让患者从 10 张图片中挑选出看过的图片。

5. 斯特鲁普色字测试（the Stroop color word test，SCWT）　是评估受试者选择性注意能力的方法，其过程比较复杂。

上述神经心理学测试方法费时，受试者易疲倦，需要神经心理学专家完成，在临床工作中应用受限。简易智力状况检查法（mini-mental state examination，MMSE）简单易行，可作为筛查 POCD 的量表（表 27-2）。该量表包括以下 7 方面：时间定向力，地点定向力，即刻记忆，注意力及计算力，延迟记忆，语言，视空间。共 30 项题目，每项回答正确得 1 分，回答错误或答不知道评 0 分，量表总分范围为 0～30 分。测验成绩与文化水平密切相关，正常界值划分标准为：文盲>17 分，小学>20 分，初中及以上>24 分。

表 27-2　简易智力状况检查法（MMSE）

	最高分
1. 定向力	
现在是(星期几)(几号)(几月)(什么季节)(哪一年)?	5
我们现在在哪里:(省市)(区或县)(街道或乡)(什么地方)(第几层楼)	5
2. 记忆力	3
现在我要说三样东西的名称，在我讲完之后，请您重复说一遍。请您记住这三样东西，因为几分钟后要再问您。(请仔细说清楚，每一样东西一秒钟)	
"皮球""国旗""树木"请您把这三样东西说一遍，(以第一次答案计分)	
3. 注意力和计算力	5
请您算一算 100 减去 7，然后从所得的数目再减去 7，如此一直的计算下去，请您将每减一个 7 后的答案告诉我，直到我说"停"为止。(若错了，但下一个答案是对的，那么只记一次错误)93…，86…，79…，72…，65…	
4. 回忆力	3
现在请您说出刚才我让您记住的那三样东西?"皮球""国旗""树木"	

5. 语言能力

（出示手表）这个东西叫什么？	1
（出示铅笔）这个东西叫什么？	1
现在我要说一句话，请您跟着我清楚地重复一遍。"四十四只石狮子"	1

我给您一张纸请您按我说的去做，现在开始："用右手拿着这张纸，用两只手将它对折起来，放在您的大腿上"。（不要重复说明，也不要示范）　　　　　　　　　　　　　　　　3

请您念一念这句话，并且按上面的意思去做。闭上您的眼睛　　　　　　　　　1

您给我写一个完整的句子。（句子必须有主语、动词、有意义）　　　　　　　　1

记下所叙述句子的全文：

这是一张图，请您在同一张纸上照样把它画下来。（对：两个五边形的图案，交叉处又有个小四边形）

　　　　　　　　　　　　　　　　　　　　　　　　　　　　　　　　　　1

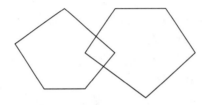

评分参考：

分数在 27~30 分：正常，分数<27 分：认知功能障碍，21~26 分：轻度，10~20 分：中度，0~9 分，重度

四、治疗及预防

目前老年人 POCD 的发病机制尚不明了，因此只能从可能引起 POCD 的相关因素着手，在围术期加以预防及处理。

1. 提高对 POCD 的认识，尽量保证病房安静舒适，给患者提供较好的术前、术后环境。病房医师术前尽可能调整好患者的全身状况，使其在较佳的体能状态下接受手术。麻醉医师术前访视时可做一些简易的认知功能检查，以了解患者的认知状况，告知家属患者术后可能发生认知功能方面的改变，加强术前心理支持及术后随访。

2. 对疑有脑部疾病者应行头颅 CT 检查，给予针对性治疗。

3. **麻醉方式选择**　研究发现与全身麻醉相比，老年患者采用区域阻滞麻醉可能减少术后早期认知功能障碍的发生，但对术后远期认知功能的影响不大。

4. **手术类型的选择**　研究发现 POCD 主要出现于大手术后，小手术后的发生率较低，可能接受小手术的患者外科创伤小，术后疼痛和应激反应轻，能尽早出院回到家庭环境等因素可能降低 POCD 发生率。故高危患者应尽可能简化手术方式或选择微创手术。

5. **改善围术期的管理**

（1）维持合适的麻醉深度：过深或过浅的麻醉深度对患者均无益处，术中应维持适当的麻醉深度。

（2）抗胆碱能药物：该类药物（特别是透过血脑屏障较多的东莨菪碱、戊乙奎醚等）具有明确的损害认知功能的作用，围术期应尽可能减少应用。

（3）维持足够脑灌注：即使是一过性的脑血流减少也会导致认知功能障碍，因此对于高危者，需要将术中血压维持在较高水平，以保证脑灌注压。

（4）维持血糖稳定：研究发现，术中高血糖（血糖>11.1mmol/L）增加 POCD 的风险，但低血糖明确对脑功能有损害。因此，必要时监测并维持术中血糖水平稳定。

6. 药物治疗 目前改善认知功能方面的药物主要通过改变大脑皮质内多巴胺和乙酰胆碱的含量起治疗作用,一些镇静安定药与钙离子拮抗剂也可能改善认知功能。

（1）拟胆碱能药物及胆碱酯酶抑制剂:脑内胆碱活性的下降会引起认知功能障碍,增加胆碱活性可改善认知功能,因此拟胆碱能药物及胆碱酯酶抑制剂成为目前治疗认知功能障碍的常用药物。

（2）镇静安定药:在治疗精神障碍的患者时发现一些镇静安定药如氯氮平、氟哌啶醇能改善认知功能,现已有人将其用于 ICU 治疗谵妄及认知功能障碍,但其改善认知功能的机制尚不清楚。

（3）钙离子拮抗剂:钙离子拮抗剂的扩血管作用,对脑血管比外周血管更为显著,因此一定剂量可以在不影响动脉压的前提下使脑血管扩张,对神经元有保护作用。代表药物有尼卡地平、尼莫地平等。

第三节　术后卒中

一、定　义

术后卒中是指发生于术后的一种急性缺血性或出血性的脑血管意外。围术期卒中与高病死率及高致残率密切相关,病死率及致残率一般为 30%。术后卒中多发于心血管手术及脑部手术术后。心血管手术的术后发生率为 0.8% ~9.7%,脑部手术的术后发生率为 4.8%。一般情况下,非心血管及非脑部手术的术后发生率是 0.1%;而髋关节成形、肺叶切除及结肠部分切除术的术后发生率为 0.3% ~0.4%。一般将术后卒中分为缺血性卒中(cerebral ischemic stroke)及出血性卒中(cerebral hemorrhagic stroke)。而缺血性卒中又被称为脑梗死(cerebral infarction),出血性卒中则被称为脑出血(hemorrhagic stroke)。

脑梗死是指因脑部血液供应障碍,导致局部脑组织缺血、缺氧性坏死,而出现相应部位神经功能缺损的一类临床综合征。临床表现以亚急性起病,头晕,口角歪斜,一侧肢体无力或麻木,说话不清为特征。猝然昏倒、不省人事、半身不遂、言语障碍、智力障碍为主要特征。脑梗死不仅给人类健康和生命造成极大威胁,而且给患者、家庭及社会带来极大的痛苦和沉重的负担。临床上常见的病因有脑血栓形成(占脑梗死的 80%)及脑栓塞(占脑梗死的 20%)。前者是由于动脉狭窄,管腔内逐渐形成血栓而阻塞动脉所致;后者则是因血流中被称为栓子的异常物质阻塞动脉引起,例如心房纤颤、瓣膜性心脏病及心肌梗死患者心腔内血栓脱落的附壁血栓。

脑出血是指非外伤性脑实质内血管破裂引起的出血,占全部卒中的 20%,但其急性期病死率却高达 30% ~40%,而且幸存者中多数留有不同程度的运动障碍、认知障碍、言语与吞咽障碍等后遗症。常见病因是高血压合并细小动脉硬化并发生破裂,其他病因包括脑血管畸形、动脉瘤、血液病、血管炎、瘤卒中等。以情绪激动、用力过猛、气候变化、饮酒及劳累过度为常见诱因。临床表现以突发头痛、呕吐及昏迷等颅内高压症状并出现偏瘫、偏身感觉障碍及偏盲等体征最为常见。脑出血一般分为颅内出血(占脑出血的 97%)与蛛网膜下腔出血(占脑出血的 3%)。

术后卒中的评估、影像学检查及诊断应争取在 1 小时内完成,以免延误后续的溶栓等治疗措施。

二、高危因素

目前认为除手术的术式外,与术后卒中的发生较为密切的危险因素有:年龄、高血压、房颤、新发大面积心肌梗死、感染性心内膜炎、颈动脉狭窄、糖尿病、高脂血症及吸烟等。

三、脑 梗 死

（一）脑梗死的病因与发病机制

1. 动脉粥样硬化 主要发生在管径 500μm 以上的细小动脉，其斑块导致管腔狭窄或血栓形成，常发生于颈内动脉（占脑梗死的 80%）和椎-基底动脉（占脑梗死的 20%）系统的动脉分叉处。动脉粥样硬化常伴有高血压，两者互为因果，糖尿病或高脂血症也可加速动脉粥样硬化的进程。

2. 心脏血栓脱落 来自心房纤颤、瓣膜性心脏病及急性心肌梗死后的附壁血栓脱落并随血流流入脑动脉而发生堵塞。

3. 动脉炎 细菌、病毒、螺旋体感染及结缔组织病均可导致动脉炎症，使动脉管腔狭窄或闭塞。

4. 术后长时间的低血压 术后长时间的低血压可使血液在脑部淤滞而发生脑梗死。

（二）脑梗死的诊断

中年以上的高血压及动脉硬化患者，静息状态下或睡眠中亚急性起病，迅速出现局灶性脑损害的症状和体征[有头晕的症状，行 Face Arm Speak Test（FAST）有口角歪斜、一侧肢体无力及说话不清的体征]，并能用某一动脉供血区功能损伤来解释，临床应考虑急性脑梗死可能。MRI 检查或 CT 检查发现梗死灶可明确诊断。

脑梗死的评估、影像学检查及诊断应争取在 1 小时内完成，因为每耽搁 1 分钟的溶栓治疗，就会有 190 万个神经元及 12km 长的神经纤维坏死。

1. CT 检查 发病后应尽快进行 CT 检查，虽早期有时不能显示病灶，但对排除脑出血至关重要。多数病例发病 24 小时后 CT 逐渐显示低密度梗死灶。CT 检查可以明确病变的部位、形状及大小，较大的梗死灶可使脑室受压、变形及中线结构移位。增强扫描能够提高病变的检出率和定性诊断率。出血性梗死 CT 表现为大片低密度区内有不规则斑片状高密度区，与脑血肿的不同点为低密度区较宽广及出血灶呈散在小片状。

2. MRI 检查 MRI 对脑梗死的检出极为敏感，对脑部缺血性损害的检出优于 CT。MRI 能够检出较早期的脑缺血性梗死及静脉窦血栓形成等，梗死灶 T1 呈低信号，T2 呈高信号，有出血性梗死时 T1 加权像有高信号混杂。MRI 弥散加权成像（DWI）可在症状出现数分钟内发现缺血病灶并确定病灶的大小及部位，对早期发现小的梗死灶较标准 MRI 更为敏感，可以为脑梗死的早期治疗提供重要信息。

（三）脑梗死的治疗与预防

治疗原则为安静卧床、脱水降颅内压、调整血压、防治继续出血、加强护理及防治并发症，以挽救生命，降低死亡率、残疾率并减少复发。

1. 急性期的一般对症治疗

（1）调整血压：约 70% 的急性期脑梗死患者血压会升高。当收缩压≥200mmHg 或舒张压≥110mmHg 时，一般将收缩压控制在 185mmHg 以下或将舒张压控制在 110mmHg 以下；病情较轻时甚至可以将血压控制到 160/90mmHg 以下。一般选用尼卡地平及拉贝洛尔等降压药。

（2）吸氧和通气支持：对脑干卒中和大面积梗死等病情危重患者或有气道受累患者，需要吸氧或通气支持。

（3）调整血糖：当血糖超过 10mmol/L 时应立即用胰岛素治疗，将血糖控制在 7.8 ~ 10mmol/L。

（4）控制脑水肿：如有颅内压增高，可用甘露醇、呋塞米及甘油果糖脱水，预防脑疝发生。

（5）加强皮肤、口腔、呼吸道及大小便的护理，注意营养支持治疗：如起病 48 ~ 72 小时后仍不能自行进食者，应给予鼻饲流质饮食以保障营养供应。应当把患者的生活护理、饮食、其他并发症的处理摆在首要位置。由于部分脑梗死患者在急性期生活不能自理，甚至吞咽困难，若不给予合理的营养，能量代谢会很快出现问题，影响整体治疗效果。

2. 特殊治疗

（1）溶栓治疗：对于急性血栓形成性卒中，为了使脑血管再通，挽救缺血半暗带，可考虑用溶栓治疗。

1）适应证：①年龄 18 ~ 80 岁；②临床诊断为急性血栓形成性卒中；③发病至静脉溶栓治疗开始时间（治疗时间窗）不超过 4.5 小时；④脑 CT 检查已排除颅内出血；⑤患者或家属签署知情同意书。

2）禁忌证：①有活动性出血或外伤骨折，不能除外颅内出血；②发作时间无法确定；③神经功能障碍轻微；④既往有颅内出血、动静脉畸形或颅内动脉瘤病史；⑤收缩压≥185mmHg 或舒张压≥110mmHg，血糖<2.7mmol/L。

3）溶栓的药物：常静注重组组织型纤溶酶原激活物（t-PA）溶栓，一次用量 0.9mg/kg（最大剂量低于 90mg）。也可静滴尿激酶 100 万 ~ 150 万 U 溶栓。

4）溶栓后注意事项：溶栓后 24 小时内禁止使用抗凝剂和抗血小板药物。

5）溶栓并发症：溶栓治疗的主要并发症是合并颅内出血。溶栓治疗后，约有 6% 的患者会发生颅内出血。故溶栓后需密切观察患者是否有颅内高压的表现，一旦怀疑应立即行 CT 检查排除。

（2）外科治疗：开颅去骨瓣减压适用于大面积的大脑中动脉梗死且年龄小于 60 岁的患者。在发病的 48 小时内可通过行开颅去骨瓣减压术将死亡率从 80% 降到 30%。

3. 脑梗死的预防　脑梗死的预防主要在于控制危险因素（控制血压、血脂、血糖；抗凝）以及心源性栓塞的抗栓性治疗，包括房颤或接受心脏机械瓣膜置换的患者应常规抗凝治疗；术前有脑梗死病史的患者，围术期继续抗血小板治疗，使用他汀类药物降低胆固醇，术前治疗高血压。

四、脑　出　血

（一）脑出血的病因与发病机制

1. 病因　最常见的病因为高血压合并细小动脉硬化，其他病因包括脑血管畸形、动脉瘤、血液病、血管炎、瘤卒中、抗凝或溶栓治疗等。

2. 发病机制　高血压脑出血的主要发病机制是脑内细小动脉在长期高血压作用下发生玻璃样变性、纤维素样坏死，甚至形成微动脉瘤或夹层动脉瘤，在此基础上血压骤然升高时导致血管破裂出血。受累血管一般为大脑中动脉深穿支豆纹动脉、基底动脉脑桥支及大脑后动脉丘脑支。高血压脑出血的发生部位一般在基底核的壳核及内囊区（占高血压脑出血的 60%）。

（二）脑出血的诊断

中老年患者在活动中或情绪激动时突然发病，迅速出现头痛、呕吐及昏迷等颅内高压症状并出现偏瘫、偏身感觉障碍、偏盲及失语等局灶性神经功能缺损体征时，应考虑脑出血的可能，结合头颅 CT 检查，可以迅速明确诊断。

1. CT检查 颅脑CT扫描是诊断脑出血的首选方法。颅脑CT扫描可以清楚显示出血部位、出血量大小、血肿形态、是否破入脑室以及血肿周围有无低密度水肿带和占位效应等。病灶多呈圆形或卵圆形均匀高密度区,边界清楚;脑室大量积血时多呈高密度铸型,脑室扩大。1周后血肿周围有环形增强,血肿吸收后呈低密度或囊性变。动态CT检查还可评价出血的进展情况。

2. MRI检查 MRI检查对发现结构异常,明确脑出血的病因很有帮助。MRI对检出脑干和小脑的出血灶与监测脑出血的演进过程优于CT扫描,但对急性脑出血诊断不及CT。

(三) 脑出血的治疗与预防

治疗原则为安静卧床、脱水降颅内压、调整血压、防止继续出血、加强护理及防治并发症,以挽救生命,降低死亡率、病残率和减少复发。

1. 内科治疗 患者出血量不多,神经功能损害较轻,或者患者一般情况较差,不能手术治疗的患者可选择内科保守治疗。

(1) 降低颅内压:脑出血后脑水肿约在48小时到达高峰,维持3~5天后逐渐消退。脑水肿可使颅内压增高,并致脑疝形成,是影响脑出血死亡率及功能恢复的主要因素。积极控制脑水肿、降低颅内压是脑出血急性期治疗的重要环节。发病早期可用甘露醇脱水,并以呋塞米辅助脱水。

(2) 调整血压:60%以上脑出血患者的血压会反射性升高,而过高的血压则会加重脑出血,但过低的血压又会影响到健康脑组织的血供。故对于收缩压>180mmHg或平均动脉压>130mmHg而无颅内高压的脑出血患者,一般可将平均动脉压降到110mmHg或者将血压降到160/90mmHg左右。一般选用尼卡地平、拉贝洛尔及硝普钠等降压药。

(3) 吸氧和通气支持:保持呼吸道通畅,清理呼吸道分泌物或吸入物。必要时及时行气管插管或气管切开术。

(4) 调整血糖:血糖过高或过低者,应及时纠正血糖,维持血糖水平在4.4~11.1mmol/L。

(5) 营养支持治疗。

2. 外科治疗 脑出血的外科治疗目的是清除血肿,减轻脑组织受压。目前手术适应证主要为:大脑出血量大于30ml,小脑出血量大于10ml;患者出血后意识障碍为Ⅱ~Ⅳ级。但对心肺功能差、凝血功能差及高龄的患者,宜慎重手术。

手术方式的选择:手术方式的选择需要综合患者的一般情况、出血的部位及出血量等情况。常用的手术方式有开颅清除血肿、定位穿刺碎吸血肿、脑室穿刺引流血肿及动脉瘤夹闭或介入血管内治疗等。

(1) 开颅清除血肿和(或)去骨瓣减压术:对出血量较多的患者常需行开颅手术,如基底节出血常需进行开颅清除血肿,传统的手段主要是行开颅去骨瓣减压术,但其缺点在于手术创伤较大,术后恢复慢。目前主导显微镜下的小切口开窗血肿清除术。

(2) 定位穿刺碎吸血肿:这种方法比较适用于不能耐受全身麻醉的高龄患者及在手术条件有限的基层医院开展。

(3) 脑室穿刺引流血肿:适应证主要是针对脑室内积血,手术常规行脑室角穿刺,放置引流管,术后适量应用尿激酶等融化血块药物,使得血肿能由引流管逐渐引出。当颅内压明显升高时,脑室外引流手术还可以有效减低颅内压,防止脑疝的形成。

(4) 动脉瘤夹闭或介入血管内治疗:适用于动脉瘤导致的脑出血患者。

3. 康复治疗 脑出血后,只要患者的生命体征平稳、病情不再进展,宜尽早进行康复治疗,提高脑出血患者的生活质量。

4. 预防 脑出血的预防主要在于控制血压,治疗动脉瘤及脑血管畸形。

(思永玉)

第二十八章 急性肾损伤

第一节 急性肾损伤有关概念及其演变

急性肾损伤(AKI)是一种常见的临床综合征,主要表现为肾功能的快速下降及代谢废物的蓄积,其诊断有赖于血清肌酐(Scr)的升高和尿量的减少。AKI 的定义为下面任意一条:①48 小时内 Scr 升高大于 0.3mg/dl(26.5μmol/L);②已知或推测 Scr 在过去一周的时间内比基线水平升高 1.5 倍;③尿量在 6 小时内少于 0.5ml/(kg·h)。

AKI 概念的演变经历了数百年的历史,早在 1796 年 Morgagni 提出了"少尿"的概念;1900年,古希腊医学家 Galen 发现了患者突然无尿的现象,称其为尿闭症(ischuria),并将其分为膀胱充盈型及膀胱空虚型,而后者被认为是对 AKI 最早的认识;1917 年 Davies 提出了"战争性肾炎";1941 年 Bywater 和 Beall 提出"挤压综合征"的概念;"ARF"的概念于 1951 年首次正式提出,随后被广泛应用。由于 ARF 的定义长期未达成共识,导致其发病率、病死率等流行病学研究结果存在巨大差异,疗效判定也无法达成共识,一定程度上影响了 ARF 诊治水平的提高。

鉴于此,近年来国际肾脏病、急救和重症医学界提出用 AKI 来取代 ARF 的概念,并试图建立统一的 AKI 诊断和分类标准。AKI 的概念及诊断标准的变化经历了以下几个阶段。

一、ADQI 诊断分期标准(RIFLE 标准)

2002 年,急性透析质量指导组(acute dialysis quality initiative group,ADQI)提出了 AKI 的 RIFLE 诊断分级标准,其核心是依据 Scr、肾小球滤过率(glomerular filtration rate,GFR)和尿量的变化,将 AKI 分为 5 个等级,即危险、损伤、衰竭、肾功能丧失和终末期肾病(表 28-1)。

表 28-1　ADQI 的 RIFLE 分级诊断标准

分　　级	Scr 或 GFR	尿　量
危险(risk)	Scr 升高>基础值 1.5 倍或 GFR 下降>25%	<0.5ml/(kg·h),持续 6h 以上
损伤(injury)	Scr 升高>基础值 2 倍或 GFR 下降>50%	<0.5ml/(kg·h),持续 12h 以上
衰竭(failure)	Scr 升高>基础值 3 倍或 GFR 下降>75% 或 Scr>4mg/dl(352μmol/L)且急性增加至少>0.5mg/dl(44.1μmol/L)	<0.3ml/(kg·h),持续 24h 以上或无尿 12h 以上
肾功能丧失(loss)	持续肾功能完全丧失>4 周	
终末期肾病(ESRD)	终末期肾病持续>3 个月	

RIFLE 标准于 2004 年正式发表,使临床早期诊断成为可能;RIFLE 分期诊断涵盖了肾脏急性损伤时肾功能从轻微病变向终末期肾病演变的一个完整的病理过程。但 RIFLE 分期标

准也存在一定局限性,其是以 GFR 或 Scr 变化、尿量为标准进行划分,未考虑年龄、性别、种族等因素对 Scr 的影响;此外,根据公式计算得到的 GFR 估测值在急性、非稳定状态下对肾功能的评估价值有限,只能作为粗略的参照。

二、AKIN 标准

2005 年,由多国专家组成的急性肾损伤网络(acute kidney injury network,AKIN)在 RIFLE 诊断标准的基础上对 AKI 的诊断及分级标准进行了修订,达成并制订了新的 AKI 共识,建立了 AKI 的 AKIN 标准。AKIN 标准将 AKI 定义为:不超过 3 个月的肾功能或结构方面异常,包括血、尿、组织学检测或影像学检查所见的肾脏结构与功能的异常。

AKIN 标准对 RIFLE 标准进行了简化,仅保留前 3 个急性病变期,分别与 RIFLE 标准的 R、I 和 F 等级相对应。同时对分期指标做了调整,去除了 RIFLE 标准中 GFR 的指标,仅以 Scr 或尿量变化为依据(表 28-2)。

表 28-2 AKIN 对 AKI 的诊断与及分期标准

分期	Scr	尿　量
1 期	增至基础值 1.5 ~ 2 倍或增加 ≥26.4μmol/L (0.3mg/dl)	<0.5ml/(kg·h),持续 6h 以上
2 期	增至基础值 2 ~ 3 倍	<0.5ml/(kg·h),持续 12h 以上
3 期	增至基础值 3 倍以上或>4mg/dl(354μmol/L)且急性增加至少>0.5mg/dl(44.1μmol/L)	<0.3ml/(kg·h),持续 24h 以上或无尿 12h 以上

AKI 分期诊断标准与 RIFLE 分期诊断标准相比,主要有以下不同:①AKI 新诊断标准的诊断时间窗为 48 小时;②降低了对 Scr 基础值的要求,扩大了"危险期"的范围,强调了关注 Scr 绝对值的变化。Scr 绝对值增加≥26.4μmol/L(0.3mg/dl)即可诊断 AKI,提高了 AKI 诊断的灵敏度;③删掉 L 期和 E 期两个级别,因为这两个分期是对预后的判断而且与 AKI 严重性无关;④新的标准去掉了 GFR 的标准,由于急性状态下难以评价 GFR。AKIN 的 AKI 诊断标准强调了 AKI 的诊断时间窗为 48 小时,并以尿量作为判断指标之一,使早期干预成为可能。

三、AKI 的 KDIGO 标准

对于 RIFLE 与 AKIN 两种标准诊断 AKI 的准确性,国内外做了大量比较研究。结果显示,对于同一患者群体应用两种标准诊断 AKI,均具有较高的相互漏诊率。因此,改善全球肾脏病预后组织(KDIGO)在 RIFLE 和 AKIN 标准的基础上对 2011 年 2 月之前发表的相关文献进行系统回顾,综合循证医学证据,于 2012 年 3 月发布了最新制订的 KDIGO 的 AKI 临床指南,确立了最新的 AKI 定义、诊断及分期标准。该标准仍采用 Scr 和尿量作为主要指标,符合以下情况之一者即可诊断 AKI:①48 小时内 Scr 升高≥26.4μmol/L(0.3mg/dl);②Scr 升高超过基础值的 1.5 倍,且明确或经推断上述情况发生在 7 天之内;③尿量减少<0.5ml/(kg·h),且时间持续 6 小时以上。KDIGO 指南将 AKI 分为 3 期(表 28-3),当患者的 Scr 和尿量符合不同分期时,采纳最高分期。

KDIGO 指南标准与 RIFLE 及 AKIN 两种标准相比,最大的改进是将肾功能受损的诊断提前,降低了早期漏诊率,利于 AKI 早期救治。

表 28-3　AKI 的 KDIGO 分期标准

分期	Scr	尿　量
1 期	基础值 1.5 ~ 1.9 倍或增加 ≥26.4μmol/L(0.3mg/dl)	<0.5ml/(kg·h),持续 6 ~ 12h
2 期	基础值 2 ~ 2.9 倍	<0.5ml/(kg·h),持续 12h 以上
3 期	基础值 ≥3 倍或增高至 ≥353.6μmol/L(4mg/dl)或需要启动肾脏替代治疗,或患者<18 岁,GFR 降低至<35ml/(min·1.73m²)	<0.3ml/(kg·h),持续 24h 以上,或无尿持续 12h 以上

第二节　急性肾损伤的病因和高危因素

AKI 并非一种疾病,而是可以由多种病因或高危因素引起的急性肾脏损伤性病变。

一、病　　因

根据致病因素在肾脏直接作用的部位不同,习惯将其分为肾前性、肾性及肾后性因素。

1. 肾前性因素　肾前性因素所致 AKI 主要与血容量不足和心脏泵功能明显降低导致的肾脏灌注不足有关,是 AKI 最为常见的致病原因之一。常见的肾前性危险因素包括以下几种。

(1) 血容量不足:常见原因有:①消化道失液;②各种原因引起的大出血;③皮肤大量失液;④液体向第三间隙转移;⑤过度利尿。

(2) 心血管疾病:主要由于心排血量严重不足而致肾灌注不足。常见于:①充血性心力衰竭;②急性心肌梗死:合并心源性休克或严重心律失常者更易发生 AKI;③心包压塞;④肾动脉栓塞或血栓形成;⑤大面积肺栓塞;⑥严重心律失常。

(3) 周围血管扩张:脓毒性休克或过敏性休克时有效循环血量重新分布,造成肾灌注降低。

(4) 肾血管阻力增加:见于应用血管收缩药如大剂量去甲肾上腺素;大手术后及麻醉时;肝肾综合征;前列腺素抑制剂(阿司匹林、吲哚美辛及布洛芬等)引起前列腺素分泌减少。

2. 肾性因素　是指直接损害肾实质的各种致病因素,在临床上也较为常见。包括肾毒性药物、造影剂、溶血、各种肾毒素或免疫反应等因素所造成的肾实质急性病变,病变可以发生在肾小球、肾小管、肾间质、肾血管,其中急性肾小管损伤或坏死较常见。

3. 肾后性因素　肾后性危险因素所致 AKI 是指肾水平面以下尿路梗阻或排尿功能障碍(如肿瘤、结石、前列腺增生等)所致的 AKI。常见病因:

(1) 泌尿系结石梗阻。

(2) 膀胱颈梗阻。

(3) 前列腺增生肥大或癌症。

(4) 膀胱肿瘤或膀胱内有较大的积血块等。

(5) 盆腔肿瘤蔓延、转移或腹膜后纤维化所致的粘连、压迫输尿管、膀胱、尿道等。

二、高　危　因　素

引起 AKI 常见的高危因素主要包括肾脏缺血、全身性感染、肾毒性药物、外科大手术、挤压伤、肾移植及其他脏器功能障碍,如 ARDS、心力衰竭、肝脏衰竭、重症胰腺炎等。

第三节　急性肾损伤的临床表现及诊断

(一) 临床表现

1. 尿量减少　通常发病后数小时或数日出现少尿(尿量<400ml/d)或无尿(尿量<100ml/d)。

2. 氮质血症　急性肾损伤时,摄入蛋白质的代谢产物不能经肾脏排泄而潴留在体内,可产生中毒症状,即尿毒症。BUN 每天上升>8.93mmol/L(25mg/dl)者,称为高分解代谢。少尿型急性肾损伤患者通常有高分解代谢。此外,BUN 升高并非都是高分解代谢,胃肠道大出血、血肿等积血被吸收后,也会加重氮质血症。

3. 液体平衡紊乱　由于盐和水排出减少致水、钠潴留,常导致全身水肿、脑水肿、肺水肿及心力衰竭、血压增高和低钠血症。

4. 电解质紊乱

(1) 高钾血症:高钾血症是急性肾损伤最严重的并发症之一,也是少尿期的首位死因。引起高钾血症的原因如下:①肾脏排钾减少;②并发感染、溶血及大量组织破坏,钾离子由细胞内释放入细胞外液;③酸中毒致使氢钾交换增加,钾离子由细胞内转移到细胞外;④摄入富含钾的食物、使用保钾利尿药或输注库存血,均可加重高钾血症。

(2) 低钠血症:低钠血症主要是由于水过多所致的稀释性低钠血症。此外,恶心、呕吐等胃肠道失钠,以及对大剂量呋塞米治疗有反应的非少尿型患者也可出现失钠性低钠血症。

(3) 高磷血症:高磷血症是急性肾损伤常见的并发症。在高分解代谢或急性肾损伤伴大量细胞坏死者(如横纹肌溶解、溶血或肿瘤溶解),高磷血症可能更明显。

(4) 低钙血症:由于 GFR 降低导致磷潴留,骨组织对甲状旁腺激素抵抗和活性维生素 D_3 水平降低,低钙血症极易发生。由于患者往往存在酸中毒,游离钙水平并不降低,患者可出现无症状性低钙血症。

(5) 高镁血症:急性肾损伤时常常出现高镁血症,可引起心律失常,ECG 示 P-R 间期延长。

(6) 低镁血症:常见于顺铂、两性霉素 B 和氨基糖苷类抗生素所致的肾小管损伤,可能与髓袢升支粗段镁离子重吸收部位受损有关。低镁血症常无症状,但有时可表现为神经肌肉痉挛、抽搐和癫痫发作,或持续性低血钾或低血钙。

5. 代谢性酸中毒　急性肾损伤时,肾脏不能排出固定酸,是引发代谢性酸中毒的主要原因。临床表现为深大呼吸(Kussmaul 呼吸),血 pH、碳酸氢根和二氧化碳结合力降低,由于硫酸根和磷酸根潴留,常伴阴离子间隙升高。

6. 消化系统　常为急性肾损伤首发症状,主要表现为厌食、恶心、呕吐、腹泻、呃逆,约25%的患者并发消化道出血,出血多由胃黏膜糜烂或应激性溃疡引起。

7. 呼吸系统　可有呼吸困难、咳嗽、咳粉红色泡沫痰、胸闷等,与体液潴留、肺水肿和心力衰竭有关。

8. 循环系统　可有充血性心力衰竭、心律失常、心包炎和高血压等。

9. 神经系统　可有昏睡、精神错乱、木僵、激动、精神病等精神症状,以及肌阵挛、反射亢进、不安腿综合征,癫痫发作等。

10. 血液系统　可表现为贫血、白细胞计数升高、血小板功能缺陷和出血倾向。

11. 营养和代谢异常　急性肾损伤患者常处于高分解代谢状态,蛋白质分解代谢加快,肌肉分解率增加,重者每天丢失肌肉 1kg 或 1kg 以上。

12. 感染 感染是急性肾损伤患者常见和严重并发症之一,多见于严重外伤致高分解代谢型急性肾损伤,预防性应用抗生素不能减少发生率。最常见的感染部位,依次为肺部、泌尿道、伤口和全身。

(二) 诊断

根据原发疾病,临床表现和实验室检查可作出诊断。诊断标准按照 AKI 分期标准,RIFLE 分级诊断标准或者 KDIGO 诊断标准。其中 GFR 可用肌酐清除率来估算,正常值 80～120ml/min。Cockcroft 计算公式如下(此公式对老年人、儿童及肥胖者不适用):

$$肌酐清除率(ml/min)(男性)=(140-年龄)×体重(kg)/(72×血肌酐(mg/dl))$$
$$肌酐清除率(ml/min)(女性)=(140-年龄)×体重(kg)/(85×血肌酐(mg/dl))$$

血肌酐和尿量是目前临床上常用的检测指标,这两个指标也是目前 AKI 分期的依据。但是,血肌酐并非一个敏感的指标,从代谢与分布的生理学来看,血肌酐不仅反映 GFR,还受到其分布及排泄等综合作用的影响。尿量更容易受到容量状态、药物等非肾脏因素影响。

目前有很多关于 AKI 早期诊断标记物的研究,主要有血清半胱氨酸蛋白酶抑制剂(cystatin C)、肾损伤分子(KIM-1)、中性粒细胞明胶酶相关脂质运载蛋白(NGAL)、白介素-18(IL-18)等,这些指标可能有更好的敏感性,并可能对 AKI 的病因进行区分,但于临床普及应用有待深入探讨。

第四节 急性肾损伤的治疗

(一) 治疗原则

AKI 的治疗原则:①加强液体管理:早期肾缺血患者应积极恢复有效循环血容量,少尿期应适当控制入液量,多尿期应保持液体平衡;②维持内环境稳定:调节钠、钾等电解质及酸碱平衡,严密监测,及时处理;③控制感染:充分引流及选用敏感抗生素;④肾替代治疗:有效纠正水、电解质及酸碱平衡紊乱,及早清除毒素对机体各系统的损害,有利于损伤细胞的修复;⑤积极治疗原发病,及早发现导致 AKI 的危险因素,并迅速祛除之,促进肾小管上皮细胞再生修复。

(二) 少尿期治疗

1. 严格控制水和钠摄入量 这是最重要的一环。在纠正患者原先的体液缺失之后,应坚持"量出为入"的原则,即每日输入液体量应为前一日尿量加上显性失水量和非显性失水量约400ml(皮肤、呼吸道蒸发水分700ml 减去内生水300ml)。如有发热,体温每升高1℃,应增加液量100ml。患者无尿,每日应补充水分350～450ml。如果丢失体液量无法精确计算,则尽量将补液量调节至每日体重减少0.2～0.5kg 为宜。

2. 饮食与营养 供给足够的热能,以减少蛋白分解。成人每日摄入热量35～40kcal/kg 为佳。适当限制蛋白质摄入,尽可能选用高生物学价值的动物蛋白 0.5g/(kg·d),静脉补充必需氨基酸。食物成分应尽可能减少钠、钾含量,每日摄入量两者均不宜超过 20mmol/L。饮食中应含有较丰富的维生素,尤其是水溶性维生素,如复合维生素 B、维生素 C。可应用促进细胞代谢的药物,如 ATP、细胞色素 c、辅酶 A 等。

3. 代谢性酸中毒 血碳酸氢盐浓度<10mmol/L 时,可给予 5% $NaHCO_3$ 200ml 静脉滴注,

以后根据血生化决定是否继续使用。也可用乳酸钠或三羟甲氨基甲烷予以纠正。酸中毒纠正后,血中钙离子浓度可降低,出现手足抽搐者可用 10% 葡萄糖酸钙 10 ~ 20ml 静脉注射。严重酸中毒患者经补碱紧急处理后,宜立即透析治疗。

4. 高钾血症 轻度高钾血症(<6mmol/L)需密切观察和严格限制含钾量高的食物和药物使用。血钾明显升高时应及时处理,必要时须透析治疗。

5. 肾替代治疗（RRT） 见后述。

（三）多尿期治疗

多尿期治疗原则:①如有代谢产物蓄积,仍以排泄为主,必要时还需做透析治疗,应观察尿的量和质的变化。②维持水电解质平衡:大量利尿后,钠、钾、氯化物均随尿液大量丢失,应及时根据每日测定的血浆含量和尿内丢失量来补充。在补充电解质的同时,应补充因尿量过多而丢失的液体。③注意心、肺及消化道并发症,尤其是消化道出血。④重视营养,以肠内营养为主,还应大量补充多种维生素。⑤控制感染,尽量祛除可能引起感染的因素,如早日拔除尿管,加强呼吸道护理等。

每日入液总量可按前一日尿量加 400 ~ 500ml 计算,尽量通过饮食补液。一般每日补液量不宜超过 3500 ~ 4000ml,过多补液可造成持续多尿,若液体摄入减少后仍持续大量多尿,则仍应补液。电解质摄入量应根据血生化检查结果而定。营养方面可供应蛋白质 30 ~ 40g/d,选择容易消化的食物。在尿量>1000ml/d 数日后,血尿素氮等逐渐下降。此时需注意失水和低钾血症的发生。多尿期 4 ~ 7 天后,水和饮食控制可逐日放宽,患者逐渐恢复正常饮食,但蛋白质仍应适当限制,直到血肌酐和尿素氮水平降至正常时才可放宽。

（四）恢复期的治疗

在恢复期无须特殊治疗,应避免使用肾毒性药物。如必须使用,应根据血浆肌酐清除率适当调整药物使用剂量及给药时间。

第五节 血液净化治疗

一、概 述

血液净化即利用净化装置通过体外循环方式清除体内代谢产物、异常血浆成分以及蓄积在体内的药物或毒物,以纠正机体内环境紊乱的一组治疗技术。血液净化又称肾脏替代治疗(renal replacement therapy, RRT),是基于最初的治疗急慢性肾衰竭的人工肾透析发展而来的,随着技术的不断改进,现在全球应用血液净化已不仅是单纯的透析疗法,进一步发展了血液透析,包括血液滤过、血液透析滤过、连续性肾脏替代治疗、血液灌流、血浆置换、免疫吸附等。治疗目的从最初的提高重症急性肾衰竭的疗效,扩展至各种临床上常见危重病的救治,治疗适应范围已远远超过了肾脏病领域,成为各种危重病救治中的重要支持措施。

二、血液净化治疗的溶质清除原理

血液净化治疗的主要目的是清除血液中的有害物质,起到类似于肾脏的作用,但又与肾脏生理功能截然不同。血液净化是利用半透膜两侧溶质某种方式的转运,而肾脏则具有滤过、再吸收、分泌等生理功能。

血液净化通过半透膜进行。半透膜是一种有一定大小微孔的薄膜,只有较小分子能通过微孔,分子较大时即不能通过。用半透膜隔开两种不同浓度的溶液时,溶质和溶剂的膜通透性和运动都具有一定的规律性,人们利用这些特性来进行血液净化治疗。

不同的血液净化技术利用不同的溶质清除方式来清除致病因子,常见的清除溶质方式主要有 3 种:弥散、对流及吸附,也有的血液净化技术同时利用几种原理来清除溶质。

(一)弥散

弥散是溶质通过半透膜的一种方式,主要驱动力是半透膜两侧的溶质浓度差。可以透过半透膜的溶质从高浓度一侧向低浓度一侧移动,最终两侧浓度逐渐达到相等。透析器膜即是这种半透膜。这种方式清除效率与溶质分子大小、膜孔通透性、膜两侧物质浓度差以及膜的面积有关。小分子溶质如血肌酐、尿素氮、尿酸等在血液中浓度较高,膜内外浓度差较大,易于扩散;而对于大分子溶质,即使其小于膜的截留孔径,也不能很好地通过透析膜而被清除。血液透析主要是通过弥散方式清除溶质。

(二)对流

对流是溶质通过半透膜的另一种方式,其驱动力是跨膜压(transmembrane pressure,TMP)。在跨膜压作用下,液体从压力高的一侧通过半透膜向压力低的一侧移动称为超滤,液体中所含的溶质也随之通过半透膜,这种清除溶质的方式即为对流。哺乳动物肾小球是通过超滤对流清除溶质,血液滤过中的血滤器即一定程度上模仿了肾小球功能。

影响对流机制溶质清除的因素有滤过膜的面积、跨膜压、筛选系数和血流量等。

一般认为,弥散对小分子溶质的清除效果比对流较好,而对流则比弥散清除中分子溶质效果好。

(三)吸附

吸附为溶质分子通过正、负电荷的相互作用或范德华力与半透膜发生吸附作用,是溶质清除的第三种方式。吸附只对某些溶质有作用,且与溶质浓度关系不大,而与溶质的化学特性及半透膜的吸附面积有关。当吸附作用达到饱和后,清除效率也会随之下降。近年来,随着血液净化技术的发展,将某种能与特定物质结合的成分标记到膜上,如多黏菌素 B、葡萄球菌 A 蛋白,可显著增加对特定物质如内毒素、IgG 球蛋白及细胞因子的吸附清除效能。另外专用的活性炭或吸附树脂也可用来清除蛋白结合毒素。在这些治疗模式中,吸附成为主要的清除方式。

三、血液净化的设备和抗凝

(一)血液净化的设备

血液净化治疗的实施通常需要连接患者的血管通路、促使透析液/置换液以及血液流动的驱动泵,半透膜结构的透析器/滤器以及一套自动维持正常血液净化治疗条件的监护装置。

1. **血管通路**　目前常用的血管通路方式是通过中心静脉置管建立体外循环,慢性肾衰竭患者可利用因维持性血液透析需要而建立的动静脉内瘘置管。

2. **透析器/滤器/灌流器/血浆分离器**　目前常用的透析器/滤器基本结构有平板型和空心纤维型之分。在已有的三大类滤过膜中,纤维素膜价格低廉,但通量低、生物相容性较差,目前已基本不用;经过修饰的纤维素膜生物相容性略有改善,适用于慢性肾衰竭长期血液透析;合成膜不仅生物相容性良好,而且具备高通量和高通透性特点,能最大化清除中分子物质,成为目前重症患者血液净化中应用最多的膜材料。

灌流器内含有很多由活性炭或树脂等吸附材料做成的吸附珠,这些吸附珠表面有很多吸附孔,可以吸附各种分子量的溶质。血浆分离器的膜孔径较一般滤器大,可以将血浆与血细胞分离开来,达到血浆分离的目的。

3. **透析液** 透析液应具备以下的基本条件。

(1)要使半透膜发生透析作用:在半透膜两侧的溶液必须具有不同的浓度,这样浓度高一侧的溶质即可向浓度低的一侧移动。因此,希望从血液中透出的物质,透析液中应保持低于血液中该物质的浓度。

(2)透析液的酸碱度:透析液酸碱度应调节在 pH 6~8。

(3)透析液的渗透压:透析液渗透压必须略高于血渗透压,才可使体内过多的水分向膜外移动。

(4)透析液必须用净化水来配制:透析液应不含细菌、致热原及其他杂质。

4. **置换液** 在血液净化治疗以对流方式清除溶质时,需要同时等量补充所丢失的超滤液体来维持机体水电解质酸碱平衡,该补充所用的液体称为置换液。原则上,置换液的成分应当尽可能接近人体细胞外液,根据需要调节钠和碱基成分。可应用的碱基主要有乳酸盐、柠檬酸盐、醋酸盐及碳酸盐,由于前三者需要在肝脏中代谢生成碳酸氢盐,因此在肝功能不全或乳酸性酸中毒患者应用受到限制。在重症医学领域,碳酸氢盐作为置换液碱基的应用最为广泛。

(二)血液净化治疗中的抗凝

血液引出患者体外接触管路和滤器后可激活凝血因子,引起血小板活化和黏附,在滤过膜表面及管路内形成血栓,从而影响管路中血液流动的阻力和溶质的清除效率,或可导致严重的栓塞并发症。因此,在血液净化治疗过程中应采取恰当的抗凝措施。目前所采用的抗凝方式有:全身抗凝、局部抗凝和无抗凝。

1. 对于无出血风险的重症患者可采用全身抗凝法。全身抗凝一般采用普通肝素或低分子量肝素持续给药。

2. 对接受血液净化治疗的有出血风险患者,可采用局部抗凝。局部抗凝可采用肝素/鱼精蛋白法或枸橼酸盐/钙剂法。

3. 对于高危出血风险患者,血液净化时可不用抗凝剂。

四、基本血液净化模式

1. **血液透析** 血液透析(hemodialysis,HD)时,血液和透析液间的物质交换主要在滤过膜的两侧完成,弥散作用是溶质转运的主要机制。HD 模式的特点是对小分子物质,包括尿素氮、肌酐、钾、钠等清除效率高,但对炎症介质等中分子物质清除能力差。

2. **血液滤过** 血液滤过(hemofiltration,HF)是利用高通量滤过膜两侧的压力差,通过对流机制清除水和溶质,同时用与血浆晶体成分相似的置换液对容量进行补充。HF 模式有利于中分子物质(MW 500~50 000Da)的清除。

3. **血液透析滤过** 血液透析滤过(hemodiafiltration,HDF)是在 HF 基础上发展而来的,其溶质转运机制在对流的基础上增加弥散,既能有效清除中分子溶质,又能弥补 HF 对小分子溶质清除效率低的不足。

4. **高通量血液透析** 高通量血液透析(high-flux hemodialysis,HFD)是对 HD 的改进,通过增加透析膜的孔径和超滤量来提高对溶质的清除效力。同常规的 HD 相比,HFD 对截留分子量以下的各种溶质有较高的清除效率。

5. **低效延时每日透析** 低效延时每日透析(sustained low-efficiency daily dialysis,SLEDD)

利用 HD 的设备,降低治疗时血流速度(100~200ml/min)和透析液流量(100~300ml/min),延长治疗时间到 8~24 小时。同 IHD 相比,SLEDD 有较好的心血管耐受性和液体调节能力,适用于老年人、心功能不全者、少尿型肾功能不全者或需要调节平衡者。

6. 血浆置换　血浆置换(plasma exchange,PE)是通过血浆分离设备将血浆分离并滤出,将含有毒物或致病因子的异常血浆弃去,以达到治疗目的。PE 主要用于透析和血滤所不能清除的大分子免疫复合物、抗体及与白蛋白结合的药物或毒物的清除。

7. 血液灌流与血浆灌流吸附　血液灌流(hemo-perfusion,HP)是指将患者的血液从体内引出,经灌流器将毒物、药物或代谢产物吸附清除的一种血液净化治疗方法。与其他血液净化方式结合,可形成不同的杂合式血液净化疗法。血浆灌流吸附(plasma perfusion adsorption)是血液引出后进入血浆分离器,将血液的有形成分(血细胞、血小板)和血浆分开,有形成分输回患者体内,血浆再进入吸附器进行吸附清除其中某些特定的物质,吸附后血浆回输至患者体内。临床常用的吸附剂有活性炭和树脂两种,主要用于清除药物中毒和毒物等。

五、重症患者血液净化治疗技术

连续性血液净化(continuous blood purification,CBP)也称连续性肾替代治疗(continuous renal replacement therapy,CRRT),是利用弥散、对流、吸附等原理,连续性地清除体内各种代谢产物、毒物、药物和致病性生物分子,调节体液电解质及酸碱平衡,保护和支持器官功能的治疗方法。它具有良好的溶质清除效应和血流动力学稳定性,为各种药物治疗和营养支持等提供平台,对多脏器功能起支持作用,已成为危重症患者的重要治疗手段。

目前重症患者常使用以下几种血液净化技术,如连续性静脉-静脉血液滤过(continuous venous-venous hemofiltration,CVVH)、连续性静脉-静脉血液透析(continuous venous-venous hemodialysis,CVVHD)、连续性静脉-静脉血液透析滤过(continuous venous-venous hemodiafiltration,CVVHDF)、缓慢持续超滤(slow continuous ultra-filtration,SCUF)、高容量血液滤过(high volume hemo-filtration,HVHF)、血液灌流、血浆置换等。对于病情复杂的重症患者,可能联合使用两种或两种以上血液净化技术,以期改善患者预后。

(一) CBP 的特点

(1) 血流动力学稳定。
(2) 纠正酸碱紊乱。
(3) 溶质清除率高。
(4) 营养支持。
(5) 清除炎症介质。

(二) CBP 的适应证和治疗时机

1. 肾适应证　AKI 是 CBP 的首要适应证。对于 AKI 患者早期进行 CBP 可能有助于肾功能的恢复及减少病死率。因此对于 AKI 3 期的患者,当血清肌酐增至基础值 3 倍以上,或尿量<0.3ml/(kg·h),时间达 24 小时,或无尿 12 小时以上,且对利尿药的反应欠佳时,应及时考虑行 CBP。

对于严重挤压伤、热射病或其他原因所产生的横纹肌溶解,可积极采取 CBP。

2. 非肾适应证　脓毒症或脓毒性休克、急性重症胰腺炎、MODS、ARDS 或急性心力衰竭容量超负荷时以及严重电解质紊乱等重症患者采用常规治疗措施无效时,可考虑使用 CBP,其适应证见表 28-4。

表 28-4　ICU 危重病患者 RRT 适应证

适应证		
肾性	尿毒症	由尿毒症引起的氮质血症、神经病变、肌肉病变、脑病（不能解释的精神状态下降）、心包炎
	液体容量过多	肺水肿、尿量<200ml 的少尿达 12h 以上或尿量<50ml 的无尿
	电解质紊乱	高钾血症（K^+>6.5mmol/L）、血钠水平异常
	酸碱紊乱	代谢性酸中毒（pH<7.0）
	中毒	可被透析的毒物中毒
非肾性		脓毒症或脓毒性休克出现血流动力学不稳定时、脓毒症时去除炎症介质

（三）治疗模式和剂量的选择

对于不同病理生理状态的重症患者,应根据具体情况选择不同的治疗模式。重症患者合并 AKI 的肾替代治疗模式推荐 CRRT。有研究表明 HVHF 治疗能显著减少升压药用量,改善血流动力学,其治疗机制主要与增加炎症介质的清除有关。

（四）CBP 治疗期间的注意事项及并发症

1. CBP 治疗期间的注意事项

（1）血管通路的阻塞:单针双腔导管致血液再循环增加了血黏滞度,使滤器内凝血,影响超滤。

（2）空气栓塞:尤其在管道连接不良时发生。

（3）液体量及电解质失衡。

2. 并发症

（1）出血:由于肝素用量过多,或拔除导管压迫不当所致。管路连接不良时也可发生意外脱管大出血。

（2）感染:在穿刺操作过程中消毒不严格,大量置换液污染,患者本身感染经体外循环后血行播散。

（3）体温升高或下降:设定的置换液温度不当所致。

（4）生物相容性过敏反应。

第六节　急性肾损伤的预防

AKI 的发病率、病死率高。临床上 90% 以上的 AKI 是由灌注不足或中毒等多种危险因素引起的急性肾小管损伤或坏死,因此针对危险因素采取相应的预防措施可有效降低 AKI 的发病率。

一、维持肾脏灌注压

肾脏的灌注与全身血流动力学状态和腹内压直接相关,动脉压过低和腹内压过高都会导致肾脏灌注减少,进而导致 AKI。必须避免收缩压<90mmHg,维持心排血量、平均动脉压和血管容量以保证肾灌注;复苏液体的选择,胶体溶液并不优于晶体溶液;当需要血管加压药逆转全身性血管扩张时(如脓毒性休克)首选去甲肾上腺素。严密监测患者的血流动力学变化,及

时有效的 ICU 复苏,以及预防腹腔高压,有助于防止肾脏缺血,可有效降低 AKI 的发生。

二、尽可能避免使用肾毒性的药物

氨基糖苷类、两性霉素 B、多黏菌素、妥布霉素等抗生素以及非甾体类抗炎药、环孢素等可引起肾功能损伤。需要特别注意:①高龄、全身性感染、心力衰竭、肝硬化、肾功能减退、血容量不足和低蛋白血症患者,对肾毒性药物尤为敏感。②许多药物的肾毒性与剂量和血药浓度直接相关,如两性霉素 B、万古霉素等抗生素的谷浓度与毒副作用密切相关;正确的剂量和给药方法,必要时监测血药浓度,是降低药物肾毒性的重要手段。③尽量避免同时使用两种或两种以上肾毒性药物。

三、控 制 感 染

全身性感染,特别是脓毒性休克是 AKI 最重要的危险因素之一,控制感染是预防 AKI 的重要措施。积极查找感染源,彻底清除感染灶,合理应用抗生素,采取相应措施预防导管相关性和呼吸机相关性感染。

四、及时清除肾毒性物质

早期积极液体复苏可减轻肌红蛋白尿的肾毒性,预防 AKI,对照研究未能证实甘露醇与碱化尿液对肌红蛋白导致的 AKI 有效。

五、预防造影剂肾损伤

严格限制造影剂剂量,是防止造影剂相关肾损害的最佳手段。需要使用造影剂时,高危患者(糖尿病伴肾功能不全)应使用非离子等渗造影剂,静脉输入等张液体以降低造影剂肾病的发生率,等张碳酸氢钠溶液优于等张盐。

六、药 物 预 防

目前认为尚无药物可用于预防 AKI,包括袢利尿药、甘露醇、多巴胺、ANP、BNP 等均不能降低 AKI 的发生率,甚至有些药物还可加重病情。非诺多巴(fenoldopam)的作用尚需大规模RCT 研究的证据。

(徐道妙)

肝脏是人体中最大的实质性腺体器官,它具有维持人体生命所必不可少的生理功能,包括代谢、解毒、储存、分泌、排泄、免疫、造血、储血、屏障等。通过有关肝胆生化检测可判断肝功能状态和损害的程度。肝功能试验主要包括:合成功能试验(如白蛋白)、排泄功能试验(如胆红素)以及反映肝细胞损伤、炎症的试验(如血清转氨酶)。单一指标不能完全评价肝脏功能。肝功能异常变化是肝胆疾病的早期表现,可发现许多无症状性疾病,但肝功能试验正常或仅轻微异常者并不可排除严重肝病(如肝硬化)。

第一节 肝功能障碍的原因及临床特征

术后常见肝功能可逆性轻度改变。全麻、区域阻滞及全身应激反应后,肝血流量减少,可出现轻度肝功能损害。如果应用肝功能的敏感指标,手术后 50% 以上的患者能检查到异常。但是这些一过性异常并不伴随着肝脏形态学的改变,通常无临床意义;并且这些患者很少有特异性症状,无须特殊治疗肝功能也能很快恢复正常,所以大多数并未诊断。然而,如果黄疸明显,血清胆红素超过 68μmol/L,则提示肝功能严重紊乱。20% 以上的大手术患者可出现手术后黄疸,多由原发疾病、手术、麻醉、药物、应激等所致。从病理生理学角度可分为以下几方面。

一、高胆红素血症

术后高胆红素血症的病因包括:①手术造成组织间隙积血的吸收;②手术时输血,特别是多次大量输注库存血;③各种原因引起的红细胞破坏和溶血。库存血中约 10% 衰老及损伤的红细胞将在输注 24 小时内崩解,释放出的血红蛋白将转变为胆红素。通常这种小幅增高的胆红素很容易被肝脏处理,但是如果大量输血,并且在麻醉、手术或原发病等引起轻度肝损害的情况下,则可引起高胆红素血症。组织间隙积血的吸收也可通过类似机制引起术后黄疸。

本病患者多数为重度黄疸,一般在术后 4 ~ 10 天达高峰,伴有碱性磷酸酶升高,或兼有不同程度的转氨酶变化,但病情一般呈良性经过,在排除诱因后,随着病情的改善,于术后 14 ~ 18 天消退。

二、肝 炎

(一)缺血性肝炎

肝脏正常组织的耗氧量相当于全身的 1/3,且占 70% ~80% 肝血量的门静脉血氧含量低,而占肝脏血流量20%~30%的肝动脉血承担了肝脏60%~80%的供氧量。这决定了肝脏对术中任何原因引起的失血性休克、低血压和缺氧异常敏感。肝脏缺氧可损害肝功能,引起胆汁分泌减少,纤维蛋白和凝血酶形成的能力减退,加重凝血功能障碍;肝糖原贮量下降,尿素合成减少,血液中氨基酸的氮含量增加;肝脏解毒功能减退,加重麻醉药物对肝脏的损害。表现为转氨酶急剧升高,但黄疸常不严重。这种所谓的缺血性肝炎并非真正的炎性坏死,如不出现其他并发症,一般能在数日内恢复。但在肝功能已有损害的肝硬化患者,这种术中的缺氧性损害尤为有害,是发生术后肝功能恶化甚至肝衰竭的重要原因。

(二) 吸入麻醉药相关肝损害

目前认为吸入全身麻醉药很大程度上也在肝脏内代谢,其代谢率的大小及代谢方式的不同与其肝毒性程度直接相关。

1. 恩氟烷与异氟烷 使用这两种药物麻醉后的患者也有术后出现肝功能损害的报道,但是其发生率远低于氟烷。术后出现发热、黄疸、转氨酶升高还有其他许多原因,所报道的这些病例是否确与恩氟烷或异氟烷有关,还有待进一步证实。

2. 七氟烷与地氟烷 七氟烷是否引起肝损害,目前尚不清楚,七氟烷代谢终产物氟离子、六氟异丙醇和CO_2均无肝毒性。临床研究表明,七氟烷麻醉后部分患者转氨酶较术前升高,但在正常范围内并迅速恢复,提示对肝脏影响不大。

地氟烷体内代谢率最低,约小于0.1%,由于其仍处于临床初用阶段,临床病例很少,对其肝毒性的评价有待时间的考验。

3. 氧化亚氮 氧化亚氮毒性极低。氧化亚氮麻醉时,如氧供应在20%以上,肝功能试验及肝组织检查均未发现任何变化;若无缺氧,胆汁分泌也无抑制,仅血糖略上升。

三、术后胆汁淤滞

胆道外科手术后持续性黄疸通常是由于残留的胆总管结石。这时需要通过内镜逆行胆管造影术来了解胆道的解剖状况。胆道外科探查中,诊断性创伤可能导致狭窄、胆管瘘或胆汁性腹膜炎。这时应再次行迅速外科修复,以避免永久性的肝损害。

急性术后胆囊炎和胰腺炎是引起术后严重肝功能障碍的病因,但所幸少见。据报道,术后胆囊炎患者的病死率高达25%。无结石性胆囊炎是一种严重的疾病,可使病情更加复杂化,其可能由胆囊缺血造成。一旦确诊必须急诊行坏疽胆囊切除。

此外,全胃肠外营养可造成肝损害,其发病机制尚不清楚。禁食及营养液中葡萄糖、脂肪乳剂、氨基酸、维生素等成分的质和量以及相互间的比例不当均证实与淤胆有一定关系。肝组织活检常呈非特异性的胆汁淤滞和炎症的混合表现,或呈进行性肝纤维化。如果停止胃肠外营养,病情可好转,否则有导致肝衰竭和不可逆性肝纤维化的危险。

第二节 急性肝衰竭

急性肝衰竭(acute hepatic failure,AHF)是指原无肝病患者突然发生大量的肝细胞坏死或出现严重肝功能损害,并在起病的8周内出现肝性脑病的一种综合征。其临床特点为黄疸迅速加深,进行性神志改变直到昏迷,并有出血倾向、肾衰竭、血清转氨酶升高、凝血酶原时间显著延长等。发生于原无肝病患者的AHF也称暴发性肝衰竭(fulminant hepatic failure,FHF),其预后恶劣,病死率高达70%~80%。

一、病　　因

1. 急性病毒性肝炎　急性病毒性肝炎为引起 AHF 的主要病因,在我国占病因的 88% ~ 90%。它可由甲、乙、丙与丁型肝炎病毒单独或双重感染引起,但以乙型或丙型肝炎病毒所致者多见。也可由疱疹病毒、巨细胞病毒、EB 病毒等引起。

2. 急性药物性肝炎　氟烷、利福平、异烟肼、对乙酰氨基酚(扑热息痛)等可导致急性药物性肝炎。

3. 急性中毒性肝炎　由四氯化碳、毒蕈、生鱼胆所致。

4. 急性弥漫性脂肪肝　妊娠期急性脂肪肝、Reye 综合征(脑病和内脏脂肪变性)、四环素脂肪肝。

5. 缺血和缺氧　如肝血管闭塞、脓毒性休克。

6. 恶性疾病　非霍奇金淋巴瘤、转移性肝癌等。

二、发 病 机 制

AHF 的发病机制非常复杂,多种因素相互作用和相互影响,一般认为主要是免疫性损伤和化学性损伤参与 AHF 的发病过程。不同的病因引起 AHF 的机制有所不同。

1. 肝炎病毒作用机制　肝炎病毒所致肝细胞损害除了病毒引起的直接细胞损害外,主要继发于其免疫作用。由单核-巨噬细胞系统介导产生的 TNF-α、细胞因子与内毒素及病毒抗原发生反应均可引起肝坏死;肿瘤坏死因子为防止病毒复制,通过快速溶解病毒感染的肝细胞,从而可导致急性重型肝炎。脂质过氧化在肝细胞损害过程中亦起着重要作用。

2. 药物性肝损害　药物性肝损害分为中毒性与免疫性。中毒性肝损害常是药物或其代谢产物直接对肝脏的损害,与剂量有关。而免疫性肝损害是药物作为半抗原造成的免疫反应,与药物剂量无关。药物性肝损害还与机体遗传、代谢和营养等有关。

3. 毒蕈引起的肝损害　毒蕈含有两种肝毒素:①蕈毒素,其对肝细胞骨架如微丝和微管以及细胞膜均有毒性作用;②α-蕈配糖体,其抑制肝细胞 RNA 聚合酶,抑制蛋白质合成,改变核仁的类型。

三、临 床 表 现

本病的起病、临床症状和经过依病因不同而异。起病可缓或急,可有或无前驱症状,常以腹胀、厌食、恶心、呕吐等消化系统症状开始,随后暴发肝衰竭,出现黄疸、肝臭、昏迷和出血等;也有以意识模糊、嗜睡作为主要表现。本病重要的临床征象如下:

1. 黄疸　多数患者可出现黄疸。一般呈进行性加深,但亦有程度较轻甚至完全缺如者。只有黄疸较深而无其他严重肝功能障碍时,提示为肝内胆汁淤积。黄疸的出现是由于体内胆红素代谢发生障碍所致。

2. 腹水　仅少数有腹水,且量少。出现腹水提示有低蛋白血症及门脉高压。白蛋白的半衰期平均约 21 天,通常在 2~3 周后才出现低蛋白血症。门静脉高压可能是由于大片肝坏死所继发肝内门静脉阻塞所引起。

3. 神经精神障碍(肝性脑病)　早期多为性格的改变,如情绪激动、精神错乱、躁狂、嗜睡等,以后可有扑翼样震颤、阵发性抽搐和踝阵挛等,逐渐进入昏迷。晚期各种反射迟钝或消失,肌张力降低,如脑干功能受到抑制,可表现为呼吸和血管运动中枢衰竭。

4. **出血**　常为 AHF 晚期最严重的症状,往往危及生命。出血的原因如下:

（1）血小板质与量异常:由于骨髓抑制、脾功能亢进,血管内凝血消耗,血小板计数常<80×10^9/L。

（2）肝内凝血因子合成减少,如纤维蛋白原、凝血酶原及凝血因子 V、Ⅶ、Ⅸ、Ⅹ。

（3）弥散性血管内凝血(DIC)可致微循环阻塞,如发生在肝脏可加重肝脏缺血与损害;若发生于胃肠道可产生缺血性坏死,为消化道出血的主要原因之一。此外,在脑、肠系膜、肾等部位的血栓,可分别引起诸如偏瘫、昏迷、腹痛、少尿或无尿等症状。

四、并　发　症

1. **脑水肿**　临床表现为头痛、呕吐、嗜睡、视物模糊、血压升高、球结膜水肿,严重者两侧瞳孔大小不等、呼吸改变甚至骤停、视盘水肿及肝性脑病。其发生机制为肝衰竭后毒性物质对脑细胞的损伤以及微循环障碍,使脑细胞缺氧、缺血、代谢障碍,结果引起脑水肿;亦可由于脑细胞膜上 Na^+-K^+-ATP 酶活性降低,钠泵失效,脑细胞内 Na^+ 增多所致,或因输液过多及低钠血症引起。

2. **感染**　常见的感染有菌血症、上呼吸道感染、肺炎、腹膜炎、脑膜炎、膈下脓肿等。致病菌多为革兰阴性杆菌如大肠埃希菌属以及革兰阳性球菌如金黄色葡萄球菌及链球菌。近年来也有报道厌氧菌、一些条件致病菌和真菌可以致病,后两者与抗生素和皮质激素滥用有关。

3. **肾衰竭（肝肾综合征）**　AHF 者合并肾衰竭占 43%,其中半数为功能性肾衰竭,即由肾血管收缩引起肾血流量降低、肾皮质到髓质的分流、肾小球滤过率减少所致。临床表现为氮质血症、少尿或无尿、低血钠、低尿钠、低渗尿,而肾组织学正常。尿镜检无异常发现。急性肾小管坏死时,尿镜检有大量颗粒管型和细胞管型。少数患者也可能由于肾前性尿毒症、利尿药使用不当、脱水或上消化道出血导致有效微循环血容量的减低、低血压等因素所致。因肝细胞内鸟氨酸循环障碍,尿素氮在肝脏合成降低,血尿素氮浓度常不高,因此尿素氮并不能准确地反映肾衰竭的严重程度。

4. **低氧血症（肝肺综合征 HPS）**　HPS 的确切发病机制尚存争议,肝功能不全和门脉高压并非 HPS 发生的必要条件。肝功能不全和(或)门脉高压时,肠源性肺血管扩张物质不能被肝脏灭活,导致患者肺内血管病理性扩张,肺内分流,通气灌注失衡,氧弥散功能障碍。肝功能不全、低氧血症和肺内血管扩张被称为 HPS 三联征。

5. **低血压**　收缩压低于 80mmHg 常见于肝性脑病的严重患者。部分患者与出血、菌血症、心肺功能异常有关。患者常表现为全身血管扩张、外周血管阻力与心排血量均降低。

6. **电解质与酸碱平衡紊乱**　随着病情的发展,可出现低钠血症、低钾血症、低氯血症、低镁血症、低钙血症、低磷血症。另外,AHF 患者也可产生高钠血症,可能与静脉注射含钠盐抗生素过多、大量输血或血浆和渗透性利尿药有关。

各种类型的酸碱失衡均可发生于 AHF 患者。毒性产物刺激呼吸中枢,可导致过度通气,引起呼吸性碱中毒。低血钾时易引起代谢性碱中毒。AHF 患者常有各组织器官微循环障碍,细胞缺血缺氧,结果可引起代谢性酸中毒。脑水肿或内毒素血症可抑制呼吸中枢或并发呼吸道感染,从而可导致高碳酸血症及呼吸性酸中毒。

7. **低血糖**　其发生机制与肝内糖原合成和分解作用发生障碍,调节糖代谢激素如胰岛素、胰高血糖素及生长激素的代谢有关,特别是胰岛素灭活障碍使其血浆浓度增高。低血糖可加重肝性脑病及脑损伤。

五、肝功能分级评分

急性肝衰竭的肝功能分级可参考 Child-Pugh 分级标准,它是一种临床上常用的对肝硬化患者肝脏储备功能进行量化评估的分级标准,一共分 3 级:A 级:5 ~ 6 分,B 级:7 ~ 9 分,C 级:>10 分(包括 10 分)。其具体分级标准如表 29-1 所示。

表 29-1　Child-Pugh 分级表

临床生化指标	1 分	2 分	3 分
肝性脑病(级)	无	1 ~ 2	3 ~ 4
腹水	无	轻度	中、重度
总胆红素(μmol/L)	<34	34 ~ 51	>51
白蛋白(g/L)	>35	28 ~ 35	<28
凝血酶原时间延长(秒)	<4	4 ~ 6	>6

注:如果是 PBC(原发性胆汁性肝硬化)或 PSC(原发性硬化性胆管炎):总胆红素(μmol/L):17 ~ 68 为 1 分,68 ~ 170 为 2 分,>170 为 3 分

六、诊　断

1. 有肝性脑病、神经精神系统表现。
2. 黄疸前期短,呈迅速加深,胆红素≥272 ~ 340μmol/L。
3. 常规生化与血液学检查显示肝细胞功能减退,早期尤其有丙氨酸氨基转移酶极度增高及凝血酶原时间延长(超过对照组 3 秒以上),而维生素 K 不能改善。
4. 有病毒性肝炎患者接触史,或药物、毒物所致肝损害史,或有肝损害病史。
5. 肝活检有大块或亚大块肝坏死。凝血酶原时间正常才能进行肝穿活检。

七、治　疗

AHF 的治疗应采取抓住重点、兼顾全面的综合治疗原则,包括加强一般性支持治疗与护理和监护,祛除病因,调节免疫治疗,防治并发症,抑制肝细胞坏死和促进肝细胞再生等。

(一) 一般性支持疗法

应绝对卧床休息,饮食保证每日足够的热量,成人每日 5.0 ~ 6.7kJ(1200 ~ 1600cal),一般每日蛋白质摄入量应低于 0.5g/kg,以防血氨增加引起肝性脑病。不能进食者可输注 10% ~ 25% 葡萄糖,并加适量胰岛素,以利于糖的利用,成人每日一般以 500 ~ 1000ml 为宜。同时补充足量维生素和能量,如维生素 B、C、K 和辅酶 A 等。注意水、电解质及酸碱平衡。每日或隔日输入新鲜全血、血浆及白蛋白,促进肝细胞再生,提高免疫功能,防止继发感染的发生。

(二) 祛除病因

首先应寻找 AHF 的病因,及时祛除,如应及时停用可疑药物。但是国内则多为肝炎病毒引起。

（三）免疫调节疗法

胸腺素可提高抑制性 T 淋巴细胞的活性,改善淋巴细胞转化、E 玫瑰花环形成以及补体及免疫球蛋白,提示胸腺素具有改善机体细胞与体液免疫的作用,并能减少继发性感染。重症肝炎患者血中纤维连接蛋白与补体水平明显降低,使巨噬细胞吞噬功能下降,易引起继发感染;输入新鲜血、血浆可以补充此类免疫活性物质,提高免疫功能。

（四）抗肝细胞坏死和促进肝细胞再生

疗效不肯定,但可试用。①乳猪肝中提取的肝细胞生长因子可促进 DNA 合成,促进肝细胞再生,抑制肿瘤坏死因子,增强库普弗细胞的功能,增加肝细胞对氨基酸的摄取,增加 ATP 酶活性等,常用剂量为 80～120mg/d 静脉滴注;②前列腺素 E_1 可改善组织灌流;③生长激素具有增加肝细胞再生能力、提高巨噬细胞吞噬功能的作用。另外还有胰高血糖素-胰岛素疗法等。

（五）肝性脑病的治疗

肝性脑病目前尚无特效方法,治疗应采取综合措施,一般包括:①支持治疗,积极防治并发症;②祛除诱因,保持内环境稳定;③减少肠源性毒物生成及吸收,促进肝细胞再生;④直接调节神经递质的平衡,如用苯二氮䓬类受体拮抗剂氟马西尼,或间接调节可用支链氨基酸。

（六）并发症的防治

积极防治并发症,如脑水肿、出血、DIC、感染、急性肾衰竭等。

（七）肝脏支持疗法

肝脏具有巨大的再生能力,AHF 时如能通过肝脏支持疗法,清除肝毒性代谢产物,则可望渡过难关,期待肝脏再生。人工肝支持系统是肝衰竭过渡治疗的有效方法之一。可行的系统包括非生物人工肝支持系统和生物人工肝支持系统。非生物人工肝支持系统的治疗模式有血浆置换(PE)、血浆胆红素吸附(PBA)、血液灌流(HP)、分子吸附再循环系统(MARS)、血浆透析滤过等。生物人工肝支持系统需要通过大量人工培养肝细胞持续有效工作,目前仍在研究和探索阶段。

（八）肝细胞移植

利用动物或人肝细胞经微载体、球形体、微囊凝胶滴等植入系统植入人的腹腔或脾脏,以取代人肝脏功能,但目前仍未广泛应用于临床。

（九）肝移植

近年来,国内肝移植已取得了较大的进展。肝移植 5 年生存率已达 80% 左右,但供肝的缺乏是主要限制因素。肝移植是治疗 AHF 的重要治疗方法之一。

第三节 肝移植术后常见问题及治疗原则

一、排 斥 反 应

虽然肝移植术后普遍采用免疫抑制治疗措施,但仍有半数患者出现免疫排斥反应。和其他脏器移植一样,肝移植的排斥反应一般可按其发生时间和产生机制不同而分为4种类型:超急性排斥反应、加速性排斥反应、急性排斥反应和慢性排斥反应。超急性排异和加速性排异在肝移植中是否存在尚有争论。

(一) 急性排斥反应

急性排斥反应在肝移植术后第5~9天。其发生的机制是由T细胞介导的急性细胞性免疫性排斥反应。临床表现多不典型,患者可有发热、不适、心率加快和白细胞计数升高。肝功能检查见胆红素和转氨酶升高。移植肝可肿大而变硬。T形管引流者可见胆汁量减少,胆汁色淡而稀薄。肝活检(多在术后第7天排斥反应最多发生时)组织学检查的典型改变为汇管区扩大,有单核细胞、激活的淋巴细胞和嗜酸性粒细胞浸润,有时还出现多形核白细胞。最特征的改变是淋巴细胞对肝管上皮和血管内皮的侵犯。汇管区炎症、胆管损害和血管内膜炎曾被称为急性排斥反应的"三联征"。

治疗可采用大量皮质类固醇的冲击疗法,如甲泼尼龙200mg/d静脉滴注3天,或一次静脉滴注500~1000mg后逐渐减量。通常在数小时内即可见效。若皮质类固醇治疗无效或出现"反弹",可用OKT3治疗,剂量为5~10mg/d,连续静滴7~14天。与OKT3有类似作用的还有分别抗淋巴细胞、原淋巴细胞和胸腺细胞的相应抗体。急性排斥反应控制后,应强化免疫抑制治疗数周或数个月,以防止复发,方法是增加皮质类固醇的剂量,或改二联用药(环孢素和皮质类固醇)为三联用药(加硫唑嘌呤)。排斥反应不能控制者应行再次肝移植术。

(二) 慢性排斥反应

慢性排斥反应发生于移植术后第6周至9个月,一般常见于3个月。主要表现为进行性胆汁淤积,胆管梗阻日趋严重,最后完全消失,组织学上为进行性非化脓性胆管炎,最后小叶内胆管自溶,单核细胞穿透胆管上皮细胞造成局灶性坏死和上皮破裂,小动脉内膜下有泡沫细胞,内膜硬化和超常增生。加强免疫治疗效果不佳,再次肝移植为最有效的方法。

二、并　发　症

肝移植后的并发症常属于技术性,而且与术后死亡率增加有关。术后出血和术后胆汁漏或胆管梗阻是需要再次手术的最常见并发症。

(一) 原发性移植物无功能

原发性移植物无功能(primary graft failure,PGF)发生率达5%~10%。可能原因为:①供体方面的因素,包括供体术前存在低血压、低血氧、使用了大剂量血管紧张剂、供肝脂肪变性等;②手术技术上问题,包括供肝灌洗时的热缺血时间过长,受体血管重建后的再灌注损伤等;③受体方面的原因,包括免疫排异因素、肝毒性药物、内毒素等。

PGF发生后表现为胆汁量减少甚至是无,昏迷,凝血功能紊乱,代谢性酸中毒等,确诊靠肝细胞针穿刺活检。确诊后唯一的治疗方法是二次移植。

(二) 血管并发症

1. 肝动脉血栓形成　是最严重的并发症,早期可导致肝大片坏死及肝衰竭而危及生命,存活者则于后期发生胆道并发症,如胆瘘、胆管狭窄甚至肝内胆管坏死。手术技术失误为主要原因。彩色多普勒超声检查应于术后第1天和第7天进行,有怀疑时应行腹腔动脉造影,一旦明确诊断应行急诊肝动脉重建术,但多数情况下确诊时已较晚,此时需再次肝移植。

2. **门静脉血栓形成** 较少见,发生率约为2%,主要由手术操作失误造成。早期诊断后宜行血栓摘除术,并修整门静脉,若肝功能不能逆转则需行再次移植。后期门静脉血栓形成者则仅需按门静脉高压处理。

3. **下腔静脉及肝静脉狭窄或血栓形成** 极为少见,多为技术原因造成。下腔静脉狭窄可试用经皮腔内血管成形术,肝静脉狭窄或血栓形成者常需再次肝移植。

(三) 术后出血

1. **腹腔出血** 发生于术后48小时内,可能有两个原因:①手术操作方面:包括吻合口的出血,结扎线脱落等,表现为出血量大,心率增快,血压下降,宜立即剖腹探查,重新止血;②凝血功能紊乱:术中转流时肝素的应用,大量输血,特别是原有肝病的受体,术中术后凝血功能常易紊乱,应在术中术后反复测定凝血酶原时间(PT)、活化部分凝血活酶时间(APTT)、纤维蛋白原(Fib)定量、血小板计数,并根据结果及时补充血小板、冷沉淀、凝血酶原复合物或纤维蛋白原。

术后72小时以后的大出血则可能为:①血管结扎线脱落;②减体积或劈裂式肝移植后肝断面组织缺血坏死出血;③腹腔内感染,脓肿形成,腐蚀较大血管,特别是肝动脉。若是突发大出血,血压迅速下降,需立即开腹止血。

2. **消化道出血** 常见为消化性溃疡、胆肠吻合口及应激性溃疡出血。目前常规应用质子泵抑制剂,消化性溃疡及应激性溃疡出血发生较少,发生后一般非手术治疗即可控制。

(四) 胆道并发症

胆汁漏和胆管梗阻是最常发生的并发症,胆管造影可确诊。

1. **胆瘘** 发生率约为3.2%。原因:①技术失误;②肝动脉血栓形成;③早期T形管意外脱出;④拔除T形管时由于免疫抑制剂的使用,使T形管周围炎症反应减弱而致瘘管形成不良所致;⑤减体积肝移植的肝断面小胆管瘘。早期胆瘘可发生胆汁性腹膜炎,若瘘管已形成或腹膜炎尚局限,可重新置入T形管或尿管引流;若已扩散至全腹,则需手术引流或修补,必要时可行胆肠引流术。

2. **胆管狭窄** 胆管狭窄发生率高于胆瘘,约为5.2%,可发生于胆管端端吻合口处,常系手术缝合过密或其他技术失误所致。胆管狭窄多发生于手术后1~4个月,可出现黄疸、发热等胆管炎表现。

治疗上近年多采用内镜下气囊扩张法,然后置入支架,6周后仍狭窄可重复扩张。扩张无效者宜手术治疗,若狭窄段局限可切除后再吻合,否则行胆管空肠R-Y型吻合术。

3. **胆泥形成** 胆泥可遍及整个肝内胆管,不成形的墨绿色胆泥充盈整个胆管树,又称胆栓综合征。肝动脉供血不足是其主要原因;其次急性排斥反应,保存期的热冷缺血损害亦可能是其原因。

(袁世荧)

第三十章 围术期内分泌系统危象

内分泌紊乱是临床上最常见的并存病理状态,使危重患者在围术期处理更为复杂,甚至一些严重的内分泌代谢紊乱会直接危及患者生命。

第一节 甲状腺功能亢进危象

甲状腺功能亢进危象(hyperthyroidism crisis)简称甲亢危象,是指甲状腺功能亢进过程中,由于某种诱因造成甲亢病情急剧恶化,使患者代谢、体温调节及心血管功能等失代偿而危及生命的状态。

一、诱因与发病机制

大多数甲亢危象发生在未完全治愈的甲状腺功能亢进患者,少数患者发病前无明显的甲状腺功能亢进病史。甲亢危象患者中有1/3为不典型甲状腺功能亢进,以心脏或胃肠道表现突出者。

引起甲亢危象的诱因有:①手术:治疗不彻底或漏诊的不典型甲状腺功能亢进患者施行外科手术;②感染:尤其是上呼吸道感染、胃肠道及泌尿道感染;③应激:如精神紧张、劳累过度、高温环境、饥饿;④药物反应;⑤分娩、心绞痛、高血钙等;⑥不适当地停用抗甲状腺药物;⑦甲状腺活组织检查;⑧过多、过重地按压甲状腺;⑨^{131}I治疗引起放射性甲状腺炎等。

关于甲状腺发生危象的机制尚不明了,可能与下列因素有关:①血清游离甲状腺素水平明显升高,其中T_3、T_4的升高速度比其浓度更重要;②机体在诱因的作用下,内环境发生紊乱,对甲状腺素的耐受性下降;③肾上腺素能神经兴奋性增高。

二、临床表现

甲亢危象的典型临床表现为高热、大汗淋漓、心动过速、频繁呕吐及腹泻、极度消耗、谵妄、昏迷。最后死于休克、心肺功能衰竭。高热是甲亢危象的特征表现,是与一般甲亢未发生危象时的重要鉴别点。

(一)典型甲亢危象的表现

1. **体温** 急剧上升,高热39℃以上,大汗淋漓,皮肤潮红,继而汗闭,皮肤苍白和脱水。
2. **中枢神经系统** 极度兴奋,烦躁不安,谵妄,嗜睡,最后昏迷。
3. **心血管系统** 心动过速,常达160次/分以上,与体温升高程度不成比例。可出现心律失常,如期前收缩、室上性心动过速、心房颤动、心房扑动或房室传导阻滞等,也可以发生心力衰竭。最终血压下降,严重时可出现休克。一般有甲亢性心脏病者较易发生危象,一旦发生甲亢危象也促使心脏功能恶化。

4. 胃肠道　食欲极差、恶心、频繁呕吐、腹痛、腹泻甚为突出,每日可达十次甚至数十次,体重锐减。

5. 肝脏　肝大,肝功能异常,终致肝衰竭,出现黄疸。出现黄疸是预后差的征兆。

6. 电解质紊乱　患者由于脱水及消化系统症状,常出现电解质紊乱,如低钾血症,1/5 的患者还伴有低钠血症。

（二）非典型甲亢危象的表现

其特点是表情淡漠、嗜睡、低热、恶病质、心率慢、脉压减小等,最后陷入昏迷。

三、诊　　断

甲亢危象的早期诊断、早期治疗是提高疗效和改善患者预后的关键。一般将甲亢危象分为两个阶段:危象前期和危象期。危象前期:体温<39℃、脉率 120 ~ 159 次/分,多汗、烦躁、嗜睡、食欲减退、恶心。危象期:体温>39℃,脉率>160 次/分,大汗淋漓、谵妄、昏睡、昏迷、呕吐频繁、腹泻显著。当甲状腺功能亢进患者因各种诱因,出现危象前期中的 3 项以上表现时,即应诊断为危象前期,并积极按危象处理。实验室测定 T_3、T_4 水平高,但一旦临床上疑有甲亢危象,不必等待 T_3、T_4 检测结果即开始治疗。

四、治　　疗

应加强防治措施,祛除诱因,即避免精神刺激,预防和快速控制感染,坚持合理用药,不任意中断治疗,并做好手术或同位素碘治疗前的准备工作。

（一）降低循环中甲状腺激素（TH）水平

1. 抑制 TH 的合成和分泌　抗甲状腺药物可抑制 TH 的合成,一次口服或胃管鼻饲大剂量丙硫氧嘧啶 600 ~ 1200mg 后,可在 1 小时内阻止甲状腺内碘化物的有机结合,然后每日给维持量 300 ~ 600mg,分 3 次口服。给予抗甲状腺药物后 1 小时开始给碘剂。碘剂可迅速阻止甲状腺激素释放,是甲亢危象治疗中的主要措施。每日口服复方碘溶液,在不能口服的患者,可采用鼻饲丙硫氧嘧啶和碘溶液,也可采用碘化钠缓慢静注。

2. 迅速降低循环中 TH 水平　常用的药物治疗无效,可考虑直接去除血中甲状腺激素的方法,包括血浆置换、腹膜透析、换血、活性炭血液灌流等。

（二）降低周围组织对甲状腺素的反应

β肾上腺素能受体阻断药普萘洛尔及其衍生物在减轻儿茶酚胺引起的症状及体征方面是首选药物。普萘洛尔可抑制甲状腺激素对周围交感神经的作用,可立即降低 T_4 转变为 T_3,同时改善甲亢危象患者心脏及精神运动方面的症状和体征。甲亢危象时,一般静脉注射普萘洛尔 1 ~ 5mg,或每 4 小时口服 20 ~ 60mg。用药后心率常在数小时内下降,继而体温、精神症状,甚至心律失常均有明显改善。心动过速及快速型心律失常是某些患者诱发心力衰竭的重要因素,此时可在并用强心药、利尿药的基础上慎用普萘洛尔。哮喘患者可用选择性β受体阻断药,如美托洛尔或阿替洛尔。

（三）全身支持治疗

1. 控制发热 发热者一般用物理降温,必要时可人工冬眠或用对乙酰氨基酚,但禁用乙酰水杨酸类解热药(可致游离 T_3、游离 T_4 升高)。

2. 维持水电解质平衡 由于高热、大汗、呕吐、腹泻易发生脱水和电解质紊乱,故应注意补充液体及纠正电解质紊乱。同时注意补充维生素。

3. 糖皮质激素 甲亢危象时患者对肾上腺皮质激素的需要量增加,肾上腺皮质激素可抑制 TH 的释放及 T_4 转变为 T_3,并能改善机体反应性,提高机体的应激能力。对有高热及(或)休克的甲亢危象患者,可加用肾上腺皮质激素。

4. 积极寻找及控制诱因 尤其是防治感染。

第二节 重症相关性肾上腺皮质功能不全

重症相关性皮质类固醇激素功能不全(critical illness-related corticosteroid insufficiency,CIRCI)是指细胞内的皮质醇活性不能满足患者疾病严重程度的需要,并以持久过度的全身炎症反应和心血管功能改变为主要特征。CIRCI 通常用于描述重症患者发生的肾上腺皮质功能不全。CIRCI 是由肾上腺皮质功能不全和(或)组织皮质类固醇激素抵抗引起,其报道的发生率为 10% ~ 77%,一般为可逆的动态过程。

一、病　因

危重症患者在严重应激状态下下丘脑-垂体-肾上腺(hypothalamic-pituitary-adrenal,HPA)轴功能障碍是肾上腺皮质功能不全的主要原因。HPA 轴功能障碍的发生机制尚不明了,可能包括 CRH、ACTH 和皮质醇的产生减少及其受体功能障碍。一部分患者肾上腺皮质功能不全与肾上腺的结构性损伤有关。肾上腺出血可见于腹部钝性外伤、大手术后、脓毒症相关的弥散性血管内凝血、烧伤、艾滋病病毒感染等患者。然而,大多数危重患者仅出现 HPA 轴可逆性衰退。临床研究表明,皮质醇或 ACTH 的产生减少常见于脓毒症和脓毒性休克患者。组织皮质类固醇激素抵抗可能是 CIRCI 的另一原因,主要与糖皮质激素受体功能障碍有关。

二、临床表现与诊断

除原发疾病的临床表现外,CIRCI 主要表现为对补液和升压药治疗反应不佳的顽固性低血压。危重患者出现对补液和升压药治疗反应差的顽固性低血压时,应考虑为 CIRCI,尤其在脓毒症情况下。采用 ACTH(250μg)刺激试验后,血清总皮质醇增加值 <248nmol/L(9μg/dl)和(或)随机血清皮质醇浓度 <276nmol/L(10μg/dl)可作为实验室诊断标准。但是 ACTH 刺激试验不适用于已经接受糖皮质激素治疗患者。

三、治　疗

对怀疑为 CIRCI 患者,不必等待血皮质醇测定结果确诊才开始治疗,经验性皮质醇替代治疗可能使这类患者获益。对于脓毒性休克患者,氢化可的松 200mg/d 分 4 次静脉输注或静脉注射氢化可的松 100mg 后以 10mg/h 的速度输注(240mg/d),连续应用 7 天以上。对于早期严重 ARDS 患者,初始治疗为以 1mg/(kg·d)的速度持续静脉输注甲泼尼龙,连续应用 14 天以上。糖皮质激素应缓慢停药而不能突然停药。若出现脓毒症、低血压或氧合功能障碍等复发的征象时,应考虑重新使用激素。不推荐地塞米松应用于 CIRCI 患者。糖皮质激素在社区获得性肺炎、肝衰竭、胰腺炎、接受心脏手术及其他类型危重症患者中的作用尚需进一步评估。其他治疗措施包括:祛除诱因,治疗原发病,生命支持治疗,纠正水电解质紊乱,预防和治疗低血糖等。

第三节　急性糖代谢异常

急性糖代谢异常主要见于糖尿病患者代谢急剧恶化,可表现为糖尿病酮症酸中毒(DKA)、高血糖高渗性综合征(HHS)及低血糖症引发意识障碍,需紧急救治。此外,大手术、创伤、应激和感染等危重患者可因出现胰岛素抵抗而发生急性高血糖,是危重患者发生其他并发症和死亡的高风险因素。

一、高血糖危象

高血糖危象包括 DKA 和 HHS,是糖尿病的急性并发症,1 型和 2 型糖尿病均可发生。

(一) 诱因与发病机制

DKA 和 HHS 的主要诱因有:①新发、控制不佳、治疗中断的糖尿病;②感染、心肌梗死、急性胰腺炎、脑血管意外等急性疾病;③噻嗪类利尿药、甘露醇类脱水剂、β 受体阻断药、苯妥英钠、糖皮质激素、地达诺新、顺铂、L-门冬酰胺、生长激素抑制激素、静脉输入营养液等药物;④酒精、可卡因等药物滥用。

DKA 与 HHS 的发病机制有众多相似之处,即由于血中胰岛素有效作用的减弱,胰高血糖素、儿茶酚胺、皮质激素、生长激素等反向调节激素水平升高,DKA 及 HHS 患者肝、肾葡萄糖生成增加,外周组织对葡萄糖的利用降低而导致高血糖,同时细胞外液渗透压升高。

DKA 时,由于胰岛素作用明显减弱以及升血糖激素作用增强,脂肪组织分解为游离脂肪酸而释入血液循环,并在肝脏氧化分解产生酮体,造成酮血症及代谢性酸中毒。HHS 可能由于血浆胰岛素相对不足,虽不能使胰岛素敏感组织有效利用葡萄糖,却足以抑制脂肪组织分解,不产生酮体。DKA 和 HHS 均能造成尿糖增高而引发渗透性利尿,使机体脱水、电解质丢失。

(二) 临床表现

DKA 常呈急性发病,而 HHS 发病缓慢,历经数日到数周。临床表现可有:多尿、多饮、多食、体重减轻、意识模糊,最终昏迷。体格检查可发现皮肤弹性差、眼球凹陷、心动过速、低血压等脱水体征。DKA 患者还常出现(>50%)恶心、呕吐和弥漫性腹痛,但 HHS 患者罕见。DKA 患者还可出现 Kussmaul 呼吸。HHS 还可表现为局灶神经症状(偏盲和偏瘫)及占位性表现(局灶性或广泛性)。而与 DKA 相比,HHS 失水更为严重、神经精神症状更为突出。

(三) 诊断与鉴别诊断

对原因不明的恶心、呕吐、酸中毒、失水、休克、昏迷患者,不论有无糖尿病病史,均应考虑本病的可能。应立即检测血糖、血酮、尿素氮、肌酐、电解质、渗透压、尿糖、尿酮、血气分析等确诊或排除本病。DKA 和 HHS 主要诊断标准见表 30-1。应与糖尿病酮症、低血糖昏迷、脑膜炎、尿毒症和脑血管意外等鉴别。

表 30-1 DKA 和 HHS 的诊断标准

指　　标	DKA			HHS
	轻度	中度	重度	
血糖（mmol/L）	>13.9	>13.9	>13.9	>33.3
动脉血 pH	7.25~7.30	7.00~<7.25	<7.00	>7.30
血清 HCO_3^-（mmol/L）	15~18	10~<15	<10	>18
尿酮[a]	阳性	阳性	阳性	微量
血酮[a]	阳性	阳性	阳性	微量
血浆有效渗透压[b]	可变的	可变的	可变的	>320mmol/L
阴离子间隙[c]	>10	>12	>12	<12
精神状态	清醒	清醒/嗜睡	木僵/昏迷	木僵/昏迷

注：[a]硝普盐反应方法；[b]血浆有效渗透压的计算公式：$2×([Na^+]+[K^+])(mmol/L)+血糖(mmol/L)$；[c]阴离子间隙的计算公式：$[Na^+]-[Cl^-+HCO_3^-](mmol/L)$

（四）治疗

DKA 和 HHS 的治疗原则：尽快补液以恢复血容量、纠正失水状态，降低血糖，纠正电解质和酸碱平衡失调，同时积极寻找和消除诱因，防治并发症，降低病死率。主要方法：补液、胰岛素治疗、补钾、补碱及磷酸盐治疗。

1. **补液**　第 1 小时输入生理盐水，速度为 15~20ml/(kg·h)（一般成人 1.0~1.5L）。随后补液速度取决于脱水程度、电解质水平、尿量等，一般第 2 小时 1000ml，第 3~5 小时 500~1000ml/h，第 6~12 小时 250~500ml/h。应根据血流动力学、出入量、实验室指标及临床表现等判断补液效果。对于心、肾功能不全者，补液过程中应监测血浆渗透压，防止补液过多。若纠正后的血钠正常或升高，则最初以 250~500ml/h 的速度补充 0.45% 氯化钠溶液，同时输入生理盐水。若纠正后血钠低于正常，仅输入生理盐水。

2. **胰岛素治疗**　连续静脉输注胰岛素 0.1U/(kg·h)，重度 DKA 患者则以 0.1U/kg 静脉输注后，以 0.1U/(kg·h) 输注。若第 1 小时内血糖下降不足 10%，则以 0.14U/kg 静脉输注后继续以先前速度输注。当 DKA 患者血糖达到 11.1mmol/L 或 HHS 患者达到 16.7mmol/L，可减少胰岛素输入量至 0.02~0.05U/(kg·h) 输注，此时静脉补液中应加入葡萄糖，DKA 患者血糖维持在 8.3~11.1mmol/L、血酮 <0.3mmol/L，HHS 患者血糖维持在 13.9~16.7mmol/L。

3. **补钾**　为防止发生低血钾，在血钾 <5.2mmol/L 且尿量 >40ml/L 时，应开始补钾。一般在每升输液中加氯化钾 1.5~3.0g，以保证血钾在正常水平。

4. **补碱**　pH<6.9 的成年患者应补碱治疗，方法为碳酸氢钠 8.4g 及氯化钾 0.8g 配于 400ml 无菌用水（等渗等张液）中，以 200ml/h 速度滴注至少 2 小时，直至 pH>7.0。

5. **磷酸盐治疗**　大多数 DKA 患者无磷酸盐治疗的指征。为避免与低磷有关的心肌、骨骼肌麻痹及呼吸抑制，对心力衰竭、贫血、呼吸抑制及血浆磷酸盐浓度 <0.3mmol/L 的患者可补充磷酸盐。方法为磷酸钾 4.2~6.4g 加入输液中。

二、危重患者高血糖症与胰岛素抵抗

危重患者无论其既往是否有糖尿病，都经常会出现急性高血糖症和胰岛素抵抗，并成为其他并发症和死亡的高危因素。循证医学证明,大多数危重病(如脓毒症、急性心肌梗死、多发创伤和胸心大手术病例)发生早期高血糖症是死亡的独立预后危险因素,使用胰岛素严格控制血糖可明显降低并发症发生率和死亡率。

(一) 危重患者高血糖症的发生机制

危重患者出现高血糖症有很多因素,如肝脏糖异生增强、胰岛素分泌受损、胰岛素敏感度降低都归咎于激素应激性胰岛素抵抗效应及炎症细胞因子的作用。机体在应激状态下肾上腺髓质分泌的儿茶酚胺量明显增加,其能加速分解代谢,促进肝脏和肌肉中糖原分解,并抑制胰岛素分泌,从而增高血糖;其次,应激使神经内分泌系统释放多种分解代谢激素,其中主要有胰高血糖素、皮质激素及生长激素等,它们直接或间接拮抗胰岛素的作用,使胰岛素分泌受抑制,胰岛素抵抗发生;此外,临床应用皮质激素、血管升压药和肠内或肠外营养等也引起血糖水平升高。

(二) 危重患者高血糖症的危害

危重患者高血糖症的主要危害有:①导致高渗性利尿,影响血容量,并可造成电解质及酸碱平衡紊乱;②免疫力下降,易合并伤口及全身感染;③影响脑缺血缺氧后局部或全脑功能的恢复;④加重心脏、肾脏等器官的缺血再灌注损伤;⑤蛋白分解代谢加速。

(三) 危重患者高血糖症的处理

危重患者凡入院后随机测定两次以上,其空腹血糖≥6.9mmol/L或随机血糖≥11.1mmol/L者,即可诊断为高血糖症。

危重患者高血糖症的处理原则为:积极治疗原发病和严格控制外源性葡萄糖的输入,经上述处理后血糖仍持续升高者,应进行外源性胰岛素治疗:

(1) 严格控制:将血糖控制在4.4~6.0mmol/L。

(2) 常规控制:预防低血糖、酮症酸中毒及高渗状态的发生,将血糖控制在9.9~11.0mmol/L。

(3) 静脉输入胰岛素的初始剂量与患者的病情和血糖水平有关,一般情况下,应<0.1U/(kg·h),很少需要超过4~6U/h。待血糖达到理想水平时,多数患者胰岛素的维持用量为1~2U/h,见表30-2。

表30-2　胰岛素强化治疗方案

血糖值(mmol/L)	胰岛素用量(U/h)
8.3~11.0	1
11.1~13.8	2
13.9~16.6	3
16.7~19.4	4
>19.4	0.1U/(kg·h)

注:微量泵静脉注射胰岛素配方:生理盐水50ml+胰岛素50U(1ml/h=1U/h)

三、低血糖症

·低血糖症(hypoglycemia)是指外周血葡萄糖水平低于正常低限(2.8mmol/L)而引发的各

种临床症状。病因多种,常表现为交感神经兴奋和中枢神经系统功能障碍。但血糖低于2.8mmol/L 时是否一定出现临床症状,个体差异较大。

(一) 病因

按病因和发病机制可分为两类,即自发性低血糖症和外源性低血糖症。自发性低血糖症又分:饥饿性(空腹)低血糖症和反应性(餐后)低血糖症。外源性低血糖症见于用口服降糖药或胰岛素过量的糖尿病患者。

低血糖症常见的原因有:①应用胰岛素及磺脲类降糖药物过量;②因神经调节功能障碍,迷走神经兴奋过度,体内胰岛素分泌过多所致的功能性低血糖症;③胃肠手术后,由于食物迅速进入空肠,葡萄糖吸收太快,血糖增高,刺激胰岛素分泌过量而引起;④胰岛 B 细胞瘤,严重肝病、垂体前叶和肾上腺皮质功能减退等,可致器质性低血糖症;⑤持续剧烈运动,部分人群也会出现低血糖症。

(二) 临床表现

低血糖时可出现饥饿感,四肢无力以及交感神经兴奋而发生面色苍白、心慌、出冷汗等症状。脑组织主要以葡萄糖作为能源,对低血糖比较敏感,即使轻度低血糖就可以发生头晕、倦怠。低血糖影响脑的正常功能还可表现为肢体与口周麻木,记忆减退和运动不协调,严重时出现意识丧失,昏迷(血糖降至 2.0mmol/L 以下可出现低血糖昏迷),如没有及时纠正可导致死亡。对于低血糖患者,若能及时静脉输注葡萄糖或口服补糖,以上症状可迅速纠正和缓解。

(三) 诊断

低血糖症的诊断可依据:①有低血糖症状与体征;②有发生低血糖危险因素,如糖尿病用胰岛素或口服降糖药(磺脲类)治疗及任何原因禁食者、酗酒者;③精神异常伴血糖低于正常者。有上述症状发作时,血糖低于 2.8mmol/L 即可诊断低血糖症。

(四) 治疗

轻者进食糖水或糖果后症状很快缓解。重者静脉注射 50% 葡萄糖液 50～100ml,必要时静脉滴注 10% 葡萄糖液直至患者清醒能进食。少部分患者体内皮质醇不足,经上述处理后,意识障碍恢复较慢时,可加用氢化可的松 100mg 静脉滴注或(和)胰高血糖素 1～2mg 肌内注射。在治疗过程中注意防治脑水肿,尤其是对昏迷时间较长者,可加用脱水剂。对降糖药过量引起的低血糖昏迷患者,应用上述方法治疗清醒后,应鼓励患者进食,不能进食者应适当延长静脉滴注葡萄糖时间,严防再度发生昏迷。

(刘敬臣)

第三十一章 多器官功能障碍综合征

在严重感染、创伤、烧伤及休克等危重病过程中,可以同时或相继出现两个或两个以上进行性、可逆性的器官或系统的功能障碍,从而影响全身内环境的稳定。这种序贯性渐进性可逆性的临床综合征,称为多器官功能障碍综合征(multiple organ dysfunction syndrome,MODS)。

最初,也将 MODS 称为多器官衰竭(multiple organ failure,MOF)。目前认为,MODS 是一种临床发展的动态性渐进性的过程,MOF 可以视为 MODS 发展的终末阶段。其中,两个或多个器官系统功能障碍可以发生在原发急症发病后 24 小时,也可以是原发疾病经过一段临床近似稳定时间,然后出现更多器官系统的功能障碍。但是,一些慢性疾病终末期出现的器官功能障碍或衰竭及在病因学上互不相关的疾病同时发生的器官系统功能障碍,虽也涉及多个器官系统,但是不属于 MODS。

第一节 病因与病理生理

一、病 因

MODS 的病因复杂,多种急重症都可以诱发 MODS,尤其是老年患者及危重症患者器官系统功能处于临界状态,某些轻微的损伤或应激都可以导致 MODS。

临床上,MODS 的病因包括感染和非感染两大类。

1. 感染性因素 MODS 病例中多数由全身性感染引起,病死率极高。腹腔内感染是引起 MODS 的主要原因。

2. 非感染性因素 严重的组织创伤包括大面积烧伤、多发创伤、多处骨折或重大手术合并大量失血;严重的组织器官坏死或损伤(如出血坏死性胰腺炎);休克;复苏不充分或延迟复苏;基础脏器功能失偿;年龄≥55 岁;医源性因素,如输血、补液、用药或呼吸机应用失误。

在多数情况下,MODS 的病因是复合性的。导致 MODS 的主要高危因素,见表31-1。

表 31-1 导致 MODS 的主要高危因素

复苏不充分或延迟复苏	营养不良
持续存在感染病灶,尤其双重感染	肠道缺血性损伤
持续存在炎症病灶	外科手术意外事故
基础脏器功能失常(如肾衰竭)	糖尿病
年龄≥55 岁	糖皮质激素应用量大、时间长
酗酒	恶性肿瘤
大量反复输血	使用抑制胃酸药物
创伤严重度评分≥25	高血糖、高血钠、高渗血症、高乳酸血症

二、病 理 生 理

在 MODS 的发生发展过程中,各器官系统的病理生理表现虽各有特点,但是应视为全身炎症反应综合征(systemic inflammatory response syndrome,SIRS)在不同器官的表现,各器官系统之间有着密切的联系并相互影响。

(一) 炎症因子的异常作用

机体在相关病因的作用下,单核-吞噬细胞系统激活,各种促炎介质如 TNF-α、IL-1、IL-6、血小板激活因子(PAF)等大量释放,并进入体循环,直接损伤血管内皮细胞,导致血管的通透性升高和血栓形成,同时还可以引起远隔器官的损伤。促炎因子又通过激活血管内皮细胞及白细胞,使白细胞与内皮细胞相互作用,损伤内皮细胞基底膜,并使中性粒细胞活化。活化的黏附中性粒细胞则通过释放氧自由基、溶酶体酶、血栓素和白三烯等物质,进一步损伤血管壁,并与上述炎症形成恶性循环,最后对组织器官造成严重损害。

在促炎介质的释放过程中,体内同时产生各种内源性抗炎介质,如旁分泌/自分泌物质,如一氧化氮(NO)、腺苷、前列环素(PGI$_2$)和脂皮质素-1;内分泌物质,如糖皮质激素,分泌性白细胞蛋白酶抑制剂(SLPI)和 IL-10 以及 IL-13。适量的抗炎介质可以拮抗过度的炎症反应,使炎症反应局限化。这是机体的一种代偿机制,对维持机体内环境稳定是非常有益的。但是,当抗炎介质过量时,可以产生免疫功能抑制,同时增加机体对感染的易感性。在早期,内源性抗炎介质的失控性释放可能是导致机体在感染或创伤早期出现免疫功能损害的主要原因。

促炎反应与抗炎反应作为对立的双方,正常时两者保持动态平衡,维持机体内环境稳定。当促炎反应占优势,则出现 SIRS,表现为全身炎性瀑布、细胞凋亡,而抗炎反应占优势则表现为代偿性抗炎反应综合征(compensatory anti-inflammatory response syndrome,CARS),表现为机体对各种应激的反应低下及免疫系统受抑制,对感染的易感性增加。

(二) 肠道损害及细菌移位

肠道作为人体的消化器官,在维持机体正常营养中起着极其重要的作用。同时,肠道还活跃地参与创伤、烧伤和感染后的各种应激反应,往往是 MODS 发生的始动器官。肠黏膜屏障是存在于肠道内的具有高效选择性功能的屏障系统,主要由机械屏障、生物屏障、化学屏障和免疫屏障组成。肠黏膜屏障在保护机体免受食物抗原、微生物及其产生的有害代谢产物的损害,维护机体内环境的稳定等方面起重要作用。

但是,危重病情况下多种原因均可以使肠黏膜的机械性屏障结构或功能受损,使大量的细菌或内毒素吸收,迁移至循环系统和淋巴系统,导致 SIRS,甚至全身多器官系统的功能损害。其病理生理机制主要有以下几方面。

1. 肠黏膜正常的上皮间紧密连接,分泌的特殊 IgA 抗体,以及介导细胞的免疫反应,具有杀灭外来细菌的作用。但是在有效循环血容量不足或休克等特殊情况下,肠黏膜上皮缺血、脱落,增加肠壁的通透性,同时介导细胞免疫反应的抗体量也下降。

2. 大量不合理应用的抗生素,使肠内生态环境失衡,肠内原菌群受到抑制而富有耐药性的外源性致病菌在肠内繁殖,并经肠壁向腹腔内移位,进入体循环。

3. 致病菌在胃内繁殖,这与治疗上的失误有关。为预防应激性溃疡的发生,常用药物中和胃酸,小肠蠕动减慢或麻痹,肠液和胆汁反流均有利于致病菌在胃内的生存繁殖,并向肠道内扩散。肠屏障功能障碍和肠道内细菌和(或)内毒素移位所致的肠源性感染是无明确感染灶的重症患者发生脓毒血症、脓毒血症休克和 MODS 的重要因素。

4. 长时间禁食、肠道内高渗状态及肠外营养、失用的肠道也促使肠黏膜萎缩及肠道的防御机制减弱。

（三）器官微循环灌注障碍及缺血-再灌注损伤

创伤、出血或感染均可致休克，从而导致有效循环血量不足、心排血量降低、微循环障碍以及组织灌注不足，使心脏、脑、肺、肾等重要器官因缺血、缺氧而产生一系列病理生理改变和细胞代谢异常。微循环障碍的重要表现为微循环处于淤血状态，组织缺氧、代谢性酸中毒，进而诱发血管内凝血及微血栓形成，进一步加重器官缺氧及代谢性酸中毒，形成恶性循环。同时，缺血缺氧使微血管内皮细胞肿胀、微血管壁通透性增加，如同时伴有输液过多，则组织间水分潴留，使毛细血管到实质器官细胞内线粒体的距离增加，氧弥散障碍，造成氧分压下降，严重时则导致线粒体功能障碍。

恢复组织灌流后，损伤血管内皮系统，产生并释放大量的氧自由基，造成细胞结构损伤及功能代谢障碍；钙离子内流，细胞内钙含量异常增多；上调黏附分子的表达，与中性粒细胞相互作用诱导细胞间黏附，进而导致细胞损伤和炎症反应。

（四）代谢障碍

1. 肺代谢变化 肺脏不仅是全身静脉血液回流的主要过滤器，而且是重要的代谢器官，机体组织中的许多代谢产物均在肺脏被吞噬、灭活和转换，因此肺脏是 MODS 时最易受累的器官。MODS 时，肺泡隔毛细血管充血扩张，白细胞淤滞，管腔被中性粒细胞、淋巴细胞和细胞碎片阻塞。中性粒细胞黏附于毛细血管内皮上，导致血管内皮系统功能障碍甚至衰竭，最终致使富含蛋白质的血管外液体进入肺间质和肺泡腔，导致肺水肿、肺出血、肺不张和肺泡内透明膜的形成。

2. 肾代谢变化 肾功能障碍主要表现为急性肾衰竭，病理上出现肾小球毛细血管扩张充血，腔内出现中性粒细胞。系膜细胞轻至中度增生，系膜区扩大。肾小管内皮细胞肿胀、空泡变性及坏死，小管腔内有蛋白管型和细胞管型。间质血管扩张充血，同时伴有局灶性出血。临床表现为少尿或无尿、氮质血症、血尿素氮和血肌酐升高，同时伴有水、电解质和酸碱平衡紊乱。尽管肾功能代谢的异常是全身血管扩张和相关的低血容量所致，其他的内皮素、血栓素 A_2，以及中性粒细胞和凝固因子的流入也同样是非常重要的，并且导致肾损害、肾衰竭。尽管少尿通常在临床上是其结果，但多尿性肾衰竭可能通过罕见的特异的肾小管功能衰竭所引起。

3. 肝脏代谢变化 在 MODS 时，肝脏代谢变化主要表现为黄疸和肝功能不全。增加的肝脏氧需求只能部分地通过相应地增加心排血量来满足。如果肝血流不能满足局部增加的氧需，或肝功能不全不是血流依赖性的，就会发生肝功能损害。但是，由于肝脏的代谢能力比较强，当肝脏的形态学发生改变时，其生化指标仍可正常。因此，出现肝功能不全有助于 MODS 的诊断。

4. 新陈代谢的变化 首先，高代谢状态时调节激素，如胰高血糖素和儿茶酚胺的升高，加速了糖的生成，导致血糖增高。但是，由于功能性胰岛素抵抗的特异性诱导，通过抑制线粒体糖分解酶（葡萄糖激酶，丙酮酸盐脱氢酶），或通过胰岛素受体本身的作用，MODS 时血糖浓度升高常与血中胰岛素升高并存。其次，由于机体糖利用障碍时，能量的需要将通过蛋白质的分解提供，尤其是从骨骼肌进行的蛋白分解。但是，MODS 时谷氨酰胺中丙氨酸代谢的限速酶（谷氨酰胺酶）活性降低，直接损害细胞内谷氨酰胺转变为葡萄糖。虽然谷氨酰胺弥补了葡萄糖的生成不足，而谷氨酰胺的可利用性直接影响到胃肠道黏膜某些部分的完整性。再者，细胞的无氧代谢和微血管的组织缺血缺氧将导致乳酸的生成，形成高乳酸血症或乳酸盐/丙酮酸盐比率失衡。总之，在 MODS 时，高代谢状态持续存在，导致高血糖症、高乳酸血症、低蛋白血症、血浆支链氨基酸的明显减少及芳香族氨基酸的增高，最终导致能量耗竭。

第二节　发病机制

MODS 的发展及形成是多因素的,其机制也未完全阐明。但是,目前比较公认的机制有以下几种假说。

一、全身炎症反应失控学说

机体多种内源性炎症介质的过度生成和释放引起严重全身性炎症反应是 MODS 发生发展过程中的最终途径。

当机体受到严重的损害时,就可发生剧烈的防御性反应,一方面起到稳定自身的作用,另一方面又会有损害自身的作用,即 SIRS。此时,各种免疫细胞、内皮细胞和单核-吞噬细胞系统被激活后产生大量的细胞因子、炎症介质或其他各种病理性产物,包括氧自由基、脂质介质、溶酶体酶、细胞因子、磷脂酶 A_2、胺类物质等,这些介质具有攻击各种细胞而使组织细胞损伤的能力。这种炎症反应一旦失控,将不断地自我强化而损伤自身细胞,造成广泛的组织破坏,从而启动 MODS。

CARS 则是指抗炎介质与促炎介质形成交叉网络,力求控制全身炎症反应在合理的范围内,不至于产生破坏性的效果。这些抗炎介质包括 IL-4、IL-10、IL-11、可溶性 TNF-α 受体、转化生长因子等。当抗炎介质过量时,使机体对外的打击反应低下,免疫功能受到抑制,对感染更为易感,导致 MODS。

稳态时,机体内 SIRS 和 CARS 保持相对平衡。在遭受打击后,无论哪一方表现占优势,均反映了机体内炎症反应的失控。在循环中存在大量失控的促炎介质和抗炎介质,形成了强大的相互交叉影响的网络系统,同时各种介质之间存在"交叉对话"(cross talking)。SIRS 与 CARS 并存,相互加强,形成混合型拮抗反应综合征(mixed antagonist response syndrome, MARS),最终形成免疫失衡,发生 MODS。

二、二次打击及双相预激学说

在发生 MODS 时,不一定是一次性严重的生理损伤的结果,往往是多次重复打击造成的,也就是目前所说的"二次打击"学说。该学说认为,初次打击可能并不严重,但是却使全身免疫系统处于预激活状态。此后,如病情控制则炎症反应逐渐消退,受损的器官系统得以修复。如果在此基础上再次遭受到严重的打击,即"二次打击",全身炎症反应将成倍扩增,超大量地产生各种继发性炎症介质。这些炎症介质作用于靶细胞后还可以导致"二级""三级",甚至更多级别的新的介质产生,从而形成炎症介质的"瀑布"效应,最终发展成为 MODS。

三、缺血-再灌注学说

心搏呼吸骤停或其他多种因素导致休克时,有效循环血容量不足,心排血量下降,重要器官系统灌注不良,导致缺血、缺氧、酸中毒。长时间的组织缺血缺氧和酸中毒,使血管内皮细胞肿胀,微血管壁通透性升高,组织水肿,氧弥散障碍。线粒体氧化磷酸化功能停止,三羧酸循环障碍,ATP 合成减少,代谢障碍、能量产生障碍,引起器官功能障碍和衰竭。但是,当心肺复苏成功或休克被控制后,血流动力学得以改善,缺血的组织细胞恢复血流,即发生再灌注。再灌注时,大量的钙离子内流,细胞内钙超载,通过黄嘌呤氧化酶大量堆积、中性粒细胞的呼吸爆发、线粒体的单电子还原增多及儿茶酚胺的自氧化,引起氧自由基大量生成和释放。缺血-再灌注的氧自由基损伤在 MODS 发病过程中起重要作用。内皮细胞是缺血-再灌注过程中氧自由基的最早来源,氧自由基激活补体,促使中性粒细胞和单核细胞活化,释放更多的氧自由基,后者进一步攻击内皮细胞而加重损伤。MODS 患者的血中脂质过氧化产物含量显著增高,超氧化物歧化酶显著降低。同时,缺血-再灌注损伤影响免疫和神经内分泌系统,引起炎症介质的释放和应激反应,还削弱肠道黏膜屏障功能,引起肠道细菌和内毒素移位,诱发内源性感染,进而发展成为脓毒症和 MODS。

四、胃肠道屏障功能障碍

胃肠道是机体最大的细菌和毒素库。正常肠黏膜具有屏障功能,构成防止肠腔细菌和内毒素进入血液循环的第一道防线。肝脏库普弗细胞则形成第二道防线。在炎症、缺氧等刺激下,肠上皮细胞损伤,通透性增加,肠黏膜屏障破坏,致细菌/毒素移位。肠黏膜屏障功能受损是导致细菌移位的基础,其原因主要有肠缺氧缺血和再灌注损伤及肠营养障碍导致的肠黏膜失用性萎缩。

五、基因多态性假说

随着人类基因组研究的不断深入,人们逐渐认识到遗传学机制的差异性是许多疾病发生发展中的内在物质基础。基因多态性是决定人体对应激易感性与耐受性、临床表型多样性及药物治疗反应差异性的重要因素。也就是说,在临床上同样的病情,同样的治疗,在不同的个体预后可能截然不同,即所谓的"个体差异"。目前已经证实,炎症表达的控制基因确实具有多态性。这些均提示个体基因特征在全身炎症反应中发挥作用。

第三节　临床诊断与病情评估

一、临床类型

从发病形式及临床过程来区分,MODS 可以分为以下临床类型。

1. 一期速发型　也称单相速发型,是指在原发危重急症发病 24 小时后,即出现两个或两个以上器官系统的功能障碍。病变的过程只有一个时相,因此也称其为原发型。

2. 二期迟发型　也称双相迟发型,是指先发生一个重要器官系统的功能障碍,随后经过一个相对近似稳定期,继而出现更多器官系统的功能障碍。此型的首次打击(多数为感染)可能是轻度的,不足以引起明显的临床症状,但是使机体处于预激活状态,而此时发生的二次打击可能就成为致命性的。因此,此型也称为继发型。

相对于单相速发型和双相迟发型,还有一种临床类型称为反复型,即在双相迟发型的基础上,反复多次发生 MODS。

二、临床诊断

1. 临床表现

(1) 原发病的临床表现:MODS 的早期主要以原发病为临床表现,如严重创伤、休克和感染。如果原发病较严重,往往掩盖 MODS 的早期症状和体征。因此,当存在 MODS 的诱因时,要高度警惕 MODS 的可能性。

（2）SIRS 的临床表现：表现为过度的炎症反应（表 31-2）。

表 31-2　SIRS 评分标准

	分　值		
	1	2	3
体温（℃）	>38.0 或<36.0	>38.5	>39.0
心率（次/分）	>90	>110	>130
呼吸频率（次/分）	>20	>24	>28
白细胞计数（×10^9/L）	>12 或<4.0	>16.0	>20.0

注：根据 SIRS 评分标准，当分值≥2 时，即可诊断为 SIRS

（3）受累器官系统的相应临床表现：如肺脏受累，表现为发绀及出现 ARDS 的症状和体征；胃肠道受累，则表现为中毒性肠麻痹、肠道细菌移位和内毒素血症及应激性溃疡；肝肾功能受损，则表现为黄疸、肝性昏迷，少尿、血尿或无尿等。

2. 诊断依据

（1）有导致 MODS 的诱发因素，如严重创伤、烧伤、感染、休克等。

（2）有 SIRS 的临床症状及体征。

（3）存在两个或两个以上的器官系统功能障碍。

（4）除外其他疾病引起的多器官系统损害。

（5）高分解代谢且外源性营养不能阻止其自身消耗。

（6）病理学改变缺乏特异性，主要是广泛的炎症反应。

（7）一旦治愈，可不遗留器官系统损伤的痕迹。

3. 诊断标准　MODS 的诊断是以单个器官系统功能障碍为诊断依据（表 31-3），在病程中更重视器官系统功能障碍的动态性、序贯性及可逆性。

表 31-3　MODS 和 MOF 的诊断标准

	MODS	MOF
肺	低氧血症、需机械通气维持 72h 以上	进行性加重的 ARDS，需要 PEEP>10cmH$_2$O，FiO$_2$>0.50
肝脏	血清胆红素≥34.2～51.3μmol/L，或转氨酶增高 1 倍以上	临床出现黄疸，血清 TBIL≥136.8～171μmol/L
肾	尿量 500ml/d，或血清 Cr>176.8～265.2μmol/L	需肾脏透析治疗
肠道	腹胀，不能耐受进食 5d 以上；应激性溃疡出血，24h 输血 400ml 以上	上消化道出血，需输血>1000ml/24h，或内镜检查/手术证实存在应激性溃疡
心脏	无心梗而致的低血压或心脏指数<2.0L/（min·m²），或出现毛细血管渗漏综合征	低动力循环，对强心治疗效果不佳难以作出反应
中枢神经系统	意识障碍，谵妄	昏迷
血液系统	PT 和 APTT 延长 25% 以上，FDP 阳性，PLT<50×10^9/L	DIC

注：ARDS，acute respiratory disease syndrome，急性呼吸窘迫综合征；Cr，creatinine，肌酐；TBIL，total bilirubin，总胆红素；PT，prothrombin time，凝血酶原时间；APTT，activated partial thromboplastin time，活化部分凝血酶原时间；PLT，platelet，血小板；DIC，disseminated or diffuse intravascular coagulation，弥散性血管内凝血

三、病 情 评 估

MODS 病情危重,病死率高,应用评分系统对其严重程度进行临床评价是十分重要的。目前,常用的评价系统有以下几种。

1. 国外 MODS 的评分系统

（1）Marshall 评分（Marshall score）：Marshall 评分涉及呼吸、肾、肝、心血管、血液和神经系统 6 个器官或系统,每个器官或系统选择一个最有代表性的指标进行评价。每个器官系统的分值为 0~4 分,总分为 0~24 分。0 分代表功能基本正常,ICU 病死率<5%;而 4 分代表显著的器官系统功能失代偿,ICU 病死率高达 50% 以上（表 31-4）。

表 31-4　Marshall 评分

	分　值				
	0	1	2	3	4
呼吸系统（PaO_2/FiO_2:mmHg）	≥300	226~300	151~225	76~150	≤75
肾脏（Cr:μmol/L）	≤100	101~200	201~350	351~500	>500
肝脏（TBIL:μmol/L）	≤20	21~60	61~120	121~240	>240
心血管（PAR:bpm）	≤10.0	10.1~15.0	15.1~20.0	20.1~30.0	>30
血小板（$\times10^9$/L）	>120	81~120	51~80	21~50	≤20
神经系统（GCS 评分）	15	13~14	10~12	7~9	≤6

注:计算 PaO_2/FiO_2 时不考虑是否使用机械通气及机械通气的方式,也不考虑是否应用呼气末正压及其大小;计算血 Cr 时,不考虑是否接受透析治疗;采用 PAR 调整的血压与心率（经调整的血压与心率（PAR）= 心率×右房压（或 CVP）/平均动脉压）,以消除因应用变力药物产生的影响;GCS（Glasgow Coma Scale,格拉斯哥昏迷评分）,对于接受镇静药或肌松药的患者,如果没有意识障碍的证据,可以假定其神经功能正常

（2）SOFA 评分:欧洲危重病学会制定的序贯性脏器衰竭评价评分（the sequential organ failure assessment,SOFA）涉及呼吸、凝血、肝脏、心血管、神经和肾脏 6 个器官,每个器官或系统选择一个指标进行评分（表 31-5）。

表 31-5　SOFA 评分

	分　值				
	0	1	2	3	4
呼吸系统（PaO_2/FiO_2:mmHg）	≥400	<400	<300	<200	<100
肾脏（Cr:μmol/L）	<110	110~170	171~299	300~440	>440
肝脏（TBIL:μmol/L）	<20	20~32	33~101	102~204	>204
心血管	血压正常	MAP<70（mmHg）	Dop<5*	Dop>5* Epi or norepi <0.1*	Dop>15* Epi or norepi >0.1*
血小板（$\times10^9$/L）	>150	<150	<100	<50	<20
神经系统（GCS 评分）	15	13~14	10~12	6~9	<6

注:*,μg/(kg·min);MAP,mean arterial pressure,平均动脉压;Dop,dopamine,多巴胺;Epi,epinephrine,肾上腺素;norepi,norepinephrine,去甲肾上腺素

2. 国内的评分标准　1995 年经庐山九五全国危重病急救医学学术会讨论通过的 MODS

病情分期评分标准,成为国内比较权威的评分标准。该标准包括外周循环、心、肺脏、肾脏、肝脏、胃肠道、凝血功能、脑、代谢 9 个器官系统。每个器官系统分 1~3 分进行评分(表 31-6)。同时,对于老年患者,可以根据老年患者 MODS 评分(multiple organ dysfunction syndrome in the elderly,MODSE),对老年多器官功能障碍综合征进行标准诊断。

表 31-6　1995 年重修 MODS 病情分期诊断及严重程度

	评分		
	1	2	3
外周循环	无血容量不足: MAP≥60mmHg; 尿量≥40ml/h,低血压持续 4h 以上	无血容量不足: MAP:50~60mmHg; 尿量:20~40ml/h; 肢端冷或暖; 无意识障碍	无血容量不足: MAP<50mmHg; 尿量<20ml/h; 肢端冷或暖; 多有意识恍惚
心脏	心动过速: 体温升高1℃; 心率升高15~20 次/分; 心肌酶正常	心动过速: 心肌酶(CK,GOT,LDH)异常	室性心动过速: 心室纤颤; Ⅱ~Ⅲ度房室传导阻滞;心搏骤停
肺脏	呼吸频率 20~25 次/分;吸空气 PaO_2/FiO_2≥300mmHg,P(A-a)DO_2(FiO_2 1.0)25~50mmHg; X 线胸片正常。 (具备 5 项中的 3 项即可确诊)	呼吸频率>28 次/分; 吸空气 50mmHg<PaO_2≤60mmHg,PaO_2≤60mmHg,$PaCO_2$<35mmHg,PaO_2/FiO_2:200~300,P(A-a)DO_2(FiO_2 1.0):100~200mmHg; X 线胸片示肺泡无实变或实变少于 1/2 肺野。 (具备 6 项中的 3 项即可诊断)	呼吸窘迫,呼吸频率>28 次/分; 吸空气 PaO_2≤50mmHg,$PaCO_2$>45mmHg,PaO_2/FiO_2≤200mmHg,P(A-a)DO_2(FiO_2 1.0)>200mmHg); X 线胸片示肺泡无实变或实变大于 1/2 肺野。 (具备 6 项中的 3 项即可确诊)
肾脏	无血容量不足; 尿量≥40ml/h,尿 Na^+、血 Cr 正常	无血容量不足; 尿量:20~40ml/h; 利尿药冲击后尿量可增多; 尿 Na^+ 20~30mmol/L(20~30mEq/L); 血 Cr<176.8μmol/L	无血容量不足; 无或少尿(<20ml/h); 利尿药冲击后尿量不增多;尿 Na^+>40mmol/L(>40mEq/L);血 Cr>176.8μmol/L(>2.0mg/dl)(非少尿肾衰竭者);尿量>600ml/24h,但血 Cr>176.8μmol/L(>72.0mg/L)。 尿比重≤1.012
肝脏	ALT>正常值 2 倍以上;血清 TBIL:17.1~34.2μmol/L	ALT>正常值 2 倍以上; 血清 TBIL>34.2μmol/L	肝性脑病
胃肠道系统	腹部胀气; 肠鸣音减弱	高度腹部胀气; 肠鸣音近于消失	麻痹性肠梗阻; 应激性溃疡出血。 (具备 2 项中的 1 项即可确诊)
凝血机制	PLT<100×10^9/L; 纤维蛋白原正常; PT 及 TT 正常	PLT<100×10^9/L; 纤维蛋白原≥2.0~4.0g/L;PT 及 TT 比正常值延长≤3s;优球蛋白溶解试验>2h; 全身性出血不明显	PLT<50×10^9/L; 纤维蛋白原<2.0g/L; PT 及 TT 比正常值延长>3s;优球蛋白溶解试验<2h; 全身性出血明显

	评　分		
	1	2	3
脑	兴奋及嗜睡； 语言呼唤能睁眼； 能交谈； 有定向障碍； 能听从指令	疼痛刺激能睁眼； 不能交谈，语无伦次； 疼痛刺激有屈曲或伸展 反应	对语言无反应； 对疼痛刺激无反应
代谢系统	血糖：3.9～5.6mmol/L； 血 Na⁺：135～145mmol/L； pH：7.35～7.45	血糖 < 3.5mmol/L 或 > 6.5mmol/L； 血 Na⁺ < 130mmol/L 或 > 150mmol/L； pH<7.20 或 >7.50	血糖<2.5mmol/L 或>7.5mmol/L； 血 Na⁺ < 125mmol/L 或 > 155mmol/L； pH<7.10 或>7.55

第四节　防治及预后

对于 MODS 目前仍无有效的遏制手段，故其病死率相当高。预防 MODS 的发生，是提高危重病患者生存率最为重要的措施。关键在于早期发现、早期治疗。一旦发生 MODS，则应及早采取各种保护器官功能的支持疗法，在祛除病因的前提下进行综合治疗，最大限度地保护各器官系统功能，切断他们之间存在的恶性循环。

一、加强器官系统功能的监测与护理

通过合理的监测和护理，可以早期发现和治疗患者的器官功能紊乱及指导 MODS 治疗。

二、合理支持，改善全身情况，维持内环境稳定

酸中毒可以影响心血管系统和肺功能，碱中毒则可以影响中枢神经系统，营养不良可降低免疫功能、消耗肌肉组织。患者的心理恐惧及各种疼痛不适可以引起机体的应激反应。通过合理的支持疗法，比如充分的镇静镇痛，呼吸支持、能量代谢支持等，可以纠正器官系统功能障碍造成的生理紊乱，防治器官功能进一步损害，延长治疗时间窗、消除致病因素，促进器官系统功能的恢复。

三、积极治疗原发病

治疗原发病是从源头阻断 MODS 的病理机制，是防治策略的根本所在。对于创伤患者和休克患者，要尽早、充分、有效地实施复苏；大面积烧伤的患者，要早期切痂封闭创面；长骨骨折及骨盆骨折应早期进行正确的固定；加强对原发病损伤器官的保护；及时彻底清创无血流灌注及已坏死的组织，充分引流。

四、及时有效地控制感染

明确的感染灶必须及时引流，彻底清除坏死组织，尽可能使感染局限化，根据致病菌及药

物敏感试验选用有效的抗生素,减轻内毒素血症。同时,院内感染可能成为"二次打击",医护人员应加强无菌操作观念,对免疫力低下的患者进行适当的保护隔离。

五、防止休克及缺血-再灌注损伤

在现场急救及住院治疗过程中,及时合理地处理失血、失液、休克等。任何治疗措施都要强调时间性,因为组织低灌注和缺氧的时间越久,组织的损害就越严重,缺血-再灌注损伤也更严重。MODS 患者最早出现且最常见的是 ARDS,因此要管理好患者的呼吸功能,纠正低氧血症、酸中毒,必要时给予机械通气支持。

六、保持良好的呼吸和循环

呼吸支持是提高氧输送和降低氧消耗的重要手段之一。在选择呼吸机模式和设置呼吸机参数时,应避免呼吸机相关性肺损伤,尽可能减少机械通气对器官功能的影响。对创伤、低血容量、休克的患者,及时充分的复苏,提高有效循环血容量,合理使用血管活性药物,以保证组织满意的氧合。

七、支持相关器官系统功能,阻断病理的连锁反应

MODS 的病死率取决于器官功能障碍的数目,仅一个器官系统受累,病死率只有30%,但是2个器官系统受累,病死率就增加到50%～60%,3个器官系统受累则增加到72%～100%,5个器官系统受累,病死率将接近100%。因此,只有对其进行早期干预,阻止 MODS 的进展,才有可能明显改善预后。

八、特异性治疗

内毒素、TNF 及 IL-1 被认为是重要的炎症因子,可以采取这些炎症介质的特异性抗体或拮抗剂,阻断或减弱炎症介质的"瀑布"反应。虽然相关介质的拮抗剂在实验动物中取得良好效果,但在患者中未能提高治愈率及生存率,有待于进一步研究。

同时,连续肾脏替代治疗、连续性血液滤过透析与血浆置换以及分子吸附再循环系统可以移除循环中的炎症介质和细胞因子,也逐步应用于 MODS 的防治。

九、基 因 治 疗

基因治疗目前还处在探讨阶段,期望通过干预炎症刺激信号转导及其基因的表达来改变全身炎症反应和 MODS 的病程。在应用抗氧化剂及肾上腺皮质激素治疗 MODS 时,部分原因是因为其对 NF-κB 的影响。同时,也可以通过基因修饰改变基因表达。在 MODS 治疗策略中,基因治疗无疑是具有很大吸引力的。

十、中医中药治疗

在中医典籍中没有 MODS 这一病名,近年来中医多称 MODS 为"脏衰证"。由于中医药防病治病的"整体观念"优势以及中医理论中的"治未病"和"防传病"思想,使得中医药防治

MODS 成为一个重要发展方向,有关中医药防治 MODS 的研究逐渐增多,并取得一定的成果。尽管其治疗机制并不能很好地以现代医学理论来解释,但是其疗效本身表明了其学术价值。当务之急是对上述药物治疗进行前瞻性、多中心、大样本的临床研究,筛选出切实有效的中医药。相信随着中药药理和毒理研究的深入,将会为 MODS 的临床治疗提供更为广泛的前景。

总之,目前国内外尚缺乏特异性的治疗方法,主要仍然是以预防为主,及早发现及早治疗,保护各主要器官的功能,提倡综合治疗。

(李文志)

第三十二章 | 心肺脑复苏

心搏骤停(cardiac arrest)是指心脏因急性原因突然丧失其有效的排血功能而导致循环功能停止,周身血液循环停滞,组织缺血、缺氧的临床死亡状态。脑组织发生缺氧或氧供应减少,立即引起患者意识消失和呼吸停止。针对心搏骤停所采取的一切抢救措施,称为"心肺复苏"(cardiopulmonary resuscitation,CPR)。由于衡量心肺复苏成功与否的最终标准是患者生活质量,因此,从 20 世纪 60 年代开始又把"心肺复苏"发展为"心肺脑复苏"(cardiopulmonary cerebral resuscitation,CPCR)。

第一节 心搏骤停的病因

突发心搏骤停是加拿大和美国等欧美国家的首要死亡病因,在我国亦是如此。虽然每年院外突发心搏骤停的死亡人数测定变化很大,但从疾病控制和预防中心的数据测定表明,在我国因为冠心病死于医院外(院外)和急诊室的人数居高不下。

心搏骤停时心脏功能状态可表现为 4 种形式:心室颤动(ventricular fibrillation,VF)、无脉性室性心动过速(pulseless ventricular tachycardia,VT)、无脉性心电活动(pulseless electric activity,PEA)和心脏停搏(asystole)。无脉性心电活动包括:心肌电-机械分离、室性自搏心律、室性逸搏心律等。

在成年人中,心搏骤停最常见的原因为心肌梗死时并发心室颤动,占 65% ~ 80%。对于儿童,则主要为各种原因引起的低氧,如溺水等。但无论出自何种原因,均由于直接或间接地引起心肌收缩力减弱、冠脉灌注量减少、血流动力学剧烈改变或心律失常等机制而致心搏骤停。

(一) 心肌收缩力减弱

心肌病变、机体内环境的异常变化或过度使用抑制心肌收缩力的药物是导致心肌收缩力减弱的主要原因,例如心脏本身创伤、心肌炎、心肌病或大面积心肌梗死(梗死面积>50%)等均可引起心肌收缩力明显减退和心室纤颤或心搏骤停。另一常见的原因是急性气道梗阻引起的窒息和严重缺氧。当 PaO_2<40mmHg 时,将引起心肌收缩无力和传导功能障碍,进行性心动过缓常是心搏骤停的前奏;当同时伴有 CO_2 蓄积时,迷走神经兴奋性增强、反射亢进,此时刺激迷走神经更易诱发冠状血管痉挛、心肌收缩力减弱、心脏传导功能障碍而引起心脏停搏。

具有心肌负性变力作用的药物如各种 β 受体阻断药、奎尼丁以及麻醉药用量过大时,则心搏骤停可先于呼吸动作停止。

(二) 冠脉血流量减少

冠状动脉硬化、痉挛、栓塞和任何原因引起的严重低血压,均可使冠脉血流量减少而致心肌急性缺血,引起心肌的传导和收缩功能受损而致心搏骤停。

（三） 血流动力学剧烈改变

大量失血、严重低血容量性休克、椎管内阻滞平面过广、血管扩张药应用过量和全身麻醉过深等因素均可导致回心血量锐减、心排血量和血压骤降而致心搏骤停。心包压塞及心瓣膜疾病（例如主动脉瓣狭窄和二尖瓣脱垂），以及骤然变动体位也可诱发血流动力学急剧改变而导致心搏骤停。此外，神经源性或神经血管性休克（例如脑血管意外）、原发性肺动脉高压、肺动脉栓塞等，也是导致心搏骤停的常见原因。

（四） 心律失常

引起心律失常的常见原因有：①冠心病、心肌炎、心瓣膜病和各种心肌急性缺血缺氧；②电休克、心导管操作和心脏造影可直接刺激心内膜引起心室颤动或心搏停止；③各种增加心肌应激性的药物如肾上腺素与氟烷等麻醉药同时应用，易诱发心律失常甚至心搏骤停；④严重电解质平衡紊乱，特别是短时间内造成血清钾过高或过低，如烧伤或截瘫患者应用琥珀酰胆碱时，可促使 K^+ 从细胞内大量转移至细胞外，引起血清 K^+ 浓度剧升而致心搏骤停；⑤麻醉和手术过程中常发生的迷走神经反射，例如牵拉胆囊、刺激肺门和气管隆突时，都可引起心动过缓甚至心搏骤停。

第二节 心肺复苏的阶段与步骤

心搏骤停发生时有许多病因（心脏或非心脏因素）、各种情况（目击或非目击）和各样的环境，如院外或医院内（院内）。这种特殊性使得应用单一的复苏方法是不足够的，心搏骤停后的成功复苏需要一整套协调动作，表现为"生存链"（chain of survival）的各环节，这些环节就像锁链一样互相连接，削弱任何一个环节都将导致不良结局。

《2015 AHA 心肺复苏及心血管急救指南更新摘要》（*Highlights of the 2015 American Heart Association Guidelines Update for CPR and ECC*）（以下简称:《2015 指南更新》）建议对生存链进行划分，把在院内和院外出现心搏骤停的患者区分开来，确认患者获得救治的不同途径（图 32-1）。院外心搏骤停的患者将依赖他们的社区获得救助。非专业救护人员必须识别出心搏骤停、进行呼救、开始心肺复苏并给予除颤（即:公共场所除颤，PAD），直到接受过紧急医疗服务（the emergency response system，EMS）培训的专业团队接手后，将患者转移到急诊室和（或）心导管室。患者最终会被转移到重症监护病房接受后续救治。相反，院内心搏骤停的患者依赖于专门的监控系统（例如快速反应或早期预警系统）来预防心搏骤停。如果发生心搏骤停，患者依赖于医疗机构各部门和服务间的顺畅沟通，以及由专业医疗人员，包括医师、护士、呼吸治疗师等组成的多学科团队。

院外心搏骤停生存链 5 个环节包括:①识别和启动紧急医疗服务系统；②即时高质量心肺复苏；③快速除颤；④基础及高级急救医疗服务；⑤高级生命支持和骤停后护理。

院内心搏骤停生存链 5 个环节包括:①监测和预防；②识别和启动紧急医疗服务系统；③即时高质量心肺复苏；④快速除颤；⑤高级生命支持和骤停后护理。

《2015 指南更新》指出:虽然没有证据表明启动社会媒体可以提高院外心搏骤停的存活率，但对社区来说，利用社会媒体技术，帮助在院外疑似发生心搏骤停的患者呼叫附近有愿意帮助并有能力实施心肺复苏的施救者，在现代信息时代是个非常合理的变化。通过手机及其免提功能，施救者可以在不离开患者身边，甚至在不中断按压的情况下完成拨打急救电话，启动紧急医疗服务系统。

在各临床学科都强调团队的今天，《2015 指南更新》也提出对于成年患者，在医院内成立

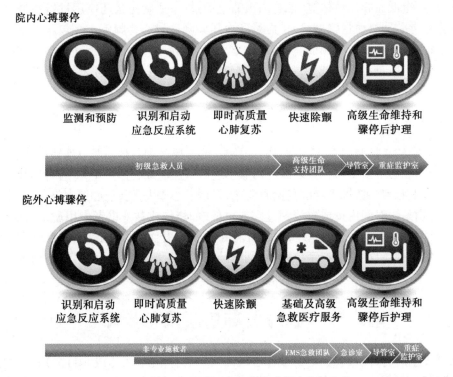

图 32-1　AHA 心血管急救成人生存链环节

快速反应小组或紧急医疗团队系统能够有效减少心搏骤停的发生,尤其在普通病房效果明显。如果机构中有患有高危疾病的儿童在普通住院病房接受治疗护理,可以考虑建立儿童快速反应小组/紧急医疗团队系统。成人与儿童均可考虑使用早期预警系统。

心肺复苏包括三个阶段:基础生命支持(basic life support,BLS);高级生命支持(advanced cardiovascular life support,ACLS)和复苏后治疗或心搏骤停后处理(post-cardiac arrest care,PCAC)(图 32-1)。

第三节　基础生命支持

基础生命支持(BLS)是心搏骤停后挽救生命的基础,心搏骤停发生后最初数分钟内采取的抢救措施对于患者的生存至关重要。胸外心脏按压和人工呼吸是基础生命支持的主要措施。成人基础生命支持包括立即识别心搏骤停和启动紧急医疗服务系统(EMS)、尽早实施高质量的 CPR、尽早进行电除颤。

一、立即识别心搏骤停和启动紧急医疗服务系统(EMS)

心搏骤停的识别并非总是很直观的,尤其是对于非专业人员来说。有时部分施救者的困惑会导致紧急医疗服务系统反应或开始 CPR 的延迟或失败。如果施救者行动过于缓慢,就会错失宝贵的时间。

对于非专业施救者来说,如果发现一个成年无反应患者(例如对刺激不能移动或无反应)或目击一个成年人突然神志不清,在确定周围环境安全后,施救者要立即拍打患者的双肩及呼叫患者,以判断患者的反应。一旦发现患者无反应,就应马上(或叫他人)致电急救中心,启动紧急医疗服务系统,调度员应指导非专业施救者检查呼吸,如果有需要,还应指导施行 CPR 的步骤,非专业施救者无须检查是否有脉搏,发现无反应及无呼吸或非正常呼吸(仅有喘息),就应该立即判断为发生心搏骤停。《2015 指南更新》鼓励经过培训的施救者同时进行几个步骤(即同时检查呼吸和脉搏),医护人员一旦发现患者没有反应,必须立即就近呼救,并继续同时检查呼吸和脉搏,时间不要超过 10 秒,然后再启动紧急医疗服务系统(或请求支援),以缩短开始首次胸部按压的时间。在启动紧急医疗服务系统后,所有的施救者都应立即对无反应及无呼吸或非正常呼吸(仅有喘息)成年患者开始 CPR。

对于已知或疑似阿片类药物成瘾的患者,如果无反应且无正常呼吸,但有脉搏,可由经过正规培训的非专业施救者和 BLS 施救者在提供标准 BLS 救治的同时,给予患者肌内注射(IM)或鼻内给予(IN)纳洛酮。

《2015 指南更新》提出由多名经过训练有素的施救者组成的综合小组可以采用一套精心设计的办法,同时完成多个步骤和评估,而不用如单一施救者那样依次完成(例如由 1 名施救者启动急救反应系统,第 2 名施救者开始胸外按压,第 3 名进行通气或者取得球囊面罩进行人工呼吸,第 4 名取回并设置好除颤器)。

切忌对怀疑心搏骤停的患者进行反复的血压测量和心音听诊,或等待 ECG 描记而延误抢救时机。瞳孔散大虽是心搏骤停的重要指征,但反应滞后且易受药物等因素的影响,所以临床上不应等待瞳孔发生变化时才确诊心搏骤停。在全麻和肌松条件下,神志消失和呼吸停止已非心搏骤停的指征,此时主要凭大动脉搏动消失,患者伤口渗血停止来诊断心搏骤停。

二、尽早实施高质量的 CPR

CPR 是复苏的关键,启动 EMSs 后应立即开始 CPR。胸外按压是 CPR 的重要措施,因为在 CPR 期间的组织灌注主要依赖心脏按压。因此,在成人 CPR 一开始就应优先进行胸外心脏按压。心搏骤停的最初数分钟内仍有氧存留在患者肺内和血液中,及早开始胸外心脏按压可尽早建立血液循环,将氧带到大脑和心脏。2010 年 AHA 复苏指南已将成人 CPR 的顺序由 A(呼吸道通畅)-B(人工呼吸)-C(胸外按压)改为 C-A-B,建议非专业人员在现场复苏时,先进行单纯胸外按压。

(一)循环支持

心脏按压是间接或直接施压于心脏,是心脏维持充盈和搏出功能,并能诱发心脏自律搏动恢复的措施。正确操作时,一般都能保持心排血量和动脉血压基本满足机体低水平的要求,起到人工循环的作用。

1. 胸外心脏按压(external chest compression,ECC) CPR 中胸部按压术是指连续地有节奏地施压于胸骨下部,通过提高胸膜腔内压或直接按压心脏促使血液流动。胸部按压术是急救现场维持人工循环的首选方法。

(1)操作步骤:①将患者去枕仰卧于硬板或平地上,头部与心脏处于同一平面,两下肢抬高 15°,以利于静脉回流和增加心排血量。②施救者跪于患者一侧,以一手掌根部置于胸骨的下半部,即双乳头之间。手掌与患者胸骨纵轴平行以免直接按压肋骨;另一手交叉重叠在该手背上。③施救者两肘关节绷直,借助双臂和躯体重量向脊柱方向垂直下压(图 32-2)。每次下压使胸骨下段及其相连的肋软骨至少下陷 5cm,但不大于 6cm 后即放松胸骨,便于心脏舒张。手掌可与患者胸壁保持接触,但应避免在按压间隙倚靠在患者胸上,以便每次按压后使胸廓充分回弹,在胸骨充分回弹后再次下压,弹回与按压的时间大致相同,如此反复进行。儿童则要求使其下陷约5cm,婴儿约4cm。④胸外心脏按压的频率成人或儿童均为100~120次/分。《2015指南更新》强调施救者应做到尽可能减少胸外按压中断的次数和时间。对于没有高级气道接受心肺复苏的心搏骤停成人患者,实施心肺复苏的目标应该是尽量提高胸部按压在整个心肺复苏中的比例,目标比例为至少60%。所有非专业施救者应至少为心搏骤停患者进行胸外按压。未经训练的非专业施救者应在调度员指导下或者自行对心搏骤停的成人患者进行单纯胸外按压(Hands-Only)式心肺复苏。施救者应持续实施单纯胸外按压式心肺复苏,直到自动体外除颤器或有参加过训练的施救者赶到。另外,如果经过培训的非专业施救者有能力进行人工呼吸,或施救者为医护人员,应在按压的同时给予人工呼吸。单人施行CPR时,婴儿、儿童和成人均连续胸部按压30次后,再给予连续2次人工呼吸(30:2)。双人施行CPR时,成人按压通气比仍为30:2,婴儿和儿童按压通气比为15:2。已建立高级气道(例如气管插管、食管气管导管、喉罩气道)的每6秒给予1次呼吸(每分钟10次呼吸)。施救者应持续实施心肺复苏,直到自动体外除颤器或有参加训练的施救者赶到。⑤每2~3分钟或5组CPR循环(5组30:2循环)后对患者做一次判断,触摸颈总动脉搏动和观察有无自主呼吸动作出现(不超过10秒)。若心跳和呼吸已恢复,则应在严密观察下进行后续处理,否则继续进行CPR(图32-2)。

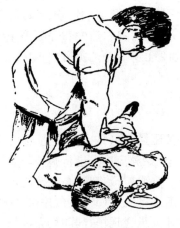

图32-2 胸外心脏按压

临床上心脏按压有效的标志是:①大动脉处可触及搏动;②发绀消失、皮肤转为红润;③测得血压;④散大的瞳孔开始缩小、甚至出现自主呼吸,说明脑血流灌注已经重建。

(2)机制:过去40年的研究发现,胸部按压过程中血液的流动来自胸膜腔内压的改变(胸泵机制)或对心脏的直接按压作用(心泵机制)。CPR的时程影响CPR的机制。短时间的CPR,血流主要来自心泵机制。如心搏骤停时间较长或CPR时程延长时,心脏顺应性降低,只有在这种情况下,胸泵机制才占主要作用,但是,此时心排血量却显著减少。在儿童因胸廓的解剖特点,心泵机制占主导地位。

(3)改善胸部按压效果的方法:在标准的胸部按压时,动脉压峰值最高可达60~80mmHg,但舒张压一般不超过10mmHg,所产生的心肌和脑血流灌注量远不能满足心、脑在常温下代谢的需要。为此,曾提出不同的胸外心脏按压改良方法,以求进一步改善心脑血液灌注。

1)增快胸外心脏按压的频率:2010 AHA指南中强调快速有力地胸外心脏按压在CPR中至关重要。它与每分钟60~80次的普通胸外按压频率相比,其平均动脉压、冠脉灌注压、呼气末二氧化碳分压以及24小时犬的成活率均明显增高。因此,2010年指南要求胸外心脏按压频率至少每分钟100次。但是如此快的按压频率操作者易于疲劳,不能持久。另外有一项系列研究表明,当按压速率超过每分钟120次时,按压深度会由于剂量依存的原理而减少。例如,当按压速率在每分钟100~119次时,按压深度不足的情况约占35%;而当按压速率提高到每分钟120~139次时,按压深度不足的情况占到50%;当按压速率超过每分钟140次时,按压深度不足的比例达到70%。所以《2015指南更新》提出对于心搏骤停的成年患者,施救者以每分钟100~120次的速率进行胸外按压较为合理。

2)腹部加压:在腹部正中置一本厚书或沙袋,能够防止胸部按压时膈肌向后移位,从而提高胸膜腔内压,增加脑血流。

(4)胸外心脏按压的禁忌证:①重度二尖瓣狭窄和心脏瓣膜置换术后;②心包压塞;③严重张力性气胸;④胸廓或脊柱严重畸形;⑤晚期妊娠或有大量腹水者。

2. 开胸心脏按压法（open chest cardiac compression，OCCC） 在20世纪中叶即已施行开胸心脏按压术，但在胸外心脏按压获得成功后逐渐退居为第二手措施。开胸心脏按压所产生的心脑血流灌注明显高于胸外心脏按压，在心搏骤停后5分钟内开始开胸心脏按压可明显提高心脏自主复跳率。因此，现在开胸心脏按压在临床上又重新受到重视，并被推荐为医学教育的必修内容和医务人员必须熟练掌握的基本功。

（1）适应证：①开胸手术患者发生心搏骤停；②有胸外心脏按压禁忌证的患者；③经常规胸外心脏按压无效，且胸内心脏按压条件已准备就绪者；④多次体外除颤失败；⑤可疑心包压塞者。

（2）操作步骤：患者迅速气管插管后，术者站在患者左侧，自胸骨左缘2cm处起至腋中线作第4肋间隙开胸，迅速切开皮肤、皮下组织、肋间肌和胸膜。术者将右手伸入胸腔先进行心包外按压，其方法有三：①单手按压法：右手四指并拢平放于心脏后面（左心室），拇指和鱼际在心脏前面（右心室），有节奏地按压心脏。②双手按压法：双手分别置于左、右心室，双手协调用力按压心脏。③向胸骨推压法：右手四指并拢平放在心脏的后面，将心脏向胸骨方向按压，按压频率均为每分钟100次。三种方法可视具体情况交替而选用，在小儿因胸腔小，往往只能以二指或三指向胸骨推压。

心包外心脏按压如仍未能恢复心跳或已有室颤发生，则可在左膈神经前做8~10cm长纵行心包切口，注意勿损伤膈神经。切开心包后，立即进行单手或双手按压，其操作要领与心包外按压法相同。

（3）胸内心脏按压时注意事项：①掌握正确的按压法，应以拇指和其他并拢四指指腹均匀用力按压，以免损伤甚至穿透心室壁，每次按压后迅速放松手指，以免影响心脏充盈。②在按压过程中，不要压迫心房、瓣膜口和冠状动脉主干。③心脏复跳后应继续观察20分钟左右，因有时可能再次停跳。④术毕心包不宜完全缝合，应留有2~3cm长引流口，以利心包引流，若心脏膨胀，则可不予缝合。胸腔留置引流或水封引流瓶，一般在36~48小时后拔除。

开胸心脏按压术效果确实，心、脑血液灌流量明显高于胸外心脏按压术，但因胸外心脏按压无须特殊设备即可进行，在争取复苏时间方面十分重要，所以心肺复苏时仍以胸外心脏按压为首选，如果数分钟后心脏仍不复跳，即应创造条件，尽快改为开胸心脏按压，以保证复苏效果。作为医务人员，两种心脏按压术均应熟练掌握。

（二）呼吸道通畅

如果患者神志消失，施救者需立即确认患者呼吸是否足够有效。评估呼吸状态时，应将患者置于仰卧位并保持呼吸道通畅。心搏骤停患者发生呼吸道梗阻最常见的原因是舌后坠。保持呼吸道通畅是施行人工呼吸的首要条件，其常用的方法有：

1. 仰头抬颏法 此法解除舌后坠效果最佳且安全、简单易学，适用于无头、颈外伤的患者。施救者一手置于患者前额，向后加压使头后仰。另一手的第二、三指置于患者颏部的下颌角处，将颏上抬，但应避免压迫颈前部及颏下软组织，且抬高程度以患者唇齿未完全闭合为限（图32-3）。

2. 下颌前推法（托下颌法） 施救者将其拇指（左、右手均可）放在患者颧骨上作支点，用同一手的示指或中指放在患者耳垂下方的下颌角处作力点，将下颌向前向上托起，使下颌牙超过上颌牙，此时舌根便离开咽后壁从而解除了气道阻塞。如单手无力，也可将另一手放在对侧相同部位用双手托举（图32-4）。行口对口人工通气时，施救者可用颊部紧贴并堵塞患者鼻孔，当疑有颈椎病变时，头不应后仰，单纯托起下颌即可，此法效果确实，缺点是操作稍难，施救者腕部及手指易感疲乏。

3. 清洁呼吸道 为排出呼吸道内异物或口腔内的分泌物、血液、呕吐物等，在应用上述手

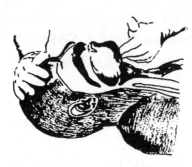

图 32-3　仰头抬颏法

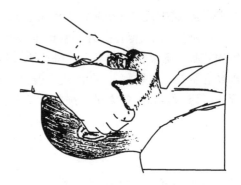

图 32-4　下颌前推法

法的基础上,最好使用吸引器予以吸除,如现场无此设备,则可将头部后仰并转向一侧,以利于分泌物离开喉头或流出口外。对于口内浅部的固体异物,可用示指抠出,口腔深部甚至声门附近的气管内异物,可先试冲击患者的中、下胸部,继之以捶背、头转向一侧及用手指在口腔内抠出。

(三) 人工呼吸

2010 年 AHA 指南中取消了以往程序中在开放气道后"看、听和感觉呼吸"以评估呼吸的环节。医务人员检查反应以发觉心搏骤停症状时会快速检查呼吸。在进行 30 次按压后,单人施救者开放患者的气道并进行 2 次人工呼吸。无论患者是无呼吸还是仅有喘息,均应先给予胸外按压,从而提高救治成功率。

实施人工呼吸的方法有许多种,但最为简便有效的方法是口对口人工呼吸法。

1. 口对口人工呼吸法

(1) 操作步骤:患者仰卧并使头部后仰,迅速解开衣扣和裤带以免妨碍呼吸动作,施救者以一手按住患者额部并用拇指和示指捏住鼻孔,另一手抬起下颏,并使口部微张,以便于吹气。施救者吸一口气后,以嘴唇包紧患者的口部,然后将呼出气吹入(图 32-5)。心搏骤停期间,CO_2 向肺脏的运输很少,大潮气量并不能促进体内 CO_2 的进一步排出,人工呼吸的主要目的是防止缺氧,研究证实在维持同等氧合水平时,小潮气量同样有效。故吹气量宜小(400 ~ 600ml),以避免发生胃内容物反流。应确认患者胸部随每次吸气上抬,再松开捏住患者鼻孔的手,或抬起头以松开压住鼻孔的脸颊,让患者被动地呼出气体。呼气完毕后,给予另一次吹气。但施救者往往很难掌握吸气力度并难以判断具体的吹气量。所以指南中建议:每次人工呼吸时间应持续 1 秒以上,并要见到胸廓的起伏,吹气前不需深吸气,避免过度通气或吹气过度用力。

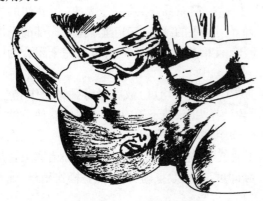

图 32-5　口对口人工呼吸

(2) 机制:口对口吹气时,首先进入患者肺内的是施救者所呼出的无效腔气部分(氧浓度为 16%),借此可达到给患者供氧的目的,而且因其二氧化碳含量很低,可稀释患者肺泡气内的 CO_2 浓度,形成有利于血中 CO_2 排出的压力梯度。用这种气体进行人工呼吸可产生 75 ~ 85mmHg 的肺泡氧分压,而 $PaCO_2$ 仅为 30 ~ 40mmHg。

(3) 注意事项:①口对口人工通气可致胃扩张,常见于小儿、气道不通畅和吹气过度的患者。胃扩张可产生严重的并发症,如反流、误吸、肺炎。胃内压增加时,膈肌上抬限制肺扩张并降低了肺顺应性。为此,应保持气道通畅和吹气量的适度。每次吹气后,术者头宜稍抬起任气体排出,并注意倾听呼气音和患者胸廓运动;吹气时应避免按压胸部。②对成人施行 CPR 时,无论是 1 人或 2 人操作,心脏按压与人工通气之比均为 30:2;而对儿童,2 人施行 CPR 时,心脏按压与人工通气之比为 15:2。

2. 口对鼻及口对口鼻人工呼吸法　对于牙关紧闭或口唇有创伤的患者,在确保呼吸道通畅的情况下可做口对鼻呼吸法。口对鼻呼吸法对于溺水者是最好的人工呼吸方式,当患者头部离开水面时,即可进行。吹气的频率、持续时间和潮气量,与对口呼吸相同。婴幼儿的口鼻较小,可采用口对口鼻呼吸法。施救者用口唇将患儿的口和鼻均包紧并吹气,吹气毕立即离开口鼻,任气体排出。吹气量不可过大,胸腹部轻微升起即可,以免发生肺泡破裂。其他要求与口对口呼吸法相同,每分钟吹气约 20 次。

3. 口对气管造口人工呼吸法　当具有气管造口的患者需要人工呼吸时,可直接进行口对气管造口人工呼吸。

4. 其他　在具有一定急救条件的场所,还可利用一些简单的设备进行人工呼吸。如带有隔离作用的面罩,简易呼吸器等,不仅可以保证有效的通气,对施救者还具有保护作用。

三、尽早进行电除颤

对于大多数成年人,突发性非创伤性心搏骤停的原因是室颤。电除颤是终止室颤的最有效的方法。随着时间的推移,成功除颤的机会迅速下降。在没有实施心肺复苏抢救的情况下,每过 1 分钟,室颤致心搏骤停患者的生存率就下降 7%～10%。如果旁观者立即施行 CPR,很多室颤的成年人能够存活且无神经功能障碍,特别是发生心搏骤停后 5～10 分钟内除颤者。CPR 能延长室颤,推迟心室停搏的发生,延长可以除颤的时间窗,并提供少量的血流,为脑和心脏输送一些氧气以维持代谢的基本需要。然而,仅靠 CPR 不太可能终止室颤和恢复灌注心律。所以在 2010 年 AHA 心肺复苏指南中推荐 CPR 和自动体外除颤仪(automated external defibrillators,AED)应早期迅速联合使用。心搏骤停一旦发生,应采取以下 3 个步骤为患者争取最大的生存机会:①激活紧急医疗服务(EMS)系统或急诊医疗反应系统;②实施 CPR;③使用 AED。

(一) 先给予电击还是先进行心肺复苏

与以往指南不同,《2015 指南更新》建议:当可以立即取得 AED 时,对于有目击的成人心搏骤停,应尽快使用除颤器。若成人在未受监控的情况下发生心搏骤停,或不能立即取得 AED 时,应该在他人前往获取以及准备 AED 时开始心肺复苏,而且视患者情况,应在设备可供使用后尽快尝试进行除颤。

(二) 电击 1 次还是电击 3 次

研究证实单次除颤方案比连续 3 次方案有显著的存活益处。假如一次电击不能消除室颤,再一次电击增加的益处较少,而继续 CPR 比再一次电击有更大价值。在除颤后不应立即检查心跳和脉搏,而是继续进行 CPR,在 2 分钟或 5 个 CPR 循环后再做检查。

根据心电图波形的振幅和频率高低,室颤可分为粗颤和细颤。心肌缺血严重可减弱心肌的电活动,降低振幅和频率,即为细颤。如不能将细颤转变为粗颤,除颤效果及预后不佳。初期复苏的各种措施再加注射肾上腺素,一般均能使细颤转变为粗颤。

（三）除颤波形和能量水平

目前市售的除颤器都为双相除颤器,但也有以前生产的单相除颤器。双相除颤器所需除颤的能量相对较低(≤200J),除颤成功率也较高,但无改善出院率的证据。除颤时将电极板置于胸壁进行电击者称为胸外除颤,开胸后将电极板直接放在心室壁上进行电击称为胸内除颤。

1. 胸外直流电除颤　胸外除颤时,将一电极板放在靠近胸骨右缘的第2肋间,另一电极板置于左胸壁心尖部。电极下应垫以盐水纱布或导电糊并紧压于胸壁,以免局部烧伤和降低除颤效果。建议成人室颤或无脉性室速使用单相波首次和再电击的能量为360J。双相波选择首次成人电击能量对于截断指数波形为150~200J,对于直线双相波形为120J,如急救人员不熟悉设备特定能量,建议使用默认能量200J。1~8岁儿童首次电击能量为2J/kg,后续电击能量至少为4J/kg。如室颤为细颤,应立即静注0.1%肾上腺素1~2ml,使细颤变成粗颤,再电击才能奏效。

2. 胸内直流电除颤　在开胸手术或胸内心脏按压时可作胸内直流电除颤,首次电击除颤尽可能采取小能量,以免损伤心肌。成人自2.5J开始逐渐增加至20J,小儿自1.0J开始,增加至10J左右。

3. 自动体外除颤仪（automated external defibrillators，AED）　在EMS非常先进的西方国家,AED已经得到了普及应用。AED装置很简单,只有两个胸部电极,能够记录心电图,识别室颤并自动释

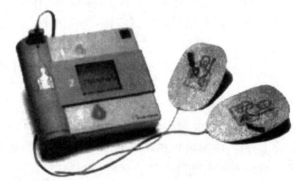

图32-6　自动体外除颤器

放200~360J的电击能量,非常适用于公共场所的急救现场(图32-6)。伴随AED的出现,心搏骤停的生存率已经由30%上升到了49%。

第四节　高级生命支持

高级生命支持(advanced cardiovascular life support,ACLS)影响生存链的多个关键环节,包括预防心搏骤停、治疗心搏骤停和改善心搏骤停后自主循环恢复(restoration of spontaneous circulation,ROSC)患者预后的措施。旨在预防心搏骤停的ACLS措施包括气道管理、通气支持以及治疗缓慢型心律失常和快速型心律失常。治疗心搏骤停时,ACLS措施建立在基本生命支持(BLS)的基础之上,包括立即识别和启动紧急医疗服务系统、早期CPR、快速电除颤和药物治疗以进一步提高自主循环恢复的可能、高级气道管理和生理参数监测。

一、维持呼吸道通畅和有效人工呼吸支持

低血流状态如CPR期间,心脏和大脑的氧供更多地取决于血流量,而不是血氧含量。因此,在目击的室颤性心搏骤停复苏的初始数分钟期间,胸外按压要比人工呼吸重要得多,人工呼吸可能由于胸外按压中断和正压通气伴随的胸膜腔内压增加而降低CPR效果。因此,在目击的心搏骤停的初始数分钟期间,单人抢救者不应因通气而中断胸外按压。室颤性心搏骤停建立高级气道时不应延误初始的CPR和对室颤性心搏骤停的电除颤。

虽然长时间100%吸氧($FiO_2=1.0$)有潜在的毒性,但是没有足够证据显示在成人短时间CPR期间会出现毒性。CPR期间经验性使用100%的吸氧浓度可尽量优化动脉血氧含量,相应增加氧输送;因此,心搏骤停复苏期间,一旦有可能,使用100%的吸氧浓度($FiO_2=1.0$)是合理的,但在自主循环功能恢复后,即在器官再灌注早期,应调节吸入氧浓度使$SpO_2 \geq 94\%$即可,以避免发生潜在的氧中毒。

使用各种气道装置控制气道是ALS的基础。常用的有:

1. 球囊-面罩通气　由一个有弹性的橡皮囊、三通呼吸活瓣、衔接管和面罩组成。在呼吸囊后面的空气入口处装有单向活瓣,能确保气囊在舒张时空气能单向流入而无逆流,侧方有氧气入口,输入纯氧后可提高吸入氧气浓度。呼吸囊前端出口处与三通呼吸活瓣衔接。如在供氧侧孔处通以10~15ml/min的氧气,可使吸入氧气浓度增至75%以上。该装置的优点是携带和使用方便,操作者还可凭按压气囊阻力的大小感觉肺顺应性的高低。

球囊-面罩通气由2个受过培训或熟练的抢救人员使用最有效。一个人开放气道和密封面罩,另一人挤压球囊。当放置高级气道有延误或不成功时,球囊-面罩通气尤其有帮助。抢救人员应该使用成人型(1~2L)球囊,给约600ml的潮气量足以产生胸廓起伏,时间1秒以上。这个通气量足够氧合,使胃胀气的风险减到最小。抢救人员应确保用仰头-抬颏法充分开放气道,提起下巴紧贴面罩,手持面罩紧贴脸,使面罩与口密闭。CPR期间,每30次胸外按压后短暂的(3~4秒)暂停期间给予2次呼吸(每次1秒)。球囊-面罩通气能导致胃胀气和并发症,包括反流、误吸和肺炎。胃胀气使横膈抬高,限制肺活动和降低呼吸系统顺应性。

2. 口咽和鼻咽通气道　可免除因舌后坠而堵塞气道,但在放置时,患者需维持适当的头后仰位,以免通气道滑出。施救者最好备有3种不同口径的口咽通气道,先将通气道沿舌面置入口腔和咽部,居中央位置,直至通气道前端达下咽部开口面对着声门。鼻咽通气道为长约15cm的塑料或橡皮管,插入鼻孔后沿鼻腔下壁插入至下咽部,插管的动作要轻柔,导管外端要涂润滑油。

3. 食管-气管联合导管　与球囊-面罩通气相比,食管-气管导管(esophageal-tracheal tube, Combitube)的优点与气管插管一样:隔离气道、降低误吸的风险和通气更可靠。食管-气管导管优于气管插管的优点主要是操作简单。对受过仪器使用培训的医务人员,心搏骤停气道管理时,可用食管-气管导管替代球囊面罩通气或气管插管。用食管-气管导管时,如果其末端在食管或气管的位置识别错误,可能会出现致命并发症。因此,确认位置很有必要。使用食管-气管导管的并发症包括食管损伤(穿孔、擦伤)和皮下气肿。

4. 喉管　喉管(laryngeal tube或King LT)的优点与食管-气管导管一样。但是,喉管更简单,更容易插入(与食管-气管导管不同,喉管仅能进入食管)。对受过使用培训的专业医务人员,在心搏骤停气道管理时,可以考虑喉管替代球囊面罩通气或气管插管。

5. 喉罩　喉罩(laryngeal mask airway,LMA)由通气密封罩和通气导管组成。通气密封罩呈椭圆形,用软胶制成,周边隆起,注气后膨胀,罩在咽喉部可密封气道。罩顶部连接通气导管,可与麻醉机或呼吸机相接。

喉罩插入方法:心搏骤停患者插入喉罩无须麻醉,选择合适型号的喉罩并在通气密封罩和管下端涂上润滑剂,患者头处后仰位,左手使患者开口,右手持喉罩顺患者舌正中插至咽喉部遇阻力处。插入喉罩后即行充气,然后加压通气,以判断有无漏气及位置是否正确,听诊呼吸音及观察胸部起伏,如有气道梗阻应拔出重插。注意:①喉罩不能防止反流和误吸等意外,饱食患者应避免应用喉罩;②置入喉罩后不能再托下颌,以免喉罩压迫喉头。

6. 气管插管　气管插管曾经当作心搏骤停期间气道管理的最佳方法。但是,不熟练的人员插管会导致并发症,如口咽创伤、不可接受的长时间中断胸外按压和通气、插管时间过长或未识别误插或移位导致的低氧血症。如果无经验的人员插管或插管位置的监测不够时,插管的并发症发生率极高。

气管插管能保证气道专用、可以吸除气道内分泌物、可以输入高浓度的氧气、可作为一些药物的备用给药途径、便于调节潮气量和使用气囊保护防止误吸。

紧急气管插管的指征:①急救人员对无意识的患者不能用球囊和面罩提供充足的通气;②没有气道保护反射(昏迷或心搏骤停)。

CPR 期间,抢救者应尽量减少胸外按压中断的次数和时间,中断时间限制在 10 秒之内。为放置声门上气道而中断按压完全没有必要。如果一旦胸外按压暂停,插管者就马上开始插管(即插入手边准备好的喉镜片和气管导管)。气管导管通过声带后,按压者应该立即继续胸外按压。如果首次插管不成功,可进行第二次插管,但应尽早考虑使用声门上气道。导管误插、移位或阻塞的风险高,尤其在移动患者时,因此,即使看到气管导管通过声带,并通过正压通气时胸廓扩张和听诊证实位置正确,抢救者仍应该使用 CO_2 波形图、$P_{ET}CO_2$ 或食管探测仪(EDD)进一步证实。

7. 气管切开 适用于当外源异物造成气道完全梗阻的情况。

二、恢复和维持自主循环

ALS 期间应着力恢复和维持自主循环。室颤和无脉室速引起心搏骤停者,早期 CPR 和迅速除颤可显著增加患者的成活率和出院率;对其他类型的心搏骤停者,ALS 的首要任务应该采取高质量的复苏技术和药物治疗以迅速恢复并维持自主心跳。经过 CPR 自主循环恢复者,应避免再次发生心搏骤停,并采用体液治疗和药物来维持循环稳定,以求改善患者的预后。

高质量的 CPR、药物治疗和规范的复苏程序对于恢复自主心跳非常重要。应用 AED 可自动识别是否为室颤或无脉室速(VF/VT),如果 VF/VT 诊断成立应立即除颤。除颤后立即 CPR 2 分钟,并应建立静脉通路(IV)或骨内注射通路(IO)以便进行药物治疗。CPR 2 分钟后再检查心律,如果仍为 VF/VT,则再次除颤,并继续 CPR 2 分钟;通过 IV/IO 给予肾上腺素(每 3 ~ 5 分钟可重复给予),同时建立人工气道,监测 $P_{ET}CO_2$。再次除颤、CPR 2 分钟后仍为 VF/VT,可继续除颤并继续 CPR 2 分钟,同时考虑应用抗心律失常药物治疗,如胺碘酮,并针对病因进行治疗。如此反复进行救治,直到自主心跳恢复。为了进行高质量的 CPR 以促进自主循环的恢复,监测患者的生理功能与生命体征非常重要,如 ECG、$P_{ET}CO_2$、动脉血压、$ScvO_2$ 等。同时应重视病因的治疗,尤其是对于自主心跳难以恢复或已恢复自主心跳而难以维持循环稳定者,应考虑对引起心搏骤停的病因进行治疗。

三、有症状的心动过缓和心动过速的处理

控制不稳定的或症状性心动过缓,可使用药物,合适时选用起搏。控制不稳定的或症状性心动过速,可用电复律或药物,或两者合用。

1. 心动过缓(bradycardia) 一般认为,心率低于 60 次/分即可诊断为心动过缓,但能引起临床症状的心率一般都低于 50 次/分。因此,首先应判断心动过缓是否引起了临床症状或影响了循环稳定性,然后再判断导致心动过缓的原因。如果心动过缓引起不稳定的症状和体征(如,尽管气道通畅和通气足够,出现急性意识状态改变、缺血性胸部不适、急性心力衰竭、低血压或休克的其他征象持续),首选药物是阿托品,0.5mg 静脉注射,3 ~ 5 分钟可重复应用。如果心动过缓对阿托品无反应,当患者需要准备紧急经静脉临时起搏时,可静脉输注有加速心率效应的 β 肾上腺素能激动剂(多巴胺、肾上腺素)。

2. 心动过速(tachycardia) 一般认为,心率大于 100 次/分即可诊断为心动过速,但能

引起明显临床症状的心动过速多大于 150 次/分。发生心动过速时,首先应辨别心动过速是引起临床症状的原因还是继发于其他病症。发生心动过速时,首先要保持患者的呼吸道通畅,吸氧及呼吸支持。如果吸氧后病情未改善,应鉴别患者是否处于不稳定状态及其与心动过速的关系。如果心动过速患者不稳定,伴有疑似心律失常相关的严重体征和症状(如急性意识状态改变、缺血性胸部不适、急性心力衰竭、低血压或休克其他征象),应立即实施心脏电复律(意识清醒患者先用镇静药)。规则的窄 QRS 心动过速伴不稳定症状或体征的患者,在电复律之前,可考虑尝试静脉给予腺苷。

四、心肺复苏期间的监测

在 CPR 的同时,在不影响胸外按压的前提下,应立即建立必要的监测方法和输液途径,以便于对病情的判断和进行药物治疗。主要监测内容包括以下几点。

1. **心电图(ECG)** 如果是因心室纤颤或无脉性室性心动过速引起的心搏骤停,应尽早进行电除颤治疗。在复苏过程中还可能出现其他心律失常,心电图监测可以明确其性质,为治疗提供极其重要的依据。

2. **呼气末 CO_2(End-Tidal CO_2,$P_{ET}CO_2$)** $P_{ET}CO_2$ 是指呼气末呼出气体中 CO_2 的浓度或分压,正常值为 35 ~ 40mmHg。近年来在复苏过程中连续监测 $P_{ET}CO_2$ 用于判断 CPR 的效果,是一较为可靠的指标。在复苏期间,体内 CO_2 的排出主要取决于心排血量和肺组织的灌注量。当心排血量和肺灌注量很低时,$P_{ET}CO_2$ 则很低(<10mmHg);当心排血量增加,$P_{ET}CO_2$ 则升高(>20mmHg),表明胸外心脏按压使心排血量明显增加;如能维持 $P_{ET}CO_2$>10mmHg,表示心肺复苏有效。当自主循环功能恢复时,最早的变化是 $P_{ET}CO_2$ 突然升高,可达 40mmHg 以上。因此,连续监测 $P_{ET}CO_2$ 可以判断胸外心脏按压的效果,提高 CPR 的质量。

3. **冠状动脉灌注压(coronary perfusion pressure,CPP)** CPR 期间冠脉灌注压(coronary perfusion pressure,CPP = 主动脉舒张压-右房舒张压)与心肌血流和 ROSC 相关。除非 CPR 期间 CPP≥15mmHg,否则不会出现 ROSC。但是,CPR 期间监测 CPP 很少在临床可以使用,因为测量和计算需要同时记录主动脉和中心静脉压。

4. **动脉血压(arterial blood pressure,ABP)** CPR 期间 CPP 的合适的替代指标是动脉舒张压,能用桡动脉、肱动脉或股动脉导管测量确定。如果 CPR 期间主动脉舒张压不超过 17mmHg,则不能恢复自主循环。可以用动脉舒张压来监测 CPR 质量、优化胸外按压和指导血管加压药治疗。如果动脉舒张压<20mmHg,可以考虑通过优化胸外按压参数或(和)给予血管加压药来设法改善 CPR 质量。动脉压监测也能用于胸外按压期间或心律检查显示为规则心律时检测有无 ROSC。

5. **中心静脉压(central venous pressure,CVP)** CVP 是指位于胸腔内的上、下腔静脉或平均右心房的压力。CVP 对于评估右心功能与其前负荷之间的关系具有重要的临床意义。在复苏后治疗阶段监测 CVP,既可评价是否存在低血容量或心功能障碍,又是一条非常有效的静脉通路。

6. **脉搏氧饱和度(SpO_2)** 在 CPR 期间由于心排血量很低,末梢的血流灌注很差,很难监测到 SpO_2;只有自主心跳恢复,全身循环状态改善后,才能监测到 SpO_2。因此,在 CPR 期间如能监测到 SpO_2,说明复苏是有效的。

7. **中心静脉血氧饱和度($ScvO_2$)** $ScvO_2$ 与混合静脉血氧饱和度(S_vO_2)有很好的相关性,是反映组织氧平衡的重要参数。$ScvO_2$ 的正常值为 70% ~ 80%。在心肺复苏过程中,如果 $ScvO_2$ 大于 40%,自主心跳有可能恢复;如 $ScvO_2$ 为 40% ~ 72%,自主心跳恢复的概率增大;当

$ScvO_2$ 大于72％时,自主心跳可能已经恢复了。因此,在CPR期间持续监测 $ScvO_2$ 为判断心肌氧供是否充足,自主循环能否恢复提供了客观指标。

<h2 style="text-align:center">五、CPR 期间的用药</h2>

作为胸外心脏按压术和开胸心脏按压术的辅助手段,心肺复苏时用药的主要目的在于:①提高心脏按压效果,激发心脏复跳和增强心肌收缩力;②提高心脑灌注压,增加心肌和脑的血液灌注量;③降低除颤阈值,有利于电除颤和防止室颤复发;④减轻酸血症和纠正电解质失衡,有助于发挥心血管活性药物的效应。

1. 给药途径

(1) 静脉内给药:静脉给药安全、可靠,为首选给药途径。心肺复苏时应首选经中心静脉系统给药。最好做颈内或锁骨下静脉穿刺置管,这样不仅静注药物起效快,而且可进行中心静脉压测定。从外周静脉系统注射的药物到达心脏的速度较慢且药物浓度较低,如在注药后用0.5ml/kg 液体冲击并抬高肢体,则可缩短循环时间。

(2) 气管内滴入法:气管滴入体积在 $0.1 \sim 0.6\mu m^3$ 以下的物质均可被肺毛细血管迅速吸收。可经气管滴入的药物有肾上腺素、利多卡因、阿托品、纳洛酮等。剂量为静脉内给药量的2～3倍,溶解在 5～10ml 的注射用水中,通过一条细长导管插入并超出气管导管前端开口后用力推注。气管内注药后要立即进行数次正压通气,以便药物弥散到两侧支气管系。药物经气管和支气管黏膜的毛细血管吸收后直接汇入左心房,可很快达到血液峰值浓度。其作用维持时间为静脉给药的 2～5倍,但药物可被气管内分泌物所稀释,或因气管黏膜血循环量不足而吸收减慢,因此,气管内给药法一般作为给药的第二途径。

碳酸氢钠注射液、钙剂及去甲肾上腺素禁止从气管内滴入。

(3) 骨内注射:主要用于婴幼儿。作用迅速、安全,还可用于慢速输液。

(4) 心腔内给药:近年来 AHA 已不再强调使用心腔内给药,而是将其作为在其他给药方法失败时的最后手段。但在开胸心脏按压时,直视下在心脏无血管区穿刺直接向左心腔内注药,起效快,不失为一安全可取的途径,但此时仍禁止注入碳酸氢钠药液。

2. 常用药物

(1) 肾上腺素(epinephrine):肾上腺素是少数已被证实有效的药物之一,为心搏骤停和CPR 期间的首选药物。其药理特点:①具有 α 与 β 肾上腺能受体兴奋作用,有助于停搏心脏恢复自主心律;②其 α 受体兴奋作用可使周围血管总阻力增加,而不增加冠脉和脑血管的阻力,因而可增加心肌和脑的灌流;③能增强心肌收缩力,室颤者用肾上腺素后可由细颤波转为粗颤波,使电除颤成功率明显提高;④可使舒张压升高,改善冠脉以及脑的灌注压。拟交感胺类药物,如异丙肾上腺素、小剂量多巴胺、多巴酚丁胺仅激动 β 受体,对自主循环的恢复没有帮助,不推荐为 CPR 常规药物。

因不可电击心律引发心搏骤停后,应尽早给予肾上腺素。心脏按压若未能使心搏恢复时,可静脉注入肾上腺素0.5～1.0mg,或0.01～0.02mg/kg 以促进心跳的恢复,必要时可重复注射,重复给药时间为3～5分钟。如果采用气管内滴注,则剂量加倍并用生理盐水稀释至 10ml 应用。对于肾上腺素的最佳剂量并没有统一意见。采用大剂量肾上腺素(0.1～0.2mg/kg)可增加自主循环恢复率,但大剂量肾上腺素有增加心肌耗氧量,增高心室内压力,减少心内膜血流量等副作用。因此,目前仍主张在 CPR 初期,首先应用常规剂量的肾上腺素,在效果不佳时再考虑大剂量肾上腺素。儿童使用剂量为 $10\mu g/kg$。

(2) 利多卡因(lidocaine):利多卡因可使心肌因缺血或梗死而降低的纤颤阈值得以恢复或提高,并于心室舒张期,使心肌对异位电刺激的应激阈值提高,尤其适用于治疗室性期前收缩和阵发性室性心动过速。对于除颤后又复发室颤而需反复除颤的病例,利多卡因可使心肌的激惹性降低,或可缓解室颤的复发。目前的证据不足以支持心搏骤停后利多卡因的常规使用。但若是因室颤/无脉性室性心动过速导致心搏骤停,恢复自主循环后,可以考虑立即开始或继续给予利多卡因。在 CPR 期间,为了迅速达到和维持适当血药浓度,使用剂量可相对大一些。单次静脉注射开始用量为 1～1.5mg/kg,每 5～10 分钟可重复应用,重复用量为 0.5～0.75mg/kg。一旦恢复窦性心律,即可以 2～4mg/min 的速度连续静脉输注。

(3) 胺碘酮(amiodarone):胺碘酮具有钠、钾、钙离子通道阻滞作用,并对 α 和 β 肾上腺能受体具有阻断功能。因此,对治疗房性和室性心律失常都有效。在 CPR 时,如果室颤或无脉性室速对电除颤、CPR 或血管加压药无效,可考虑应用胺碘酮。研究表明,胺碘酮在治疗室颤或室性心动过速方面都具有一定的优势,但低血压和心动过缓的发生率较高。成人胺碘酮的初始单次剂量为 300mg(或 5mg/kg)IV/IO,必要时可重复注射 150mg(或 2.5mg/kg)。以胺碘酮维持者用量范围为 10～30μg/(kg·min),6 小时后减半。

3. 心搏骤停期间不推荐常规使用的药物和措施

(1) 血管加压素(vasopressin):为一种抗利尿激素,当大剂量应用或用量超过正常量时,可作用于血管平滑肌的 V_1 受体,产生非肾上腺素样的血管收缩作用,使外周血管阻力增加。有证据表明,心搏骤停时给予肾上腺素和加压素都可以改善 ROSC。联合使用加压素和肾上腺素,相比使用标准剂量的肾上腺素在治疗心搏骤停时没有优势。而且,给予加压素相对仅使用肾上腺素也没有优势。因此,为了简化流程,《2015 指南更新》认为成人心搏骤停时不常规应用加压素。

(2) 阿托品:阿托品对于因迷走神经亢进引起的窦性心动过缓和房室传导障碍有一定的治疗作用。但目前还没有前瞻性、临床对照研究证明阿托品用于心脏停搏(asystole)和 PEA 时能改善其预后。因此,2010 年 AHA 复苏指南中不推荐在心脏静止和 PEA 中常规使用阿托品。但对于因严重心动过缓而引起临床症状或体征(如神志突然改变、低血压等)时,阿托品仍然是一线用药。

(3) 碳酸氢钠:在 CPR 期间,心排血量很低,组织灌流和氧供不足,导致无氧代谢增加和乳酸性酸中毒。在 CPR 期间纠正代谢性酸中毒的最有效方法是提高 CPR 的质量,增加心排血量和组织灌流,改善通气和氧供,以利于自主循环的恢复。在心脏按压时心排血量很低,通过人工通气虽然可维持动脉血的 pH 在正常或偏高水平,但静脉血和组织中的酸性代谢产物及 CO_2 不能排出,导致 pH 降低和 PCO_2 升高。给予的碳酸氢钠可解离生成更多的 CO_2,因不能及时排出,又可使 pH 降低。同时,由于 CO_2 的弥散能力很强,可以自由地透过血脑屏障和细胞膜,而使脑组织和细胞内产生更加严重的酸中毒。因此,在复苏期间不主张常规应用碳酸氢钠。对于已知原已存在严重的代谢性酸中毒、高钾血症、三环类或巴比妥类药物过量,可考虑给予碳酸氢钠溶液。

(4) 钙剂:心搏骤停期间钙的研究对 ROSC 有不同的结果,没有研究发现对院内、外存活率有益处。在院内、外心搏骤停时,不推荐常规使用钙剂。

(5) 硫酸镁:静脉注射硫酸镁有助于终止尖端扭转(TDP,与长 Q-T 间期相关的不规则/多形 VT)。硫酸镁对治疗正常 Q-T 间期的不规则/多形性 VT 患者无效。三个随机对照试验发现,在院前、ICU 和急诊科的室颤型心搏骤停患者中,与安慰剂相比,使用镁各组都没有明显益处。因此,不推荐在心搏骤停患者中常规使用硫酸镁,除非出现 TDP。

(6) β 受体阻断药:目前的证据不足以支持心搏骤停后 β 受体阻断药的常规使用。但是因室颤/无脉性室性心动过速导致心搏骤停而入院后,可以考虑尽早开始或继续口服或静脉注射 β 受体阻断药。

(7) 溶栓治疗:溶栓治疗不应常规用于心搏骤停。当怀疑或确定肺栓塞是心搏骤停的病因时,可考虑经验性溶栓治疗。

(8)静脉补液:血容量不足的患者心搏骤停时,有必要输入晶体液来维持有效循环血量,如患者存在贫血或低蛋白血症,还可给予全血、血浆或血浆代用品。对于血容量正常的患者,心搏骤停时进行补液治疗目前还没有研究证明是有效的。

(9)起搏:现有的证据表明,无论起搏的时机(确定的心室停搏早期或晚期)、心搏骤停发生的位置(院内或院外)或治疗的原发心律(心室停搏、PEA),心搏骤停时经皮、经静脉或经心肌方式的起搏不改善自主循环恢复的可能或存活预后。心搏骤停时不推荐常规使用电起搏。

(10)心前区叩击:如果没有除颤器可立即准备使用,心前区拳击复律可考虑用于终止目击的有监护的不稳定的室性快速型心律失常,但不应延误 CPR 和除颤。没有足够的证据对目击的心室停搏发作推荐或反对使用心前区拳击复律,也没有足够的证据在心搏骤停的常规复苏期间推荐叩击起搏(percussion pacing)。

六、循环支持设备

1. **主动按压放松 CPR** 主动按压放松 CPR(ACD-CPR)是用一种包括吸盘的装置,在放松时提起前胸部。在胸外心脏按压放松阶段应用外部负压吸引力引起胸腔内的负压力,从而潜在提高了心脏的静脉回流。使用时,设备应放置于胸骨体的位置。没有足够的证据来推荐或反对常规使用 ACD-CPR。ACD-CPR 可在充分训练和监护下使用。

2. **使用手持设备的胸腹主动按压放松 CPR** 胸腹按压放松 CPR(PTACD-CPR)结合了插入性腹部加压 IAC-CPR 和 ACD-CPR 的概念。一个手持设备手柄交替按压和放松胸腹部。

3. **阻抗阈值装置** 阻抗阈值装置(ITD)是一种附在气管内导管,气道或面罩的压力敏感活瓣。ITD 在 CPR 放松阶段限制空气进入肺部,在心肺复苏术中产生胸腔内负压和提高静脉回心血量及心排血量。它使用时没有阻碍正压通气或被动呼气。不建议常规使用 ITD 辅助传统心肺复苏。当有可用设备和经过适当培训的人员在场时,可以用阻力阀装置搭配主动按压-减压心肺复苏替代传统心肺复苏。

4. **机械活塞装置** 机械活塞装置由安装在背板的压缩电动力活塞组成,用来按压胸骨。一些包含吸盘在活塞装置上,而一些则没有。无证据表明,使用机械活塞装置对心搏骤停患者进行胸外按压,相对人工胸外按压更有优势。人工胸外按压仍然是治疗心搏骤停的救治标准。但是,在进行高质量人工胸外按压比较困难或危险时的特殊条件下(如施救者有限、长时间心肺复苏、低温心搏骤停时进行心肺复苏、在移动的救护车内进行心肺复苏、在血管造影室内进行心肺复苏,以及在准备体外心肺复苏期间进行心肺复苏),机械活塞装置可以作为传统心肺复苏的替代品。

5. **负载分布带 CPR 或背心 CPR** 负载分布带(LDB)是一种环状面的胸外按压装置,由气动或电动驱动收缩带和背板组成。

6. **体外 CPR** 体外膜肺氧合(ECMO)和心肺分流术用于心搏骤停复苏时,都被认为是不同形式的体外 CPR(ECPR;另一种名称是体外生命支持或 ECLS)。对于怀疑心搏骤停的病因可能可逆的患者,可以考虑以体外心肺复苏(ECPR)替代传统心肺复苏。其他心搏骤停患者,若进行传统心肺复苏后没有反应,而 ECPR 又能够快速实施,则也可考虑 ECPR。

第五节 复苏后治疗

自主循环恢复后,进行系统有效的心搏骤停复苏后治疗(post-cardiac arrest care,PCAC)能改善存活患者的生命质量。复苏后治疗对减少早期由于血流动力学不稳定导致的死亡,以及晚期多脏器衰竭及脑损伤的发病率和病死率有显著的意义。

复苏后治疗的最初目的是:①优化心肺功能及生命器官的灌注;②院外心搏骤停后,转运患者到适当的医院进行综合性心搏骤停后系统性管理,包括:急性冠脉介入治疗、神经学管理、目标性的危重病管理以及亚低温治疗;③转运院内心搏骤停的患者到合适的危重病监护室以对患者进行综合性心搏骤停后管理;④努力鉴别及治疗导致心搏骤停的直接病因及预防心搏骤停再发。

复苏后治疗的后续目的是:①控制体温以使存活及神经学恢复达到最优;②识别及治疗急性冠脉综合征(ACS);③优化机械通气以使肺损伤最少化;④减少多器官损伤的危险及在需要时支持器官功能;⑤客观评价恢复的预后;⑥当有需要时帮助存活患者进行康复服务。

一、呼吸管理

1. 呼吸支持　再次检查并确保呼吸道或人工气道的通畅,在自主循环恢复后立即进行呼吸支持。无意识的患者通常都需要建立高级气道以进行机械通气呼吸支持。密切监测患者的呼吸频率、SpO_2 和 $P_{ET}CO_2$。如果患者可耐受,应抬高床头 30°,可减少脑水肿、误吸及呼吸机相关肺炎的发生率。

2. 降低氧浓度,避免氧中毒　虽然在复苏的开始阶段会使用纯氧,但施救者要逐步调整吸氧浓度到最低的水平,以使动脉血氧饱和度≥94%,要避免氧中毒的可能。

3. 避免过度通气　过度通气增加胸膜腔内压,使心排血量降低。过度通气导致的 $PaCO_2$ 降低可能也会直接使脑血流减少。可以在开始时给予 10～12 次/分的通气,然后逐渐调整频率直至 $P_{ET}CO_2$ 达到 35～40mmHg 或 $PaCO_2$ 达到 40～45mmHg。

二、维持血流动力学稳定

1. 评估生命体征及监护心律失常的再发　在自主循环恢复后,转运期间及整个 ICU 住院期间,都要进行连续心电图(ECG)监护直至患者稳定。心搏骤停最常见的原因就是心血管疾病及冠脉缺血。因此,一旦有可能,就必须要做 12 导联的心电图来检查是否有 ST 段抬高或新发的或可能会有新发的左束支阻滞。如果高度怀疑急性心肌梗死(AMI),就要按照 AMI 的方案进行治疗及准备冠脉再通。

对于所有 ST 段抬高的患者,以及无 ST 段抬高,但血流动力学或心电不稳定,疑似心血管病变的患者,建议紧急冠状动脉血管造影。

2. 补液　维持血管内容量及血浆渗透压。

3. 使用血管活性药物　《2015 指南更新》要求在心搏骤停后救治中,应该避免和立即矫正低血压(收缩压低于 90mmHg,平均动脉压低于 65mmHg),以保证心排血量,尤其是灌流到大脑和心脏的血流。可以选择改善心率(变时性效应)、心肌收缩力(正性肌力作用)、动脉压(血管收缩效应)或减少后负荷(血管扩张效应)的药物。有需要时可以使用多巴胺、去甲肾上腺素、肾上腺素等并逐步调整,使最低收缩压≥90mmHg 或平均动脉压≥65mmHg。

4. 治疗导致心搏骤停的直接原因　对患者进行进一步的评估,鉴别或治疗任何心脏性的、电解质的、毒理学的或神经学引起的骤停原因。例如:低血容量、低氧血症、氢离子(任何病因学的酸中毒)、高钾/低钾血症、中等的或严重的低体温、中毒、压塞(心脏)、张力性气胸及冠脉栓塞或肺栓塞。

三、目标温度管理

1. 人工降温 《2015 指南更新》指出,所有在心搏骤停后恢复自主循环的昏迷(即对语言指令缺乏有意义的反应)的成年患者都应采用目标温度管理(targeted temperature management,TTM),目标温度选定在 32～36℃,并至少维持 24 小时。入院前使用冷静脉注射液降温没有优势,并可能导致并发症。不建议把入院前在患者恢复自主循环后对其快速输注冷静脉注射液降温作为常规做法。

2. 体温过高 复苏后,体温增高超过正常会损伤大脑的恢复。在 TTM 后积极预防昏迷患者发热是合理的。心搏骤停后发热的病因学与炎症因子的启动有关,这和脓毒症类似。ROSC 后,施救者要密切监测患者的中心体温,并采取措施避免体温过高。

四、防治多器官功能障碍(MODS)或衰竭(MOF)

缺血-再灌注损伤是心肺复苏后引起 MODS 的主要原因。心搏骤停复苏后患者可有数小时以至数天的多器官功能障碍,这是组织细胞灌流不足导致缺血缺氧的后果,也称为心搏骤停后综合征(post arrest syndrome)。临床表现包括:代谢性酸中毒、心排血量降低、肝肾功能障碍、急性呼吸窘迫综合征等。

心搏骤停后肺部功能障碍很常见。包括因左心室功能障碍导致的流体静力性肺水肿,炎症性非心源性肺水肿,感染,物理性损伤,严重肺不张,或在心搏骤停或复苏期间发生误吸。患者常常会发生局部通气及灌注的不协调,从而导致动脉血氧含量的减少。肺功能障碍的严重程度常常可以用 PaO_2/FiO_2 的比值来判断。$PaO_2/FiO_2 < 300mmHg$,胸部 X 线表现为急性双侧浸润及肺动脉压 $\leqslant 18mmHg$ 或没有左房高压的证据,常常是急性呼吸窘迫综合征(ARDS)的表现。

机体某一器官的功能障碍或衰竭,往往会影响其他器官功能的恢复。因此,在防治复苏后多器官功能障碍或衰竭的工作中,首先应保持复苏后呼吸和循环功能的稳定,使血流动力学处于最佳状态,同时密切监测尿量,血、尿渗透压和电解质浓度,以预防肾衰竭的发生。

五、脑 复 苏

复苏的目的不仅是能恢复和稳定患者的自主循环和呼吸,而且应恢复中枢神经功能。防治心搏骤停缺血性脑损害所采取的措施,称为脑复苏(cerebral resuscitation)。

(一) 全脑缺血期间的病理生理

1. 能量代谢障碍 脑内糖原和能量贮备均很少,一旦发生心搏骤停,氧和葡萄糖的供应即断绝,氧贮备在 10 秒内耗竭并由此导致意识丧失。葡萄糖代谢转为无氧代谢,脑内氧化磷酸化过程也随之终止,2～4 分钟后葡萄糖耗尽。腺苷三磷酸(ATP)浓度在最初可由磷酸肌酸通过肌酸激酶反应和无氧代谢维持,但细胞内 ATP 最终将在 4～5 分钟耗尽。

2. 脑生化代谢方面的紊乱 脑缺血后能量代谢障碍,ATP 缺乏,细胞膜的钠-钾泵和钙泵功能受损,造成细胞内 K^+ 外流,Na^+、Cl^-、Ca^{2+} 内流而致神经元和间质水肿。

3. 细胞内乳酸性酸中毒 脑缺血时葡萄糖无氧代谢导致的乳酸产生过多及 CPR 期间肝、肾缺血致对乳酸的清除能力降低,是引起乳酸性酸中毒的主要原因。

（二）再灌注期的病理生理

在恢复循环后,脑组织虽又重新获得血流灌注和氧供应,但各种功能和生化代谢过程并不能同步恢复到正常状态,再灌注所致的病理生理改变会在脑缺血性损伤的基础上进一步发展为全脑的损伤。

1. **脑血流变化** 心搏骤停后受损的脑灌注表现为四个时相:①多灶性无灌注相;②全脑多血相;③迁延性全脑及多灶性低灌注相;④转归相。

2. 复氧损伤级联反应。

3. 脑水肿。

4. 兴奋性氨基酸释放增加。

5. 细胞内 Ca^{2+} 超载。

（三）脑复苏的措施

脑复苏的任务在于改善脑缺血-再灌注损伤和预防继发性脑损伤的发生。迄今对于原发的缺氧性脑损伤还缺乏有效治疗的证据,但对于继发性损伤却仍有防治的可能。脑复苏的成败关键在于三方面:①尽量缩短脑循环停止的绝对时间;②确实有效的支持治疗措施,为脑复苏创造良好的颅外环境;③在降低颅内压、减低脑代谢和改善脑循环的基础上,采取特异性脑复苏措施阻止或打断病理生理进程,促进脑功能恢复。

1. **施行有效的 CPR,缩短脑循环停止的绝对时间** 开展 CPR 知识的普及教育,特别是让警察、消防队员、电工、救生员等人员掌握 CPR 的基本操作技术,对提高脑复苏的成功率有重要意义。

2. **通气支持** 心搏骤停后的最初 24 小时应进行机械通气,保证最佳氧气供应,以重建细胞内 ATP 依赖的能量代谢过程。过度通气可引起正常血管收缩,但对受损血管几乎没有作用,有增加脑缺血的可能,故应维持 $PaCO_2$ 在正常水平。

3. **增加脑血流**

(1) 提高平均动脉压:在缺血期间,由于组织代谢产物的蓄积和 Ca^{2+} 的转移,使脑血流的自动调节机制受到损害,缺血脑组织的灌注主要取决于脑灌注压或动脉压的高低。可通过暂时性高血压和血液稀释以增加脑灌注压,改善脑组织的灌注。因此,有人主张在自主循环恢复后即刻应控制血压稍高于基础水平,并维持 5~10 分钟。以后通过补充容量或应用血管活性药物维持血压在正常偏高水平。

(2) 降低颅内压:脑灌注压为平均动脉压与颅内压之差。因此,除了维持适当血压外,还应降低颅内压和防治脑水肿,以改善脑灌注压。脱水、低温和肾上腺皮质激素的应用仍是现今行之有效的防治急性脑水肿和降低颅内压的措施。理想的脱水治疗主要是减少细胞内液,其次才是细胞外液和血管内液。但临床脱水治疗的顺序完全相反,首先受影响最大的是血管内液,其次是组织间液的改变,而细胞内液的变化发生最晚。因此,在脱水过程中必须严格维护血容量的正常,适当补充胶体液以维持血容量和血浆胶体渗透压于正常偏高水平,这样或可使细胞内和组织间质脱水而维持血管内的容量正常。同时,脱水应以增加排出量来完成,而不应过于限制入量,尤其不应使入量低于代谢的需要。脱水时应维持血浆胶体压不低于 15mmHg(血浆白蛋白 30g/L 以上),维持血液渗透压不低于 280~330mmol/L。脱水所用药物可根据临床情况选用肾小管利尿药(如呋塞米)或渗透性利尿药(如甘露醇)。但渗透性利尿药的作用相对缓和、持久,可作为脱水治疗的主要用药。血浆白蛋白既有利于维持血浆胶体渗透压,也有较好的利尿作用,是脑复苏时的常用药之一。估计心搏骤停超过 3~4 分钟的病例,于呼吸和循环恢复稳定后即可开始利尿。脑水肿的发展一般都于第 3~4 天达到高峰,因此脱水治疗可持续4~5天。

（3）改善脑微循环：通过适当血液稀释维持血细胞比容在30%~35%，可降低血液黏度，改善脑微循环，有利于脑内微循环血流的重建，改善脑血流灌注，促进神经功能的恢复。但过度血液稀释有损于血液携氧能力，应予避免。

4. 控制性低温治疗 为保护大脑及其他脏器，亚低温可用于那些自主循环恢复后仍然昏迷（通常是定义为对医师的指令没有反应）的患者。亚低温的脑保护作用机制包括：①减少ATP耗竭；②减轻乳酸性酸中毒；③减少游离脂肪酸的产生；④提高葡萄糖利用率，减少异常离子流；⑤降低氧需，减少活性毒性产物，抑制自由基反应和有害的酶促反应；⑥稳定细胞膜。

（1）适应证：低温对脑和其他器官功能均具有保护作用，对于心搏骤停自主循环恢复后仍然处于昏迷，都主张进行低温治疗。但不能认为凡是发生心搏骤停者都必须降温。一般认为，心搏骤停不超过3~4分钟者，其神经系统功能可自行迅速恢复，没有必要用低温治疗；循环停止时间过久以致中枢神经系统严重缺氧而呈软瘫状态者，低温亦不能改善其功能。因此，对于心搏骤停时间较久（>4分钟），自主循环已恢复仍处于昏迷者，或体温快速升高、肌张力增高，且经过治疗后循环稳定者，应尽早开始低温治疗。如果心搏骤停时间不能确定者，则应密切观察，若患者神志未恢复并出现体温升高趋势，或开始有肌紧张及痉挛表现时，应立即开始降温。如待体温升高达顶点或出现惊厥时才开始降温，可能为时较晚，也难以达到满意疗效。

（2）开始降温时间：心搏骤停后开始降温的时间对脑功能恢复是否有影响还不完全清楚。来自欧洲和澳大利亚的研究结果认为，在自主循环恢复后2小时内或8小时左右开始降温，其预后都优于常温组。我国学者的经验是，脑缺氧发生后约3小时内开始降温，对于降低颅内压、减轻脑水肿及降低脑细胞代谢的作用最为明显，8小时后的效果明显减弱。因此，临床应用低温治疗应越早开始越好。

（3）降温程度和持续时间：2015年AHA复苏指南推荐，对于昏迷的成人院外VF性心搏骤停ROSC患者，应该降温到32~36℃并持续12~24小时。对于任何心律失常所致的成人院内心搏骤停，或具有以下心律失常之一：无脉性电活动或心脏停搏所致的成人院外心搏骤停ROSC后昏迷患者，也要考虑人工低温。ROSC后第一个48小时期间，对于心搏骤停复苏后的自发性轻度亚低温（>32℃）的昏迷患者不要开始复温。

（4）方法：常用的方法包括冰毯、冰袋、反馈-控制血管内导管致冷、体表降温装置等。输注等渗冷冻液体可以中心降温，但必须要与继续维持亚低温的措施联合使用。要使用食管体温计持续监测患者的中心体温，腋窝及口腔温度对测量中心体温的改变都不适合，尤其是亚低温疗法启动降温期间。无尿患者的膀胱温度及直肠温度与大脑或中心温度也不同。

根据我国关于头部重点低温综合疗法的研究和在临床脑复苏中的经验，如果能"及早降温"，同时以"冰帽"进行头部重点低温，可能更有利于脑保护。

降温时应避免寒战反应，多数患者需给予一定量的中枢神经抑制药，甚至应用肌松药，才能控制寒战反应。

低温的并发症包括心律失常、高血糖、感染、凝血功能降低等。

5. 控制血糖 血糖增高可增加脑缺血期间乳酸产生而加剧脑损伤。因此，在脑缺血-再灌注期间，无论何种原因（糖尿病、输糖过多、应激反应、应用皮质类固醇等）引起的高血糖，均应予以控制。但在应用胰岛素控制高血糖时，一定要避免低血糖的发生，因为低血糖本身就可导致不可逆脑损伤。血糖控制在什么水平仍无定论。目前的观点认为，为了避免发生低血糖症及其危害，建议控制血糖在144~180mg/dl（8~10mmol/L），不主张将血糖控制在80~110mg/dl（4.4~6.1mmol/L）。

6. 药物治疗 对缺氧性脑细胞保护措施的研究虽已不少，但迄今仍缺乏能有效应用于临床者。当患者(没有亚低温)用硫喷妥钠、糖皮质激素、尼莫地平、利多氟嗪、地西泮、硫酸镁治疗时,并没有发现这些药物有神经保护的益处。然而,积极保护脑细胞仍然是脑复苏的最根本问题,仍值得不断探索和研究。

（1）钙通道阻滞剂(calcium channel blocker,CCB)和自由基清除剂(free radical scavenger,FRS):从理论上讲,CCB 和 FRS 均有脑保护作用,但其临床应用仍有待于进一步研究。

（2）肾上腺皮质激素:肾上腺皮质激素对于神经组织水肿的预防作用较明显,但对已经形成的脑水肿的作用有疑问。因此,只能认为是一辅助措施,并不能起到主要作用。一般主张宜尽早开始用药,使用 3～4 天即可全部停药,以免引起不良并发症。

7. 高压氧治疗　高压氧作为一种特殊的治疗手段用于完全性脑缺血患者脑复苏的治疗取得了一定的成果。其原理可能通过:①使血氧含量增高,改善了脑组织缺氧;②增加脑组织的储氧量和脑脊液的氧含量;③高氧分压可直接使脑血管收缩,使脑体积缩小;④对脑电活动有保护作用。高压氧治疗是一种间歇性、短期、高剂量吸氧治疗,对完全性脑缺血一般采用 40～60 次长疗程,平均 50 次,压力为 253～304kPa(2.5～3 个大气压)。

8. 预防和控制痉挛　心搏骤停复苏后的患者由于受损神经元和神经胶质缺血半影区的存在,极易发生痉挛。痉挛使脑氧代谢率增加 200%～300%,从而对神经元的功能恢复非常不利。苯妥英钠在安全剂量内血浆浓度能迅速达到治疗水平,还能通过降低细胞渗透性和加速钠-钾泵转运对神经元具有保护作用,所以是控制痉挛的首选药物之一。

9. 兴奋性氨基酸拮抗剂　据推测,在细胞缺血后会有毒性产物的堆积,并导致神经元进一步损伤。在早期的临床试验中,已证实 N-甲基-D-天冬氨酸及其他一些兴奋性氨基酸拮抗剂具有减轻脑缺血-再灌注损伤的作用。此外,能有效清除谷胱甘肽的药物也可能对改善神经系统预后有作用。

10. 防治并发症　心搏骤停后,不仅脑有缺血-再灌注损伤,其他脏器如心脏、肝、肾、胃肠均存在缺血-再灌注损伤,其机制虽不完全一致,但有很多方面相似。此外,对完全性脑缺血的复苏需要数天到十几天甚至更长的时间,在此期间往往在缺血、低灌注、再灌注损伤的基础上,出现多脏器功能衰竭和感染。因此,脑复苏最后成败不仅与是否尽早开始 BLS 和 ALS 的 CPR 措施及进行有效的脑复苏治疗有关,而且与并发症的防治密切相关。在进行脑复苏治疗的同时,应特别注意其他脏器功能的保护,防止多脏器功能障碍,提高患者存活率。

六、心搏骤停后神经学结果评估

对于没有接受 TTM 的患者,利用临床检查预后不良神经结果的最早时间,是在心搏骤停发生 72 小时后,但若怀疑有镇静的残留效果或瘫痪干扰临床检查时,还可进一步延长时间。对于接受了 TTM 治疗的患者,当镇静和瘫痪可能干扰临床检查时,应等回到正常体温 72 小时后再预测结果。神经学评估方法包括脑电、诱发电位、影像学检查、脑脊液及血清标记物等。

第六节　终　止　复　苏

一、脑复苏的结局

根据脑受损的程度和心肺脑复苏的效果,脑复苏的最终结果根据 Glasgow-Pittsburgh 总体情况分级,可分为 5 个等级。

Ⅰ级　脑及总体情况优良。清醒,健康,思维清晰,能从事日常工作和正常生活,可能有轻度神经及精神障碍。

Ⅱ级　轻度脑和总体残疾。清醒,可自理生活,能在有保护的环境下参加工作,或伴有其他系统的中度功能残疾,不能参加竞争性工作。

Ⅲ级　中度脑和总体残疾。清醒,但有脑功能障碍,依赖别人料理生活,轻者可自行走动,重者痴呆或瘫痪。

Ⅳ级　植物状态(或大脑死亡)。昏迷,自己不能移动,不能进食,大小便失禁,对指令不能思维,可自动睁眼但视物不能,发音无语言意义。具有上述表现,经各种治疗无效,病程超过3个月以上者,称为植物状态。

Ⅴ级　脑死亡。脑死亡是指全脑功能不可逆转的丧失。

二、脑　死　亡

机体应该是在各种调节系统(包括中枢神经系统、内分泌系统和免疫系统)控制之下的细胞的集合。失去了这些控制,细胞间功能的协调一致就会停止,不可避免地将导致机体死亡。由于内分泌和免疫功能完全不可逆性丧失的可能性几乎不存在,故不存在"内分泌死亡"或"免疫死亡"的概念。传统的死亡定义强调的是呼吸或循环功能停止,而没有考虑到脑功能。脑死亡代表的是机体的死亡,而并非仅指脑组织形态学的坏死。脑死亡的定义为包括脑干在内的全脑功能不可逆性停止。全脑包括所有中枢神经系统和第一颈髓。不可逆性丧失是由于脑组织结构的破坏,而非具有潜在恢复可能的功能性丧失(如药物中毒、低温、严重电解质、酸碱或内分泌紊乱等)。全脑功能停止的表现包括:①意识丧失;②脑干反射消失;③脑电活动停止;④呼吸停止。必须明确脑死亡同根据其他标准确定的死亡诊断没有区别。关于脑死亡临床诊断标准可参见表32-1。

表32-1　脑死亡临床诊断标准

A. 必要条件:原因明确,大脑功能停止并且不可逆
 1. 与脑死亡的临床诊断相符的急性中枢神经系统损害的临床或神经影像学证据
 2. 排除可能混淆临床评估的复杂的内科情况(如严重电解质与酸碱平衡或内分泌紊乱)
 3. 排除药物中毒
 4. 中心体温≥32℃
B. 基本表现:脑死亡的3个基本表现是昏迷或无反应,脑干反射消失和呼吸停止
 1. 昏迷或无反应:指所有肢体对疼痛(压甲床和眶上缘)没有任何脑介导的运动反应
 2. 脑干反射消失
  a. 瞳孔
   (1) 对光反射消失
   (2) 大小:中等(4mm)到扩大(9mm)
  b. 眼球运动
   (1) 无眼头反射(在颈椎无骨折或不稳定时做此试验)
   (2) 将50ml冷水注入每侧内耳道,眼球无偏移(注入后观察1min,两侧耳道注射至少间隔15min)
  c. 面部感觉和面部运动反应
   (1) 无角膜反射
   (2) 无颌骨反射
   (3) 对深压甲床、眶上缘或颞颌关节无面部表情
  d. 咽喉和气管反射
   (1) 压舌板刺激咽后部无反应
   (2) 气管内吸痰无咳嗽反射

---

3. 呼吸停止:呼吸停止可由以下试验判断

  a. 必要条件

    （1）中心体温≥36.5℃

    （2）收缩压≥90mmHg

    （3）6h 之内液体正平衡

    （4）$PaCO_2$ 正常（≥40mmHg）

    （5）PaO_2 正常（吸入 100% O_2 5min 预先氧合 PaO_2≥100mmHg）

  b. 连接脉搏氧饱和度监测仪,并断开呼吸机

  c. 通过一导管以 6L/min 流速向气管内输送 100% O_2

  d. 仔细观察呼吸运动(指具有足够潮气量的腹部或胸部运动)

  e. 约 8min 后测定 $PaCO_2$、PaO_2 和 pH,并重新连接呼吸机

  f. 如果无呼吸运动且动脉压≥60mmHg（$PaCO_2$ 高于试验前基础值 20mmHg）则证明呼吸停止,支持脑死亡的诊断

  g. 如果呼吸运动存在,则呼吸停止试验阴性,不支持脑死亡的临床诊断,必要时可重复试验

  h. 如实验过程中收缩压≤90mmHg 或脉搏氧饱和度监测仪显示显著的氧不饱和或出现心律失常,立即进行动脉血气分析。如 $PaCO_2$≥60mmHg 或 $PaCO_2$ 高于试验前基础值 20mmHg,则呼吸停止试验阳性(支持脑死亡的临床诊断);$PaCO_2$<60mmHg 或 $PaCO_2$ 升高<20mmHg,则呼吸停止试验阴性(不支持脑死亡的临床诊断),应考虑进行另外的实验证实

三、复　苏　终　止

1. 院前 BLS 的终止　抢救人员已开始 BLS 后,应持续至发生以下情况:①恢复有效的自主循环;②治疗已转交给高级抢救队伍接手;③抢救人员由于自身筋疲力尽不能继续复苏、在对自身产生危险的环境中或继续复苏将置其他人员于危险境地时;④发现提示不可逆性死亡的可靠和有效的标准、确认为明显死亡的标准或符合复苏终止的标准。

成人院前心搏骤停在转运前考虑终止 BLS 复苏应全部符合以下 3 项标准:①心搏骤停发生时无 EMS 人员或第一目击者;②3 个周期 CPR 和 AED 分析后仍无处主循环恢复;③指复苏时未产生可除颤的心律。

2. 院前 ALS 复苏的终止　美国 EMS 医师协会(NAEMSP)建议,当患者对 20 分钟的 ALS 无反应时,复苏工作可以终止。在实施急救转运前,患者达到以下所有标准时即可考虑终止复苏:①心搏骤停时无目击者;②无目击者的 CPR;③野外实施完整的 ALS 后无自主循环;④指因无可除颤心律而未除颤。

3. 院内复苏终止　院内终止复苏由抢救医师决定,作决定时应考虑许多因素,包括心搏骤停时有无目击者、CPR 的时间、心搏骤停前状态以及复苏过程中是否出现过 ROSC 等。对于插管患者,如果经 20 分钟心肺复苏后,二氧化碳波形图检测的 $P_{ET}CO_2$ 仍不能达到 10mmHg 以上,可将此作为决定停止复苏的多模式方法中的一个因素,但不能单凭此点就做决定。

（李文志）

重症加强医疗病房(intensive care unit, ICU)是麻醉科和重症医学学科的临床基地,它对因各种原因导致一个或多个器官与系统功能障碍危及生命或具有潜在高危因素的患者,及时提供系统的、高质量的医学监护和救治技术,是医院集中监护和救治重症患者的专业科室。ICU应用先进的诊断、监护和治疗设备与技术,对病情进行连续、动态监测,并通过有效的干预措施,为重症患者提供规范的、高质量的生命支持,改善生存质量。危重患者的治疗需要多学科、多科室联合协作,ICU是危重患者集中救治的平台,其生命支持技术水平直接反映医院的综合救治能力,体现医院整体医疗实力,是现代化医院的重要标志。

第一节 病房建设要求

ICU不同于其他普通病房,是一个高度特殊化的环境,其对人员配备、设备安置,甚至水电管路的安排均有其特殊要求。ICU的地理位置应该设置于方便患者转运、检查和治疗的区域,并考虑以下因素:接近主要服务对象病区,如手术室、急诊病房等;接近影像学科、检验学科和输血科等辅助科室。病房建筑装饰必须遵循不产尘、不积尘、耐腐蚀、防潮防霉、防静电、容易清洁和符合防火要求的总原则。ICU开放式病床每张床位的占地面积为15~18m²;ICU最好是单间或分隔式病房,若没有条件,则每个ICU最少配备一个单间病房,面积为18~25m²,另外最好有1~2间负压隔离病房。ICU的病床数量根据医院等级和实际收治患者的需要,一般以该ICU服务病床数或医院病床总数的2%~8%为宜,可根据实际需要适当增加。从医疗运作角度考虑,每个ICU管理单元以8~12张床位为宜;床位使用率以65%~75%为宜,超过80%则表明ICU的床位数不能满足医院的临床需要,应该扩大规模。重症医学科每天至少应保留1张空床以备应急使用。

ICU的基本辅助用房包括医师办公室、工作人员休息室、中央工作站、治疗室、配药室、仪器室、更衣室、清洁室、污废物处理室、值班室、盥洗室等。有条件的ICU可配置其他辅助用房,包括示教室、家属接待室、实验室、营养准备室等。辅助用房面积与病房面积之比应达到1.5:1以上。

ICU的设计要求应该满足提供医护人员便利的观察条件和在必要时尽快接触患者的通道。有合理的包括人员流动和物流在内的医疗流向,最好通过不同的进出通道实现,以最大限度地减少各种干扰和交叉感染。同时,医疗区域、医疗辅助用房区域、污物处理区域和医务人员生活辅助用房区域等有相对的独立性,以减少彼此之间的互相干扰并有利于感染的控制。

ICU应具备良好的通风、采光条件,有条件者最好装配气流方向从上到下的空气净化系统,能独立控制室内的温度和湿度。医疗区域内的温度应维持在(24±1.5)℃。每个单间的空气调节系统应该独立控制。安装足够的感应式洗手设施和手部消毒装置,单间每床1套,开放式病床至少每2床1套。

每张床应配备完善的功能设备带或功能架,提供电、氧气、压缩空气和负压吸引等功能支持。每张监护病床装配电源插座 12 个以上,氧气接口 2 个以上,压缩空气接口 2 个和负压吸引接口 2 个以上。医疗用电和生活照明用电线路分开。每张 ICU 床位的电源应该是独立的反馈电路供应。ICU 最好有备用的不间断电力系统(UPS)和漏电保护装置;最好每个电路插座都在主面板上有独立的电路短路器。每张床配备床旁监护系统,进行心电、血压、脉搏血氧饱和度、有创压力监测等基本生命体征监护。三级医院的 ICU 应该每张床配备 1 台呼吸机,二级医院的 ICU 可根据实际需要配备适当数量的呼吸机,每张床配备简易呼吸器(复苏呼吸气囊)。为便于安全转运患者,每个 ICU 单元至少应有便携式呼吸机及便携式监护仪各 1 台。输液泵和微量注射泵每张床均应配备,其中微量注射泵每张床 2 套以上。另配备一定数量的肠内营养输注泵。ICU 病区还应该配备的其他设备包括:心电图机、血气分析仪、除颤仪、血液净化仪、连续性血流动力学与氧代谢监测设备、心肺复苏抢救装备车(车上备有喉镜、气管导管、各种接头、急救药品以及其他抢救用具等)、体外起搏器、纤维支气管镜、电子升降温设备等。医院或 ICU 必须有足够的设备及专业人员,随时为 ICU 提供床旁 B 超、X 线、生化和细菌学等检查。有条件的医院还应当配备脑电双频指数监护仪(BIS)、胃黏膜二氧化碳张力与 pHi 测定仪、体外膜肺(ECMO)、床旁脑电图和颅内压监测设备、主动脉内球囊反搏(IABP)和左心辅助循环装置、防止下肢深静脉血栓发生的反搏处理仪器等

第二节　人员与教育

ICU 专职医师的固定编制人数与床位数之比为(0.8~1):1以上。ICU 日常工作中可有部分轮转医师、进修医师。ICU 医师组成应包括高级、中级和初级医师,每个管理单元必须至少配备一名具有高级职称的医师全面负责医疗工作,ICU 主任应定期查房,主持病例讨论和教学查房,指导危重患者的治疗。ICU 专科护士的固定编制人数与床位数之比为(2.5~3):1以上。ICU 可以根据需要配备适当数量的医疗辅助人员。有条件的医院可配备相关的技术与维修人员。

ICU 医师应经过严格的专业理论和技术培训,以胜任对重症患者进行各项监测与治疗的要求。ICU 医师必须具备重症医学相关理论知识。掌握重要脏器和系统的相关生理、病理及病理生理学知识、ICU 相关的临床药理学知识和伦理学概念,要对脏器功能及生命的异常信息具有足够的快速反应能力,应当掌握理论与技能包括:①心肺脑复苏;②各种类型的休克;③呼吸衰竭;④心功能不全、严重心律失常;⑤急性肾衰竭;⑥中枢神经系统功能障碍;⑦严重肝功能障碍;⑧胃肠功能障碍与消化道大出血;⑨急性凝血功能障碍;⑩严重内分泌与代谢紊乱;⑪水电解质与酸碱平衡紊乱;⑫肠内与肠外营养支持;⑬镇静与镇痛;⑭严重感染;⑮多器官功能障碍综合征;⑯免疫功能紊乱。

ICU 医师除一般临床监护和治疗技术外,应具备独立完成以下监测与支持技术的能力:①心肺复苏术;②人工气道建立与管理;③机械通气技术;④纤维支气管镜技术;⑤深静脉及动脉置管技术;⑥血流动力学监测技术;⑦胸穿、心包穿刺术及胸腔闭式引流术;⑧电复律与心脏除颤术;⑨床旁临时心脏起搏技术;⑩持续血液净化技术;⑪疾病危重程度评估方法等。

ICU 专科护士独立上岗前应满足以下条件:①经过严格的专业理论和技术培训并考核合格;②掌握重症监护的专业技术:输液泵的临床应用和护理,外科各类导管的护理,给氧治疗、气道管理和人工呼吸机监护技术,循环系统血流动力学监测,心电监测及除颤技术,血液净化技术,水、电解质及酸碱平衡监测技术,胸部物理治疗技术,重症患者营养支持技术,危重症患者抢救配合技术等;③除掌握重症监护的专业技术外,应具备以下能力:各系统疾病重症患者的护理、重症医学科的医院感染预防与控制、重症患者的疼痛管理、重症监护的心理护理等。

所有 ICU 医务人员都应不断加强自身学习,注重医学再教育,及时更新相关的医学知识与理念。

第三节　主要任务与目的

一、ICU 的工作内容

ICU 是危重患者救治的协作平台,重症患者转入 ICU 后虽然主要由 ICU 医师负责管理和治疗,但患者原发病仍然由本专业的主管医师负责处理,所以患者原来的经治医师仍然是该患者的主管医师,并参与特殊治疗方案的研讨和决策。此外,因病情复杂,常需要多专业共同会诊与处理,ICU 医师必须与心内科、肾内科、呼吸科、营养科及影像科等科室专家保持密切的合作关系,提高救治的临床疗效。

ICU 的主要工作内容是对重症患者的各脏器功能进行全面的监测,收集第一手临床资料,并进行综合分析和评估,发现和预测重症患者的病情变化和发展趋势,在此基础上采取积极有效的治疗措施,对危重患者进行有效的生命支持和重要脏器功能维护,为原发病的治疗争取宝贵的时间。ICU 监测和支持的主要内容包括:①循环系统;②呼吸系统;③肝、肾功能;④水电解质和酸碱平衡;⑤营养支持;⑥抗感染治疗;⑦内分泌系统;⑧凝血系统。

二、ICU 患者的收治与转出标准

ICU 的收治标准与 ICU 的功能定位相关。麻醉科 ICU 一般主要收治外科围术期的危重患者。ICU 患者收治范围包括:

1. 急性、可逆、已经危及生命的器官功能不全,经过 ICU 的严密监护和加强治疗短期内可能得到康复的患者。

2. 存在各种高危因素,具有潜在生命危险,经过 ICU 严密的监护和随时有效治疗可能减少死亡风险的患者。

3. 在慢性器官功能不全的基础上,出现急性加重且危及生命,经过 ICU 的严密监护和治疗可能恢复到原来状态的患者。

4. 其他适合在 ICU 进行监护和治疗的患者。

主要包括以下患者:

1. 突然出现呼吸困难,并短时间内氧合或通气功能障碍不能恢复的患者及需要气管插管保护气道或(和)机械通气以便于进一步诊治的患者。

2. 持续血流动力学波动明显,需要在有创血流动力学监测下进行液体和药物复苏的患者。

3. 高龄伴有冠心病、严重心律失常或慢性呼吸系统疾病及代谢性疾病的围术期患者。

4. 术中大量出血或大手术操作术后需要有创监测和(或)机械通气支持的患者。

5. 严重水、电解质及酸碱紊乱的患者。

6. 脓毒症、各种类型休克、多脏器功能障碍,需要有创监测和脏器维护治疗的患者。

7. 心肺复苏术成功后需要进一步高级生命支持的患者。

8. 各种严重中毒的患者。

9. 淹溺、电击伤等有抢救希望的患者。

10. 围术期危重患者,主要包括以下患者

(1) 术前高危患者:①术前有严重的心肺疾病,如急性心肌梗死、严重慢性阻塞性肺疾

患;②多于 3 个器官或多于两个系统的创伤;两个体腔的开放创伤;多发性长骨和骨盆骨折;③估计失血超过 1000ml;④有一个以上重要脏器生理功能损害的 70 岁以上老年患者;⑤各种类型休克患者;⑥血培养阳性的脓毒症患者;⑦需机械通气支持的呼吸功能衰竭患者;⑧急性胰腺炎、内脏穿孔、消化道出血、肠梗阻、肠坏死患者;⑨急性肾衰竭患者;⑩急性肝衰竭患者;⑪昏迷患者。

（2）术后高危患者:①出现病情重大变化,如发生急性心肌梗死、肺栓塞、术后大出血;②生命体征不稳定,如低血压、心律失常;③任何一个生命器官出现功能衰竭;④术中失血4000ml 左右,输血或输红细胞在 1600ml 以上;⑤发生水、电解质与酸碱失衡,每日输液量在5000ml 以上;⑥严重感染、内脏穿孔、肠坏死、胰腺炎、吸入性肺炎、血液培养阳性,体温升高>38.3℃超过 2 天。

ICU 病区是治疗护理密度大,医疗费用相对较高的病房,因此不应成为普通病区的扩展,一般收治禁忌证如下:

1. 慢性疾病的终末期病,包括恶性肿瘤晚期及脑死亡、临终状态。

2. 明确没有救治希望的濒死患者,或因各种原因放弃进一步治疗的危重病。

3. 各种传染病的传染期。

4. 精神病患者。

5. 其他不可逆性疾病和不能从 ICU 监护治疗中获得益处的患者。

患者病情好转应当及时转出 ICU,以充分提高 ICU 的使用效率,同时减少患者医疗费用。患者达到如下标准即可转出 ICU:

1. 生命体征相对稳定,无须进一步监护和支持治疗的患者。

2. 系统、脏器功能稳定或恢复,无须特殊治疗的患者。

3. 没有希望恢复健康并提高生活质量的患者。

4. 不愿意接受进一步重症加强治疗的患者(由患者或家属签字同意)。

患者转出时必须向病房医师仔细介绍当前诊断,辅助检查结果,目前治疗原则和用药情况,现有液体的成分和浓度,有无特殊用药及剂量,有无并发症,需特别注意观察和处理的问题,进一步治疗和护理的问题等,并将上述内容写入转科记录中。

总之,ICU 病区是医院贵重设备相对集中,医疗护理力量集中的特殊病房,同时治疗费用也较高,为充分发挥 ICU 救治危重患者的作用,应当严格控制 ICU 的收治指征。

三、ICU 质量控制

最近国家卫计委下发了《2015 年版重症医学专业医疗质量控制指标》。该文从结构指标、过程指标和结果指标三方面,选取了本专业具有一定代表性、实用性和可操作性的指标,共计15 个。质量控制指标基本覆盖了质量与安全管理的全部过程,大部分指标可实现信息化自动采集,通过数据分析和信息反馈,为实现实时抓取数据的信息化质量控制奠定基础。这 15 项指标是:

1. ICU 患者收治率和 ICU 患者收治床日率

$$ICU\ 患者收治率 = \frac{ICU\ 收治患者总数}{同期医院收治患者总数} \times 100\%$$

$$ICU\ 患者收治床日率 = \frac{ICU\ 收治患者总床日数}{同期医院收治患者总床日数} \times 100\%$$

2. 急性生理与慢性健康Ⅱ评分(APACHEⅡ评分)≥15 分患者收治率(入 ICU24 小时内)

$$APACHE\,II\,评分 \geqslant 15\,分患者收治率(入\,ICU\,24h\,内) =$$

$$\frac{APACHE\,II\,评分 \geqslant 15\,分患者数}{同期\,ICU\,收治患者总数} \times 100\%$$

3. 脓毒性休克 3 小时集束化治疗(bundle)完成率

$$脓毒性休克\,3h\,集束化治疗(bundle)完成率 =$$

$$\frac{入\,ICU\,诊断为脓毒性休克并全部完成\,3h\,bundle\,的患者数}{同期入\,ICU\,诊断为脓毒性休克患者总数} \times 100\%$$

4. 脓毒性休克 6 小时集束化治疗(bundle)完成率(参考 3)

5. ICU 抗菌药物治疗前病原学送检率

$$ICU\,抗菌药物治疗前病原学送检率 =$$

$$\frac{使用抗菌药物前病原学检验标本送检病例数}{同期使用抗菌药物治疗病例总数} \times 100\%$$

6. ICU 深静脉血栓(deep venous thrombosis, DVT)预防率

$$ICU\,深静脉血栓(DVT)预防率 = \frac{进行深静脉血栓(DVT)预防的\,ICU\,患者数}{同期\,ICU\,收治患者总数} \times 100\%$$

7. ICU 患者预计病死率

$$ICU\,患者预计病死率 = \frac{ICU\,收治患者预计病死率总和}{同期\,ICU\,收治患者总数} \times 100\%$$

8. ICU 患者标化病死指数(standardized mortality ratio)

$$ICU\,患者标化病死指数 = \frac{ICU\,患者实际病死率}{同期\,ICU\,患者预计病死率} \times 100\%$$

9. ICU 非计划气管插管拔管率

$$ICU\,非计划气管插管拔管率 = \frac{非计划气管插管拔管例数}{同期\,ICU\,患者气管插管拔管总数} \times 100\%$$

10. ICU 气管插管拔管后 48 小时内再插管率

$$ICU\,气管插管拔管后\,48h\,内再插管率 = \frac{气管插管计划拔管后\,48h\,内再插管例数}{同期\,ICU\,患者气管插管拔管总例数} \times 100\%$$

11. 非计划转入 ICU 率

$$非计划转入\,ICU\,率 = \frac{非计划转入\,ICU\,患者数}{同期转入\,ICU\,患者总数} \times 100\%$$

12. 转出 ICU 后 48 小时内重返率

$$转出\,ICU\,后\,48h\,内重返率 = \frac{转出\,ICU\,后\,48h\,内重返\,ICU\,的患者数}{同期转出\,ICU\,患者总数} \times 100\%$$

13. ICU 呼吸机相关性肺炎(ventilator associated pneumonia, VAP)发病率

$$ICU\,呼吸机相关性肺炎(VAP)发生率(例/千机械通气日) =$$

$$\frac{VAP\,发生例数}{同期\,ICU\,患者有创机械通气总天数} \times 1000‰$$

14. ICU 血管内导管相关血流感染(intravascular catheter-related bloodstream infection, CRB-

SI) 发病率

$$ICU\ 血管内导管相关血流感染(CRBSI)发生率(例/千导管日) =$$

$$\frac{CRBSI\ 发生例数}{同期\ ICU\ 患者血管内导管留置总天数} \times 1000‰$$

15. ICU 导尿管相关泌尿系感染(catheter-associated urinary tract infections, CAUTI)发病率

$$ICU\ 导尿管相关泌尿系感染(CAUTI)发生率(例/千导尿管日) =$$

$$\frac{CAUTI\ 发生例数}{同期\ ICU\ 患者导尿管留置总天数} \times 1000‰$$

制订质量控制指标的根本目的是,促进我国医疗服务的规范化、标准化、同质化,缩小地区之间、不同医疗机构之间的医疗质量差距。随着我国医疗卫生事业的发展和医药卫生体制改革的不断深化,进一步加强医疗质量管理与控制,对当前公立医院改革措施的落实和医改目标的实现具有重要的现实意义。

(邓小明)

推荐阅读

1. 马林·科勒夫,沃伦·伊萨科夫. 华盛顿危重病医学手册(M). 第2版. 天津:天津科技翻译出版公司.1995.

2. 毕格特罗,等. 麻省总医院危重病医学手册(M). 第5版. 北京:人民卫生出版社.2012.

3. 朱蕾,樊嘉. 围术期重症监测与治疗(M). 北京:人民卫生出版社.2014.

4. Joseph V,Pilar A. Handbook of critical and intensive care medicine(M). New York:Springer. 2009.

5. Fang GS,Joyce Y. Core topics in critical care medicine(M). London:Cambridge University Press. 2010.

6. Jesse H,Schmidt G,Kress JP. Principles of critical care(M). 4th ed. Columbus:McGraw-Hill Education/Medical. 2015.

中英文名词对照索引

中英文名词对照索引